SÉRIE MANUAL DO MÉDICO-RESIDENTE

Radiologia e Diagnóstico por Imagem
Normas e procedimentos administrativos e didáticos

SÉRIE MANUAL DO MÉDICO-RESIDENTE

Coordenadores da Série
José Otávio Costa Auler Junior
Luis Yu

- » *Alergia e Imunologia*
- » *Cardiologia*
- » *Cirurgia*
- » *Cirurgia de Cabeça e Pescoço*
- » *Cirurgia do Aparelho Digestivo*
- » *Cirurgia Pediátrica*
- » *Cirurgia Plástica*
- » *Cirurgia Torácica*
- » *Dermatologia*
- » *Endocrinologia*
- » *Endoscopia*
- » *Gastroenterologia e Hepatologia*
- » *Genética Médica*
- » *Geriatria*
- » *Ginecologia e Obstetrícia*
- » *Medicina de Família e Comunidade*
- » *Medicina Legal e Perícia Médica*
- » *Neurocirurgia*
- » *Neurologia*
- » *Neurologia Infantil*
- » *Nutrologia*
- » *Ortopedia*
- » *Otorrinolaringologia*
- » *Patologia*
- » *Pediatria*
- » *Pneumologia*
- » *Radiologia e Diagnóstico por Imagem*
- » *Radioterapia*
- » *Reumatologia*
- » *Transplante*
- » *Urologia*

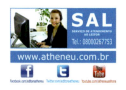

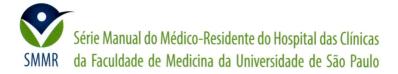

Série Manual do Médico-Residente do Hospital das Clínicas
da Faculdade de Medicina da Universidade de São Paulo

Coordenadores da Série
JOSÉ OTÁVIO COSTA AULER JUNIOR
LUIS YU

VOLUME
RADIOLOGIA E DIAGNÓSTICO POR IMAGEM
Normas e procedimentos administrativos e didáticos

Editores do Volume
REGINA LÚCIA ELIA GOMES
GIOVANNI GUIDO CERRI
MANOEL DE SOUZA ROCHA

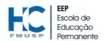
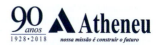

EDITORA ATHENEU

São Paulo	—	Rua Jesuíno Pascoal, 30 Tel.: (11) 2858-8750 Fax: (11) 2858-8766 E-mail: atheneu@atheneu.com.br
Rio de Janeiro	—	Rua Bambina, 74 Tel.: (21) 3094-1295 Fax.: (21) 3094-1284 E-mail: atheneu@atheneu.com.br
Belo Horizonte	—	Rua Domingos Vieira, 319 – conj. 1.104

PRODUÇÃO EDITORIAL: Texto & Arte Serviços Editoriais
CAPA: Equipe Atheneu
CRÉDITO DAS IMAGENS: Acervo do Instituto de Radiologia (InRad) do Hospital das Clínicas da Faculdade de Medicina da Universidade de São Paulo (HCFMUSP)

CIP-BRASIL. CATALOGAÇÃO NA PUBLICAÇÃO
SINDICATO NACIONAL DOS EDITORES DE LIVROS, RJ

R121

Radiologia e diagnóstico por imagem : normas e procedimentos administrativos e didáticos / editores do volume Regina Lúcia Elia Gomes, Giovanni Guido Cerri, Manoel de Souza Rocha ; coordenadores da série José Otávio Costa Auler Junior , Luis Yu. - 1. ed. - Rio de Janeiro : Atheneu, 2019.
        : il. (Manual do médico-residente)
        Inclui bibliografia
        ISBN 978-85-388-0901-2

        1. Radiologia médica - Manuais, guias, etc. 2. Residentes (Medicina) - Manuais, guias, etc. I. Gomes, Regina Lúcia Elia Gomes. II. Cerri, Giovanni Guido. III. Rocha, Manoel de Souza. IV. Auler Junior, José Otávio Costa. V. Yu, Luis. VI. Série.

    18-52432   CDD: 616.0757
                                CDU: 615.849

Vanessa Mafra Xavier Salgado - Bibliotecária - CRB-7/6644

        04/09/2018   05/09/2018

Gomes, R.L.E., Cerri, G.G.; Rocha, M.S.
Série Manual do Médico-Residente do Hospital das Clínicas da Faculdade de Medicina da Universidade de São Paulo - Volume Radiologia e Diagnóstico por Imagem.

© Direitos reservados à EDITORA ATHENEU – São Paulo, Rio de Janeiro, Belo Horizonte, 2019.

Coordenadores da Série

José Otávio Costa Auler Junior
Professor Titular da Disciplina de Anestesiologia da Faculdade de Medicina da Universidade de São Paulo (FMUSP). Diretor da FMUSP (2014-2018).

Luis Yu
Professor-associado de Nefrologia da Faculdade de Medicina da Universidade de São Paulo (FMUSP). Ex- Coordenador-Geral da Comissão de Residência Médica (COREME) da FMUSP.

Editores do Volume

Regina Lúcia Elia Gomes
Doutorado pela Faculdade de Medicina da Universidade de São Paulo (FMUSP). Médica Supervisora do Programa de Residência Médica em Radiologia e Diagnóstico por Imagem do Departamento de Radiologia da FMUSP. Médica-assistente do Grupo de Cabeça e Pescoço do Departamento de Radiologia da FMUSP- Instituto de Radiologia (InRad).

Giovanni Guido Cerri
Médico Radiologista. Professor Titular da Disciplina de Radiologia da Faculdade de Medicina da Universidade de São Paulo (FMUSP).

Manoel de Souza Rocha
Professor-associado do Departamento de Radiologia e Oncologia da Faculdade de Medicina da Universidade de São Paulo (FMUSP).

Colaboradores

André Scatigno Neto
Médico-assistente do Instituto de Radiologia (InRad). Doutor em Radiologia pela Faculdade de Medicina da Universidade de São Paulo (FMUSP). Conselheiro do Conselho Regional de Medicina do Estado de São Paulo (Cremesp). Ex-presidente da Sociedade Paulista de Radiologia (SPR).

Andre Vieira Bezerra
Biomédico Especialista em Imagem por Ressonância Magnética da Faculdade de Medicina da Universidade de São Paulo (FMUSP). Pós-graduando em Administração e MBA Executivo em Administração e Gestão de Saúde pela Fundação Getulio Vargas (FGV). Pós-graduação/Especialização em Ressonância Magnética e Tomografia Computadorizada em Saúde pelo Centro Universitário São Camilo.

Andréa Badra
Radiologista Torácica do Instituto do Câncer do Estado de São Paulo (Icesp). Coordenadora da Radiologia Torácica do Icesp.

Andrea Gomes Cavalanti
Graduada em Medicina pela Faculdade de Medicina da Universidade de São Paulo (FMUSP). Médica-assistente do grupo de Ultrassonografia do Instituto de Radiologia do Hospital das Clínicas da Faculdade de Medicina da Universidade de São Paulo (InRad-HCFMUSP).

Andréa Lúcia Nazário Villares
Advogada Graduada e com Mestrado em Direito pela Pontifícia Universidade Católica de São Paulo (PUC-SP). *Master of Laws* (LLM) pela Columbia University in the City of New York – School of Law. Assessora Jurídica do Núcleo de Inovação Tecnológica do Hospital das Clínicas da Faculdade de Medicina da Universidade de São Paulo (HCFMUSP).

Barbara H. Bresciani
Médica Radiologista do Centro de Diagnóstico por Imagem da Mama (Cedim) do Instituto de Radiologia (InRad) do Hospital das Clínicas da Faculdade de Medicina da Universidade de São Paulo (HCFMUSP) e do Instituto do Câncer do Estado de São Paulo (Icesp). Membro Titular do Colégio Brasileiro de Radiologia (CBR).

Bruno Casola Olivetti
Programa de complementação especializada da Faculdade de Medicina da Universidade de São Paulo (FMUSP) em Radiologia da Cabeça e Pescoço no Instituto de Radiologia do Hospital das Clínicas (InRad-HCFMUSP). Médico Radiologista Assistente do Grupo de Cabeça e Pescoço do Instituto de Radiologia (InRad) do Hospital das Clínicas da Faculdade de Medicina da Universidade de São Paulo (HCFMUSP).

Carla de Souza Campos
Bacharel em Ciências Biológicas/Modalidade Médica pelas Faculdades Metropolitanas Unidas (FMU). Biomédica em Imagem no Instituto de Radiologia (InRad) do Hospital das Clínicas da Faculdade de Medicina da Universidade de São Paulo (HCFMUSP).

Carlos Shimizu
Médico Radiologista do Instituto do Câncer do Estado de São Paulo (Icesp) e Hospital das Clínicas da Faculdade de Medicina da Universidade de São Paulo (HCFMUSP).

Carlos Toyama
Médico-assistente do Grupo de Cabeça e Pescoço do Instituto de Radiologia (InRad) do Hospital das Clínicas da Faculdade de Medicina da Universidade de São Paulo (HCFMUSP).

Cinthia Denise Ortega
Médica-assistente do Grupo de Imagem Gastrointestinal do Hospital das Clínicas da Faculdade de Medicina da Universidade de São Paulo (HCFMUSP).

Claudia da Costa Leite
Professora-associada do Departamento de Radiologia e Oncologia da Faculdade de Medicina da Universidade de São Paulo (FMUSP). Chefe de Coordenação de Ensino e Pesquisa do Instituto de Radiologia (InRad) do Hospital das Clínicas (HC) da FMUSP. Chefe do LIM 44 – Diagnóstico por Imagem em Neurorradiologia do HCFMUSP. Chefe da Pesquisa Clínica do InRad do HCFMUSP.

Cleiton Alessandro Vieira Caldeira
Graduação em Tecnologia em Saúde. Graduação em Engenharia Elétrica. Pós-graduação em Administração Hospitalar.

Daniel Augusto Mori Gagliotti
Médico Psiquiatra pelo Instituto de Psiquiatria (IPq) da Faculdade de Medicina da Universidade de São Paulo (FMUSP). Preceptor da Residência Médica em Psiquiatria do IPq-HCFMUSP. Médico-assistente do Grupo de Assistência Psicológica ao Aluno da FMUSP (Grapal) e Colaborador do Ambulatório Transdisciplinar de Identidade de Gênero e Orientação Sexual (AMTIGOS) – Núcleo de Estudos e Pesquisas em Psiquiatria Forense e Psicologia Jurídica (Nufor-IPqHCFMUSP).

Daniel Takeshi Setuguti
Graduado em Medicina pela Faculdade de Medicina da Universidade de São Paulo (FMUSP). Médico Radiologista pelo Instituto de Radiologia (InRad) da FMUSP. Complementação especializada em Radiologia Intervencionista. Preceptor da Radiologia Intervencionista do InRad-HCFMUSP.

Eduardo de Castro Humes
Médico Psiquiatra pelo Instituto de Psiquiatria do Hospital das Clínicas da Faculdade de Medicina da Universidade de São Paulo (IPq-HCFMUSP) e Associação Brasileira de Psiquiatria (ABP-AMB). Doutorando do Departamento de Psiquiatria da FMUSP. Médico do Hospital Universitário (HU) da USP, Coordenador do Ambulatório da Divisão de Psiquiatria e Psicologia e Responsável pelo Ambulatório Didático de Psiquiatria dos internos. Coordenador do Grupo de Apoio Psicológico ao Aluno (Grapal) da FMUSP.

Ellison Cardoso
Doutor em Medicina pela Faculdade de Medicina da Universidade de São Paulo (FMUSP). Médico Radiologista do Instituto de Radiologia (InRad). Presidente do Comitê Executivo do Plataforma de Imagem da Sala de Autópsia (PISA). Bacharel em Matemática Aplicada pelo Instituto de Matemática e Estatística (IME-USP).

Eloisa Maria Mello Santiago Gebrim
Coordenadora do Grupo de Diagnóstico por Imagem em Cabeça e Pescoço do Instituto de Radiologia do Hospital das Clínicas da Faculdade de Medicina da Universidade de São Paulo (InRad-HCFMUSP). Diretora do Serviço de Tomografia Computadorizada do InRad-HCFMUSP.

Emmanuel Burdmann
Co-coordenador do Centro de Medicina Integrativa/Mente-Corpo da Disciplina de Clínica Médica da Faculdade de Medicina da Universidade de São Paulo (FMUSP). Professor-associado da Disciplina de Nefrologia do Departamento de Clínica Médica da FMUSP. Presidente da Comissão de Pós-graduação da FMUSP.

Érica Endo
Doutora em Ciências Médicas pelo Instituto de Radiologia do Hospital das Clínicas da Faculdade de Medicina da Universidade de São Paulo (InRad-HCFMUSP). Médica-assistente do InRad-HCFMUSP. Médica-assistente do Instituto do Câncer do Estado de São Paulo (Icesp).

Evandra Lucia da Cruz Souza
Biomédica de Imagem do Hospital das Clínicas da Faculdade de Medicina da Universidade de São Paulo (HCFMUSP). Especialista em Imagem por Ressonância Magnética pela Escola de Educação Permanente da FMUSP.

Fabiana de Campos Cordeiro Hirata
Médica-assistente do Departamento de Radiologia do Instituto do Câncer do Estado de São Paulo (Icesp). Doutoranda da Faculdade de Medicina da Universidade de São Paulo (FMUSP).

Felipe Shoiti Urakawa
Médico-assistente do Setor de Radiologia Intervencionista do Hospital das Clínicas da Faculdade de Medicina da Universidade de São Paulo (HCFMUSP).

Fernanda Aburesi Salvadori
Médica Cardiologista pela Faculdade de Medicina da Universidade de São Paulo (FMUSP) e pelo Instituto do Coração (InCor) do Hospital das Clínicas (HC) da FMUSP. Especialista em Cardiologia pela Sociedade Brasileira de Cardiologia (SBC). Especialização em Imagem em Cardiologia pelo Hospital Sírio-Libanês. Médica Coordenadora do Time de Resposta Rápida do Instituto Central (IC) do HCFMUSP.

Fernando Yamauchi
Graduação e Residência Médica pela Faculdade de Medicina da Universidade de São Paulo (FMUSP). Radiologista pelo Colégio Brasileiro de Radiologia (CBR). *Research Fellow* no Brigham and Women's Hospital – Harvard Medical School.

Flavio Spinola Castro
Graduado pela Faculdade de Ciências Médicas da Pontifícia Universidade Católica de Campinas (PUC-Campinas). Doutorado em Ciências Médicas (área – Radiologia) na Faculdade de Medicina da Universidade de São Paulo (FMUSP). Membro Titular do Colégio Brasileiro de Radiologia (CBR). Habilitação em Ultrassonografia Geral pelo CBR. Habilitação em Densitometria Óssea pelo CBR e Sociedade Brasileira de Densitometria Clínica (SBDens).

Gabriela Montezel Frigério
Biomédica em Ressonância Magnética do Instituto de Radiologia do Hospital das Clínicas da Faculdade de Medicina da Universidade de São Paulo (InRad-HCFMUSP). Docente do Curso de Pós-graduação em Ressonância Magnética da FMUSP. Pós-graduada em Anatomia Macroscópica e em Ressonância Magnética.

Gabriel Varjão Lima
Médico-residente em Radiologia no Instituto de Radiologia do Hospital das Clínicas da Faculdade de Medicina da Universidade de São Paulo (InRad-HCFMUSP).

Guilherme Orpinelli Ramos do Rego
Médico Radiologista pelo Instituto de Radiologia do Hospital das Clínicas da Faculdade de Medicina da Universidade de São Paulo (InRad-HCFMUSP). Preceptor dos Residentes do InRad-HCFMUSP.

Hilton Leão Filho
Médico Radiologista com Ênfase em Imagem do Abdome e Vascular não Cardíaca. Médico-assistente do Instituto de Radiologia do Hospital das Clínicas da Faculdade de Medicina da Universidade de São Paulo (InRad-HCFMUSP).

Hugo Costa Carneiro
Médico Radiologista pelo Instituto de Radiologia do Hospital das Clínicas da Faculdade de Medicina da Universidade de São Paulo (InRad-HCFMUSP). Especialista em Radiologia Torácica e Abdominal. Preceptor do Departamento de Radiologia e Oncologia do HCFMUSP.

Hugo Pereira Costa
Graduado pela Faculdade de Medicina da Universidade de São Paulo (FMUSP). Residência Médica em Radiologia e Diagnóstico por Imagem no Hospital das Clínicas (HC) da FMUSP.

Julia Diva Zavariz
Médica Radiologista pela Faculdade de Medicina do ABC. Médica-assistente do Instituto de Radiologia do Hospital das Clínicas da Faculdade de Medicina da Universidade de São Paulo (InRad-HCFMUSP). Assistente de Direção do Setor de Ultrassonografia do InRad-HCFMUSP.

Khallil Taverna Chaim
Físico Médico pela Faculdade de Filosofia, Ciências e Letras de Ribeirão Preto da Universidade de São Paulo (FFCLRP-USP). Mestre em Física Aplicada à Medicina e Biologia pela FFCLRP-USP. Atua com Física Médica no Instituto de Radiologia do Hospital das Clínicas da Faculdade de Medicina da Universidade de São Paulo (InRad-HCFMUSP)/LIM44 (2010) e no Projeto PISA da FMUSP (2012).

Laís Fajardo
Médica Radiologista com Título de Especialista pelo Colégio Brasileiro de Radiologia (CBR) e Associação Médica Brasileira (AMB). Especialização em Neurorradiologia e Radiologia de Cabeça e Pescoço no Instituto de Radiologia do Hospital das Clínicas (InRad-HCFMUSP) pelo Programa de Complementação Especializada da FMUSP.

Leandro Tavares Lucato
Livre-docente pelo Departamento de Radiologia e Oncologia da Faculdade de Medicina da Universidade de São Paulo (FMUSP). Coordenador do Grupo de Neurorradiologia Diagnóstica e Chefe do Setor de Ressonância Magnética do Instituto de Radiologia (InRad) do Hospital das Clínicas (HC) da FMUSP.

Leila Lima Barros
Biomédica da Ressonância Magnética do Hospital das Clínicas da Faculdade de Medicina da Universidade de São Paulo (HCFMUSP).

Lisa Suzuki
Doutora em Radiologia pela Faculdade de Medicina da Universidade de São Paulo (FMUSP). Coordenadora do Serviço de Radiologia do Instituto da Criança (ICr) do Hospital das Clínicas (HC) da FMUSP.

Luciana Paula de Souza Martins
Enfermeira, Pós-graduada em Administração Hospitalar e de Sistemas de Saúde pela Fundação Getulio Vargas (CEAHS-FGV). Especialização em Enfermagem em Radiologia Diagnóstica e Terapêutica pela Universidade de São Paulo (USP). Experiência em Serviço de Radiologia Diagnóstica e Terapêutica por Imagem. Assistente-técnico de Saúde na Gestão da Qualidade.

Maíra de Oliveira Sarpi
Programa de complementação especializada da Faculdade de Medicina da Universidade de São Paulo (FMUSP) em Radiologia da Cabeça e Pescoço no Instituto de Radiologia do Hospital das Clínicas (InRad-HCFMUSP). Médica-assistente do Grupo de Radiologia de Cabeça e Pescoço do InRad-HCFMUSP.

Manoel de Souza Rocha
Professor-associado do Departamento de Radiologia e Oncologia da Faculdade de Medicina da Universidade de São Paulo (FMUSP).

Marcelo Bordalo Rodrigues
Coordenador Médico do Serviço de Diagnóstico por Imagem do Instituto de Ortopedia e Traumatologia do Hospital das Clínicas da Faculdade de Medicina da Universidade de São Paulo (IOT-HCFMUSP) e do Grupo de Radiologia Musculoesquelética do Instituto de Radiologia (InRad) do HCFMUSP.

Marcelo Straus Takahashi
Graduado pela Faculdade de Medicina da Universidade de São Paulo (FMUSP). Residência e Aperfeiçoamento em Radiologia e Diagnóstico por Imagem pelo Instituto de Radiologia (InRad) do Hospital das Clínicas (HC) da FMUSP e Radiologia Pediátrica do Instituto da Criança (ICr-HCFMUSP). Especialista em Radiologia e Diagnóstico por Imagem pelo Colégio Brasileiro de Radiologia (CBR). Médico Pesquisador do InRad-HCFMUSP, Radiologista Pediátrico do ICr-HCFMUSP.

Marcelo Tatit Sapienza
Professor-associado do Departamento de Radiologia e Oncologia da Faculdade de Medicina da Universidade de São Paulo (FMUSP). Vice-coordenador do Programa de Residência em Medicina Nuclear do Hospital das Clínicas (HCFMUSP).

Márcio Ricardo Taveira Garcia
Coordenador Médico do Serviço de Diagnóstico por Imagem do Instituto do Câncer do Estado de São Paulo (Icesp) do Hospital das Clínicas (HC) da Faculdade de Medicina da Universidade de São Paulo (FMUSP). Médico Radiologista com Especialização em Cabeça e Pescoço e Neurorradiologia pelo Instituto de Radiologia (InRad) do HCFMUSP.

Márcio Valente Yamada Sawamura
Graduado pela Faculdade de Medicina da Universidade de São Paulo (FMUSP). Residência em Radiologia no Hospital das Clínicas (HC) da FMUSP. Programa de Complementação Especializada em Radiologia Torácica no HCFMUSP. Médico-assistente do Grupo de Radiologia Torácica do HCFMUSP e do Grupo de Radiologia Torácica do Hospital Sírio-Libanês. Vice-supervisor do Programa de Residência Médica do Departamento de Radiologia da FMUSP.

Marco Antonio Costenaro
Médico Radiologista Assistente do Centro de Diagnóstico por Imagem das Doenças das Mamas (Cedim) do Instituto de Radiologia (InRad) e do Instituto do Câncer do Estado de São Paulo (Icesp).

Marcos Roberto de Menezes
Diretor da Radiologia e Intervenção Guiada por Imagem do Instituto do Câncer do Estado de São Paulo (Icesp).

Maria Concepción García Otaduy
Doutorado em Física pela University of Kent – Canterbury (Reino Unido). Pós-doutorado em Radiologia pela Faculdade de Medicina da Universidade de São Paulo (FMUSP). Assistente de Pesquisa do Departamento de Instituto de Radiologia (InRad) do Hospital das Clínicas (HC) da FMUSP. Coordenadora do Curso de Pós-graduação da Escola de Educação Permanente do HCFMUSP.

Maria Cristina Chammas
Diretora do Serviço de Ultrassonografia do Instituto de Radiologia do Hospital das Clínicas da Faculdade de Medicina da Universidade de São Paulo (InRad-HCFMUSP). Coordenadora da Área de Ultrassonografia da Sociedade Paulista de Radiologia e Diagnóstico por Imagem (SPR). Vice-presidente 2 da World Referation for Ultrasound in Medicine and Biology. Membro Fundadora da International Constrast Ultrasound Society (ICUS).

Mariana Yumi Baba
Biomédica do Setor de Ressonância Magnética do Instituto de Radiologia do Hospital das Clínicas da Faculdade de Medicina da Universidade de São Paulo (InRad-HCFMUSP).

Marisa Riscalla Madi
Graduada em Medicina pela Universidade Federal de São Paulo (Unifesp). Residência Médica em Medicina Preventiva e Social com foco em Administração de Saúde pelo Hospital das Clínicas (HC) da Faculdade de Medicina da Universidade de São Paulo (FMUSP). Especialista em Administração Hospitalar e de Sistemas de Saúde pela Escola de Administração de Empresas da Fundação Getulio Vargas (FGV). Mestre em Saúde Coletiva pela Universidade Estadual Paulista (Unesp). Doutora em Ciências pela FMUSP. Diretora Executiva do Instituto de Radiologia (InRad) do Hospital das Clínicas (HC) da FMUSP.

Marli Oliveira Rodrigues da Silva
Graduada em Ciências Naturais. Pós-graduada em Administração Hospitalar.

Mateus Rozalem Aranha
Graduado pela Faculdade de Medicina da Universidade de São Paulo (FMUSP). Residência Médica em Radiologia e Diagnóstico por Imagem no Instituto de Radiologia (InRad) do Hospital das Clínicas (HC) da FMUSP. Ex-preceptor do Programa de Residência Médica em Radiologia e Diagnóstico por Imagem do InRad-HCFMUSP. Complementação Especializada em Neurorradiologia no InRad-HCFMUSP. *Research Fellow* em Neuroimagem Molecular no Centro de Medicina Nuclear do InRad-HCFMUSP.

Maura Salaroli de Oliveira
Doutorado em Doenças Infecciosas e Parasitárias pela Faculdade de Medicina da Universidade de São Paulo (FMUSP). Médica do Grupo de Controle de Infecção Hospitalar do Hospital das Clínicas (HC) da FMUSP.

Mériellem Galvão Masseli
Biomédica em Imagem do Departamento de Radiologia na Área de Ressonância Magnética do Hospital das Clínicas da Faculdade de Medicina da Universidade de São Paulo (HCFMUSP). Pós-graduação em Imagem da Escola de Educação Permanente da FMUSP. Cursando Pós-graduação-MBA em Administração Hospitalar e Gestão de Saúde na Fundação Getulio Vargas (FGV).

Miguel José Francisco Neto
Doutorado em Ciências da Saúde – Medicina pela Faculdade de Medicina da Universidade de São Paulo (FMUSP). Assistente do Instituto de Radiologia (InRad) do Hospital das Clínicas (HC) da FMUSP no Serviço de Ultrassonografia.

Nelisa Helena Rocha
Residência Médica no Serviço de Medicina Nuclear do Instituto de Radiologia (InRad) do Hospital das Clínicas da Faculdade de Medicina da Universidade de São Paulo (HCFMUSP). Especialista em Medicina Nuclear pela Sociedade Brasileira de Medicina Nuclear/ Associação Médica Brasileira (SBMN/AMB).

Nestor de Barros
Professor-associado do Departamento de Radiologia e Oncologia da Faculdade de Medicina da Universidade de São Paulo (FMUSP).

Patrícia Lacerda Bellodi
Doutora em Psicologia pela Universidade de São Paulo (USP). Coordenadora do Programa Tutores da Faculdade de Medicina da Universidade de São Paulo (FMUSP). Autora dos livros "O Clínico e o Cirurgião – Personalidade e Escolha da Especialidade Médica" e "Tutoria – *Mentoring* na Formação Médica".

Paula Ricci Arantes
Médica pela Faculdade de Medicina da Universidade de São Paulo (FMUSP). Especialista em Radiologia pelo Colégio Brasileiro de Radiologia (CBR). Doutorado pelo Departamento de Radiologia da FMUSP. Pós-doutorado pelo Instituto Israelita de Ensino e Pesquisa (IIEP) do Hospital Israelita Albert Einstein. Neurorradiologista do Setor de Ressonância Magnética do Instituto de Radiologia (InRad) do HCFMUSP.

Paulo Victor Partezani Helito
Médico Radiologista pelo Instituto de Radiologia do Hospital das Clínicas da Faculdade de Medicina da Universidade de São Paulo (InRad-HCFMUSP). Especialização em Radiologia do Sistema Musculoesquelético. Médico-assistente da Equipe de Radiologia do Sistema Musculoesquelético do Instituto de Ortopedia do HCFMUSP.

Pedro Henrique Ramos Quintino da Silva
Médico Radiologista pelo Instituto de Radiologia do Hospital das Clínicas da Faculdade de Medicina da Universidade de São Paulo (InRad-HCFMUSP). Especialista em Radiologia Musculoesquelética. Preceptor do Departamento de Radiologia e Oncologia do HCFMUSP.

Peter Françolin
Médico Radiologista pela Faculdade de Medicina da Universidade de São Paulo (FMUSP). Assistente do Instituto de Radiologia (InRad) do Hospital das Clínicas (HC) da FMUSP. Membro da Comissão Nacional de Ultrassonografia do Colégio Brasileiro de Radiologia (CBR).

Públio Viana
Graduação em Medicina pela Universidade Federal do Triângulo Mineiro (UFTM). Coordenador da divisão de Radiologia Geniturinária do Instituto de Radiologia do Hospital das Clínicas da Faculdade de Medicina da Universidade de São Paulo (InRad-HCFMUSP) e do Instituto do Câncer do Estado de São Paulo (Icesp) do HCFMUSP.

Ralph Tavares
Médico-assistente do Grupo de Radiologia Gastrointestinal do Instituto de Radiologia do Hospital das Clínicas da Faculdade de Medicina da Universidade de São Paulo (InRad-HCFMUSP).

Raquel Andrade Moreno
Graduação em Medicina pela Faculdade de Medicina da Universidade de São Paulo (FMUSP). Residência Médica em Radiologia e Diagnóstico por Imagem no Instituto de Radiologia (InRad) do Hospital das Clínicas (HC) da FMUSP. Preceptor do Programa de Residência Médica em Radiologia e Diagnóstico por Imagem do InRad-HCFMUSP. Complementação Especializada em Neurorradiologia no InRad-HCFMUSP.

Regina Lúcia Elia Gomes
Doutorado pela Faculdade de Medicina da Universidade de São Paulo (FMUSP). Médica Supervisora do Programa de Residência Médica em Radiologia e Diagnóstico por Imagem do Departamento de Radiologia da FMUSP. Médica-assistente do Grupo de Cabeça e Pescoço do Departamento de Radiologia da FMUSP, Instituto de Radiologia (InRad).

Regis O. F. Bezerra
Médico-assistente do Serviço de Diagnóstico por Imagem do Instituto do Câncer do Estado de São Paulo (Icesp) do Hospital das Clínicas da Faculdade de Medicina da Universidade de São Paulo (HCFMUSP). Residência Médica em Radiologia e Diagnóstico por Imagem e Especialização em Radiologia Abdominal pelo HCFMUSP.

Renata Della Torre Avanzi
Mestre em Neurociências pela Universidade Federal de São Paulo (Unifesp). Bacharel em Ciências Biológicas – Modalidade Médica pela Universidade Estadual Paulista (Unesp). Cargo de Biomédica em Imagem no Instituto Radiologia do Hospital das Clínicas da Faculdade de Medicina da Universidade de São Paulo (InRad-HCFMUSP).

Renata Narcizo de Oliveira Claro
Bacharelado em Enfermagem pela Universidade Nove de Julho (Uninove). Pós-graduada pela Escola de Enfermagem da Universidade de São Paulo (EE-USP) Especialista em Enfermagem em Radiologia Diagnóstica e Terapêutica. Enfermeira no Instituto de Radiologia do Hospital das Clínicas da Faculdade de Medicina da USP (InRad-HCFMUSP). Enfermeira da Comissão de Controle de Infecção Hospitalar do InRad-HCFMUSP.

Ricardo M. Guerrini
Médico-assistente Coordenador do Grupo de Radiologia Torácica do Instituto de Radiologia do Hospital das Clínicas da Faculdade de Medicina da Universidade de São Paulo (InRad-HCFMUSP).

Rodrigo Watanabe Murakoshi
Residência Médica em Radiologia e Diagnóstico por Imagem pela Escola Paulista de Medicina/Universidade Federal de São Paulo (EPM/Unifesp). Programa de complementação especializada da Faculdade de Medicina da Universidade de São Paulo (FMUSP) em Radiologia da Cabeça e Pescoço no Instituto de Radiologia do Hospital das Clínicas (InRad-HCFMUSP). Especialista em Radiologia e Diagnóstico por Imagem pelo Colégio Brasileiro de Radiologia (CBR).

Rosana Maureli
Biomédica Coordenadora do Setor de Ressonância Magnética do Instituto de Radiologia do Hospital das Clínicas da Faculdade de Medicina da Universidade de São Paulo (InRad-HCFMUSP). Bacharel em Ciências Biológicas/Modalidade Médica pela Universidade de Santo Amaro (Unisa). Pós-graduação, Especialização em Administração em Saúde Publica pela Escola de Educação Permanente do Hospital das Clínicas da Faculdade de Medicina da Universidade de São Paulo (EEP-HCFMUSP).

Sergio Kobayashi

Especialista em Medicina Fetal pela Federação Brasileira das Associações de Ginecologia e Obstetrícia (Febrasgo). Mestrado em Obstetrícia pela Escola Paulista de Medicina/Universidade Federal de São Paulo (EPM/Unifesp). Doutorado em Radiologia pelo Instituto de Radiologia do Hospital das Clínicas da Faculdade de Medicina da Universidade de São Paulo (InRad-HCFMUSP). Médico-assistente do InRad-HCFMUSP. Coordenador do Grupo de Estudos de Ultrassonografia da Sociedade Paulista de Radiologia (SPR). Membro da Comissão Científica do Colégio Brasileiro de Radiologia (CBR). Membro da Comissão de Ultrassonografia do CBR. Professor Visitante da Facultad de Ciencias Médicas – Universidad Nacional de Caaguazú (Unca) – Sede Coronel Oviedo, Paraguai.

Shri Krishna Jayanthi

Diretor Técnico do Serviço de Radiologia de Emergências. Médico Radiologista pelo Instituto de Radiologia (InRad) do Hospital das Clínicas da Faculdade de Medicina da Universidade de São Paulo (HCFMUSP). Doutor em Medicina pela USP.

Su Jin Kim Hsieh

Doutorado pela Faculdade de Medicina da Universidade de São Paulo (FMUSP). Especialista em Radiodiagnóstico pelo Colégio Brasileiro de Radiologia (CBR). Médica-assistente em Radiologia Mamária no Instituto de Radiologia do Hospital das Clínicas da Faculdade de Medicina da Universidade de São Paulo (InRad-HCFMUSP).

Susan Andrews

Graduação em Literatura e Antropologia pela Harvard University, EUA. Mestrado e Doutorado em Psicologia Transpessoal pela University of Greenwich, EUA. Fundadora e Diretora do Instituto Visão Futuro, Porangaba, SP. Co-coordenadora do Centro para Medicina Integrativa/Mente-Corpo da Faculdade de Medicina da Universidade de São Paulo (FMUSP).

Tatiana Cardoso de Mello Tucunduva
Residência Médica em Radiologia e Diagnóstico por Imagem na Escola Paulista de Medicina da Universidade Federal de São Paulo (EPM/Unifesp). Especialização em Radiologia Mamária no Instituto de Radiologia do Hospital das Clínicas da Faculdade de Medicina da Universidade de São Paulo (InRad-HCFMUSP). Médica-assistente do Centro de Diagnóstico por Imagem das Doenças da Mama (Cedim) do InRad e do Instituto do Câncer do Estado de São Paulo (Icesp) do HCFMUSP.

Vera C. C. S. Ferreira
Graduação em Medicina pela Faculdade de Medicina da Universidade de São Paulo (FMUSP). Residência Médica em Radiologia no Hospital das Clínicas (HC) da FMUSP. Mestrado em Medicina pela FMUSP. Doutorado em Ciências Médicas (Radiologia Médica) pela FMUSP. Médica do Instituto do Câncer do Estado de São Paulo (Icesp).

Virginio Rubin
Graduado em Medicina pela Faculdade de Ciências Médicas da Universidade Estadual de Campinas (Unicamp). Residência Médica em Radiologia e Diagnóstico por Imagem e Especialização em Radiologia Musculoesquelética pelo Hospital das Clínicas da Faculdade de Medicina da Universidade de São Paulo (HCFMUSP). Médico-assistente do Grupo de Radiologia Musculoesquelética do HCFMUSP. *Master of Business Administration* (MBA) em Administração, Negócios e Marketing no CEAG/EAESP da Fundação Getulio Vargas (FGV-SP).

Vitor Chiarini Zanetta
Graduação em Medicina pela Faculdade de Medicina da Universidade de São Paulo (FMUSP). Médico Radiologista pelo Instituto de Radiologia do Hospital das Clínicas da Faculdade de Medicina da Universidade de São Paulo (InRad-HCFMUSP). Médico Especialista em Radiologia Mamária. Preceptor dos Residentes do InRad-HCFMUSP.

● ● ● ● ● ● ● ● ● ● ● ● ● ● ● ● ● ● ●

Este Manual é dedicado a todos os que contribuíram para estruturar nosso programa de residência médica desde o início, particularmente ao corpo clínico voltado para o ensino, aos preceptores e médicos-residentes, bem como aos demais colegas das outras especialidades médicas e à equipe multiprofissional, sem os quais não seria possível manter a qualidade do programa.

Os autores

Apresentação da Série

A *Série Manual do Médico-Residente do Hospital das Clínicas da Faculdade de Medicina da Universidade de São Paulo (HCFMUSP)*, em parceria com a conceituada editora médica Atheneu, foi criada como uma das celebrações ao centenário da Faculdade de Medicina. Trata-se de uma justa homenagem à instituição e ao hospital onde a residência médica foi criada, em 1944. Desde então, a residência médica do HCFMUSP vem se ampliando e aprimorando, tornando-se um dos maiores e melhores programas de residência médica do país. Atualmente, os programas de residência médica dessa instituição, abrangem quase todas as especialidades e áreas de atuação, totalizando cerca de 1.600 médicos-residentes em treinamento.

A despeito da grandeza dos programas de residência médica, há uma preocupação permanente da instituição com a qualidade do ensino, da pesquisa e da assistência prestada por nossos residentes. O HCFMUSP, maior complexo hospitalar da América Latina, oferece um centro médico-hospitalar amplo, bem estruturado e moderno, com todos os recursos diagnósticos e terapêuticos para o treinamento adequado dos residentes. Além disso, os residentes contam permanentemente com médicos preceptores exclusivos, médicos-assistentes e docentes altamente capacitados para o ensino da prática médica.

Esta série visa à difusão dos conhecimentos gerados na prática médica cotidiana e na assistência médica qualificada praticada pelos professores e assistentes nas diversas áreas do HCFMUSP.

O Manual do Residente de *Radiologia e Diagnóstico por Imagem*, editado pela Profa. Dra. Regina Lúcia Elia Gomes, Prof. Dr. Giovanni Guido Cerri e Prof. Dr. Manoel de Souza Rocha, professores especialistas competentes e dedicados ao ensino, aborda amplamente a residência em Radiologia no HCFMUSP, desde a sua estrutura curricular e atividades de apoio aos residentes, passando pelos diversos protocolos de exames e os diferentes estágios que compõem o excelente programa de residência em Radiologia do HCFMUSP.

Este Manual aborda de maneira inédita o programa da residência em Radiologia, e, certamente, será um manual de grande utilidade destinada aos residentes e médicos interessados na boa prática dessa especialidade.

José Otávio Costa Auler Jr.
Luis Yu
Coordenadores da Série

Prefácio

A iniciativa de publicar um manual de orientação para o residente de Radiologia é de grande relevância para o Instituto de Radiologia (InRad) do Hospital das Clínicas da Faculdade de Medicina da Universidade de São Paulo (HCFMUSP). A possibilidade de o residente conhecer a estrutura, as atividades, os protocolos e outras importantes informações auxilia na sua rápida integração no serviço e potencializa sua capacidade de aprendizado.

Atualmente, o InRad e as diversas unidades de Radiologia dos diferentes Institutos, como o Instituto do Câncer de São Paulo (Icesp) e o Instituto do Coração (InCor), constituem o maior complexo radiológico hospitalar do país e permitem um aprendizado em todas as subespecialidades radiológicas e o convívio com algumas das mais expressivas lideranças da especialidade.

Estamos convencidos de que a residência possibilita uma experiência única aos futuros especialistas, que podem encontrar no nosso Instituto as condições de preparo para poderem exercer uma medicina de qualidade, essencial para garantir ao nosso paciente a tranquilidade de obter um bom diagnóstico, que possa orientar adequadamente seu tratamento e recuperação.

Em um momento em que observamos a deterioração da formação do médico, com a abertura indiscriminada de escolas médicas sem a qualidade e a estrutura necessárias e com a falta de investimentos nos hospitais universitários existentes – o que representa enorme ameaça à estrutura sanitária do país –, nossa mensagem é a de manter o princípio de que o nosso compromisso com a qualidade é a razão da nossa existência, e continuaremos nessa direção.

Agradeço à Dra. Regina Lúcia Elia Gomes, que lidera o nosso programa de residência médica, e a toda a equipe do InRad pela permanente dedicação e pela contribuição para elaborar este Manual.

Giovanni Guido Cerri
Professor Titular da Disciplina de Radiologia da
Faculdade de Medicina da Universidade de São Paulo (FMUSP)

Prefácio

O Manual do Residente de *Radiologia e Diagnóstico por Imagem* vem se somar à profícua produção de livros de Radiologia dos últimos anos no Brasil; porém, trazendo uma nova abordagem.

Preparado com grande dedicação por uma equipe comandada pela Dra. Regina Lúcia Elia Gomes, o Manual disponibiliza para todos os serviços de ensino de Radiologia a experiência do Instituto de Radiologia (InRad) do Hospital das Clínicas da Faculdade de Medicina da Universidade de São Paulo (HCFMUSP).

Já há várias décadas, o programa de residência em Radiologia do InRad é uma das referências nacionais, o que resultou na formação de um grande número de profissionais, que hoje se encontram distribuídos por todas as regiões do país.

Aqueles que não frequentam ou frequentaram o InRad têm agora uma oportunidade de acessar a toda a estrutura do programa de residência apresentada detalhadamente no Manual. A distribuição das cargas horárias pelos estágios, a divisão de responsabilidades na equipe de trabalho, destacando o valor da relação interprofissional, o que se espera de um médico-residente durante a sua formação e ao final do curso – tudo isso é abordado detalhadamente no Manual.

Quando um residente inicia o seu processo de aprendizado na especialidade, usualmente, ele está mais interessado em aprender as manifestações radiológicas de doenças raras. Depois de muitos anos trabalhando com a formação de novos profissionais, posso assegurar que mais importante que coletar casos raros é planejar um bom programa de estudo, que inclua todas as áreas da especialidade.

O Manual do Residente de *Radiologia e Diagnóstico por Imagem* vem exatamente para servir de guia de estudo para os médicos-residentes e também para colaborar com a árdua tarefa exercida pelos coordenadores de outros programas de residência no nosso país.

Manoel de Souza Rocha
Professor-associado do Departamento de Radiologia e Oncologia da Faculdade de Medicina da Universidade de São Paulo (FMUSP)

Apresentação do Volume

Este Manual tem como objetivo ser uma ferramenta de acolhimento e orientação aos médicos-residentes do Programa de Residência Médica do Departamento de Radiologia da Faculdade de Medicina da Universidade de São Paulo (FMUSP). Pretende mostrar as melhores práticas de nosso Programa para que os residentes saibam o papel de cada setor no aprendizado e no preparo para seu sucesso profissional, podendo também contribuir na orientação dos médicos-residentes de outras instituições, bem como inspirar colegas leitores que queiram organizar de modo semelhante seu Programa de Residência Médica.

O presente Manual da *Radiologia e Diagnóstico por Imagem* tem um enfoque diferente dos demais Programas de Residência Médica da FMUSP, sendo eminentemente prático, pois não aborda doenças nem diagnósticos por imagem, por serem assuntos já abordados em outras obras do Departamento de Radiologia. Aborda um pouco da história da Radiologia e do Programa de Residência Médica em Radiologia e Diagnóstico por Imagem, com as regras da Comissão de Residência Médica (Coreme) e do Colégio Brasileiro de Radiologia (CBR), o funcionamento do Programa, sua estrutura física, o parque tecnológico, o corpo docente dedicado ao Ensino e à Pesquisa, a importância do Ensino e da Pesquisa, o conteúdo e o foco dos estágios de cada área, a programação atual, as perspectivas futuras, as grades, os protocolos preconizados e as orientações para a realização adequada dos exames, as principais indicações e contraindicações dos métodos de imagem, a mentoria, as atividades extracurriculares, os grupos de apoio ao residente, os cursos do Centro de Treinamento Rafael de Barros, a história do congresso Imagine e suas edições passadas, entre outras abordagens.

Regina Lúcia Elia Gomes

Introdução à Radiologia

A história da Residência Médica em Radiologia está vinculada à história da Radiologia no Brasil, sobre a qual, a seguir, há um breve relato cronológico, associando-a aos principais acontecimentos relacionados no mundo.

Começando com os primórdios da Radiologia, a própria descoberta dos raios X é controversa. Nos Estados Unidos, há relatos de que Arthur Willis Goodspeed, professor da Universidade da Pensilvânia, produziu os raios X em 1889, sem saber seu significado e nunca publicou esses dados; isso ocorreu seis anos antes de o físico alemão Wilhelm Conrad Roentgen anunciar, em 1895, sua descoberta. Em 1896, Goodspeed, junto com os cirurgiões J. William White e Charles Lester Leonard, produziu uma das primeiras exposições de pacientes usando raios X. Naquele mesmo ano, os três escreveram juntos o primeiro documento de análise sobre as várias aplicações sistemáticas dos raios X para a medicina.[1]

Wilhelm Conrad Roentgen descobriu os raios X em 8 de novembro de 1895, e como não sabia do que se tratavam, denominou-os de "X" em seu famoso artigo. Tal descoberta proporcionou ao mundo médico uma nova forma de diagnóstico. Poder ver dentro do corpo humano teve um impacto profundo, tanto na comunidade médica quanto na leiga, bem como no pensamento médico e nas ideias fundamentais sobre o corpo humano, enfim, na humanidade. Nenhuma outra inovação na medicina criou tanto drama e surpresa como os raios X. Uma razão central para sua rápida aceitação foi a percepção de ser um tipo de fotografia, causando um grande interesse na sociedade. Personagens reais e imperiais estavam fascinados e tiveram realizadas radiografias de suas próprias mãos, como o imperador alemão Wilhelm II, o czar russo Nicholas e a czarina. A rainha Amélia de Portugal obteve radiografias de suas damas de companhia para demonstrar os efeitos nocivos dos corseletes. O alto interesse científico pelos novos raios se manifestou pela publicação de 49 monografias e de 1.044 artigos especiais sobre os raios X em 1896.[2] Roentgen começou a prática de Radiologia por meio da apresentação de uma fotografia de raios X da mão de sua esposa para a Wurzburg Physical and Medical Society, em janeiro de 1896. Um mês depois, um médico alemão usou os raios X para diagnosticar sarcoma da tíbia na perna direita de um jovem rapaz. Os militares usaram pela primeira vez os raios X em Nápoles, em maio de 1896, para localizar balas nos antebraços de dois soldados que tinham sido feridos.[3]

Um dos pioneiros da fluoroscopia nos Estados Unidos foi Thomas A. Edison, tornando os achados científicos de Roentgen um sucesso de *marketing*. Em maio de 1896, Edison produziu um show especial na *Electric Light Exposition*, em Nova York, onde os visitantes podiam olhar dentro de seus próprios corpos, e exposições semelhantes se espalhavam como uma febre ao redor do mundo. O uso comercial dos raios X tornou a ciência uma espécie de espetáculo, sem a noção da necessidade de se lidar com a sensibilidade à radiação. Edison terminou seus shows em 1904, após seu assistente, Clarence Dally, morrer de lesões causadas pelos raios X.[2]

Um dos primeiros laboratórios estabelecidos por Walter Koenig da Physical Society de Frankfurt, publicou, em 1896, um livro especial com 14 radiografias, entre as quais a de uma múmia egípcia.[4]

Em 1808, com a vinda da corte portuguesa para o Brasil, foram instaladas as duas primeiras Faculdades de Medicina do País, no Rio de Janeiro e na Bahia. Após várias reformas do ensino médico, sendo a primeira de 1815, no ano de 1892, de acordo com o "Código das disposições comuns aos estabelecimentos de ensino superior", estipulou-se que a cada dois anos a Congregação de cada uma das instituições indicaria um lente catedrático ou substituto para estudar os melhores métodos de ensino, a grade curricular e visitar os estabelecimentos da Europa e da América, com o intuito de atualização nos grandes centros.[5]

No Brasil, há controvérsias sobre a instalação do primeiro aparelho de raios X. A *Gazeta Médica da Bahia* publicou um artigo sobre o assunto em 1896. Interessado por tal descoberta e com a possibilidade de aperfeiçoamento oferecida pela Faculdade de Medicina da Bahia, a fim de aprimorar seus conhecimentos, o Dr. Alfredo Britto embarcou para a Europa, em 27 de julho de 1896, e ao regressar, em 12 de março de 1897, trouxe um pequeno aparelho de raios X. Introduziu o ensino de Radiologia na Faculdade de Medicina da Bahia. Nessa época também se iniciaram as primeiras publicações médicas brasileiras sobre o tema, como em 1896 o artigo "Photografia do invisível", do Dr. Joaquim Britto Pereira.[5]

Em sua tese de doutoramento de 1907, apresentada na Faculdade de Medicina da Bahia, o Dr. Durvaltércio Bolívar de Aguiar aborda a história da descoberta dos raios X, sua evolução até aquela época, e relata as primeiras experiências no Brasil, salientando que coube ao Rio de Janeiro a glória de ser a cidade em que pela primeira vez se trabalhou com os raios X, por meio do Dr. Francisco Pereira Neves, então presidente do Photo-Club Brasileiro, que iniciou suas experiências em 1896, ao conseguir uma radiografia da mão de uma criança de 5 anos de idade. Em abril de 1896, com a chegada do primeiro aparelho de raios X na cidade, dá continuidade às suas experiências.[5]

A primeira tese de doutorado em Radiologia no Brasil foi apresentada por Adolpho Carlos Lindenberg, na Faculdade de Medicina do Rio de Janeiro, em 5 de novembro de 1896.[6]

Álvaro Freire de Villalba Alvim graduou-se na Faculdade de Medicina da Bahia, em 1887, e voltou ao Rio de Janeiro para trabalhar. Em 1896, foi à França estudar com Marie e Pierre Curie, comprou equipamento de raios X e, ao regressar ao Brasil, em 1897, estudou gêmeas xifópagas com radiografias pré-operatórias. Mais tarde, também contribuiu para a invenção das proteções plumbíferas; porém, não a tempo de se proteger, pois perdeu parte das mãos por queimaduras da radiação, usando próteses para poder continuar a trabalhar. Faleceu de leucemia, em 1928, no Rio de Janeiro.[7]

Em 1897, o Dr. José Carlos Ferreira Pires instalou um aparelho de raios X na cidade de Formiga, em Minas Gerais, que não contava com eletricidade, então, para colocar o aparelho em funcionamento, era necessário alimentá-lo com baterias e pilhas. Os resultados não foram satisfatórios. Então, o Dr. Pires decidiu instalar um motor fixo da gasolina, que funcionava como um gerador elétrico para colocar o aparelho em funcionamento, e, com chapas de vidro fotográfico, passou a produzir as primeiras radiografias (Figuras 1 a 3). A primeira radiografia desse aparelho, feita em 1898, foi de um corpo estranho na mão do então ministro Lauro Muller, um de seus primeiros clientes. Entre 1899 e 1912, Dr. Pires adquiriu todos os tipos de tubos fabricados pela Siemens. O tempo necessário para produzir a radiografia era longo, a de tórax levava cerca de 30 minutos, e a de crânio, em torno de 45 minutos. O extenso período da exposição não permitia que o paciente ficasse sem respirar, comprometendo a boa definição da imagem. Outro inconveniente era a intensa radiação que se espalhava. Na década de 1950, após uma exposição do Departamento de Radiologia da Associação Médica de Minas Gerais, esse aparelho foi enviado para o exterior, por falta de interesse das entidades governamentais na criação de um museu histórico no país, naquela ocasião. Atualmente, o aparelho se encontra no International Museum of Surgical Science, em Chicago, nos Estados Unidos.[6,8]

Figura 1 – Foto do primeiro aparelho de raios X instalado em Formiga (MG), pertencente ao Dr. José Carlos Ferreira Pires*

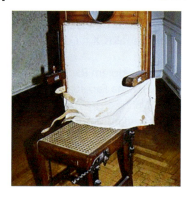

Figura 2 – Cadeira utilizada para a aquisição das radiografias de tórax*

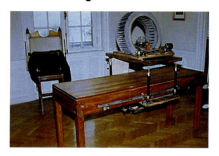

Figura 3 – Ampola pertencente ao primeiro aparelho de raios X instalado em Formiga (MG)*

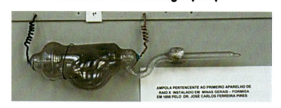

* Fotos gentilmente cedidas pelos familiares do Dr. Javert Barros, por intermédio do Dr. Evandro Barros e Dra. Érica Naves (respectivamente neto e bisneta do Dr. Javert).

As observações e pesquisas do Dr. Pires possibilitaram a publicação de muitos trabalhos em revistas científicas e congressos médicos, sendo as áreas de Radiologia e Radioterapia, por seu pioneirismo, as áreas em que publicou seus melhores trabalhos: "Localização de corpos estranhos pelos raios X" (final do século XIX), "Diagnóstico das aortites pelos raios X" (1900), "Perigo da ação dos raios X sobre os tecidos" (1901), "Possibilidade da ação profunda dos raios X" (1902), "As radiodermites" (1904), "Radioterapia do linfogranuloma" (1906), "Técnica radiológica do tubo gastrointestinal com emprego de radiopacos" (1911). Considerado um dos principais nomes da medicina brasileira, recebeu diversas homenagens. Em 1906, Dr. Pires recebeu a medalha de 1ª Classe de Mérito Científico e Humanitário, no XV Congresso Internacional de Medicina, em Lisboa, do qual foi membro. Em 1998, em comemoração aos 100 anos da Radiologia Mineira, em Belo Horizonte, o Congresso Brasileiro de Radiologia foi dedicado em sua homenagem.[8]

Em 1897, foi inaugurado na Universidade da Pensilvânia o primeiro departamento acadêmico da Radiologia dos Estados Unidos e, talvez, do mundo, com uma unidade para a clínica e outra para a investigação. Em 1898, Charles Lester Leonard utilizou os raios X como método para identificar cálculos urinários. Ele também escreveu o primeiro artigo sobre os perigos dos raios X.[9]

Em 1901, inicia-se o ensino de Radiologia na Faculdade de Medicina da Bahia nos diferentes cursos das cadeiras: Medicina, Farmácia, Odontologia e Obstetrícia.[5]

Em 1904, a obra intitulada "Radiologia Clínica", de autoria do Professor João Américo Garcez Fróes, Médico e Farmacêutico, Professor da Faculdade de Medicina e da Faculdade Livre de Direito da Bahia, retratou as lições proferidas no ano de 1903 aos alunos da terceira série do curso da Faculdade de Medicina da Bahia, publicadas na *Gazeta Médica da Bahia*.[5]

Em 1905, o Dr. Henry Pancoast, da Universidade da Pensilvânia, descreveu a utilidade do bismuto e, em seguida, para o meio de contraste baritado nos estudos de Radiologia. Entre muitas outras contribuições, ele é conhecido por sua descrição do tumor de Pancoast.[2,8] Ele também descreveu, mais tarde, a relação da radiação prolongada e o desenvolvimento de leucemia, bem como o uso dos raios X no tratamento da doença de Hodgkin e das leucemias.[9]

A Radiologia avançou pela forte tradição de pesquisa médica na França. Antoine Béclère configurou a primeira máquina de raios X de tórax de um paciente, introduziu equipamentos de segurança, como aventais de chumbo e luvas de chumbo e borracha, e foi pioneiro no uso da radiografia contrastada do estômago, em 1906, com bismuto. Por meio de seus trabalhos e de outros, a prática de diagnóstico médico mudou significativamente.[3]

Embora a especialidade de Radiologia já existisse desde os primórdios do século XIX, o primeiro aparelho de raios X em São Paulo foi instalado em 1906, no consultório do Dr. Walter Seng, cirurgião de nacionalidade austríaca. Em 1909, a primeira instalação hospitalar foi adquirida pelo Dr. Arnaldo Vieira de Carvalho para a Santa Casa de Misericórdia de São Paulo.[9] Na Santa Casa, também o serviço de Radiologia foi o primeiro a iniciar o arquivo de radiografias, posteriormente selecionadas para serem utilizadas em aulas na futura Faculdade de Medicina da Universidade de São Paulo.[10]

Em 1907, o Royal Free Hospital nomeou Harrison Orton para assumir o comando combinado dos Departamentos de Radiologia e Eletroterapia.[11]

Em 1910, o Dr. Rafael Penteado de Barros esteve na Europa, frequentando os mais avançados centros de estudos em Física e Radiologia. Na França, estudou com o Prof. Antoine Béclère, considerado o pai da Radiologia francesa. Na volta ao Brasil, foi trabalhar no Instituto Paulista, que contava com moderna instalação radiológica, onde foram produzidas as primeiras radiografias acompanhadas de relatório descritivo e diagnóstico, mesmo local onde o Dr. Arnaldo Vieira de Carvalho realizava cirurgias. Desse modo, o Dr. Rafael foi convidado pelo Dr. Arnaldo a ser o preparador da Faculdade e o diretor do Gabinete de Radiologia da Santa Casa de Misericórdia de São Paulo.[10]

Em 1911, o Dr. Henry Pancoast, da Universidade da Pensilvânia, foi nomeado como o primeiro Professor de Radiologia nos Estados Unidos.[9]

No dia 31 de março de 1913, as aulas na Faculdade de Medicina e Cirurgia de São Paulo, futura Faculdade de Medicina da Universidade de São Paulo (FMUSP), foram iniciadas. O Prof. Edmundo Xavier, um dos organizadores do curso, formado na Europa, ao regressar ao Brasil, foi um dos primeiros a adquirir um aparelho de raios X e a usá-lo em seu consultório, tanto para diagnóstico quanto para tratamento, além de estudar o emprego da eletricidade na terapêutica. Nessa mesma data, o Dr. Rafael Penteado de Barros foi contratado como preparador da 1ª Cadeira de Física Médica.[10]

Manoel de Abreu formou-se aos 21 anos na Faculdade de Medicina do Rio de Janeiro, em 1913. Em 1915 mudou-se para Paris, onde frequentou os hospitais Nouvel Hôpital de la Pitié, o Laboratório Central de Radiologia do Hôtel-Dieu e o Hôpital Laennec. Publicou diversos livros, entre eles o "Radiodiagnostic dans la tuberculose pleuro-pulmonaire", e diversos artigos sobre a abreugrafia em periódicos nacionais e internacionais, como "Collective

Fluorography" no Radiology e "Processus and Apparatus for Roentgenphotography" no *The American Journal of Roentgenology and Radium Therapy* (AJR), ambos em 1939.

Em reconhecimento a seu trabalho, o ilustre radiologista recebeu diversas homenagens das principais entidades médicas, entre as quais a medalha de ouro de médico do ano do American College of Chest Physicians (1950), o diploma de honra da Academy of Tuberculosis Physicians (1950) e a medalha de ouro do Colégio Interamericano de Radiologia (1958).

O dia 4 de janeiro, dia do nascimento de Manoel Dias de Abreu, foi instituído como o dia nacional da abreugrafia, em homenagem ao renomado médico radiologista, nascido no ano de 1892 em São Paulo. O criador do exame se tornou mundialmente conhecido após o desenvolvimento desse método diagnóstico e por sua constante luta contra a tuberculose. Além disso, recebeu o título de membro honorário da Sociedade Alemã de Radiologia (1940) e do American College of Radiology (1945). Morreu vítima de câncer de pulmão, em 1962, aos 70 anos.[12]

A British Roentgen Society é considerada a primeira sociedade de Radiologia do mundo, fundada em março de 1897 em Londres. Em junho de 1915, durante um encontro, houve a discussão sobre equipamentos de proteção radiológica para os operadores de raios X, na qual se aprovou uma resolução para garantir a segurança dos operadores pela adoção universal de regras estritas.[13]

A fundação do Colégio Brasileiro de Radiologia (CBR) aconteceu no dia 15 de setembro de 1948, por ocasião da 1ª Jornada Brasileira de Radiologia, realizada na FMUSP, pelos professores Rafael de Barros, José Maria Cabello Campos, Carlos Osório Lopes, Adelaido Ribeiro, João Baptista Pulchério Filho e Walter Bomfim Pontes. O evento reuniu radiologistas de todo o país e foi criado para promover, representar, coordenar atividades, integrar, regulamentar e profissionalizar os especialistas em Radiologia.[14]

Em 1949, o CBR ganhou sua primeira sede, localizada na Rua Sete de Abril, região central da cidade de São Paulo. Na ocasião, assumiu a presidência do CBR o radiologista paulista José Maria Cabello Campos, responsável pela primeira gestão da entidade, e, na mesma ocasião, Rafael de Barros foi indicado para Primeiro Membro Honorário do Colégio.[14]

Em 1950, o CBR foi oficializado, sendo registrado como sociedade com personalidade jurídica, no Cartório de Títulos e Documentos do 3º Ofício de São Paulo. Já em 1951, o CBR passou a ter sede na Rua Marconi, n. 94, no centro da capital paulista, e foi declarado como entidade de utilidade pública estadual pelo Decreto n. 1.268/1951. Em 1953, o Colégio já somava

150 associados, número que, ano a ano, cresceu e ofereceu à entidade importante representatividade na área médica.[14]

O Clube Roentgen foi fundado informalmente em 1958 e oficialmente em 1959, em São Paulo (SP), por Rubens Marcondes Pereira e Raphael Caccese, ambos formados pela FMUSP e recém-chegados de um período de quatro anos no General Buffalo Hospital, nos Estados Unidos, junto com os amigos médicos Francisco Lanari do Val, Álvaro Eduardo de Almeida Magalhães e Afonso Vitule Filho, além de Benedito Costa Lima, Feres Secaf, Francisco Martinez Dias, Franco Franchini e Mário D'Ávila.[15]

O Clube Manoel de Abreu teve seu início em 1961, com Droctóvio Estevam de Lima Filho, Seth-Hur Cardoso e também Raphael Caccese, mas oficialmente apenas em 1965, sempre em cidades do interior paulista.[15]

A Sociedade Paulista de Radiologia e Diagnóstico por Imagem (SPR) foi fundada em 3 de março de 1968, na cidade de Jaú, interior de São Paulo. A SPR uniu os radiologistas do interior, que integravam o Clube Manoel de Abreu, com os da capital, que se reuniam no Clube Roentgen. Atualmente, a entidade congrega mais de 6.100 associados, cobrindo todas as áreas de Diagnóstico por Imagem.[16]

Em 1972, Godfrey Newbold Hounsfield apresenta a primeira geração de tomógrafos.[15]

Em 1974, tem início, na FMUSP, o curso de pós-graduação em Neurorradiologia.[15]

Em 1977, o Hospital Beneficência Portuguesa inaugura o primeiro tomógrafo do Brasil, com o Dr. Nélio Garcia de Barros, no serviço Scanner.

Em 1981, firmou-se uma parceria entre o Prof. Dr. Feres Secaf, então professor da Escola Paulista de Medicina, e o Dr. Rogelio Moncada, professor da Loyola University, nos Estados Unidos. Naquela época, esses dois médicos desejavam criar um curso que promovesse a troca de conhecimentos entre os radiologistas das duas universidades. Após sua primeira realização, em 1981, o Curso de Diagnóstico por Imagem passou a ocorrer praticamente a cada ano. Em 1994, a pedido do próprio Prof. Dr. Feres Secaf, a SPR assumiu a realização do curso. A partir dessa data, o evento passou a se chamar "Curso de Diagnóstico por Imagem Prof. Dr. Feres Secaf", apresentando uma programação dividida em duas frentes: Ultrassonografia e Ressonância Magnética/Tomografia Computadorizada. Em 2008, o Curso de Atualização assumiu novo formato, passando a apresentar um programa científico dividido em módulos focados nas subespecialidades do Diagnóstico por Imagem. A mudança no estilo da programação foi deliberada após ampla discussão entre a diretoria da SPR, os coordenadores dos cursos realizados pela entidade e os diversos colaboradores.[12]

Em 8 de junho de 1984, acontece pela primeira vez, no Hospital das Clínicas da FMUSP, o Clube dos Residentes, idealizado pelos Drs. Feres Secaf e Álvaro Eduardo de Almeida Magalhães, com participação dos residentes do Hospital das Clínicas, da Santa Casa, do Hospital São Paulo e do Hospital do Servidor Público Estadual.[15]

Em 9 de setembro de 1990, é inaugurado o primeiro aparelho de ressonância magnética do Brasil, de 1,5 toneladas, pelo Prof. Álvaro Eduardo de Almeida Magalhães, no Hospital das Clínicas da FMUSP.[15]

Em 1994, é criado o Instituto de Radiologia do Hospital das Clínicas da FMUSP, pelo Prof. Álvaro Eduardo de Almeida Magalhães.[15]

O Projeto de Lei n. 6.070/2009, de autoria do então Deputado Federal Dr. Eleuses Paiva, tornou-se Lei em maio de 2015, sob o número 13.118/2015, e instituiu a data de 8 de novembro como o Dia do Médico Radiologista em todo o território nacional, dia em que o físico alemão Wilhelm Conrad Roentgen descobriu os raios X em 1895, recebendo um prêmio Nobel por isso.[12]

Regina Lúcia Elia Gomes

Referências

1. Penn Medicine. Departmente of Radiology. History. [Acesso 2018 Mar 13]. Disponível em: http://www.uphs.upenn.edu/radiology/about/history/.
2. Busch U. A Funfair for the Sciences: Popularising X-Rays from 1896 to The Present. In: ESR - European Society of Radiology, ISHRAD - International Society for the History of Radiology Deutsches Röntgen Museum (eds). The Story of Radiology. v. I. ESR: Viena; 2012. p. 7-24.
3. Assmus A. Early History of X Rays. Beam Line Online. Beam Line Summer 1995;1-24.
4. ESR I. The Story Of Radiology 2014;3.
5. Barp E. A introdução da Radiologia na Bahia: das primeiras lições na Faculdade de Medicina à criação de uma disciplina (1897-1974) [dissertação]. São Paulo: PUC-SP; 2006.

6. Francisco FC. História da radiologia no Brasil. Rev Imagem. 2006;28(1):63-6.
7. Afshar A, Steensma DP, Kyle RA. Álvaro Alvim-radiologist and brazilian "martyr to science". Mayo Clin Proc. 2018;93(1):e7.
8. Conselho Regional de Técnicos em Radiologia – 17ª Região (MA/PI). A história da Radiologia no Brasil. [Acesso 2018 Mar 13]. Disponível em: http://www.crtr17. gov.br/index.php/menu--educacional/a-historia-da-radiologia/hist-no-brasil.
9. Penn Medicine. Radiology Department History. [homepage]. [Acesso 2018 Mar 13]. Disponível em: http://www.uphs.upenn.edu/radiology/about/history/.
10. Belarmino A. Departamentos da Faculdade de Medicina da USP: Memórias e histórias. São Paulo: Universidade de São Paulo; 2012. p. 264-83.
11. Thomas A. Florence Stoney: X-Ray Notes from The United States. In ESR – European Society of Radiology, ISHRAD – International Society for the History of Radiology Deutsches Röntgen Museum (eds). The Story of Radiology. v. II. ESR: Viena; 2013. p. 87-99.
12. Conselho Regional de Técnicos em Radiologia – 17ª Região (MA/PI). A história da radiologia no Brasil. [Acesso 2018 Mar 13]. Disponível em: http://www.crtr17. gov.br/index.php/menu-educacional/a-historia-da-radiologia/hist-no-brasil.
13. Busch U, Banerjee AK. A Short History of Early Radiation Protection. In ESR – European Society of Radiology, ISHRAD – International Society for the History of Radiology Deutsches Röntgen Museum (eds). The Story of Radiology. v. II. ESR: Viena; 2013. p. 25-47
14. CBR – Colégio Brasileiro de Radiologia e Diagnóstico por Imagem. [homepage]. [Acesso 2018 Mar 13]. Disponível em: http://www.cbr.org.br
15. Oliveira O, Morgado P. História da Sociedade Paulista de Radiologia. Uma jornada em construção. São Paulo: Ed. do Autor; 2013.
16. CBR – Colégio Brasileiro de Radiologia e Diagnóstico por Imagem. [homepage]. [Acesso 2018 Mar 13]. Disponível em: http://spr.org.br/institucional/a-spr/.

Bibliografia consultada

HCFMRP-USP. Residência médica em radiologia e diagnóstico por imagem – HCFMRP-USP [Acesso 2018 Mar 13]. Disponível em: http://www.hcrp.fmrp.usp.br/sitehc/arqs/pdf/radiologia.pdf.

Anexo 1
Colégio Brasileiro de Radiologia (CBR)

O Colégio Brasileiro de Radiologia e Diagnóstico por Imagem (CBR) é uma entidade nacional, filiada à Associação Médica Brasileira (AMB), que representa os médicos da especialidade de Radiologia e Imaginologia. Entre os principais objetivos da entidade estão difundir conhecimentos científicos, defender a especialidade, estimular o aperfeiçoamento profissional e fundamentar os princípios de excelência dos métodos e procedimentos de imagem diagnóstica e terapêutica.

Fundado em 1948, hoje o CBR possui 27 sociedades regionais filiadas, distribuídas em todas as regiões do país, e soma cerca de 10 mil médicos radiologistas associados.

O CBR faz parte do Departamento Científico de Radiologia e Diagnóstico por Imagem da AMB, é uma associação civil de natureza educativa, científica, cultural e social, sem fins lucrativos. Juntamente com a Associação Médica Brasileira (AMB), concede títulos de especialista e certificados de áreas de atuação por meio de avaliações anuais, fazendo com que os profissionais precisem comprovar seus conhecimentos teóricos e práticos e possibilitando, assim, um nível de excelência cada vez maior para a Radiologia no Brasil. Os médicos associados do Colégio exercem atividades de diagnóstico e tratamento utilizando um ou mais métodos a seguir:

- » Densitometria óssea.
- » Doppler esplâncnico e periférico.
- » Mamografia.
- » Medicina nuclear.
- » Radiodiagnóstico convencional e especializado.
- » Radiologia vascular e intervencionista.
- » Ressonância magnética.
- » Tomografia computadorizada.
- » Ultrassonografia.

Na busca da qualidade na prestação de serviços, desde 1992 o CBR desenvolve os programas de qualificação em Mamografia, Ultrassonografia, Tomografia Computadorizada e Ressonância Magnética. Cada qual composto por uma Comissão Nacional de Qualidade que, após uma série de avaliações e vistorias, concede o Selo de Qualidade na área específica e o Certificado de Qualificação do CBR.

Em toda sua história o CBR dedicou-se às lutas da classe médica e à atualização profissional de seus membros associados. A trajetória da entidade foi e continua a ser construída por meio do trabalho de médicos radiologistas de todo o país, que têm se dedicado à instituição, seja compondo as diretorias de cada gestão, seja colaborando espontaneamente em atividades científicas e de defesa profissional.

O CBR sempre esteve por trás do desenvolvimento da especialidade, que deixou de ser uma parte do processo de assistência à saúde para se tornar uma das mais importantes áreas dela. Hoje a Radiologia e Diagnóstico por Imagem é fundamental nos processos de diagnóstico e cura desenvolvidos pelas demais especialidades médicas e o Colégio tem orgulho de fazer parte dessa história de sucesso.

Os membros do CBR podem ser, resumidamente:

- » **Titulares:** médicos com Título de Especialista concedido ou reconhecido pelo CBR e que exercem com exclusividade um ou mais métodos do Colégio.
- » **Coligados:** médicos com Certificado de Área de Atuação concedido ou reconhecido pelo CBR que exercem um dos métodos do Colégio como atividade secundária.
- » **Aspirantes:** médicos que tenham sido membros residentes ou aperfeiçoandos do CBR.
- » **Correspondentes:** médicos que residem no exterior e exercem um dos métodos do CBR.
- » **Residentes ou aperfeiçoandos:** médicos inscritos em residência médica reconhecida pelo Ministério da Educação ou curso de aperfeiçoamento credenciado pelo CBR.

Há, ainda, membros honorários, beneméritos e pessoas jurídicas.

Entre os ex-presidentes eleitos, destacam-se os alunos da Residência em Radiologia da Faculdade de Medicina da USP, bem como o presidente em exercício:

- » Biênio 1977/1979: Dr. Feres Secaf.
- » Biênio 1989/1991: Dr. Giovanni Guido Cerri.
- » Biênio 1993/1995: Dr. Luiz Karpovas.
- » Biênio 2017/2018: Dr. Manoel de Souza Rocha.

Avaliação anual dos médicos-residentes e aperfeiçoandos em Radiologia e Diagnóstico por Imagem

O Colégio Brasileiro de Radiologia, por meio das Comissões de Ensino e Titulação e Admissão, promove a prova de avaliação anual. Os endereços dos locais das provas em cada cidade são divulgados no Espaço do Associado, no menu Prova Anual e no portal do CBR (www.cbr.org.br).

A prova é composta de 100 (cem) questões de múltipla escolha, com 5 (cinco) alternativas cada, sendo que:

» Os residentes e aperfeiçoandos do nível 3 (R3/A3) responderão todas as 100 (cem) questões no prazo máximo de três horas e trinta minutos.

» Os residentes e aperfeiçoandos do nível 2 (R2/A2) responderão as questões numeradas de 01 a 75 no prazo máximo de três horas.

» Os residentes e aperfeiçoandos do nível 1 (R1/A1) responderão as questões numeradas de 01 a 50 no prazo máximo de duas horas e trinta minutos.

Os residentes/aperfeiçoandos serão dispensados do exame sem imagens (Prova Teórica) para a Obtenção do Título de Especialista em Radiologia e Diagnóstico por Imagem quando obtiverem média aritmética igual ou maior a 70% ao final dos três exames anuais para R1, R2 e R3 (ou A1, A2 e A3).

O residente/aperfeiçoando classificado deverá realizar a inscrição para a prova de Título de Especialista, enviar os documentos exigidos e pagar a taxa de inscrição conforme a Normativa que será publicada no portal do CBR (www.cbr.org.br), em local e data determinados no ano correspondente.

A dispensa da Prova Teórica para a Obtenção do Título de Especialista somente será válida para o ano de sua classificação e conclusão, ou seja, no mesmo ano do final do seu R3 (A3). Caso o candidato não preste exame no ano vigente ou não seja aprovado na prova prática de Título de Especialista, terá de realizar o exame completo (Provas Teórica e Prática) a partir do ano subsequente.

Somente poderão participar da Avaliação Anual os residentes/aperfeiçoandos níveis 1, 2 e 3 das Residências Médicas reconhecidas pela Comissão Nacional de Residência Médica e dos Cursos de Aperfeiçoamento credenciados pelo Colégio Brasileiro de Radiologia e Diagnóstico por Imagem (CBR), todos devidamente cadastrados e dentro do limite estabelecido de vagas.

O desempenho dos participantes será disponibilizado no Espaço do Associado no portal do CBR (www.cbr.org.br).

O Coordenador do Serviço receberá somente as estatísticas de sua Instituição comparada a todos os Serviços participantes, não tendo acesso às notas individuais dos seus residentes/aperfeiçoandos. Apenas os residentes/aperfeiçoandos adequadamente cadastrados no CBR, em vagas oficiais, poderão participar da Avaliação Anual.

Título de especialista em Radiologia e Diagnóstico por Imagem

O médico-residente/aperfeiçoando que realizou as três avaliações anuais relativas à residência/aperfeiçoamento e conseguiu a aprovação para a liberação da prova teórica no Exame de Título de Especialista em Radiologia e Diagnóstico por Imagem, com média superior a 7,0, deverá efetuar a inscrição normalmente, pagar a taxa e enviar todos os documentos necessários exigidos na Normativa.

» **Prova teórica**: de natureza eliminatória, composta por 60 (sessenta) questões de múltipla escolha. Cada questão vale 1 (um) ponto. A quantidade de questões em cada grande área do diagnóstico por imagem pode variar. A prova teórica tem duração de 3h (três horas). Será avaliado o conhecimento geral dos candidatos nas grandes áreas do diagnóstico por imagem, abaixo descritas:

1. Física e proteção radiológica.
2. Tórax.
3. Sistema digestório.
4. Sistema urogenital.
5. Neurorradiologia.
6. Musculoesquelético.
7. Mama.
8. Densitometria óssea.
9. Pediatria.
10. Ultrassonografia geral.
11. Ultrassonografia em Ginecologia e Obstetrícia.
12. Doppler.
13. Cabeça e pescoço.
14. Procedimentos intervencionistas.
15. Assistência à vida e meios de contraste.
16. Segurança do paciente.

» **prova teórico-prática:** composta por 60 (sessenta) questões de múltipla escolha. Cada questão valerá 1 (um) ponto. A prova tem duração de 3h

(três horas). Será avaliado o conhecimento geral dos candidatos nas grandes áreas do diagnóstico por imagem com base em imagens de casos clínicos das seguintes áreas da Radiologia e Diagnóstico por Imagem:
1. Tórax.
2. Sistema digestório.
3. Sistema urogenital.
4. Neurorradiologia.
5. Musculoesquelético.
6. Mama.
7. Densitometria óssea.
8. Pediatria.
9. Ultrassonografia geral.
10. Ultrassonografia em Ginecologia e Obstetrícia.
11. Doppler.
12. Cabeça e pescoço.
13. Procedimentos intervencionistas.
14. Assistência à vida e meios de contraste.

Fonte: www.cbr.org.br.

Anexo 2
Sociedade Paulista de Radiologia (SPR)

Integrada ao Departamento de Diagnóstico por Imagem da Associação Paulista de Medicina (APM) e filiada ao Colégio Brasileiro de Radiologia e Diagnóstico por Imagem (CBR), a SPR, representada pelos seus presidentes, tem se dedicado ao longo desses anos especialmente à defesa aos radiologistas, ao desenvolvimento científico e dinamização da especialidade, dentro dos mais altos princípios do profissionalismo. Organiza a Jornada Paulista de Radiologia, entre outros cursos, e os grupos de estudos, entre outras atividades.

Jornada e Cursos
Jornada Paulista de Radiologia (JPR)

Considerada o principal evento de Diagnóstico por Imagem da América Latina e o quarto maior do mundo, a JPR tradicionalmente recebe um número significativo de participantes de todos os estados do Brasil e de países da América do Sul.

Cerca de 17 mil pessoas, entre congressistas, conferencistas, coordenadores, expositores, visitantes e outros, participam anualmente do evento.

A JPR também se destaca pelo alto nível de seu programa científico, reunindo conferencistas nacionais e internacionais de renome que discutem as mais recentes descobertas científicas.

A exposição técnica da JPR é de relevante importância para o mercado médico da América Latina, incluindo a participação das mais importantes empresas da área.

Curso de Atualização em Imagem da SPR (Prof. Dr. Feres Secaf)

Tem como diretriz oferecer um programa científico que promova a discussão de temas práticos e comuns à rotina diária do Diagnóstico por Imagem, bem como a atualização e revisão dos principais tópicos da especialidade. Os temas selecionados são tradicionalmente abordados por profissionais de reconhecida experiência em suas respectivas áreas.

Grupos de Estudos

Desde 2003, ano da fundação do primeiro grupo de estudo – o GERME – profissionais da área de Diagnóstico por Imagem (DI) se reúnem no Hotel Paulista Plaza ou na sede da SPR, em São Paulo, para compartilhar experiências, transmitir dicas práticas e exibir casos científicos. Algumas reuniões são transmitidas via web.

Os grupos atuais são:
- » Abdome (GERA).
- » Cabeça e Pescoço (GECAPE).
- » Cardiovascular (Cardio).
- » Imagem Quantitativa (GIQ).
- » Mama (GEMA).
- » Meios de Contraste Radiológicos (GEMCR).
- » Musculoesquelético (GERME).
- » Neurorradiologia (GENE).
- » Pediatria (GEPED).
- » Profissionalismo e Gestão (GEPROGE).
- » Tecnologia e Informática em Radiologia (GET).
- » Tórax (GETO).
- » Ultrassom (GEUS).

Fonte: www.spr.org.br.

Sumário

» Parte 1: Histórico da Residência Médica em Radiologia

1. Breve histórico cronológico da Residência Médica em Radiologia, 3
Regina Lúcia Elia Gomes

» Parte 2: Programa de Residência Médica

2. Comissão de Residência Médica (Coreme), 21
Regina Lúcia Elia Gomes
Márcio Valente Yamada Sawamura

3. Coordenação de ensino e pesquisa, 53
Claudia da Costa Leite

4. Coordenação do Programa de Residência Médica, 57
Regina Lúcia Elia Gomes
Márcio Valente Yamada Sawamura

5. Preceptoria, 67
Hugo Costa Carneiro
Pedro Henrique Ramos Quintino da Silva
Raquel Andrade Moreno
Vitor Chiarini Zanetta

» Parte 3: Instituto de Radiologia

6. O Instituto de Radiologia do HCFMUSP, 81
Marisa Riscalla Madi

Parte 4: Sistemas informatizados

7. Sistemas informatizados, 91
Cleiton Alessandro Vieira Caldeira
Marli Oliveira Rodrigues da Silva

Parte 5: Grupos Institucionais de Apoio

8. Time de Resposta Rápida, 105
Fernanda Aburesi Salvadori

9. Comissão de controle de infecção hospitalar, 113
Renata Narcizo de Oliveira Claro
Maura Salaroli de Oliveira

10. Comissão de ética médica, 135
Andréa Lúcia Nazário Villares

11. Qualidade e segurança do paciente, 141
Luciana Paula de Souza Martins

Parte 6: Cursos e congressos nacionais e internacionais

12. Regras de liberação, 151
Regina Lúcia Elia Gomes
Márcio Valente Yamada Sawamura

13. Imagine, 155
Maria Cristina Chammas
Eloisa Maria Mello Santiago Gebrim
Claudia da Costa Leite

» Parte 7: Atividades extracurriculares

14. Plataforma de Imagem na Sala de Autópsia (Pisa), 161
Ellison Cardoso

15. Gerenciamento do estresse e meditação, 165
Paula Ricci Arantes
Susan Andrews
Emmanuel Burdmann

16. Time InRad Futebol Clube e Campeonato Interclínicas – HCFMUSP, 173
Guilherme Orpinelli Ramos do Rego
Gabriel Varjão Lima

» Parte 8: Núcleos de apoio ao residente

17. Projeto Mentoria, 179
Patrícia Lacerda Bellodi
Regina Lúcia Elia Gomes

18. Saúde mental do médico-residente e o Grapal, 193
Eduardo de Castro Humes
Daniel Augusto Mori Gagliotti

» Parte 9: Atividades do Programa da Residência Médica

19. Reunião Geral, 203
Pedro Henrique Ramos Quintino da Silva
Hugo Costa Carneiro
Raquel Andrade Moreno
Vitor Chiarini Zanetta

Protocolos de exames realizados ou orientados pelo médico-residente

20. Atividades práticas: radiografias contrastadas, 205

Hugo Costa Carneiro
Pedro Henrique Ramos Quintino da Silva
Raquel Andrade Moreno
Vitor Chiarini Zanetta
Virginio Rubin
Shri Krishna Jayanthi
André Scatigno Neto

21. Tomografia computadorizada, 255

Hugo Costa Carneiro
Pedro Henrique Ramos Quintino da Silva
Raquel Andrade Moreno
Vitor Chiarini Zanetta
Marcelo Straus Takahashi
Lisa Suzuki
Eloisa Maria Mello Santiago Gebrim

22. Ressonância magnética, 331

Hugo Costa Carneiro
Pedro Henrique Ramos Quintino da Silva
Raquel Andrade Moreno
Vitor Chiarini Zanetta
Gabriela Montezel Frigério
Mariana Yumi Baba
Mériellem Galvão Masseli
Andre Vieira Bezerra
Renata Della Torre Avanzi
Leila Lima Barros
Evandra Lucia da Cruz Souza
Carla de Souza Campos
Rosana Maureli
Leandro Tavares Lucato

❯❯ Parte 10: Estágios

23. Grade de estágios, 381

Hugo Costa Carneiro
Pedro Henrique Ramos Quintino da Silva
Raquel Andrade Moreno
Vitor Chiarini Zanetta
Márcio Valente Yamada Sawamura
Regina Lúcia Elia Gomes

24. Abdome, gastrointestinal e vascular, 393

Hugo Costa Carneiro
Cinthia Denise Ortega
Hilton Leão Filho
Ralph Tavares
André Scatigno Neto
Manoel de Souza Rocha

25. Abdome e geniturinário, 405

Hugo Costa Carneiro
Fernando Yamauchi
Públio Viana

26. Cabeça e pescoço, 411

Raquel Andrade Moreno
Laís Fajardo
Maíra de Oliveira Sarpi
Bruno Casola Olivetti
Rodrigo Watanabe Murakoshi
Carlos Toyama
Regina Lúcia Elia Gomes
Márcio Ricardo Taveira Garcia
Eloisa Maria Mello Santiago Gebrim

27. Radiologia oncológica – Medicina Interna, 425
Hugo Costa Carneiro
Regis O. F. Bezerra
Andréa Badra
Márcio Ricardo Taveira Garcia

28. Física Médica, 431
Maria Concepción García Otaduy
Khallil Taverna Chaim
Miguel José Francisco Neto
Raquel Andrade Moreno

29. Radiologia intervencionista, 445
Daniel Takeshi Setuguti
Felipe Shoiti Urakawa
Marcos Roberto de Menezes

30. Mama, 449
Su Jin Kim Hsieh
Érica Endo
Vitor Chiarini Zanetta
Nestor de Barros
Carlos Shimizu
Barbara H. Bresciani
Flavio Spinola Castro
Marco Antonio Costenaro
Tatiana Cardoso de Mello Tucunduva
Vera C. C. S. Ferreira

31. Medicina Nuclear, 465
Nelisa Helena Rocha
Marcelo Tatit Sapienza

32. Musculoesquelético, 469
Hugo Pereira Costa
Paulo Victor Partezani Helito
Pedro Henrique Ramos Quintino da Silva
Marcelo Bordalo Rodrigues

33. Neurorradiologia, 485

Raquel Andrade Moreno
Mateus Rozalem Aranha
Fabiana de Campos Cordeiro Hirata
Márcio Ricardo Taveira Garcia
Leandro Tavares Lucato

34. Pediatria, 499

Pedro Henrique Ramos Quintino da Silva
Marcelo Straus Takahashi
Lisa Suzuki

35. Pronto-socorro, 507

Pedro Henrique Ramos Quintino da Silva
Shri Krishna Jayanthi

36. Tórax, 515

Márcio Valente Yamada Sawamura
Hugo Costa Carneiro
Ricardo M. Guerrini

37. Ultrassonografia, Medicina Interna e pequenas partes, 523

Vitor Chiarini Zanetta
Julia Diva Zavariz
Andrea Gomes Cavalanti
Maria Cristina Chammas
Peter Françolin

38. Ultrassonografia em Obstetrícia, 581

Sergio Kobayashi

» Índice remissivo, 639

Parte 1

Histórico da Residência Médica em Radiologia

Capítulo 1

Breve histórico cronológico da Residência Médica em Radiologia

Regina Lúcia Elia Gomes

O movimento das residências médicas no Brasil surgiu seguindo o modelo norte-americano ligado à residência médica que objetivava complementar o ensino teórico-prático dos jovens. Essa residência surgiu, no final do século XIX, ligada à área de cirurgia do Johns Hopkins Hospital, por iniciativa de William Halsted, médico do Departamento de Cirurgia. No século XX, a residência médica difundiu-se por todos os Estados Unidos, contribuindo para a melhor formação dos médicos norte-americanos. Em 1933, a residência passou a ser uma exigência para todo o país. Após o sucesso norte-americano, a residência médica foi criada no Brasil na década de 1940. Para atender às demandas sociais do país, esse tipo de programa se multiplicou. Em 1964, a residência médica adquiriu *status* de pós-graduação. Em 1970, o processo de especialização médica teve o seu auge. Durante essa década, a maioria dos residentes médicos era alocada nos hospitais do Instituto Nacional de Assistência Médica e Previdência Social (Inamps). A residência médica foi oficializada em 1977, pelo Decreto n. 80.281, de 5 de setembro de 1977 (Comissão Nacional de Residência Médica, 1977). Os programas de residência médica, da década de 1970 até a atualidade, cresceram numericamente, bem como a distribuição de bolsas, correspondendo ao maior volume de bolsas concedidas pelo Ministério da Educação e Cultura (MEC).[1]

A história da residência médica em Radiologia tem uma forte ligação com a história da Radiologia, sendo esta um pouco controversa na literatura, tanto no Brasil quanto em outros países, como veremos no decorrer deste capítulo. A dificuldade em obter dados fidedignos se reflete nessas discordâncias. A contemporaneidade dos acontecimentos aqui e no resto do mundo deve ser salientada, bem como a origem comum da Radiologia a partir da Clínica Médica ou da Clínica Cirúrgica em todos esses locais. O interessante é que, a partir da descoberta dos raios X, no final do século XIX, os aparelhos de radiografia logo foram instalados, não só na Europa e nos Estados Unidos, mas também aqui no Brasil, dando início ao que se chamou de aprendizagem, na qual o aluno – o aprendiz – acompanhava o médico em sua prática diária, tanto no hospital quanto em sua clínica particular. Posteriormente, já no século XX, por volta de 1915, essa prática foi estruturada nos moldes que conhecemos como a Residência Médica em Radiologia. Particularmente durante a Primeira Guerra Mundial, houve a necessidade da criação de vários cursos de Radiologia para treinar os médicos militares norte-americanos a usarem os equipamentos de raios X e interpretarem as imagens nos hospitais militares, fato que também contribuiu para o ensino e a disseminação da Radiologia.

A maioria dos jovens médicos nos Estados Unidos que optou por aprender Radiologia nos primeiros anos dos raios X adquiriu suas habilidades informalmente. Entretanto, esse treinamento pode ter dado origem ao primeiro programa de residência médica, em 1915, que recrutava médicos para um ano de treinamento e prática em raios X, coordenado pelo Dr. George Holmes, diretor do Massachusetts General Hospital (MGH), em Boston. Quando os Estados Unidos declararam guerra à Alemanha, em 1917, o exército recrutou as unidades acadêmicas médicas militares, mas poucas dessas unidades tinham radiologistas certificados. Foi, então, designado o Dr. Arthur Christie, um militar radiologista, para qualificar médicos para os hospitais do exército. Um grande número desses médicos escolheu se especializar em Radiologia, quando eles foram dispensados ao final da guerra, no início de 1919.[2]

Sir Archibald Reid foi um radiologista muito importante durante a Primeira Guerra Mundial, contratado para o Hospital Militar Rainha

Alexandra, Millbank, e para o Hospital Geral II Londres, Chelsea. De 1914 a 1919, atuou como presidente do Comitê de raios X do Ministério da Guerra. Para resolver a escassez de pessoal treinado em raios X, ele montou um ciclo de palestras de formação em Millbank, em 1915, assistido pelo Dr. R. Reynolds e pelo físico C.E.S. Phillips. A experiência militar única de Reid convenceu-o de que as instalações nacionais de formação para radiologistas eram urgentemente necessárias, sendo cofundador da Associação Britânica de Radiologia. Ele ajudou a criar a Sociedade de Radiologistas em 1920 e foi seu primeiro presidente. Reid e seu comitê do exército trataram vários assuntos técnicos, incluindo a concepção de aparelhos móveis de raios X. O general W. Gorgas reconheceu a necessidade imediata de médicos radiologistas e procurou ajuda na mobilização de radiologistas do conselho executivo e diretores da American Roentgen Ray Society (ARRS). L. G. Cole, junto com A. Christie, ambos membros da ARRS, alistou-se no corpo médico e desenvolveu treinamento para os não radiologistas. Mais de 700 médicos se formaram a partir desses minicursos. Unidades norte-americanas foram complementadas com unidades de combate francesas, incluindo as de Tours e Paris, onde Marie Curie assistia J. Case, que estava no comando da Radiologia. Os médicos foram treinados no posicionamento e no processamento de filmes e, mais importante, na localização de corpos estranhos. Outro problema comum foi a falta de técnicos treinados. O Exército dos Estados Unidos estabeleceu várias escolas para treinar paramédicos e publicou um manual muito bem escrito.[3]

Em 1916, inicia-se o ensino da Radiologia no Rio de Janeiro com o curso do Dr. Roberto Duque Estrada, em 30 lições teórico-práticas, ilustradas com material selecionado do arquivo do Gabinete de Radiologia da Santa Casa. Anos depois, novas instalações enriqueciam o Gabinete de Radiologia da Faculdade de Medicina, criado em 1909, transformando-o em um dos grandes patrimônios da história da Radiologia carioca. A partir dos anos 1930, a Radiologia se estabiliza no Rio de Janeiro. Na área de ensino, o curso do professor Duque Estrada já contava com a assistência de um jovem radiologista na época: Nicola Caminha. Outras duas escolas de Radiologia já estavam surgindo, com dois notáveis mestres: Manoel de Abreu, na Faculdade de Ciências Médicas, e José Guilherme Dias Fernandes, na Faculdade de Medicina do Instituto Hahnemanniano (atual Hospital Gaffrée Guinle) e, depois, na Escola de Medicina e Cirurgia.[4,5]

Em 1920, vários médicos eram apontados e identificados como radiologistas em vários hospitais, nos quais, na maioria, a unidade de raios X se localizava nos Departamentos de Cirurgia, Patologia ou Medicina Interna. Alguns médicos, focados em Obstetrícia, tuberculose ou Ortopedia, confiaram no ramo da Radiologia para fazer imagens.[2]

A Escola de Medicina e Cirurgia do Rio de Janeiro foi inaugurada em 1921.[4,5]

Como tantos Departamentos de Radiologia dos Estados Unidos, o Departamento de Radiologia da Universidade de Yale começou como uma seção do Departamento de Cirurgia, em vez de um departamento independente. Um curso de Radiologia para estudantes de medicina no Departamento de Cirurgia da Faculdade de Medicina da Universidade de Yale já era citado em 1921, mas uma residência formal em Radiologia, ao invés da aprendizagem, não começou até a década de 1940.[6]

Em 1926, a Radiologia é parte do novo *curriculum* da Faculdade de Medicina e Cirurgia de São Paulo, criada em 1912.[4] Ainda naquele ano, revista *Radiology* publica vários cursos de Radiologia disponíveis em universidades norte-americanas.[7]

Provavelmente, a residência médica em Radiologia começou com o trabalho pioneiro da Universidade de Cambridge, na Inglaterra, de estabelecer cursos de Radiologia, considerado por Hickey um exemplo para as universidades norte-americanas, em 1927.[8] Segundo ele, antes o método de educação era o do aprendiz, que sem dúvida produziu grandes professores. Entretanto, o jovem médico que desejava se especializar em Radiologia já poderia, após completar o internato, começar a residência em Radiologia em alguns grandes hospitais, muito parecido com o que ocorre ainda hoje. Tinha-se o conceito de que todo grande hospital deveria ter médicos-residentes em Radiologia para dois propósitos: 1) melhorar seu serviço para os pacientes; e 2) funcionar como um centro de ensino para formar um ou mais radiologistas treinados a cada dois anos. Muito interessante é notar que, já naquela época, se dizia que o sucesso em ensinar Radiologia depende da habilidade de o professor inspirar seus alunos, e, independentemente das oportunidades de adquirir conhecimento serem poucas ou muitas, o resultado final dependia de comportamentos ainda hoje valorizados, como a atitude do aluno – desejo e habilidade para o trabalho, determinação inata para vencer os problemas apresentados, zelo inato que o leve a nunca estar satisfeito e sempre permanecer ávido por conhecimento. Ainda segundo Hickey, o futuro radiologista teria oportunidades de treinamento didático, bem como de treinar sua mão e sua mente pela prática diária. As vantagens inestimáveis do grande hospital seriam checar a acurácia, a correção das conclusões radiológicas por achados cirúrgicos, laboratoriais e anatomopatológicos. Havia também a oportunidade de estudar os filmes do arquivo da biblioteca radiológica com o diagnóstico já estabelecido. Era salientada a importância de estudar toda a anatomia radiográfica, não só a óssea, mas incluir o sistema circulatório, através da injeção do meio de contraste opaco, e as cavidades, que podem ser preenchidas pelo meio de contraste. A Física deveria ser dada no Departamento de Radiologia ou no Departamento de Física, preferencialmente. O aluno deveria ser ensinado a interpretar as radiopacidades e as radioluscências em termos de probabilidades normais ou patológicas. Deveria ser treinado durante o curso a falar em público. Deveria frequentar os encontros das sociedades especialistas. Embora tenha a necessidade de ser mestre na técnica, ele não é um técnico e deve se familiarizar o suficiente com os aspectos clínicos para estar apto a decidir qual exame será de benefício. Deveria ser encorajado a se atualizar para discutir com outros médicos os pontos de vista sobre a doença. Deveria ser ensinado a respeitar sua atitude como um consultor e a estar apto para demonstrar os valores e as limitações dos exames radiológicos em cada caso particular.[8]

Embora os residentes tenham sido designados para o serviço de Radiologia já em 1898, só em 1928 um programa de residência médica formal foi estabelecido na Universidade da Pensilvânia.[9]

Já em 1931, Groover comentava que era essencial que o jovem assistente em Radiologia não ficasse tão restrito a seu trabalho rotineiro a ponto de não ter tempo para prosseguir sua educação. Seus seniores deveriam arranjar seu trabalho de modo que pudesse acompanhar os encontros das sociedades, acompanhar cirurgias e autópsias, preparar ou ajudar a preparar artigos com base em seu trabalho e fazer viagens ocasionais a outras localidades para ampliar o efeito do contato com outras pessoas em ambientes diferentes. Não há nenhuma especialidade médica que precise ter tal amplo conhecimento de todo o campo da medicina como a do radiologista. A Radiologia alcançou um ponto em seu desenvolvimento em que está numa sólida fundação, tanto como arte quanto como ciência. Como arte, alcançou um grau de acurácia no procedimento técnico que dificilmente é encontrado em outras especialidades da prática médica; e como ciência, alcança todos os campos do conhecimento médico.[10]

Antes do aparecimento das primeiras cátedras nas faculdades, o aprendizado da prática radiológica no Rio de Janeiro só existia nos serviços de Radiologia das cadeiras de Clínicas Médicas, principalmente as da Faculdade Nacional, espalhadas na Santa Casa da Misericórdia, no Hospital Moncôrvo Filho e no Hospital São Francisco de Assis. Em 1932, é instituída a primeira cátedra de Radiologia do país, no Rio de Janeiro.[4,5]

Em 1934, foi criado o American Board of Radiology (ABR), para fazer testes para médicos que quisessem ser especialistas. O regulamento indicava que os candidatos deveriam ter treinamento formal em Radiologia e ser oriundos de hospitais que os treinassem.[2]

Em artigo da revista *Radiology* de 1937, George W. Holmes afirma que, no início do século XX, para tentar melhorar o serviço aos pacientes e aliviar a sobrecarga de trabalho da equipe, os hospitais começaram a estabelecer residências em Medicina Clínica e Cirúrgica e, posteriormente, nas especialidades. Os residentes eram selecionados entre os internos, continuavam seu serviço no hospital por um ano ou mais, recebendo um quarto e, às vezes, um pequeno salário. Suas atribuições eram similares às do membro júnior da equipe. O sistema da residência suplementou e, por vezes, substituiu o sistema de aprendiz ou assistente.[11]

Em 1940, o ABR já requeria três anos de treinamento.[2]

Em 1940, a Fundação Johnson para a Física Médica iniciou experimentos com ultrassonografia e foi pioneira nas primeiras aplicações biomédicas dessa nova descoberta.[9]

Em 1944, com a inauguração do Hospital das Clínicas da Faculdade de Medicina da Universidade de São Paulo (FMUSP), teve início o programa de residência médica no serviço de Radiologia, posteriormente regulamentado pelo Governo Federal.[12] Os médicos-residentes eram denominados médicos-internos, no primeiro ano, e médicos-adjuntos, no segundo ano. O primeiro médico-residente da FMUSP foi o Dr. Flávio Bevilaqua, em 1944 e 1945.[12]

Em 1945, iniciou-se o programa de treinamento médico em Radiologia no Rio de Janeiro, no Hospital dos Servidores do Estado, por Nicola Caminha.[4,5]

O programa de residência médica em Radiologia e Diagnóstico por Imagem no Hospital das Clínicas da Faculdade de Medicina de Ribeirão Preto da USP teve início em 1948.[4]

Em 1952, o programa de residência médica em Radiologia começou a ser oferecido no Hospital dos Servidores Públicos do Estado do Rio de Janeiro.

Em 1954, foi apresentado o projeto de criação da cadeira de Radiologia Clínica nas Universidades Federais. No entanto, foi rejeitado. Sua criação, só veio a ocorrer, de fato, em 1965, com a extinção das cátedras e a instituição do regime departamental.[13]

Em 1955, as 1ª e 2ª Clínicas Médicas do Hospital das Clínicas da FMUSP se reuniram sob a denominação de Departamento de Clínica Médica. Tinha duas divisões, a da 1ª Clínica Médica, sob a direção do Prof. Dr. Antonio Barros de Ulhôa Cintra, e a 2ª Clínica Médica, dirigida pelo Prof. Dr. Luiz V. Décourt. A enfermaria da 3ª Clínica Médica foi incorporada à 1ª Clínica Médica, enquanto o seu corpo clínico foi integrado à Divisão da 2ª Clínica Médica. Mais tarde, a Divisão da 2ª Clínica Médica incorporou, em 1957, a Física Biológica e Aplicada (Radiodiagnóstico e Fisioterapia) e, em 1959, a Terapêutica Clínica.[12]

Em 1957, o ABR recomendava o treinamento completo em Radiologia, no próprio hospital ou em convênio com outras instituições. O quarto ano foi adotado tanto para Radiologia diagnóstica como para terapêutica.[2]

O crescimento da Radiologia como uma especialidade traz consigo a necessidade de treinamento de muitos médicos e, como em todas as divisões da Medicina, o número de residências aumentou enormemente. Como resultado, as exigências feitas sobre o tempo e a energia do professor em nível de pós-graduação são anormalmente pesadas. Em decorrência da estreita relação entre o preceptor e seus alunos de pós-graduação, há uma tendência natural a negligenciar o estudante de Medicina e a concentrar esforços e tempo sobre o programa de residência. Para prosseguir essa atividade de ensino de pós-graduação e também ensinar os alunos de graduação de maneira eficaz, é necessário um grande aumento no tamanho do corpo docente. Uma solução para isso é utilizar os residentes de Radiologia, por curtos períodos de tempo, como assistentes de ensino no Departamento de Anatomia. Por meio dessa experiência de ensino, os ganhos dos residentes aumentam enormemente em seu conhecimento da anatomia normal, certamente básicos para sua formação em diagnóstico radiológico.[14]

A partir de 1962, no Hospital das Clínicas da FMUSP, os médicos passaram a ser denominados "residentes", sendo os primeiros a receber tal designação o Dr. Paulo Roberto de Barros Arruda e o Dr. Tadao Sonoda.[15]

Em 1965, foi criada a cátedra de Radiologia na FMUSP. Em 1966, o Prof. Paulo de Almeida Toledo tomou posse, e, em 1967, criou a Disciplina de Radiologia Clínica. Em 1968, sugeriu que a Cátedra seja dividida em disciplinas, para efeito de concursos de livre-docência, criando o Departamento de Radiologia Médica e Diagnóstico Radiológico.[12]

Até o início dos anos 1970, a Radiologia avançou de maneira relativamente lenta em comparação com algumas outras especialidades médicas. O advento da ultrassonografia (USG), da tomografia computadorizada (TC) e da ressonância magnética (MRI) forneceu um estímulo significativo para a especialidade, ampliando as ferramentas de diagnóstico e a inclusão dos procedimentos de Radiologia na Medicina. Esses novos métodos renovados, revolucionados, modificaram os protocolos de diagnóstico para um número significativo de doenças.[16]

As últimas três décadas do século XX viram a Radiologia fazer ainda mais progressos. A ultrassonografia surgiu (como pesquisa do cardiologista sueco Edler e do obstetra escocês Ian Donald e colaboradores), novamente mudando a prática médica e obstétrica com uma técnica mais segura, sem radiação, para a avaliação do corpo, bem como do feto no útero. Na sequência de uma pesquisa pioneira de Hounsfield e inovação no Reino Unido, a década de 1970 viu o nascimento da tomografia computadorizada, sem dúvida uma descoberta ainda mais importante do que a dos raios X. Isso foi seguido pela ressonância magnética, que se tornou possível por meio do trabalho de Edward Mills Purcell (Prêmio Nobel de Física, em 1952), Paul C. Lauterbur (Prêmio Nobel de Medicina, em 2003), Raymond V. Damadian e colegas, bem como o pesquisador britânico Sir Peter Mansfield (Prêmio Nobel de Medicina, em 2003). No início da década de 1970, relativamente pouco tinha mudado desde a descoberta original dos raios X por Wilhelm Conrad Röntgen, em 1895. Então, em 20 de abril de 1972, Sir Godfrey Hounsfield, junto com o Dr. Jamie Ambrose, um radiologista de Atkinson Morley Hospital de Londres, apresentou um documento intitulado "A tomografia axial computorizada (os novos meios de demonstração de algumas das estruturas dos tecidos moles do cérebro sem a utilização de meios de contraste)" no 32º Congresso Anual do Instituto Britânico de Radiologia. Esse artigo apresentou os resultados do primeiro exame de paciente usando TC, que foi realizada em 1º de outubro de 1971, no Atkinson Morley Hospital. Quando as primeiras imagens do paciente foram vistas por Hounsfield e Ambrose, eles reagiram como um jogador de futebol que tinha acabado de fazer um gol. A primeira imagem do paciente mostrou um tumor cístico circular no lobo frontal. O cirurgião, que posteriormente operou o paciente, informou que o tumor estava exatamente onde ele tinha aparecido na imagem.[17]

No Brasil, o primeiro aparelho de tomografia computadorizada foi introduzido em 10 de dezembro de 1976 no Hospital Beneficência Portuguesa, pelo Dr. Nélio Garcia de Barros, neurorradiologista do Hospital das Clínicas da FMUSP, e pelo Dr. José Zaclis, Professor Livre-docente da FMUSP. Como não havia livros, pela introdução recente da técnica, ambos conversavam muito para chegar ao diagnóstico.[18]

Em 1977, o Prof. Álvaro Eduardo de Almeida Magalhães lançou o "Manual de Residência Médica em Radiodiagnóstico" e, em 1978, tomou posse como Professor Titular do Departamento de Radiologia da FMUSP.[12]

A Comissão Nacional de Residência Médica (CNRM) foi criada pelo Decreto-Lei n. 80.281, em 1977, com o objetivo estabelecer normas e requisitos mínimos para o credenciamento de programas de Residência Médica.[19]

Nos anos 1980, a tomografia computadorizada chegou ao Hospital das Clínicas da Faculdade de Medicina da USP, também introduzida pelo Dr. Nélio Garcia de Barros. Graças a isso, foi possível capacitar médicos-residentes e estagiários de todo o Brasil e da América do Sul, contribuindo para a difusão do método.[18]

Em 1982, a Residência Médica do Hospital das Clínicas da FMUSP, pioneira no Brasil, passou a ser realizada em três anos.[15]

A Resolução CNRM n. 4, publicada em 30 de dezembro de 1983, determinou os requisitos mínimos para o credenciamento de programas de Residência Médica em Radiologia. Essas exigências eram:

» Treinamento em serviço de Radiologia geral: 80% da carga horária anual mínima.
» O médico-residente deve participar de, no mínimo, 500 exames contrastados por ano.
» Equipamentos mínimos: dois conjuntos compostos por dois geradores de, no mínimo, 500 mA/124 kV, duas mesas basculantes com seriógrafos, duas mesas horizontais com "Bucky", um "Bucky" vertical e um dispositivo para tomografia.

- » Estágios obrigatórios: radiologia cardiovascular, neurorradiologia e radiologia vascular.
- » Estágios optativos: tomografia computadorizada, ultrassonografia, medicina nuclear e radioterapia.
- » Cursos: física médica e proteção radiológica.
- » A relação deve ser de um preceptor em tempo integral, ao programa, para dois médicos-residentes, ou de um preceptor em tempo parcial para um médico-residente.
- » O programa de Residência Médica em Radiologia deve organizar reuniões clínico-radiológicas, com a participação de médicos-residentes de outras especialidades.
- » O serviço deve ter movimento suficiente para permitir treinamento adequado nas áreas de radiologia urológica, de ossos e articulações, digestiva, do tórax, cardiovascular, vascular, em obstetrícia/ginecologia, emergência, pediatria e neurorradiologia.

A partir de 1985, todos os programas da especialidade passaram, obrigatoriamente, a se enquadrar nos termos dessa Resolução, sob pena de descredenciamento.[15]

A Lei n. 6.932/81 determina que a carga horária de treinamento do médico-residente corresponda a 60 horas semanais, incluídas as 24 horas de plantão, e assegure um dia de folga semanal para repouso.

A CNRM considera como preceptor o profissional com qualificação ética e técnica para supervisionar as atividades dos médicos-residentes em todas as etapas do treinamento, pertencente ao corpo docente da instituição de ensino ou membro da equipe do serviço.[15] Cabe aqui um comentário sobre a diferente interpretação dada a esse termo nos diversos estados do Brasil, sendo que na maioria deles o preceptor é um dos membros da equipe assistencial, e, em outros, particularmente em São Paulo, é um ex-residente com contrato específico para tal função por 1 ano, podendo depois vir a ser vinculado à equipe ou não. Na Tabela 1.1 encontra-se a relação dos nomes dos ex-preceptores do Departamento de Radiologia, que contribuíram com a organização da nossa residência médica ao longo dos anos e com grande parte do material deste Manual, bem como dos atuais, que dão continuidade e trazem inovações. A partir de 1991, começamos a contar com dois preceptores. Desde 2012, por termos 24 residentes por ano, contamos com 4 preceptores.

Tabela 1.1 – Relação de Preceptores do Departamento de Radiologia

Preceptor	Ano
Décio Prando	1979 e 1980
Jorge Kawakama	1981
Álvaro Cebrian de Almeida Magalhães	1982
Flávio Madureira Padula	1983
Nilce Carvalho	1984
Carlos Homsi	1985
Miguel José Francisco Neto	1986
Ricardo M. Guerrini	1987
Iara Emiko Carvalho	1988
Marcelo Buarque Funari	1989
Mauro Miguel Daniel	1990
Tatiana Testa	1991
Rogério Galvani Felipe	1991
Márcio Bouer	1992
Celia Wakisaka	1992
Cláudia da Costa Leite	1993
Carlos Toyama	1993
Renato Sernik	1994
Cláudia Lacaz	1994
Serli Ueda	1995
Meire Izaki	1995
Christina Ohta	1996
Marcos Menezes	1996
Luciano Chala	1997
Edson Amaro Júnior	1997
Flávio Pimentel	1998
João Carlos Rodrigues	1998
Leandro Tavares Lucato	1999

(Continua)

Tabela 1.1 – Relação de Preceptores do Departamento de Radiologia (continuação)

Preceptor	Ano
Paulo Sérgio Medlovitz	1999
Paula Arantes	2000
Marcelo Bordalo Rodrigues	2000
Shiri K. Jayanti	2001
Maria da Graça M. Martin	2001
Celso Augusto Kamiya	2002
Paula Camargo Moraes	2002
Paula Cristina Dias da Rocha	2003
Márcio Ricardo Taveira Garcia	2003
Conrado Furtado de Albuquerque Cavalcanti	2004
Roberto Sasdelli Neto	2004
Daniel de Souza Delgado	2005
Leandro Ribeiro	2005
Marco Cunha Pinho	2006
Fernando Uliana Kay	2006
Alexandre Marconi Ayres Pereira	2007
Luiz Tenorio de Brito Siqueira	2007
Danilo Lola	2008
Hye Ju Lee	2008
Gabriela Bonafé Grinberg	2009
Daniella Ferraro Fernandes Costa	2009
Patricia Akissue de Camargo Teixeira	2010
Debora Cristina de Azevedo	2010
Marcelo Campos Barbetta	2011 e 2012
Mariana Dalaqua	2011
Mauricio Gustavo Eiri Yamanari	2012
Luiz Felipe Boulitreau Assirati	2012

(Continua)

Tabela 1.1 – Relação de Preceptores do Departamento de Radiologia (continuação)

Preceptor	Ano
Barbara Helou Bresciani	2013
Igor Clausius Carvalho Pimentel	2013
Natally de Souza Maciel Rocha	2013
Nathan Elie Frenk	2013
Felipe Carneiro	2014
Bruno Aragão	2014
Tomie Heldt Ichihara	2014
Virgínio Rubin Netto	2014
Marina Alonso Ferreira	2015
Aley Talans	2015
Felipe Ribeiro Ferreira	2015
João Rafael Terneira Vicentini	2015
Marco de Andrade Bianchi	2016
Mateus Rozalem Aranha	2016
Pedro Junqueira de Godoy Pereira	2016
Rodrigo Pamplona Polizio	2016
Hugo Costa Carneiro	2017
Pedro Henrique Ramos Quintino da Silva	2017
Raquel Andrade Moreno	2017
Vitor Chiarini Zanetta	2017
Arthur Martins Correa	2018
Guilherme Orpinelli Ramos do Rego	2018
Mauricio Kase	2018
Sérgio Brasil Tufik	2018

Em pesquisa realizada em 1987, pela Associação Americana dos Chefes Acadêmicos de Residentes em Radiologia, verificou-se que não havia currículo padrão para os diversos serviços. Porém, foram realizados pelo menos 16 rodízios em várias áreas: tórax, cardiovascular, ossos, geniturinária, gastrointestinal, neurorradiologia, radiologia pediátrica, medicina nuclear, tomografia computadorizada, ultrassonografia, radiologia intervencionista, ressonância magnética, pesquisa, radiologia geral, eletivo e emergência. Destas, a neurorradiologia, a ultrassonografia, a tomografia computadorizada, a radiologia pediátrica e a medicina nuclear foram oferecidas por mais de 80% das instituições. Os rodízios menos oferecidos foram: pesquisa, radiologia geral e emergências.[19]

A capacidade de um programa de treinamento de Radiologia para fornecer experiência em todas as áreas de Radiologia diagnóstica depende em parte das instalações hospitalares disponíveis para seu uso. Os pontos fortes dos serviços clínicos e padrões de referência determinam os pacientes atendidos e os tipos de exames radiológicos realizados.[20]

Em 1990, foi criado o *Fellowship* do Departamento de Radiologia da FMUSP, pelo Prof. Dr. Álvaro de Almeida Magalhães, que consistia em um ano adicional, com concurso público aberto, sendo abertas 4 vagas naquela ocasião, uma de ultrassonografia, uma de tomografia computadorizada, uma de ressonância magnética e uma de vascular, começando, assim, o primeiro R4 da especialidade. Com o passar dos anos, o número de vagas aumentou e o concurso passou a ter vagas designadas por subespecialidades, e não mais por aparelhos, com a mudança do nome para Programa de Complementação Especializada da FMUSP. Atualmente, conta com quase 50 vagas distribuídas nas subespecialidades e áreas hibridas: Abdome (Gastro e Geniturinário), Tórax, Medicina Interna (Abdome e Tórax), Cabeça e Pescoço, Neurorradiologia, Cabeça e Pescoço e Neurorradiologia (dois anos), Radiologia Intervencionista (dois anos), Musculoesquelético, Pediatria, Mama, Diagnóstico por Imagem em Oncologia e Diagnóstico por Imagem em Cardiologia.

Em 1999, a Comissão Nacional de Ensino e Melhoria da Residência Médica do Colégio Brasileiro de Radiologia (CBR) propôs o Exame Nacional em Treinamento para Radiologia e Diagnóstico por Imagem, a "Prova Nacional dos Residentes e Especializandos em Radiologia e Diagnóstico por Imagem" (PNRERADI). O exame é administrado anualmente durante a residência de Radiologia Médica, permitindo o acompanhamento dos progressos de aprendizagem, e, desde então, tem sido aplicado a todos os grupos da radiologia brasileira.[16]

Surgiram algumas alterações até os dias de hoje, particularmente o acréscimo dos demais métodos de imagem, e, mais recentemente, as novas tecnologias na apresentação e documentação desses métodos, que passaram de filmes para o método digital, inclusive o sistema de arquivo digital – *Picture Archiving and Communication System* (Sistema de Comunicação e Arquivamento de Imagens) e *Radiology Information System* (Sistemas de Informação em Radiologia) (PACS/RIS) –, o que trouxe uma nova relação entre o médico radiologista e os demais colegas. Com isso, procurando manter uma ligação histórica com suas origens, atualmente, a maioria dos Departamentos se intitulam de Radiologia e Diagnóstico por Imagem. Além disso, está havendo a mudança no formato do ensino, do tradicional com aulas presenciais e livros de referência, para um sistema com aulas gravadas e artigos ou mesmo livros digitalizados, sem falar nos recursos digitais disponíveis em vídeos e revistas digitais, tornando o conhecimento mais acessível e possibilitando o aprendizado contínuo. Destacam-se, também, os novos programas computadorizados que auxiliam na detecção de algumas lesões, como nódulos pulmonares e hemorragias intracranianas, sem falar na utilização de robôs, que em breve será uma realidade nos grandes centros.

Ultimamente, há uma grande preocupação com o incentivo à pesquisa em Radiologia e várias tentativas de inserção da residência médica nesse contexto. Uma das maneiras é por meio da criação do papel do mentor, um médico sênior que estimule, inicie e acompanhe o desenvolvimento do médico-residente nessa área da pesquisa, bem como em outras áreas.

Referências

1. Ministério da Educação (MEC). Atualizada legislação que regulamenta Educação a Distância no país. [Acesso 2018 Mar 13]. Disponível em: http://portal.mec.gov.br/busca-geral/212-noticias/educacao-superior-1690610854/49321-mec-atualiza-legislacao-que-regulamenta-educacao-a-distancia-no-pais.

2. Linton O. Moments in Radiology History: Part 11 – The 1st residents. AuntMinnie.com, Jan. 14 2013. [Acesso 2018 Mar 13]. Disponível em: https://www.auntminnie.com/index.aspx?sec=ser&sub=def&pag=dis&ItemID=102153.

3. ESR – European Society of Radiology, ISHRAD – International Society for the History of Radiology Deutsches Röntgen Museum. The Story of Radiology. v. III. ESR: Viena; 2014.

4. HCFMRP-USP. Residência médica em radiologia e diagnóstico por imagem – HCFMRP-USP [Acesso 2018 Mar 13]. Disponível em: http://www.hcrp.fmrp.usp.br/sitehc/arqs/pdf/radiologia.pdf.

5. Conselho Regional de Técnicos em Radiologia - 17ª Região (MA/PI). A história da radiologia no Brasil. [Acesso 2018 Mar 13]. Disponível em: http://www.crtr17.gov.br/index.php/menu-educacional/a-historia-da-radiologia/hist-no-brasil.

6. White RI Jr. History of the department. Radiology & Biomedial Imaging – Yale School of Medicine. [Acesso 2018 Mar 13]. Disponível em: https://medicine.yale.edu/about/history.aspx.

7. Courses in Radiology. Radiology. 1926;6:91-112.

8. Hickey PM. Post-graduate instruction in Roentgenology. Radiology. 1927;8:379-83.

9. Penn Medicine. Departmente of Radiology. History. [Acesso 2018 Mar 13]. Disponível em: http://www.uphs.upenn.edu/radiology/about/history/.

10. Groover TA. Radiology as a career. Radiology. 1931;16:841-6.

11. Holmes GW. The development of post-graduate teaching in radiology. Radiology. 1937;29:652-9.

12. Belarmino A. Departamentos da Faculdade de Medicina da USP: Memórias e histórias. São Paulo: USP; 2012. p.264-83.

13. Barp E. A introdução da radiologia na Bahia: das primeiras lições na Faculdade de Medicina à criação de uma disciplina (1897-1974). [Dissertação]. São Paulo: PUC-SP; 2006.

14. Rigler LG. The Place of Radiology in Medical Education. Radiology. 1960;74:645-9.

15. Magalhães AEA. Radiologia – 1912-1995. São Paulo: Instituto de Radiologia do Hospital das Clínicas (InRad-FMUSP). CD.G Casa de Soluções; 2012.

16. Moreira FA, Baptista LPS, Soares AH, Lederman HM, Ajzen SA, Szejnfeld J. Prova Nacional dos Residentes e Especializandos em Radiologia e Diagnóstico por Imagem no Brasil: instrumento de avaliação da qualificação do futuro radiologista. Clinics. 2007;62(6):691-8.

17. Busch U. A Funfair for the Sciences: Popularising X-Rays from 1896 to The Present. In: ESR – European Society of Radiology, ISHRAD - International Society for the History of Radiology Deutsches Röntgen Museum (eds). The Story of Radiology. v. I. ESR: Viena; 2012. p. 7-24.

18. Instituto de Radiologia (InRad). Dr. Nélio Garcia de Barros: pioneiro da tomografia no Brasil. InRad News. 2001;13:4.

19. Sousa E. A Residência em Radiologia: o ponto de vista do médico-residente. Radiol Bras. 2001;34(2):65-70.

20. Dunnick NR. Radiology residency training programs: current status. Radiology. 1988;169(2):549-52.

Parte 2

Programa de Residência Médica

Capítulo 2
Comissão de Residência Médica (Coreme)

Regina Lúcia Elia Gomes
Márcio Valente Yamada Sawamura

A Comissão de Residência Médica (Coreme) da Faculdade de Medicina da Universidade de São Paulo (FMUSP) oferece programas de Residência Médica credenciados pela Comissão Nacional de Residência Médica (CNRM). O processo seletivo para ingresso é realizado anualmente, com normas divulgadas em edital público.

Observação: apresentamos, a seguir, os regulamentos inerentes à Residência Médica, que podem ter seu conteúdo atualizado à época da publicação deste Manual, devendo ser consultados na página www.coreme.fm.usp.br.

Regulamento de residência médica em Radiologia da FMUSP

Capítulo I
DA DEFINIÇÃO, OBJETIVOS E ORGANIZAÇÃO

Artigo 1° – A Residência Médica na Faculdade de Medicina da Universidade de São Paulo (FMUSP) constitui modalidade de ensino de pós-graduação *senso lato*, destinada a médicos, sob a forma de cursos de especialização, caracterizada por treinamento em serviço, com períodos de atividade e orientação determinados pelo corpo docente da FMUSP e pelo corpo clínico do Hospital das Clínicas (HCFMUSP), do Hospital Universitário (HU) e do Centro de Saúde Escola Samuel Barnsley Pessoa.

Parágrafo Único – Outras unidades de saúde, atinentes ao bom preparo do profissional médico, poderão ser incorporadas à Residência Médica da FMUSP, desde que devidamente justificado e aprovado nas diferentes instâncias e que tenha a concordância da Comissão de Residência Médica da FMUSP (Coreme).

Artigo 2° – Os Programas de Residência Médica (PRM) da FMUSP têm como objetivo fundamental o progressivo aperfeiçoamento profissional e científico, bem como de habilidades e atitudes do médico nas várias áreas do conhecimento, com vistas à capacitação e qualificação que possibilitem o desempenho ético e zeloso da profissão.

Artigo 3° – Os PRM a serem desenvolvidos na FMUSP serão definidos e propostos pelos Conselhos de Departamento, analisados pela Coreme e submetidos aos órgãos competentes, nos termos da lei.

Anexo 1
(Lei n. 6.932 de julho de 1981 e Resoluções da CNRM em vigor, www.mec.gov.br)

Artigo 4° – Os PRM da FMUSP incluem Programas em Áreas Básicas, em Áreas Especializadas de Acesso Direto e Áreas Especializadas com prerrequisito, respeitadas as Resoluções do Conselho Federal de Medicina (CFM), Associação Médica Brasileira (AMB) e da Comissão Nacional de Residência Médica (CNRM).

Capítulo II
DA COORDENAÇÃO

Artigo 5° – A Coordenação da Residência Médica na Faculdade de Medicina da Universidade de São Paulo será exercida pela Comissão de Residência Médica (Coreme-FMUSP).

Parágrafo Único – As competências e estruturas de funcionamento da Coreme serão definidas em regimento próprio, submetido à Congregação da FMUSP.

Resolução da CNRM (www.mec.gov.br/sesu/residencia)
Anexo 2 – Regimento Interno da Coreme

Artigo 6º – Cada Programa de Residência Médica ficará sob a responsabilidade de um SUPERVISOR médico e seu suplente, indicados pelo respectivo programa de residência médica e referendado pelo Conselho de Departamento.

§1º – Sempre que julgar necessário, o médico-residente, individualmente ou em grupo, encaminhará as suas eventuais solicitações e reivindicações ao responsável imediato pelo estágio e ao médico supervisor do PRM. O médico supervisor do PRM julgará da pertinência de acionar a Coreme para resolução do evento, devendo, entretanto, SEMPRE encaminhar à Coreme relatório final sobre o caso.

§2º – O médico-residente, individualmente ou em grupo, diretamente, ou por intermédio de suas representações associativas, poderá acionar qualquer das instâncias mencionadas no parágrafo 1º deste artigo.

Capítulo III
DOS DIREITOS

Artigo 7º – Os médicos-residentes da instituição terão pleno acesso ao presente regulamento.

Artigo 8º – O médico-residente fará jus a uma bolsa, com as características previstas na legislação vigente.

Artigo 9º – A Instituição proporcionará alimentação aos médicos-residentes, nos termos da Lei.

Artigo 10 – À médica residente, quando gestante, será assegurada licença de quatro meses, mantida sua bolsa. O período de licença será reposto em ocasião a ser definida, em comum acordo entre a médica residente, o supervisor do PRM e o Departamento, após referendo da Coreme.

Artigo 11 – Ao médico-residente será assegurado a licença paternidade de 5 (cinco) dias de acordo com a legislação em vigor, sem necessidade de reposição do estágio.

Artigo 12 – O afastamento do médico-residente, por impossibilidade de desempenhar suas atividades, será de no máximo 120 (cento e vinte) dias por ano de atividade, por motivo de saúde ou para tratar de assuntos privados, desde que devidamente justificado e aprovado pelo supervisor do Programa e pela Coreme e referendado pela Comissão Estadual de Residência Médica do Estado de São Paulo.

Anexo 3 – Resoluções 02/2007 e 3 e 4/2006 da CEspRMESP

§1º – Será assegurada a manutenção de pagamento de bolsa de estudo para o afastamento motivado por problema de saúde, desde que devidamente comprovado por atestado médico, com identificação obrigatória do Código Internacional das Doenças (CID) em vigor. O afastamento por outros motivos implica em suspensão do pagamento da bolsa.

Anexo 3

§2º – Outros afastamentos não previstos neste Regulamento poderão ser autorizados pela Coreme e referendados pela Comissão Estadual de Residência Médica.

Artigo 13 – Para obtenção de licença e/ou afastamento, o médico-residente deve realizar todos os procedimentos relacionados na Resolução n. 02/2007 da Comissão Especial de Residência Médica do Estado de São Paulo.

Anexo 3

Artigo 14 – Ao médico-residente está assegurado o direito de realizar o máximo de 60 (sessenta) horas semanais de trabalho, com folga semanal de 24 horas, e 30 (trinta) dias de férias por ano, em período a ser definido pelo Departamento onde se desenvolve o PRM, com comunicação prévia deste à Coreme, de acordo com o previsto em Lei.

Parágrafo Único – os plantões, parte integrante do processo de treinamento, não poderão ultrapassar 24 horas ininterruptas, por plantão.

Capítulo IV
DO PROCESSO DE SELEÇÃO À RESIDÊNCIA MÉDICA

Artigo 15 – Somente podem se candidatar aos PRM da FMUSP, os médicos formados no país por instituições oficiais ou reconhecidas pelo Ministério da Educação (MEC), ou formados por instituições estrangeiras, cujos diplomas tenham sido revalidados, em consonância com a legislação em vigor.

Anexo 4 – Resolução CFM 1.832/2008

Parágrafo Único – Somente podem se candidatar aos PRM em especialidades com prerrequisito, os médicos que tiverem realizado o(s) prerrequisito(s) exigido(s) em programas credenciados pela Comissão Nacional de Residência Médica (CNRM).

Artigo 16 – O candidato deverá apresentar a documentação em conformidade com o estabelecido em edital.

Artigo 17 – A seleção dos candidatos aos PRM em Áreas Básicas, Especialidades com Acesso Direto e Especialidades com prerrequisito será feita pelos órgãos competentes, nos termos da lei.

Resolução CNRM (www.mec.gov.br/sesu/residencia)

Artigo 18 – Os candidatos selecionados deverão efetivar a matrícula, no prazo determinado pelo edital.

Artigo 19 – Vencido o prazo mencionado no artigo 18º deste regulamento, serão convocados os candidatos seguintes pela ordem de classificação, de acordo com resolução nacional, dentro dos limites da Resolução n. 3/2006 da Comissão Especial de Residência Médica do Estado de São Paulo (Decreto n. 13.919).

Artigo 20 – O residente aprovado para progressão, deverá efetivar matrícula, a cada ano, no prazo estabelecido pela Coreme.

Capítulo V
DA AVALIAÇÃO E APROVAÇÃO

Artigo 21 – Ao aproveitamento do médico-residente será atribuída uma nota, pelo Departamento.

§1° – Para efeito de atribuição dessa nota, o período de residência deve ser dividido em estágios de acordo com o critério de cada Departamento, nunca superiores a três meses, cabendo a cada estágio uma nota.

§2° – O aproveitamento será avaliado com base em assiduidade, pontualidade, interesse, responsabilidade, conhecimentos adquiridos e, a critério do Departamento, provas escritas ou práticas ou monografias.

§3° – Os conceitos serão expressos pelas notas de 0 (zero) a 10 (dez).

§4° – Os Departamentos terão o prazo de 30 dias após o término do estágio, para enviar as notas à Coreme, para as providências cabíveis.

§5° – O Departamento deverá propiciar ao médico-residente conhecimento prévio da forma como será avaliado, bem como lhe dar ciência de seu aproveitamento, justificando-o.

Artigo 22 – Ao aluno aprovado, ao final do PRM, será concedido um certificado de conclusão, expedido pela FMUSP, onde constará que esta o reconhece como especialista na área do PRM cursado e registrado na CNRM/MEC.

Parágrafo Único – Os títulos de especialista serão validados, para divulgação em cartões de visita ou equivalente, apenas quando devidamente registrados nos Conselhos Regionais de Medicina da área de jurisdição onde atuará o médico.

Artigo 23 – Ao final de cada ano, o residente será reprovado se não alcançar média final igual ou superior a 7,0 (sete) em CADA estágio.

Parágrafo Único – O residente que obtiver nota inferior a 7,0 (sete), em qualquer estágio, poderá progredir no curso e até mesmo ser aprovado para o ano seguinte. Para tal, o supervisor do PRM deverá apresentar justificativa (entregue conjuntamente com a nota de aproveitamento) já aprovada em Departamento, comprovando a inexistência de prejuízo na formação e atuação do médico, o que tornará dispensável a reposição ou equivalente do estágio no qual o residente foi mal sucedido. A Coreme somente aceitará UMA justificativa por ano de estágio.

Artigo 24 – Ao residente reprovado será permitido repetir o estágio e/ou o ano, entretanto, sem o recebimento de bolsa de estudos correspondente.

§1° – A reprovação de que trata este *caput* deverá ser adequadamente documentada, devendo ser demonstrada a ciência e responsabilidade unilateral, por parte do médico-residente, de seu baixo desempenho ao longo do estágio.

§2° – O supervisor e/ou responsável pelo estágio deverá documentar a ampla oportunidade de recuperação dada ao médico-residente naquele estágio.

Artigo 25 – Recursos contra reprovações poderão ser interpostos junto à Coreme, pelo médico reprovado, no prazo máximo de 10 (dez) dias contados da data da ciência da reprovação. Mantida a decisão, o recurso será encaminhado à Congregação da FMUSP.

Parágrafo Único – O recurso, formulado por escrito, deve ser fundamentado com as razões, devidamente documentadas, que justifiquem uma nova deliberação.

Artigo 26 – O médico-residente, para fazer jus ao certificado de conclusão do Programa de Residência Médica, será capacitado em Ética Médica, por meio de atividade específica, com presença obrigatória, em data a ser definida pela Coreme. O desenvolvimento do módulo de capacitação em Ética Médica é de responsabilidade da Coreme e da Comissão de Ética Médica do Complexo HCFMUSP.

Parágrafo Único – O certificado a que se refere o *caput* deste artigo deverá ser solicitado pelo interessado, de acordo com as regras da Coreme da FMUSP.

Capítulo VI
DO REGIME DISCIPLINAR

Artigo 27 – Sendo a Residência Médica um Curso de Pós-graduação *lato sensu* da Universidade de São Paulo (USP), além do Regimento Interno do Hospital das Clínicas da FMUSP e do Código de Ética Médica em vigor, os médicos-residentes também estão submetidos ao regime disciplinar estabelecido no Regimento Geral e ao Código de Ética da Universidade de São Paulo.

§1° – Após as devidas apurações e tendo sido assegurado amplo direito de manifestação das partes envolvidas, serão submetidos à Comissão de Ética Médica do HCFMUSP, os casos em que o médico-residente infringir dispositivos do Código de Ética Médica.

§2° – A aplicação de qualquer penalidade, ao médico-residente, apenas poderá ser feita em conformidade com as normas estabelecidas no Regimento Interno do Hospital das Clínicas, no Código de Ética Médica, no Regimento Geral e no Código de Ética da Universidade de São Paulo.

Capítulo VII
DAS DISPOSIÇÕES FINAIS

Artigo 28 – Modificações a este regulamento podem ser feitas por sugestão dos médicos-residentes e dos Supervisores de PRM, após aprovação dos Conselhos de Departamento, devendo ser aprovadas pela Coreme e referendadas pela Congregação da FMUSP.

Artigo 29 – Os casos omissos neste Regulamento serão resolvidos pela Coreme, ouvidos os Departamentos, se necessário.

Artigo 30 – Este regulamento entrará em vigor na data de sua aprovação pela douta Congregação da Faculdade de Medicina da Universidade de São Paulo, ficando revogado o regulamento anterior, aprovado em 25 de agosto de 2006.

ANEXO 1
Lei n. 6.932 de 07 de julho de 1981

Dispõe sobre as atividades do médico-residente e dá outras providências.
O Presidente da República. Faço saber que o Congresso Nacional decreta e eu sanciono a seguinte Lei:

Artigo 1° – A Residência Médica constitui modalidade de ensino de pós-graduação, destinada a médicos, sob a forma de cursos de especialização, caracterizada por treinamento em serviço, funcionando sob a responsabilidade de instituições de saúde, universitárias ou não, sob a orientação de profissionais médicos de elevada qualificação ética e profissional.

§1° – As instituições de saúde de que trata este artigo somente poderão oferecer programas de Residência Médica depois de credenciadas pela Comissão Nacional de Residência Médica.

§2° – É vedado o uso da expressão "residência médica" para designar qualquer programa de treinamento médico que não tenha sido aprovado pela Comissão Nacional de Residência Médica.

Artigo 2° – Para a sua admissão em qualquer curso de Residência Médica, o candidato deverá submeter-se ao processo de seleção estabelecido pelo programa aprovado pela Comissão Nacional de Residência Médica.

Artigo 3° – O médico-residente admitido no programa terá anotado no contrato padrão de matrícula:

A) A qualidade de médico-residente, com a caracterização da especialidade que cursa; b) o nome de instituição responsável pelo programa.

B) A data de início e a prevista para o término da residência.

C) O valor da bolsa paga pela instituição responsável pelo programa.

Artigo 4° – Ao médico-residente será assegurada bolsa de estudo de valor equivalente ao vencimento da carreira de médico, de 20 (vinte) horas semanais, do Departamento Administrativo do Serviço Público (DASP), paga pela instituição, acrescido de um adicional de 8%, a título de compensação previdenciária, incidente na classe da escala de salário base a que fica obrigado por força de sua vinculação, como autônomo, ao regime da Previdência Social.

§1° – As instituições de saúde responsáveis por programa de residência médica oferecerão aos residentes alimentação e alojamento no decorrer do período da residência.

§2° – Ao médico-residente, inscrito na Previdência Social na forma deste artigo, serão assegurados todos os direitos previstos na Lei n. 3.807, de 26 de agosto de 1960, bem como os decorrentes do seguro de acidentes do trabalho.

§3° – À médica residente será assegurada a continuidade da bolsa de estudo durante o período de 4 (quatro) meses, quando gestante, devendo, porém, o período da bolsa ser prorrogado por igual tempo para fins de cumprimento das exigências constantes do Artigo 7º desta lei.

Artigo 5° – Os programas dos cursos de Residência Médica respeitarão o máximo de 60 (sessenta) horas semanais, nelas incluídas um máximo de 24 (vinte e quatro) horas de plantão.

§1° – O médico-residente fará jus a um dia de folga semanal e a 30 (trinta) dias consecutivos de repouso, por ano de atividade.

§2° – Os programas dos cursos de Residência Médica compreenderão, num mínimo de 10% e num máximo de 20% de sua carga horária atividades teórico-práticas, sob a forma de sessões atualizadas, seminários, correlações clínico-patológicas ou outras, de acordo com os programas pré-estabelecidos.

Artigo 6° – Os programas de Residência Médica credenciados na forma desta Lei conferirão títulos de especialistas em favor dos médicos-residentes neles habilitados, os quais constituirão comprovante hábil para fins legais junto ao sistema federal de ensino e ao Conselho Federal de Medicina.

Artigo 7° – A interrupção do programa de Residência Médica por parte do médico-residente, seja qual for a causa, justificada ou não, não o exime da obrigação de, posteriormente, completar a carga horária total de atividade prevista para o aprendizado, a fim de obter o comprovante referido no artigo anterior, respeitadas as condições iniciais de sua admissão.

Artigo 8° – A partir da publicação desta Lei, as instituições de saúde que mantenham Programas de Residência Médica terão um prazo máximo de 6 (seis) meses para submetê-los à aprovação da Comissão Nacional de Residência Médica.

Artigo 9° – Esta Lei será regulamentada no prazo de 90 (noventa) dias contados de sua publicação.

Artigo 10 – Esta Lei entrará em vigor na data de sua publicação.

Artigo 11 – Revogam-se as disposições em contrário.

Brasília, 07 de julho de 1981;
160º da Independência e 93º da República.
João Figueiredo, Rubem Ludwig, Murilo Macedo, Waldir Mendes Arcoverde e Jair Soares
(Publicada no DOU de 09/07/1981).

ANEXO 2
REGIMENTO INTERNO DA COMISSÃO DE RESIDÊNCIA MÉDICA DA FACULDADE DE MEDICINA DA UNIVERSIDADE DE SÃO PAULO (COREME-FMUSP)

TÍTULO I – DA CATEGORIA, FINALIDADE E COMPETÊNCIA DA COMISSÃO E RESIDÊNCIA MÉDICA DA FACULDADE DE MEDICINA DA UNIVERSIDADE DE SÃO PAULO

Artigo 1° – A Comissão de Residência Médica da Faculdade de Medicina da Universidade de São Paulo, doravante denominada Coreme-FMUSP, é órgão de assessoria vinculado à Diretoria da FMUSP, encarregado da Coordenação da Residência Médica na Faculdade de Medicina da USP, com a finalidade de planejar e zelar pela perfeita execução dos seus Programas de Residência Médica e atividades correlatas, no âmbito da Unidade, de acordo com as normas nacionais em vigor.

Artigo 2° – São da competência específica da Coreme-FMUSP as seguintes ações:

I – Opinar sobre o oferecimento de novos Programas de Residência Médica (PRM) na FMUSP.

II – Analisar e definir o número de vagas a ser oferecido por Programa de Residência Médica no edital do processo seletivo.

III – Definir, providenciar a execução e acompanhar o processo seletivo para os Programas de Residência Médica (PRM) da Instituição.

IV – Avaliar os Programas de Residência Médica em curso.

V – Opinar sobre os conteúdos curriculares dos Programas de Residência Médica, quando solicitado.

TÍTULO II – ESTRUTURA DA COREME-FMUSP
CAPÍTULO I – DA COMPOSIÇÃO DA COREME-FMUSP

Artigo 3° – A Coreme-FMUSP terá a seguinte composição:

I – Um médico supervisor – e respectivo suplente – por Programa de Residência Médica, membro do corpo clínico do Hospital das Clínicas da FMUSP ou do corpo clínico do Hospital Universitário da USP ou do corpo docente da FMUSP.

II – Um representante dos médicos-residentes de cada um dos Programas de Residência Médica e respectivos suplentes, indicados por seus pares.

III – São membros convidados:

A) Um representante docente e seu suplente, indicados pela Comissão de Graduação da FMUSP.

B) Um estudante de graduação em Medicina e respectivo suplente, indicados por seus pares.

C) O Presidente da Associação dos Médicos-residentes (Amere) do HCFMUSP.

Parágrafo Único – Tem direito a voto, na Coreme, apenas os membros da Coordenação Geral, os membros da Comissão Executiva, os médicos supervisores (ou seus suplentes) e 20% (vinte por cento) dos representantes dos médicos-residentes mencionados no item II deste artigo (ou seus suplentes).

Artigo 4º – A duração do mandato de cada representante é igual à duração oficial do Programa de Residência Médica correspondente, podendo haver recondução sequencial.

§1º – O mandato do representante dos alunos de graduação automaticamente se extingue com a colação do grau de médico e será exercido de acordo com o Regulamento da Residência Médica da FMUSP.

§2º – O programa que não tiver presença do médico Supervisor ou do seu Suplente em 03 (três) reuniões consecutivas, deverá encaminhar justificativa, que será analisada pela CoExRM para as medidas que couberem.

Artigo 5º – A Coreme-FMUSP elegerá, entre os seus membros Supervisores de Programa, uma Comissão Executiva de Residência Médica (CoExRM), por maioria simples de votos, assim designados: um Coordenador Administrativo, um Coordenador de Comunicação, um Coordenador Pedagógico e um Coordenador de Recursos Humanos e os respectivos suplentes para cada cargo.

§1º – Os médicos-residentes deverão indicar, dentre os seus representantes na Coreme-FMUSP, um representante e seu respectivo suplente para compor a CoExRM.

§2º – Os coordenadores eleitos, conforme mencionados no *caput* deste artigo, serão homologados pelo Diretor da FMUSP.

§3° – No caso de algum dos Coordenadores mencionados no *caput* deste artigo perder a condição de Supervisor de Programa durante o exercício do seu mandato, este manterá o cargo desde que se mantenha como membro do corpo clínico do HCFMUSP ou da FMUSP.

§4° – Os coordenadores eleitos, mesmo sem a condição de Supervisor de Programa durante seus mandatos, são membros da Coreme com direito a voz e voto.

CAPÍTULO II – DA COORDENAÇÃO DA COREME/FMUSP

Artigo 6° – Dentre os seus membros Supervisores de Programa, serão eleitos, por todos membros do colegiado, o Coordenador Geral da Coreme-FMUSP, o 1º Vice-coordenador e o 2º Vice-coordenador.

Artigo 7° – A duração do mandato do Coordenador Geral da Coreme-FMUSP, do 1º Vice-coordenador e do 2º Vice-coordenador será de 4 (quatro anos), podendo haver apenas uma recondução sequencial.

§1° – Se o Coordenador Geral da Coreme-FMUSP perder a condição de Supervisor de Programa durante o exercício do seu mandato, este será mantido no cargo, desde que se mantenha como membro do corpo clínico do HCFMUSP ou do corpo docente da FMUSP. O mesmo procedimento será adotado para o 1º Vice-coordenador e 2º Vice-coordenador.

§2° – O Coordenador Geral, o 1º Vice-coordenador e o 2º Vice-coordenador, mesmo sem a condição de Supervisor de Programa durante seus mandatos, são membros da Coreme com direito a voz e voto.

Artigo 8° – São atribuições do Coordenador Geral da Coreme-FMUSP:

I – Dirigir a Coreme, respondendo diretamente à Direção da FMUSP.

II – Convocar e presidir as reuniões.

III – Elaborar a pauta das reuniões.

IV – Encaminhar aos órgãos competentes as solicitações de informações requeridas pela Coreme.

V – Encaminhar à Diretoria da FMUSP as deliberações tomadas pela Coreme.

VI – Representar a Coreme nas reuniões colegiadas.

VII – Nomear, entre os coordenadores, representante substituto em caso de impedimento temporário do exercício de suas funções.

VIII – Coordenar o processo seletivo aos Programas de Residência Médica da FMUSP.

CAPÍTULO III – DA COMISSÃO EXECUTIVA DE RESIDÊNCIA MÉDICA

Artigo 9° – A Coreme-FMUSP manterá constituída uma Comissão Executiva de Residência Médica (CoExRM), como órgão auxiliar da Coordenação Geral da Coreme-FMUSP e será composta por um Coordenador Administrativo, um Coordenador de Comunicação, um Coordenador Pedagógico, um Coordenador de Recursos Humanos e seus respectivos suplentes e um representante dos médicos-residentes.

Artigo 10 – São atribuições dos Coordenadores:

I – Coordenador Administrativo: viabilizar a infraestrutura para o desenvolvimento dos Programas de Residência Médica, incluindo o financiamento e pagamento das bolsas, mantendo interface com a Superintendência do Hospital das Clínicas (HCFMUSP) e com a Secretaria de Estado da Saúde de São Paulo e demais instituições afins.

II – Coordenador de Comunicação: encarregar-se da divulgação interna e externa à FMUSP, a fim de agilizar e facilitar a comunicação entre os diferentes programas e a Coreme-FMUSP, bem como de outros assuntos de interesse em benefício do aprimoramento dos programas.

III – Coordenador Pedagógico: zelar pelo cumprimento das normas e bom andamento dos Programas de Residência Médica, no tocante ao conteúdo formativo.

IV – Coordenador de Recursos Humanos: encarregar-se dos assuntos relacionados diretamente aos médicos-residentes, tais como: moradia, ajustes à Instituição, ao regulamento da Instituição e ao Programa de Residência Médica.

CAPÍTULO IV – DA SECRETARIA

Artigo 11 – O Diretor da FMUSP designará um(a) Secretário(a) e dois Auxiliares, que comporão o Serviço de Secretaria da Coreme-FMUSP.

Artigo 12 – Ao Secretário da Coreme-FMUSP compete:

I – Dirigir o serviço de secretaria.

II – Assistir às reuniões da Coreme, gravando-as e lavrando as atas.

III – Submeter ao Coordenador Geral os assuntos em pauta.

IV – Cumprir o que for determinado pelo Coordenador Geral.

TÍTULO III – DOS ATOS FORMAIS DA COREME-FMUSP
CAPÍTULO I – DAS REUNIÕES

Artigo 13 – A Coreme-FMUSP fará reuniões mensais ordinárias, sempre que possível na última quarta-feira do mês e, extraordinariamente, serão realizadas quantas reuniões se fizerem necessárias.

§1º – O calendário de reuniões ordinárias será divulgado amplamente, no início de cada ano letivo.

§2º – Será instalada sessão com a presença mínima de 1/3 (um terço) dos membros da Coreme-FMUSP.

Artigo 14 – As convocações para as reuniões deverão ser realizadas com antecedência mínima de 3 (três) dias úteis para as reuniões ordinárias e de 24 (vinte e quatro) horas para as extraordinárias.

Parágrafo Único – As reuniões extraordinárias serão convocadas pelo Coordenador Geral ou por solicitação da maioria dos membros da Coreme-FMUSP.

Artigo 15 – As deliberações serão aprovadas por maioria simples dos votos dos membros presentes e, em caso de empate, prevalecerá o voto do Coordenador Geral, ouvida a CoExRM.

Artigo 16 – O Coordenador Geral, após aprovação da Coreme-FMUSP, poderá constituir subcomissões assessoras.

Artigo 17 – O Coordenador Geral, após aprovação da Coreme-FMUSP, poderá convidar, temporariamente, assessores para auxiliar em assuntos específicos.

Artigo 18 – A Coreme-FMUSP poderá propor a alteração, complementação ou retificação dos termos do presente Regimento Interno a qualquer tempo.

§1º – As propostas referidas no *caput* deste artigo, poderão ser apresentadas por qualquer dos membros da Coreme-FMUSP, acompanhadas de justificativas, e deverão ser discutidas e aprovadas pelo voto de no mínimo 2/3 (dois terços) dos membros da Coreme, em reunião convocada especificamente para esta finalidade.

§2° – As propostas de alteração, complementação ou retificação deste Regimento Interno aprovadas pela Coreme-FMUSP, deverão ser submetidas à Congregação da FMUSP.

CAPÍTULO II – DAS DISPOSIÇÕES FINAIS

Artigo 19 – As dúvidas e os casos omissos surgidos na aplicação deste Regimento Interno serão resolvidos pelo Diretor da FMUSP, ouvidos o Coordenador Geral da Coreme-FMUSP e o Coordenador da CoExRM ao qual o assunto estiver relacionado.

Artigo 20 – As disposições deste Regimento Interno passam a vigorar a partir da data de sua publicação e não alcançam os atos da Coreme-FMUSP anteriormente constituída.

CAPÍTULO III – DISPOSIÇÃO TRANSITÓRIA

O Diretor da FMUSP designará os Coordenadores da CoExRM, o Coordenador Geral da Coreme-FMUSP, o 1º Vice-coordenador e o 2º Vice-coordenador para exercerem o primeiro mandato, com duração de 4 (quatro) anos a partir da data de designação.

As Coordenações seguintes (Coordenador Geral, 1º Vice-coordenador e 2º Vice-coordenador) serão eleitos pelos membros da Coreme-FMUSP, em conformidade com o artigo 6º deste Regimento.

São Paulo, 20 de agosto de 2008.

ANEXO 3
RESOLUÇÃO N. 02/2007

Regulamenta afastamento do médico-residente.

A Comissão Especial de Residência Médica, criada junto à Fundação do Desenvolvimento Administrativo (Fundap) pelo Decreto n. 13.919, de 11 de setembro de 1979, no uso de suas atribuições legais e tendo por base a votação unânime dos membros da Comissão, resolve:

Artigo 1° – O médico-residente, impossibilitado de desempenhar as suas atividades, terá direito a no máximo 120 (cento e vinte) dias de afastamento, por ano de atividade, por motivo de saúde ou para tratar de assuntos particulares, desde que devidamente justificado e autorizado pela Coreme da Instituição e pela Comissão Especial.

I – Será assegurado o pagamento da bolsa de estudo durante a licença por motivo de saúde, mediante a apresentação do atestado médico com a devida justificativa.

II – O afastamento por motivo particular implica em suspensão da bolsa.

Artigo 2° – A médica residente, quando gestante, terá direito a licença de até 120 dias de afastamento.

I – Será assegurado o pagamento da bolsa durante o período de licença.

Artigo 3° – Caso seja necessário um período de afastamento superior a 120 (cento e vinte dias), independentemente do motivo, o médico-residente deverá interromper o programa e, desde que o pedido seja devidamente justificado e autorizado pela instituição e pela Comissão Especial, terá o direito de se matricular no ano seguinte, no mesmo nível, de acordo com as seguintes condições:

I – Disponibilidade de vagas credenciadas pela CNRM, ou autorização dada em caráter excepcional pela CNRM.

II – Respeitado o número de bolsas fixado para a instituição, pelo Conselho de Formação de Profissionais da Área da Saúde (Conforpas).

§2° – O médico-residente deverá efetivar a sua matrícula na mesma data estabelecida pela instituição para a matrícula dos demais candidatos. Se assim não o fizer, será automaticamente desligado do Programa de Residência Médica.

Artigo 4° – Compete à instituição responsável pelo Programa de Residência Médica:

I – Comunicar à Fundap (por intermédio do Relatório de Comunicação de Frequência ou do Sistema Informatizado), até o último dia útil do mês da ocorrência:

A) Tipo de afastamento (licença-saúde, licença-gestante ou particular).

B) Data de início da licença.

C) Data prevista para o término da licença.

D) Confirmação da data de retorno à atividade.

II – Manter em seus arquivos os atestados médicos originais correspondentes aos períodos de licença-saúde a licença-gestação e encaminhar cópia à Fundap.

III – No caso de afastamento por motivo particular, encaminhar à Fundap, através de ofício do Presidente da Comissão de Residência Médica da instituição, a solicitação de afastamento, para autorização prévia da Comissão Especial, indicando o motivo, a data de início e o término previsto.

Artigo 5º – Os períodos de afastamento não informados pela instituição até o final do mês seguinte ao mês da ocorrência serão considerados como ausência e, consequentemente, sem direito ao pagamento da bolsa durante a reposição.

Artigo 6º – Ficará a critério da Instituição responsável pelo programa determinar, em cada caso, a forma de reposição do período de afastamento, se essa for necessária para completar a carga horária do Programa.

II – Será assegurado o pagamento da bolsa durante a reposição do período de afastamento superior a 14 dias consecutivos e até o limite de 120 dias.

III – A reposição deverá ocorrer imediatamente após o término do Programa.

Esta Resolução entra em vigor na data de sua publicação, revogando as disposições em contrário a Resolução n. 01/2005.

São Paulo, 5 de dezembro de 2007.

LUIZ ALBERTO BACHESCHI
Presidente da Comissão Especial

RESOLUÇÃO N. 3/2006

Regulamenta o cancelamento automático da matrícula do médico-residente, em caso de abandono.

A Comissão Especial de Residência Médica, criada junto à Fundap pelo Decreto n. 13.919, de 11 de setembro de 1979, no uso de suas atribuições legais e tendo por base, a votação unânime dos membros da Comissão, resolve:

Artigo 1° – O médico-residente, após efetuar a sua matrícula, deverá comparecer na data determinada pela instituição para início de suas atividades e o comparecimento, assim como a ausência por 72 horas será considerado abandono.

Artigo 2° – Em caso de desistência, o médico-residente deverá formalizar o seu pedido de cancelamento da matrícula na Coreme da instituição.

Artigo 3° – Após 31 de março, a ausência pelo período de 15 (quinze) dias consecutivos, sem a devida comunicação à Coreme da instituição será considerada abandono.

Artigo 4° – Uma vez caracterizada a situação de abandono o médico-residente terá a sua matrícula cancelada.

Artigo 5° – Cabe à instituição estabelecer a forma de controle da frequência dos médicos-residentes.

Artigo 6° – As instituições devem fazer constar em seus editais de seleção as normas que caracterizam o abandono. Esta resolução entra em vigor na data de sua publicação, revogando as disposições em contrário.

São Paulo, 11 de janeiro de 2006.

LUIZ ALBERTO BACHESCHI
Presidente da Comissão Especial

RESOLUÇÃO N. 04/2006

Regulamenta o desconto por motivo de falta.
A Comissão Especial de Residência Médica, criada junto à Fundap pelo Decreto n. 13.919, de 11 de setembro de 1979, no uso de suas atribuições legais e tendo por base, a votação unânime dos membros da Comissão, resolve:

Artigo 1° – As ausências não justificadas serão descontadas do valor integral da bolsa a ser paga ao médico-residente. Esta resolução entra em vigor na data de sua publicação, revogando as disposições em contrário.

São Paulo, 11 de janeiro de 2006.

LUIZ ALBERTO BACHESCHI
Presidente da Comissão Especial

ANEXO 4
RESOLUÇÃO CFM N. 1.832/2008

Dispõe sobre as atividades, no Brasil, do cidadão estrangeiro e do cidadão brasileiro formados em Medicina por faculdade estrangeira e revoga as Resoluções CFM n. 1.615, de 9 de março de 2001, n. 1.630, de 24 de janeiro de 2002, n. 1.669, de 14 de julho de 2003 e n. 1.793, de 16 de junho de 2006.

O Conselho Federal de Medicina, no uso das atribuições conferidas pela Lei n. 3.268, de 30 de setembro de 1957, regulamentada pelo Decreto n. 44.045, de 19 de julho de 1958, e

CONSIDERANDO o disposto nos artigos 98 e 99 da Lei n. 6.815, de 19 de agosto de 1980, que restringe ao estrangeiro com visto temporário o exercício de atividade remunerada, bem como a inscrição em conselhos de fiscalização profissional;

CONSIDERANDO o disposto no parágrafo único do artigo 99 do diploma legal supracitado, que prevê a inscrição temporária, em entidade fiscalizadora do exercício de profissão regulamentada, dos estrangeiros que venham ao país tão-somente na condição prevista no inciso V do artigo 13 da mesma lei;

CONSIDERANDO o disposto no item f do parágrafo 1º do artigo 2º do regulamento a que se refere à Lei n. 3.268/57, aprovado pelo Decreto n. 44.045/58, que exige prova de revalidação do diploma quando o médico tiver sido formado por faculdade estrangeira;

CONSIDERANDO o teor do Parecer CFM n. 16-AJ, aprovado em 12 de junho de 1997, que analisa, à luz da legislação brasileira vigente, a revalidação e reconhecimento de diplomas, certificados, títulos e graus expedidos do exterior;

CONSIDERANDO o que determina a Resolução CFM n. 1.831, de 9 de janeiro de 2008, que exige o Certificado de Proficiência em Língua Portuguesa para Estrangeiros, expedido por instituição oficial de ensino;

CONSIDERANDO a definição legal de Residência em Medicina como modalidade de ensino de pós-graduação caracterizada por treinamento em serviço, conforme determina o artigo 1º da Lei n. 6.932, de 7 de julho de 1981;

CONSIDERANDO que esse treinamento em serviço, que caracteriza a Residência Médica, implica no exercício de prática profissional (atos médicos), além de ocupar de 80 a 90% da carga horária total do curso, consoante o parágrafo 2º do artigo 5º da Lei n. 6.932/81;

CONSIDERANDO o teor do Parecer CFM n. 26, do conselheiro Mauro Brandão Carneiro, aprovado na sessão plenária de 3 de outubro de 2000, que analisa as condições necessárias para o exercício profissional do médico estrangeiro com visto temporário no Brasil, bem como a impossibilidade de o mesmo cursar a Residência Médica em instituições nacionais;
CONSIDERANDO a exposição de motivos anexa a esta resolução;
CONSIDERANDO, finalmente, o decidido na sessão plenária do Conselho Federal de Medicina realizada em 11 de janeiro de 2008.
RESOLVE:

Artigo 1° – O cidadão estrangeiro e o brasileiro com diploma de Medicina obtido em faculdade no exterior terão o registro para o exercício profissional no Brasil regulamentado por esta resolução.

Artigo 2° – Os diplomas de graduação em Medicina expedidos por faculdades estrangeiras somente serão aceitos para registro nos Conselhos Regionais de Medicina quando revalidados por universidades públicas, na forma da lei.

Parágrafo Único – O cidadão estrangeiro, para obter o registro nos Conselhos Regionais de Medicina, deve comprovar a proficiência em língua portuguesa, nos termos da Resolução CFM n. 1.831/08.

Artigo 3° – O cidadão estrangeiro com visto permanente no Brasil pode registrar-se nos Conselhos Regionais de Medicina e usufruir dos mesmos direitos do cidadão brasileiro quanto ao exercício profissional, exceto nos casos de cargo privativo de cidadãos brasileiros, sobretudo ser eleito ou eleger membros nos respectivos conselhos, observado o disposto no artigo 2º desta resolução e o pleno acordo com a Constituição Federal de 1988.

Artigo 4° – O cidadão estrangeiro detentor de visto temporário no país não pode se inscrever nos Conselhos Regionais de Medicina e está impedido de exercer a profissão, salvo a exceção prevista no inciso V do artigo 13 do Estatuto do Estrangeiro.

§1° – O médico estrangeiro, portador de visto temporário, que venha ao Brasil na condição de cientista, professor, técnico ou simplesmente médico, sob regime de contrato ou a serviço do governo brasileiro (inciso V do artigo 13 do Estatuto do Estrangeiro), está obrigado a inscrever-se nos Conselhos Regionais de Medicina para o exercício de suas atividades profissionais enquanto perdurar o visto, observado o disposto no artigo 2º desta resolução.

§2° – Na hipótese prevista no parágrafo anterior faz-se necessária a apresentação do contrato de trabalho ou documento específico que comprove estar o médico estrangeiro a serviço do governo brasileiro, bem como os demais documentos exigidos para inscrição no respectivo conselho.

§3° – Deverá constar na carteira profissional expedida pelo Conselho Regional de Medicina o período de validade da inscrição, coincidente com o tempo de duração do respectivo contrato de trabalho.

Artigo 5° – Os programas de ensino de pós-graduação, vedada a Residência Médica, oferecidos a cidadãos estrangeiros detentores de visto temporário, que venham ao Brasil na condição de estudante (inciso IV do artigo 13 do Estatuto do Estrangeiro), e aos brasileiros com diploma de Medicina obtido em faculdades no exterior, porém não revalidado, deverão obedecer às seguintes exigências:

I – Os programas deverão ser preferencialmente desenvolvidos em unidades hospitalares diretamente ligadas a instituições de ensino superior que mantenham programas de Residência Médica nas mesmas áreas, credenciados pela Comissão Nacional de Residência Médica (CNRM).

II – Os cursos não enquadrados no inciso anterior deverão ter avaliação, autorização e registro no CFM; a) Para o cumprimento desse inciso será criada comissão especial, sob direção da 2ª vice-presidência do CFM.

III – O número de vagas reservadas para o ensino em pós-graduação previsto no *caput* deste artigo poderá variar de uma vaga até o máximo de 30% (trinta por cento) do total de vagas disponibilizadas para médicos legalmente inscritos nos Conselhos Regionais de Medicina.

IV – O programa de curso deverá ter duração e conteúdo idênticos ao previsto para programas autorizados pela CNRM para cada especialidade.

V – Não poderá haver qualquer tipo de extensão do programa, mesmo que exigida pelo país expedidor do diploma.

VI – Os atos médicos decorrentes do aprendizado somente poderão ser realizados nos locais previamente designados pelo programa e sob supervisão direta de profissionais médicos de elevada qualificação ética e profissional, que assumirão a responsabilidade solidária pelos mesmos.

VII – É vedada a realização de atos médicos pelo estagiário fora da instituição do programa, ou mesmo em atividades médicas de outra natureza e em locais não previstos pelo programa na mesma instituição, sob pena de incorrer em exercício ilegal da Medicina, tendo seu programa imediatamente interrompido, sem prejuízo de outras sanções legais.

VIII – No certificado de conclusão do curso deverá constar o nome da área do programa, período de realização e, explicitamente, que o mesmo não é válido para atuação profissional em território brasileiro.

IX – A revalidação do diploma de médico em data posterior ao início do curso não possibilita registro de especialidade com esse certificado – caso em que é possível a habilitação para prova com o objetivo de obtenção de título de especialista, conforme legislação em vigor.

Artigo 6º – O médico estrangeiro e o brasileiro com diploma de Medicina obtido em faculdade no exterior, porém não revalidado, no que couber, participarão do programa de ensino de pós-graduação desejado, nos termos do artigo anterior, somente quando cumprirem as seguintes exigências:

I – Possuir o Certificado de Proficiência em Língua Portuguesa para Estrangeiros, nos termos da Resolução CFM n. 1.831/08.

II – Submeter-se a exame de seleção de acordo com as normas estabelecidas e divulgadas pela instituição de destino.

III – Comprovar a conclusão de graduação em Medicina no país onde foi expedido o diploma, para todos os programas.

IV – Comprovar a realização de programa equivalente à Residência Médica brasileira, em país estrangeiro, para os programas que exigem Prerrequisitos (áreas de atuação), de acordo com a Resolução CFM n. 1.634/02 e a Resolução CNRM n. 5/03.

V – Comprovar a posse de recursos suficientes para manter-se em território brasileiro durante o período de treinamento.

Parágrafo Único – Caberá à instituição receptora decidir pela equivalência à Residência Médica brasileira dos estágios realizados no país estrangeiro de origem do candidato, bem como o estabelecimento de outros critérios que julgar necessários à realização do programa.

Artigo 7º – Os Conselhos Regionais de Medicina devem tomar ciência da presença de cidadão estrangeiro e de brasileiro com diploma de Medicina obtido em faculdade no exterior, porém não revalidado, participantes de programa de ensino de pós-graduação em sua jurisdição, mediante comunicação formal e obrigatória do diretor técnico, preceptor ou médico investido em função semelhante, da instituição que pretenda realizar os referidos cursos.

§1° – Os cidadãos referidos no *caput* deste artigo terão autorização para frequentar o respectivo programa após verificação do cumprimento das exigências desta resolução e da homologação pelo plenário do Conselho Regional de Medicina, posteriormente encaminhada à instituição solicitante.

§2° – O registro da autorização prevista no parágrafo anterior será feito no prontuário do médico responsável pelo programa e no prontuário da instituição onde o mesmo será realizado.

§3° – Haverá, nos Conselhos Regionais de Medicina, registros dos cidadãos estrangeiros e de brasileiros com diploma de Medicina obtido em faculdade no exterior, porém não revalidado, participantes de programa de ensino de pós-graduação, cujo controle será feito em livro próprio, contendo a seguinte sigla e numeração sequencial: Estudante médico estrangeiro n. __ – UF, data de início e término do curso, sem emissão de qualquer tipo de carteira ou identificação do registrado e sem pagamento de anuidade, devendo ser comunicado ao professor responsável pelo curso o número previsto no livro, para confecção de carimbo com esses dados.

§4° – Os Conselhos Regionais de Medicina devem comunicar ao Conselho Federal de Medicina a presença de médico estrangeiro e de brasileiro com diploma de Medicina obtido em faculdade no exterior, porém não revalidado, participantes de programa de ensino de pós-graduação.

§5° – Os estudantes médicos estrangeiros participantes de programa de ensino de pós-graduação poderão executar, sob supervisão, os atos médicos necessários ao seu treinamento e somente em unidade de ensino a que estiver vinculado, ficando o preceptor responsável pelo mesmo perante o Conselho Regional de Medicina.

Artigo 8° – O estrangeiro, detentor de visto temporário na condição de estudante (inciso IV do artigo 13 do Estatuto do Estrangeiro), que tiver concluído o curso de Medicina em faculdade brasileira somente poderá inscrever-se nos Conselhos Regionais de Medicina e exercer legalmente a profissão se obtiver o visto permanente.

Parágrafo Único – Os candidatos, caracterizados no *caput* deste artigo, aos cursos de ensino em pós-graduação previsto nesta resolução deverão submeter-se às exigências contidas nos artigos 5º e 7º desta resolução.

Artigo 9º – O médico estrangeiro, detentor de visto temporário de qualquer modalidade, não pode cursar Residência Médica no Brasil.

Parágrafo Único – O brasileiro com diploma de Medicina obtido em faculdade estrangeira só poderá cursar a Residência Médica no Brasil após cumprir o disposto no *caput* do artigo 2º desta resolução.

Artigo 10 – Os editais para a seleção de candidatos, promulgados pelas instituições mantenedoras de programas de Residência Médica, devem observar o disposto nesta resolução.

Artigo 11 – Ficam revogados o Parecer CFM n. 3/86, as Resoluções CFM n. 1.615/01, 1.630/01, 1.669/03 e 1.793/06 e demais disposições em contrário.

Artigo 12 – Esta resolução entra em vigor na data de sua publicação.

Brasília-DF, 11 de janeiro de 2008.

EDSON DE OLIVEIRA ANDRADE
Presidente

LÍVIA BARROS GARÇÃO
Secretária-Geral

ANEXO 5
(DECRETO N. 52.906, DE 27 DE MARÇO DE 1972)

REGIMENTO GERAL DA UNIVERSIDADE DE SÃO PAULO
(ANTIGO REGIMENTO) (em vigor por força do disposto no Artigo 4º das Disposições Transitórias do Regimento Geral da USP)

Artigo 4º – Enquanto não for aprovado o novo regime disciplinar pela CLR, permanecem em vigor as normas disciplinares estabelecidas no Regimento Geral da USP editado pelo Decreto 52.906, de 27 de março de 1972.

[...]

Artigo 247 – O Regime Disciplinar visa assegurar, manter e preservar a boa ordem, o respeito, os bons costumes e preceitos morais, de forma a garantir a harmônica convivência entre docentes e discentes e a disciplina indispensável às atividades universitárias.

Parágrafo Único – O Regime Disciplinar a que estará sujeito o pessoal docente e discente será estabelecido no Regimento de cada Unidade, subordinando-se às normas deste Regimento.

Artigo 248 – As infrações do Regime Disciplinar cometidas pelo corpo discente serão punidas pelas sanções seguintes:

I – Advertência verbal.

II – Repreensão por escrito.

III – Suspensão.

IV – Eliminação.

Artigo 249 – As penas referidas no artigo 248 deste Regimento serão aplicadas nos seguintes casos:

I – Pena de advertência, nos casos de manifestação de desrespeito às normas disciplinares, constantes do Regimento das Unidades, qualquer que seja a sua modalidade e reconhecida a sua mínima gravidade.

II – Pena de repreensão nos casos de reincidência e todas as vezes em que ficar configurado um deliberado procedimento de indisciplina, reconhecido como de média gravidade.

III – Pena de suspensão nos casos de reincidência de falta já punida com repreensão e todas as vezes em que a transgressão da ordem se revestir de maior gravidade.

IV – Pena de eliminação definitiva nos casos em que for demonstrado, por meio de inquérito, ter o aluno praticado falta considerada grave.

§1° – A pena de suspensão implicará na consignação de falta aos trabalhos escolares, durante todo o período em que perdurar a punição, ficando o aluno impedido durante esse tempo de frequentar a Unidade onde estiver matriculado.

[...]

§3° – A penalidade será agravada, em cada reincidência, o que não impede a aplicação, desde logo, a critério da autoridade, de qualquer das penas, segundo a natureza e gravidade da falta praticada.

§4° – A penalidade disciplinar constará do prontuário do infrator.

§5° – As sanções referidas neste artigo e parágrafos não isentarão o infrator da responsabilidade criminal em que haja incorrido.

Artigo 250 – Constituem infração disciplinar do aluno, passíveis de sanção segundo a gravidade da falta cometida:

I – Inutilizar, alterar ou fazer qualquer inscrição em editais ou avisos afixados pela administração.

II – Fazer inscrições em próprios universitários, ou em suas imediações, ou nos objetos de propriedade da USP e afixar cartazes fora dos locais a eles destinados.

III – Retirar, sem prévia permissão da autoridade competente, objeto ou documento existente em qualquer dependência da USP.

IV – Praticar ato atentatório à moral ou aos bons costumes.

V – Praticar jogos proibidos.

VI – Guardar, transportar ou utilizar arma ou substância entorpecente.

VII – Perturbar os trabalhos escolares bem como o funcionamento da administração da USP.

VIII – Promover manifestação ou propaganda de caráter político-partidário, racial ou religioso, bem como incitar, promover ou apoiar ausências coletivas aos trabalhos escolares.

IX – Desobedecer aos preceitos regulamentares constantes dos Regimentos das Unidades, Centros, bem como dos alojamentos e residências em próprios universitários.

Regulamento para estágio opcional

Regulamento interno da comissão de residência médica para estágios de médicos-residentes de programas de outras instituições em programas de residência da FMUSP e médicos-residentes da FMUSP em programas de residência médica de outras instituições.

A Comissão de Residência Médica da Faculdade de Medicina da Universidade de São Paulo define:

» *Termo de Compromisso I – Estágio Assistencial*: **refere-se a estágios de médicos-residentes em fluxo contínuo com validade de 02 (dois) anos**, firmado por meio de celebração de convênio interinstitucional entre Programas de Residência Médica da FMUSP e Programas de Residência Médica de outras Instituições. A celebração dos estágios interinstitucionais não isenta as partes do envio de cadastro individual.

» *Termo de Compromisso II – Estágio Observacional*: refere-se a estágios de médicos-residentes de maneira ocasional, firmados por meio de Termo de Compromisso específico, **não havendo para esta modalidade necessidade de convênio interinstitucional. Nesta modalidade de estágio o médico-residente não poderá prestar assistência direta ou desenvolver qualquer outra ação diretamente com os pacientes.**

» *Termo de Compromisso III – Para Estágios de médicos-residentes FMUSP em outras Instituições*, por meio de celebração de convênio interinstitucional ou acordo específico.

Artigo 1° – Este regulamento normatiza, através dos Termos I e II, a realização de estágios para médicos-residentes entre a Faculdade de Medicina da Universidade de São Paulo e Instituições nacionais que tenham Programas de Residência Médica devidamente credenciados junto à Comissão Nacional de Residência Médica. O Termo III se refere a estágios de médicos-residentes da FMUSP em outras instituições através de celebração de convênio interinstitucional ou acordo específico.

Artigo 2° – Os estágios dos quais tratam este regulamento serão oferecidos conforme número de vagas disponíveis em cada Programa de Residência Médica por um período mínimo de 01 (um) mês e máximo de 04 (quatro) meses.

Artigo 3° – As atividades previstas para os estagiários em Programas de Residência Médica da FMUSP não poderão prejudicar, em nenhuma hipótese, as atividades práticas dos médicos-residentes vinculados aos Programas da FMUSP.

Artigo 4° – No Termo de Compromisso deverá constar ciência e "de acordo" do Conselho do Departamento ao qual o Programa de Residência Médica estará vinculado.

Artigo 5° – O estágio deverá ser desenvolvido exclusivamente durante o período previsto e acordado e somente após aprovação da Comissão Executiva de Residência Médica-FMUSP (CoExRM-FMUSP).

Artigo 6° – No caso dos Termos de Compromisso I e II, após aprovação pela CoExRM-FMUSP, o Termo de Compromisso será enviado à Diretoria Clínica do HCFMUSP e ao Cremesp.

Os artigos 7º a 10º referem-se ao Termo de Compromisso I.

Artigo 7° – No caso dos estágios em que se aplicam o Termo de Compromisso I, a documentação necessária para a viabilização dos estágios deverá ser encaminhada para o Programa de Residência Médica, onde o estágio ocorrerá com antecedência mínima de 60 dias antes do início do encaminhamento de documentação individual de cada residente. Os Termos de Compromisso I já firmados poderão ser ratificados, modificados ou cancelados após acordo entre as partes, sempre por meio de comunicação por escrito e com antecedência mínima de 90 (noventa) dias.

Artigo 8° – Para os estágios em que se aplicam o Termo de Compromisso I, as Coremes, às quais estão vinculados os Programas de Residência Médica de origem do médico-residente, deverão providenciar a distribuição de carga horária, bem como informar ao Cadastro Nacional de Estabelecimentos de Saúde (CNES) que o médico-residente se encontra estagiando em outra Instituição, identificando-a.

Artigo 9° – Para os estágios em que se aplicam o Termo de Compromisso I, conforme Normas do Conselho Regional de Medicina do Estado de São Paulo (Cremesp), o médico-residente com inscrição em Conselho Regional de Medicina de outro Estado poderá atuar em Programa de Residência Médica da FMUSP por um período máximo de 90 (noventa) dias. Caso a permanência prevista para o estagiário supere este prazo, será necessária inscrição no Conselho Regional de Medicina do Estado de São Paulo.

Artigo 10 – Para os estágios em que se aplicam o Termo de Compromisso I, e onde estarão previstas atividades de assistência direta a pacientes nos Programas de Residência Médica da FMUSP, deverá ser providenciada certificação digital, de acordo com normas da Coreme-FMUSP, sempre que exigida pelo Programa de Residência Médica ao qual o estagiário estará vinculado.

Artigo 11 – No caso dos estágios observacionais, a documentação necessária para a viabilização dos estágios deverá ser encaminhada para o Programa de Residência Médica onde o estágio ocorrerá com antecedência mínima de 60 dias antes do início previsto para o mesmo. Após aprovação interna pelo Programa, encaminhar a documentação à Coreme com antecedência mínima de 30 dias antes do início do estágio.

Artigo 12 – A assinatura do Termo de Compromisso não implica, em nenhuma hipótese, no estabelecimento de vínculo empregatício do estagiário com a Instituição receptora.

Artigo 13 – O médico-residente estagiário deverá apresentar documentação comprobatória conforme as particularidades de cada termo, a saber:

I – Estágio Assistencial:

Documentos necessários:

A) Termo de compromisso.

B) Ficha de cadastro.

C) Cópia de apólice de seguro para acidentes pessoais.

D) Declaração de matrícula da Instituição em que o residente se encontra matriculado.

E) Certificação digital nos moldes do programa onde o residente irá desenvolver suas atividades.

F) Apresentação de informações sobre contrapartida de estágio, conforme solicitação, critério e interesse do Programa de Residência Médica.

O Programa de Residência Médica da FMUSP que receberá o estagiário deverá anexar à documentação:

A) Plano de estágio com descrição detalhada das atividades que serão exercidas pelos estagiários e autorização específica caso e quando o Programa venha a incluir procedimentos, atendimento, cirurgia etc.

B) Declaração do supervisor do Programa que assegure a capacidade instalada da área para absorver o estágio e, ainda, que esse estágio não gere conflito com o Programa de Residência Médica da FMUSP.

C) Cópia da ata de reunião com prévia aprovação de pelo menos 50% dos residentes regularmente matriculados no Programa de Residência da FMUSP, ao qual o convênio será firmado, respeitando o nível em que o residente externo estará inserido.

II – Estágio observacional:

Documentos necessários:

A) Termo de compromisso.

B) Ficha de cadastro.

C) Cópia de apólice de seguro para acidentes pessoais.

D) Declaração de matrícula da Instituição em que o residente se encontra matriculado.

E) Plano de estágio com descrição detalhada das atividades que serão exercidas pelos estagiários.

F) Declaração de ciência assinada pelo estagiário, a qual ratifique seu conhecimento pelo Termo de Compromisso II ser de categoria observacional.

III – Estágio de médicos-residentes FMUSP em outras Instituições:

Os residentes da FMUSP que desejarem estagiar em outras instituições, durante o seu período de estágio opcional, deverão solicitar autorização para a coordenação do seu programa com antecedência mínima de 60 dias, detalhando as características do programa em que pretende estagiar e esclarecendo os ganhos previstos ao seu aprendizado no período fora do seu programa original. Esta solicitação deverá ser enviada para a Coreme, junto com os seguintes documentos:

A) Termo de Compromisso.

B) Carta de aceite da Instituição em que o médico-residente FMUSP irá estagiar.

C) Concordância do coordenador do programa ao qual o residente estará vinculado.

Artigo 14º – As situações não previstas neste regulamento serão deliberadas pela Comissão Executiva de Residência Médica da Faculdade de Medicina da Universidade de São Paulo e Programas de Residência Médica interessados.

São Paulo, 14 de dezembro de 2015.

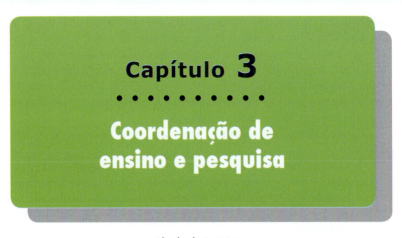

Capítulo 3
Coordenação de ensino e pesquisa

Claudia da Costa Leite

A Coordenação de Ensino e Pesquisa foi criada recentemente, em 2015, com o objetivo de apoiar as atividades de ensino e pesquisa desenvolvidas no Instituto de Radiologia (InRad), em parceria com o Departamento de Radiologia e Oncologia da Faculdade de Medicina da Universidade de São Paulo.

Essa coordenação atende alunos de graduação, residentes, pós-graduandos *stricto sensu*, pesquisadores e médicos-assistentes.

Vamos apresentar separadamente as ações de pesquisa das de ensino, a fim de esclarecer melhor como são realizadas essas atividades em relação aos médicos-residentes de Radiologia.

Pesquisa

A adesão à pesquisa durante a residência médica é voluntária. O *background* dos residentes em relação à pesquisa é muito heterogêneo. Alguns residentes durante a graduação tiveram uma excelente experiência e formação, estando bem preparados para o desenvolvimento de atividades de pesquisa e muitas vezes até pleiteando uma pós-graduação *stricto sensu*. Outros residentes precisam de maior suporte e *coaching*, e essa oportunidade de pesquisa funciona como uma iniciação científica. O objetivo principal dessa coordenação é incentivar a pesquisa também entre os residentes, sempre reforçando a necessidade de normas éticas para o seu desenvolvimento. A missão dessa coordenação é engajar pessoas interessadas em pesquisa.

Os residentes interessados procuram esse serviço com dois objetivos:

1. O residente tem interesse em desenvolver um projeto de pesquisa e procura essa coordenação buscando um orientador, que o ajude na elaboração do projeto, na coleta e na análise de dados, e na elaboração de trabalhos em congressos e/ou artigos científicos.

2. O residente já tem um orientador (docente ou médico-assistente) e vai a essa coordenação tirar dúvidas de como proceder com a submissão ou o desenvolvimento do projeto, ou, ainda, solicitar orientações em relação a apresentações de trabalhos em congressos.

A Coordenação de Ensino e Pesquisa orienta como escrever o projeto, como submetê-lo ao Departamento, como submetê-lo na Plataforma Brasil, explicando as implicações éticas relacionadas a cada projeto. Nesse setor do InRad, há pessoal de apoio treinado pela Fundação de Amparo à Pesquisa do Estado de São Paulo (Fapesp), que conhece as orientações dessa entidade para pedidos de bolsas e auxílio. Além disso, graças à colaboração do Centro de Estudos Rafael de Barros (Cerb), há custeio de análises estatísticas (feitas por grupos terceirizados) para os trabalhos científicos.

Essa interação tem sido muito proveitosa, com várias apresentações em congressos nacionais e internacionais, inclusive com premiações importantes e artigos em revistas científicas com seletiva política editorial. Outra vantagem é, pelo fato de essa coordenação ser exercida por docente, nos casos de interesse em pós-graduação *stricto sensu*, é feita uma orientação específica para o desenvolvimento de projetos que, posteriormente, podem ser aceitos como projetos de pós-graduação.

Ensino

O ensino formal de Radiologia durante a residência médica é de responsabilidade da Coordenação da Residência Médica em Radiologia.

A Interação entre a Coordenação de Ensino e Pesquisa com os residentes se dá com a intermediação da preceptoria da residência e da graduação. Os preceptores orientam os residentes que se dispõem a ensinar nas aulas práticas do curso de graduação em Medicina. É uma oportunidade de desenvolver a capacidade didática e fortalecer a relação aluno/mestre, que é a essência do ensino da Medicina. O envolvimento de residentes no ensino de graduação é uma prática frequente, inclusive em países desenvolvidos.

Muitos artigos afirmam que uma das maneiras eficientes de aprender e fixar um determinado assunto é ensinando-o aos outros. Dessa maneira, preparar-se para uma aula prática é um aprendizado tanto de conteúdo quanto de comportamento diante do corpo discente, aprendendo a se colocar diante dos alunos. Além disso, na Radiologia, uma das atuações dessa especialidade é o conhecimento da maneira como se posicionar frente a outros médicos de outras especialidades, na discussão de imagens de pacientes, ajudando o clínico ou cirurgião a fazer um diagnóstico mais preciso. É o desenvolvimento de uma habilidade de comunicação. Acredita-se, ainda, que na Radiologia do futuro a interação médico-médico será um dos pilares dessa especialidade. Assim, melhorando sua didática, os residentes serão capazes de desempenhar melhor esse papel.

Para o ensino, a atuação dos residentes é extremamente importante para o corpo discente, pois traz um novo "olhar", mais moderno e tecnológico, para o ensino de Radiologia.

Essas duas ações de ensino e pesquisa visam buscar novos talentos que tenham interesse na vida acadêmica, oferecendo uma iniciação científica, de didática ou de apoio nas atividades de pesquisa e ensino para o residente. São oportunidades para ampliar as habilidades que podem ser desenvolvidas na residência de Radiologia.

Referências consultadas

Cate OT, Durning S. Peer teaching in medical education: twelve reasons to move from theory to practice. Med Teach. 2007;29(6):591-9.

Ercan-Fang NG, Rockey DC, Dine CJ, Chaudhry S, Arayssi T. Resident research experiences in internal medicine residency programs – A Nationwide survey. Am J Med. 2017;130(12):1470-6.

Goel A. Research training during residency. Indian J Urol. 2017;33:257-8.

Morrison EH, Friedland JA, Boker J, Rucker L, Hollingshead J, Penny M. Resident-as-teachers training in U.S residency programs and offices of graduate medical education. Acad Med. 2001;76(10 Suppl):S1-4.

Wood DF. Problem based learning. BMJ. 2003;326(7384):328-30.

Zundel S, Stocker M, Szavay P. "Resident as a teacher" in pediatric surgery: innovations is overdue in Central Europe. J Pediatr Surg. 2017;52(11):1859-65.

Capítulo 4

Coordenação do Programa de Residência Médica

Regina Lúcia Elia Gomes
Márcio Valente Yamada Sawamura

Introdução

A coordenação do Programa de Residência Médica é composta por um coordenador e um suplente ou vice-coordenador, que são subordinados à Coordenação da Residência Médica (Coreme) da Faculdade de Medicina da Universidade de São Paulo (FMUSP) e à Diretoria Clínica e Executiva. Ambos atuam conjuntamente e dividem funções com o objetivo de abranger as diversas responsabilidades.

Relação de ex-coordenadores do Programa de Residência Médica do Departamento de Radiologia

- » Profa. Dra. Ilka Regina Souza de Oliveira.
- » Prof. Dr. Manoel de Souza Rocha.
- » Dr. Marcos Roberto de Menezes.
- » Dr. Andre Scatigno Neto.

Responsabilidades do coordenador do Programa de Residência Médica

O coordenador do Programa de Residência Médica é responsável pela administração e condução do programa e deve garantir condições adequadas para o ensino e aprendizado dos residentes.

O coordenador deve moderar os conflitos entre a instituição e os residentes, entre os próprios residentes, bem como entre os residentes e os demais funcionários da instituição. Também deve monitorar o comportamento dos residentes, aconselhar e oferecer ajuda em relação a eventuais situações de estresse, problemas de saúde, emocionais ou demais problemas. Essa tarefa requer diálogo com os residentes, que pode ser informal ou por meio de reuniões.

Outra função do coordenador é a de participar do processo seletivo de escolha dos residentes, preceptores e complementandos da instituição.

Estrutura do departamento

A infraestrutura didática do departamento inclui biblioteca, arquivo de casos didáticos, salas de aula e reunião. Além disso, os residentes devem dispor de condições adequadas para a realização de exames e laudos, sob a supervisão de assistentes dedicados ao ensino. Também há incentivos à pesquisa e à realização de trabalhos científicos.

Programa educacional

O programa educacional deve seguir o Protocolo Brasileiro de Treinamento em Radiologia e Diagnóstico por Imagem, conteúdo programático geral para a formação básica da residência e do aperfeiçoamento em Radiologia e Diagnóstico por Imagem, publicado pelo Colégio Brasileiro de Radiologia (CBR) e disponível no site www.cbr.org.br.

Orientações para os estágios da residência médica

Todo estágio da residência médica deve ter orientações escritas com a escala dos residentes, suas funções e atribuições. Também deve conter as competências mínimas esperadas e a bibliografia recomendada para estudo.

Além disso, há um arquivo de casos didáticos, que abrange os principais tópicos da especialidade.

Reunião de ensino

A reunião de ensino é realizada pelos coordenadores do programa de residência, preceptores (ou residente sênior/chefe dos residentes), coordenadores das subespecialidades e/ou assistentes dedicados ao ensino. São realizadas reuniões periódicas, com o intuito de discutir os problemas e demandas dos residentes, dos estágios e da instituição. Também é um momento para reflexão sobre eventuais mudanças e melhorias no programa de residência.

Avaliação dos residentes

A avaliação dos residentes é realizada em todo estágio pelo seu respectivo coordenador ou assistente responsável pelo ensino e consiste na análise do desempenho do residente durante o estágio e em prova. A prova pode ser teórica, nos moldes da prova de título do Colégio Brasileiro de Radiologia, ou prática, com discussão de casos clínicos.

Após o término de cada estágio, o coordenador do estágio ou o assistente responsável pelo ensino preenche um formulário de avaliação de cada residente que deve ser assinado pelo coordenador do programa de residência. Qualquer desempenho insatisfatório deve ser discutido com o residente.

Anualmente, é possível marcar reuniões individuais entre os coordenadores da residência e o residente, para se discutir seu desempenho, eventuais problemas, sugestões e questões pessoais. Ao conversar, mostrar o desempenho respectivo e fazer um *feedback* recíproco.

Fórum de avaliação da residência médica

Anualmente, os residentes, os preceptores e a coordenação realizam o Fórum, que consiste na discussão dos resultados da avaliação anônima do Programa de Residência Médica realizada pelos residentes por meio de um formulário eletrônico. O formulário contempla perguntas sobre a infraestrutura, ensino, grade curricular e sobre os diversos estágios da residência médica. Os preceptores são responsáveis por compilar essas informações. Posteriormente, é realizado o fórum entre os coordenadores da residência, os preceptores e os residentes, para discussão dos principais assuntos. Essas informações são repassadas para a coordenação dos estágios e para o comitê de ensino, visando a melhora da residência médica. Por fim, há um *feedback* a respeito das melhorias efetuadas e das ainda por fazer.

Competências

No ensino superior e na pós-graduação internacional, têm havido um crescente foco em competências. O termo "competência" tem sido tema de debates frequentes nos últimos anos, com vários modelos diferentes de uso. As competências tendem a se desenvolver a partir de um comportamento inflexível inicial, com base em regras, para uma compreensão intuitiva da situação e compreensão dos aspectos cruciais de uma situação. Essa evolução deve ser incentivada em toda a formação. Isso levou ao conceito de competência: conhecimento, habilidades e atitudes (CHA). O radiologista competente deve ter conhecimento médico, habilidades clínicas e radiológicas e atitudes profissionais.

» Conhecimento: inclui os principais domínios do conhecimento teórico que o aluno deve dominar nessa especialidade. Embora o conceito de "conhecimento" tenha sido a base tradicional para os currículos educacionais, fornecendo listas de tópicos que o aluno deve aprender, os conceitos de habilidades e atitudes são mais difíceis de avaliar.

» Habilidades: incluem as habilidades práticas e clínicas principais que o aluno deve adquirir na especialidade. A palavra "habilidade" é geralmente empregada para descrever o nível de desempenho de uma tarefa em particular – que pode ser uma tarefa motora (por exemplo, realizar uma punção arterial) ou uma tarefa cognitiva.

» Atitudes: inclui as competências para serem dominadas, bem como os domínios do profissionalismo que o aluno deve adquirir nessa área de especialidade.

CanMEDS

O CanMEDS é uma iniciativa médica do Royal College do Canadá que se iniciou em 1993 para melhorar o cuidado do médico-residente com o paciente, com base em sete competências, com descrições e definições de cada uma em linguagem simples e direta. As competências são:

1. Ter *expertise*:
   - Funcionar como consultor, integrando todas as sete competências para fornecer cuidados médicos, éticos e centrados no paciente.
   - Estabelecer e manter conhecimentos clínicos, habilidades e atitudes adequadas à sua prática.
   - Realizar uma avaliação completa e adequada do paciente.
   - Usar intervenções preventivas e terapêuticas de maneira eficaz.
   - Demonstrar uso adequado e apropriado de habilidades processuais, tanto diagnósticas como terapêuticas.
   - Buscar contato com outros profissionais, reconhecendo os limites de sua experiência.
2. Ser comunicador:
   - Desenvolver relacionamento ético e de confiança com pacientes e familiares.
   - Laudar e sintetizar com precisão informações e perspectivas relevantes de pacientes e familiares, colegas e outros profissionais.
   - Transmitir com precisão informações relevantes e explicações aos pacientes e às famílias, colegas e outros profissionais.
   - Desenvolver um entendimento comum sobre problemas e um plano de cuidados compartilhado.
   - Transmitir informações efetivas orais e escritas sobre um evento médico.
3. Ser colaborador:
   - Participar efetiva e adequadamente da equipe multiprofissional de saúde.
   - Trabalhar eficazmente com outros profissionais de saúde para prevenir, gerenciar e resolver conflitos interprofissionais.
4. Ser líder:
   - Participar de atividades que contribuam para a eficácia de seus cuidados de saúde, organizações e sistemas.
   - Gerenciar sua prática médica e sua carreira efetivamente.
   - Atribuir adequadamente os recursos de saúde finitos.
   - Atuar em administração e liderança, conforme for apropriado.
5. Ser defensor da saúde:
   - Responder às necessidades e aos problemas individuais de saúde do paciente como parte de seu atendimento.

- Responder às necessidades de saúde das comunidades que servem.
- Identificar os determinantes da saúde das populações que servem.
- Promover a saúde de pacientes, comunidades e populações individuais.

6. Ser estudioso:
- Manter e melhorar as atividades profissionais por meio do aprendizado contínuo.
- Avaliar criticamente as informações e suas fontes na tomada de decisões.
- Facilitar o aprendizado de pacientes, familiares, estudantes, residentes, outros profissionais, público e outros, conforme for apropriado.
- Contribuir para a criação, divulgação, aplicação e tradução de novos conhecimentos e práticas médicas.

7. Ser profissional:
- Demonstrar compromisso com seus pacientes, sua profissão e a sociedade por meio da prática médica e da participação na regulamentação da profissão.
- Demonstrar compromisso com a saúde do médico e com a prática sustentável.

A transição da vida de acadêmico da graduação para a residência médica pode ser difícil, devendo-se ter uma rede de suporte, levar em conta o apoio de familiares e amigos, ter relacionamentos, fazer exercícios físicos, refletir, conversar, dormir bem etc., de modo a se preparar para as demais transições que esperam o médico-residente, como a prova para a especialidade e, depois, a saída da residência médica para a vida profissional. Por vezes, para alguns, soma-se a isso a mudança de instituição, ou até mesmo de cidade, em que o choque cultural também pode influenciar. Deve-se estar atento para os sinais de alerta, como insônia, depressão, ansiedade, fadiga, choro, estresse etc. Para tanto, contar com os Núcleos de Apoio, como o Projeto Mentoria e o Grapal, bem como atividades extracurriculares, como a Meditação e a prática de exercícios físicos na Associação Atlética Oswaldo Cruz (AAOC) ou no time InRad Futebol Clube.

Participação em atividades filantrópicas: Bandeira Científica e Expedição Cirúrgica

Os médicos-residentes da Radiologia têm a possibilidade de participar da Bandeira Científica e da Expedição Cirúrgica no R2 e R3, realizando exames ultrassonográficos, porém, a participação depende do custeio do transporte dos equipamentos, nem sempre disponível.

A Bandeira Científica é um projeto de extensão em saúde da Universidade de São Paulo (USP) composto por diversas áreas do conhecimento, em que os estudantes atuam de maneira interdisciplinar, a fim de fazerem atendimentos e atividades de prevenção e promoção na atenção em saúde. Baseia-se no tripé educação, assistência e pesquisa. Foi idealizado no início da década de 1950 por acadêmicos da FMUSP, sendo consolidado a partir de 1957. Voltada para a educação e a pesquisa de campo na área médica, a Bandeira manteve em vista a atuação dos estudantes (em média 25 por ano) em um contexto diferente daquele visto nos hospitais, por meio do contato com diferentes realidades da população brasileira.

A Bandeira passou por diversas transformações. No início, o propósito era realizar viagens a outros municípios, a fim de coletar informações para pesquisas e estudos na área de saúde. Interrompido em 1969, seria resgatado quase duas décadas depois, em 1998, por alunos da FMUSP. Desde a retomada, o conceito mudou. O projeto passou a servir como forma de contribuição social e assistência médica nas cidades aonde vai, realizando atendimentos, visitas domiciliares, doações de óculos, próteses e órteses, entre outras atividades. Diversas áreas também passaram a integrar o projeto: Medicina, Fisioterapia, Nutrição, Engenharia, Odontologia, Psicologia, Administração, Economia, Fonoaudiologia, Terapia Ocupacional, Saúde Pública e Farmácia compõem o quadro atual. Cidades dos estados de São Paulo, Rondônia, Maranhão, Minas Gerais, Alagoas, Rio Grande do Norte, Mato Grosso do Sul, Bahia, Pará, Pernambuco, Espírito Santo e Goiás já foram atendidas nessa nova fase da Bandeira Científica.

A cada ano, a Bandeira seleciona a cidade na qual atuará pelo Índice de Desenvolvimento Humano do município (entre 0,5 e 0,7), tamanho da população (sendo a faixa ideal entre 20 e 40 mil habitantes) e, especialmente, a existência de cobertura de 70% da Estratégia Saúde da Família, programa de saúde básica do Governo Federal. Feita a escolha, a equipe começa a fase de preparação, na qual são discutidas as atividades a serem realizadas e se consideram as demandas específicas do lugar a ser visitado. No mês de dezembro ocorre a imersão, quando a equipe toda viaja ao município e permanece por 12 dias. Alguns meses depois, um pequeno grupo retorna à cidade para finalizar o ciclo, quando se apresenta uma devolutiva das ações desenvolvidas e se discute os relatórios elaborados.

O sustento do projeto se dá de fontes variadas. Empresas parceiras doam materiais e equipamentos, como produtos de higiene bucal ou óculos. O patrocínio também pode vir em dinheiro. Outras instituições e entidades também contribuem, como a Pró-Reitoria de Cultura e Extensão (PRCEU), o Hospital das Clínicas, associações de ex-alunos e centros acadêmicos da USP.

Em 2013, um grupo de estudantes e professores da FMUSP decidiu ampliar o projeto, para que ele pudesse atender demandas de assistência em cirurgia, mantendo os princípios que regem a Bandeira em relação à pesquisa, ensino e assistência. No ano de 2017, houve a desvinculação da Bandeira Cirúrgica da Bandeira Científica, passando então a realizar suas ações separadamente. Esse projeto agora recebe o nome de "Expedição Cirúrgica da Faculdade de Medicina da USP".

Leitura sugerida

Colégio Brasileiro de Radiologia e Diagnóstico por Imagem. Protocolo Brasileiro de Radiologia e Diagnóstico por Imagem. São Paulo: CBR; 2017.

Mainiero MB. Responsibilities of the Program Director. Acad Radiol. 2003;10(suppl 1):S16-20.

Harolds J. Program Directors as Conflict Managers. Acad Radiol. 2003;10(suppl 1):S67-74.

Collins J. Evaluation of Residents, Faculty, and Program. Acad Radiol. 2003;10(suppl 1):S35-43.

Chew FS. Educational Infrastructure for Radiology Residency Programs. Acad Radiol. 2003;10 (suppl 1):S92-6.

European Society of Radiology. Revised European Training Curriculum for Radiology. Vienna: ESR; 2016.

Referências consultadas

Royal College of Physicians and Surgeons of Canada. What's new in CanMEDS 2015: Content Changes by Role. [Acesso 2018 Mar 14]. Disponível em: www.royalcollege.ca/canmeds/canmeds2015/consultations.

CanMEDS 2005 Physician Competency Framework. [Acesso 2018 Mar 14]. Disponível em: http://medical-imaging.utoronto.ca/sites/default/files/Key%20Competencies.pdf.

Bandeira Científica. [Acesso 2018 Mar 14]. Disponível em: http://www.bandeiracientífica.com.br.

Concli R. Bandeira Científica leva alunos aos caminhos da saúde no Brasil. Jornal da USP; 1 de janeiro de 2017. [Acesso 2018 Mar 14]. Disponível em: http://jornal.usp.br/universidade/extensao/bandeira-cientifica-leva-alunos-aos-caminhos-da-saude-no-brasil/.

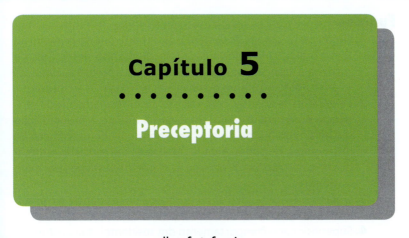

Capítulo 5

Preceptoria

Hugo Costa Carneiro
Pedro Henrique Ramos Quintino da Silva
Raquel Andrade Moreno
Vitor Chiarini Zanetta

Conceito

O cargo de Preceptor é vinculado à Diretoria Clínica do Hospital das Clínicas da Faculdade de Medicina da Universidade de São Paulo (HCFMUSP) e tem o intuito de:

1. Auxiliar a Coordenação da Residência Médica em Radiologia e Diagnóstico por Imagem na organização estrutural do programa de residência e na supervisão do seu funcionamento, inclusive na orientação do Fórum e da Mentoria.
2. Atuar na interface entre os residentes e os assistentes e demais funcionários do Instituto de Radiologia e Diagnóstico por Imagem (InRad).
3. Atuar na interface entre a Diretoria Clínica e o InRad.
4. Atuar na interface entre as demais especialidades do HCFMUSP e o InRad.

Funções

1. Organizar as grades dos estágios dos residentes do primeiro ao terceiro ano, com reformulação anual quando necessário, de maneira a atender eventuais demandas dos residentes que tenham surgido no Fórum ou se ajustar a mudanças estruturais.
2. Orientar os residentes com relação ao funcionamento da residência e de cada estágio, em especial quanto à programação didática, reuniões de grupos, períodos de laudo e de liberação dos exames, responsabilidades, metas de aprendizado e métodos de avaliação, bem como na avaliação dos estágios por meio do Fórum.
3. Organizar o acervo digital do programa de residência e o arquivo didático da FMUSP.
4. Supervisionar o comportamento dos residentes, sua postura no ambiente de trabalho e o cumprimento das suas responsabilidades, comunicando à Coordenação da residência o surgimento de qualquer problema.
5. Contribuir para o aprendizado dos residentes por meio de atividades didáticas com enfoque prático, tais como discussões de casos, seminários e simulados.
6. Participar das reuniões com os coordenadores de cada grupo, fazendo a ligação entre os assistentes/corpo docente e os residentes.
7. Contribuir com a gestão dos setores de Radiologia, Ultrassonografia, Tomografia Computadorizada e Ressonância Magnética.
8. Supervisionar e divulgar as atualizações dos protocolos de exames da instituição.
9. Auxiliar na organização, divulgação e execução das reuniões internas de grupos, das reuniões interdepartamentais e da Reunião Geral semanal do departamento, bem como na distribuição dos componentes e na participação ativa na Mentoria.
10. Organizar e controlar os estágios dos participantes de programas de convênios nacionais e internacionais e os estagiários observacionais de outras especialidades e/ou instituições.
11. Contribuir com os processos de gestão da Diretoria Clínica do HCFMUSP.
12. Cumprir o regulamento da Preceptoria no HCFMUSP (ver Anexo 1).

Composição

» Três preceptores de radiologia geral/tomografia computadorizada/ressonância magnética.
» Um preceptor de ultrassonografia.

Código de conduta dos residentes

Algumas das funções mais importantes dos preceptores, em conjunto com os coordenadores da residência e dos assistentes de cada departamento, são relacionadas à formação das bases éticas e humanas do futuro médico especialista.

Mesmo que os residentes já sejam médicos formados e tragam consigo uma grande experiência em suas relações pessoais, percebemos que se faz necessária uma orientação particular para a prática da Radiologia. Isso decorre do fato, principalmente, de a nossa especialidade exigir uma boa relação não apenas com os pacientes, mas também com os demais profissionais da saúde.

Como exemplo, podemos citar o atendimento de um paciente que será submetido a um exame de ressonância magnética: o radiologista participa desde a seleção das prioridades de agendamento com a equipe da *recepção*; da entrevista clínica para avaliar as indicações, contraindicações e para elaborar protocolos, junto à equipe de *enfermagem*; da realização do exame nos aparelhos em colaboração com os *biomédicos*; da elaboração do laudo com seus colegas *radiologistas* da sua equipe; e, por fim, da informação do resultado ao *médico especialista* solicitante. Cada uma dessas etapas envolve um adequado comportamento psicossocial, com base em condutas éticas refinadas ao longo dos três anos de residência.

Além disso, em muitas subespecialidades da radiologia, há amplo contato direto com o paciente, tornando-se imprescindível uma postura adequada, com base em condutas honestas e dignas, em conformidade com as leis e os padrões éticos da nossa profissão. Entre as atividades de maior convívio com os pacientes, podemos citar exames radiológicos contrastados, ultrassonografia e procedimentos intervencionistas para diagnóstico e tratamento.

Portanto, a avaliação e a orientação contínua dos residentes quanto a seu comportamento no dia a dia, às condutas éticas com os demais profissionais de saúde, colegas de trabalho e pacientes são alguns dos pilares da formação completa dos nossos profissionais.

Alguns dos aspectos avaliados e aperfeiçoados durante a residência serão detalhados a seguir.

Pontualidade

Os residentes devem chegar às 7 horas da manhã para elaboração dos laudos, participação nas reuniões. Quando estiverem participando de agendas com horários marcados, como em exames radiológicos, ultrassonografia, atividades de console em tomografia computadorizada e ressonância magnética e procedimentos intervencionistas, pedimos que os residentes cheguem com 10 minutos de antecedência.

Comportamento e organização da sala de laudos

A sala de laudos é um ambiente de trabalho, reuniões, integração e discussão de casos clínicos. Logo, as conversas entre assistentes, residentes e aperfeiçoandos devem respeitar a seriedade do ambiente de trabalho, evitando discussões calorosas ou outros assuntos inconvenientes ao setor, devendo-se sempre utilizar o bom senso.

Deve-se manter a ordem, a limpeza e o cuidado tanto com objetos pessoais quanto com bens comuns do departamento, como mobiliário, computadores e *workstations*.

Além disso, os residentes são responsáveis pela organização dos pedidos de exames impressos, devendo enviar, periodicamente, os papéis dos exames liberados à secretaria.

Assiduidade

É solicitado que os residentes participem o máximo possível das atividades comuns do departamento, como reunião geral, aulas teóricas, cursos teórico-práticos e reuniões interdepartamentais. Ficam liberados dessas atividades apenas os residentes envolvidos nas atividades de consoles e do pronto-socorro.

Os residentes só podem se ausentar de suas atividades do dia a dia por faltas justificáveis, mediante apresentação de documentos que as comprovem e comunicação prévia aos preceptores e coordenadores do estágio, ou assim que possível em caso de emergência. Caso estejam participando de estágios com agendas de pacientes, devem organizar alguma cobertura por seus colegas para que não haja prejuízo ao atendimento do primeiro.

Comportamento com os pacientes

Ao se apresentar ao paciente, trajando o avental e com o crachá visível, sempre confirmar o nome completo do paciente, por questão de segurança, verificando o pedido de exame, para evitar homônimos. Checar também se é o exame solicitado e, quando cabível, a lateralidade do exame também deve ser confirmada.

O residente deve estar atento para realizar uma abordagem gentil e educada com os pacientes nas mais variadas condições clínicas, com diferentes níveis de compreensão e de todos os níveis socioeconômicos. Para tanto, deve-se utilizar uma linguagem clara, objetiva e empática.

Orientamos que, ao fim do atendimento, o residente sempre se certifique que todas as dúvidas e angústias do paciente tenham sido resolvidas. Além disso, deve orientá-lo adequadamente sobre quais são as próximas etapas do cuidado após o exame ou procedimento.

Diagnóstico verbal e comentários indevidos

Os residentes/aperfeiçoandos não devem oferecer diagnóstico verbal aos pacientes, sendo esta uma atitude não desejável. Sempre tenha em mente que o médico solicitante é o profissional mais adequado para oferecer as explicações e as respostas necessárias a todas as perguntas do paciente.

Da mesma maneira, devemos evitar comentar a respeito da doença do paciente na sua presença, assim como evitar as mais diversas expressões sobre a gravidade do achado. O momento de discussão com o assistente pode ser postergado para após o término do exame, na sala de laudos, por exemplo.

Atendimento especial e prioridades

Pacientes portadores de necessidades especiais, gestantes, idosos e aqueles com dificuldade de locomoção devem ter atendimento prioritário, inerente ao conceito de cidadania.

Na dúvida em situações específicas, os residentes devem consultar o assistente ou preceptor responsável.

Exames com procedimentos invasivos (uretrocistografia, histeroscopia, defecograma, ultrassonografias transvaginal, de mamas, do pênis, de bolsa escrotal, ultrassonografia, biópsia e ressonância transretais)

Devem ser precedidos de explicações adicionais e frases que, na medida do possível, tranquilizem e ofereçam segurança aos pacientes. O consentimento verbal para realização do exame deve ser sempre obtido, e no caso de exames transvaginais, é fundamental confirmar que a paciente não é virgem e realizar o exame com auxiliar de sala, interno ou colega residente.

O residente deve considerar que a exposição de partes íntimas não é confortável, ainda mais porque as salas, em sua maioria, são ocupadas por mais de um médico ou auxiliar de sala. Logo, orientamos evitar o "abrir e fechar" da porta da sala de exame repetidas vezes durante sua realização e, sempre que possível, cobrir o paciente com o lençol ou papel-toalha enquanto aguarda a liberação com o assistente.

Comportamento com os demais profissionais

Da mesma maneira que se orienta chamar o paciente pelo nome, olhar nos olhos e ser cortês, é inerente que tenham o mesmo comportamento com os colegas, demais profissionais de saúde e outros funcionários do departamento.

Sempre devemos ajudá-los e orientá-los no que for possível, a fim de garantir o atendimento de excelência do paciente e o bom convívio na rotina.

Orientamos que se, eventualmente, existir qualquer problema, os residentes deverão comunicar ao profissional responsável, a assistente e ao preceptor, que comunicarão à Coordenação da Residência, para que a situação seja melhor avaliada e as providências cabíveis sejam tomadas.

Anexo 1

HOSPITAL DAS CLÍNICAS DA FACULDADE DE MEDICINA DA UNIVERSIDADE DE SÃO PAULO
CAIXA POSTAL 8091 – SÃO PAULO – BRASIL
DIRETORIA CLÍNICA

REGULAMENTO DE PRECEPTORIA NO HCFMUSP

CAPÍTULO I
CONCEITO

Artigo 1º – Preceptor é o médico de ligação entre os Residentes e as Chefias das Disciplinas dos Departamentos vinculadas ao Hospital das Clínicas da Faculdade de Medicina da Universidade de São Paulo (HCFMUSP), colaborando no processo de ensino e aprendizado, com base na rotina assistencial e de ensino, tanto individual como em grupo.

CAPÍTULO II
DA SELEÇÃO E INDICAÇÃO E COMPROMISSO DOS PRECEPTORES

Artigo 2º – A seleção de Médico Preceptor dar-se-á por meio de processo seletivo, cujos critérios deverão estar disciplinados em edital próprio.

Artigo 3º – Para a seleção de Médico Preceptor, cada Programa de Residência, deverá observar que o profissional tenha concluído o Programa de Residência Médica, ou curso equivalente com título de especialista, nos últimos 03 (três) anos de sua indicação.

Artigo 4º – O concurso para acesso às vagas de Médico Preceptor deverá ser realizado no início do mês de novembro de cada ano para o período subsequente de Preceptoria.

Artigo 5º – Compete à Diretoria Clínica o controle sobre o número de vagas de Médico Preceptor, assim como sua distribuição no Complexo HCFMUSP.

Artigo 6º – A instrução do processo de formalização do compromisso dos Médicos Preceptores será feita pela Secretaria da Diretoria Clínica, após o recebimento da indicação, observadas as autorizações pertinentes e os documentos necessários.

Artigo 7° – O Termo de Compromisso será celebrado entre o Médico Preceptor e o Superintendente do HCFMUSP e constituirá comprovante da inexistência de vínculo empregatício.

CAPÍTULO III
DAS BOLSAS

Artigo 8° – O Preceptor fará jus à Bolsa de Capacitação Técnica de natureza didático-científica e à refeição diária, que serão concedidas exclusivamente, respeitando-se a reserva orçamentária estipulada ao HCFMUSP, para essa finalidade.

Artigo 9° – A preceptoria poderá ser interrompida, sem prejuízo da Bolsa de Capacitação Técnica, nos casos de doença ou acidente, mediante comprovação, de acordo com normas vigentes no país.

Artigo 10 – A Médica Preceptora gestante fará jus ao afastamento de até 120 (cento e vinte) dias, sem prejuízo do recebimento da Bolsa de Capacitação Técnica.

Artigo 11 – Não haverá prejuízo de Bolsa de Capacitação Técnica quando do afastamento do Médico Preceptor para eventos de interesse da Instituição, previamente autorizado pelas Chefias das Disciplinas e pela Administração Superior do HCFMUSP.

Artigo 12 – Ao Médico Preceptor, indicado para prorrogação do período de Preceptoria, caberá um descanso de 30 dias, dentro do próximo período, em comum acordo com a respectiva chefia, referendado pela Diretoria Clínica.

Artigo 13 – Nova indicação, para a substituição da utilização da Bolsa de Capacitação Técnica, em decorrência de desligamento, poderá ocorrer somente até o dia 30 do mês de abril do ano em curso.

Artigo 14 – As Bolsas serão distribuídas pela Diretoria Clínica às disciplinas com programas de residência médica, em função do número de Médicos-residentes, bem como a duração de seus respectivos estágios obrigatórios.

Artigo 15 – As disciplinas que necessitarem aumento de vagas de Médico Preceptor deverão remeter à Diretoria Clínica, até o final do primeiro semestre de cada ano, a solicitação com justificativa fundamentada, acompanhada do parecer da Comissão de Graduação e da Comissão de

Residência Médica da FMUSP, juntamente com o Programa de Preceptoria, com base neste Regulamento, especificando as funções do Médico Preceptor.

CAPÍTULO IV
DA LOTAÇÃO, DURAÇÃO E CARGA HORÁRIA

Artigo 16 – A Diretoria Clínica será a Unidade de lotação dos Médicos Preceptores da Instituição.

Artigo 17 – A Preceptoria terá duração de um ano, podendo ser prorrogado, no máximo, por mais um ano.

Parágrafo Único – O início do período se dará no dia 1º de março de cada ano e o término em 28 de fevereiro do ano subsequente.

Artigo 18 – A carga horária será de 40 horas semanais.

Parágrafo Único – O Médico Preceptor não poderá exercer outras atividades (acadêmicas, como pós-graduação *stricto sensu*, ou com vínculo empregatício) que venham a conflitar com as atividades relacionadas à Preceptoria, ou mesmo que sobreponha à carga horária semanal estipulada.

Artigo 19 – O controle da frequência do Médico Preceptor será efetuado de acordo com o sistema informatizado do Complexo HCFMUSP.

Artigo 20 – Diante da não ocupação da vaga, a Bolsa de Capacitação Técnica retornará à Diretoria Clínica.

CAPÍTULO V
DAS ATRIBUIÇÕES DOS PRECEPTORES

Artigo 21 – Aos Médicos Preceptores, do HCFMUSP, compete:

I – Atuar junto aos Supervisores, Programas de Residência Médica, colaborando nos métodos de avaliação.

II – Cooperar na orientação de tratamento dos pacientes acompanhados no complexo por Residentes.

III – Acompanhar, orientar e avaliar as atividades dos Residentes, observando dedicação, interesse, grau de aproveitamento e conduta moral e ética, visando o aprimoramento de sua conduta sob o ponto de vista profissional, ético e humano, esclarecendo as falhas, incompreensões ou desajustes, a fim de manter elevado padrão de desempenho.

IV – Observar e orientar o preenchimento adequado de prontuário do paciente, atestados e declarações, zelando pela qualidade e fidelidade das informações neles contidas.

V – Informar às Chefias de Disciplinas sobre resultados das avaliações dos programas, sugerindo medidas que visem aperfeiçoamento dos mesmos.

VI – Cooperar com as Chefias de Disciplinas sobre resultados das avaliações dos programas, sugerindo medidas que visem aperfeiçoamento dos mesmos.

VII – Transmitir às Chefias de Disciplinas as dificuldades vividas pelos residentes, sugerindo medidas para correção das eventuais falhas.

VIII – Cooperar na realização de reuniões científicas e organização de cursos vinculados aos Programas de Residência Médica.

IX – Sugerir modificações do Programa às Chefias de Disciplinas dentro do processo científico e didático.

X – Organizar escalas de plantão e escalonar férias de residentes.

XI – Transmitir aos Residentes a orientação das Chefias de Disciplinas e as resoluções da Diretoria Clínica do HCFMUSP.

XII – Produzir e remeter à Diretoria Clínica relatórios trimestrais de suas atividades, segundo instrumento próprio disponibilizado para essa finalidade.

XIII – Atender às convocações da Diretoria Clínica para as reuniões, anunciadas com antecedência mínima de 3 (três) dias.

Parágrafo Único – Em situações de excepcionalidade, deflagradas pela Diretoria Clinica, o médico preceptor poderá realizar atividades de assistência.

Artigo 22 – É vedado ao Médico Preceptor:

I – Dar plantão no Complexo HCFMUSP.

II – Assumir, como único responsável, as atribuições assistenciais, didáticas e pedagógicas de um setor, programa e/ou Disciplina.

III – Substituir Médicos em férias ou licença-médica.

IV – Substituir professores responsáveis por Programas de Internato ou Residência.

V – Ministrar aulas em número superior a um quinto de aulas do programa didático dos cursos.

Parágrafo Único – O Médico Preceptor deverá exercer atividades em Ambulatório, Centro Cirúrgico e Enfermaria, Urgência e Emergência, Unidade de Atenção Primária, Apoio Diagnóstico ou em outras áreas afins, objetivando o aprimoramento pessoal, didático e científico.

CAPÍTULO VI
DA SUPERVISÃO

Artigo 23 – A responsabilidade pela supervisão didática e científica do Médico Preceptor cabe às Chefias de Disciplinas.

Artigo 24 – A responsabilidade administrativa, relativa ao Médico Preceptor, cabe à Diretoria Clínica e à Superintendência.

Artigo 25 – Os Médicos Preceptores, na primeira quinzena de março, elegerão representantes, entre os seus pares, que servirão de canal de comunicação com a Diretoria Clínica.

Artigo 26 – O não cumprimento do disposto neste Regulamento sujeitará o Médico Preceptor às penalidades de advertência verbal, advertência escrita, suspensão ou eliminação do programa de preceptoria.

Artigo 27 – As penas disciplinares, previstas no artigo anterior, serão sugeridas pelas Chefias de Disciplinas e encaminhadas à Diretoria Clínica e à Superintendência do HCFMUSP para ciência e aplicação.

1º – Será concedido amplo direito de defesa e contraditório as partes, antes de ser aplicada qualquer penalidade.

2º – A título de orientação, deverá ser observada, no que couber, a Instrução de Serviço HCFMUSP n. 04/2003, que dispõe sobre a implantação da "via rápida" prevista na Lei n. 942, de 06 de junho de 2003, de forma descentralizada, no âmbito do HCFMUSP.

CAPÍTULO VII
DISPOSIÇÕES FINAIS

Artigo 28 – Os casos omissos serão tratados pela Diretoria Clínica.

Artigo 29 – Fica revogado o Regulamento de Preceptoria aprovado pelo Conselho Deliberativo do HCFMUSP, em Sessão Ordinária 2792, de 17 de janeiro de 2006.

Parte 3

Instituto de Radiologia

Capítulo 6

O Instituto de Radiologia do HCFMUSP

Marisa Riscalla Madi

Missão, visão e valores

O Instituto de Radiologia (InRad) é um dos oito Institutos que compõem o Hospital das Clínicas da Faculdade de Medicina da Universidade de São Paulo (HCFMUSP). Completam a estrutura do complexo, dois hospitais auxiliares, um para pacientes crônicos e o outro de retaguarda e cuidados paliativos. Em conjunto com as Fundações de Apoio, a Fundação Faculdade de Medicina (FFM) e a Fundação Zerbini (FZ) formam um sistema acadêmico de saúde: o Sistema FMUSPHC, que tem como característica principal a tripla missão: assistência, ensino e pesquisa.

> **Missão**
> O InRad foi criado para ser um centro de excelência, coordenando o ensino, a pesquisa e a assistência em diagnóstico e terapêutica por imagem nas unidades do Sistema FMUSPHC.

Dezessete anos após a criação da Divisão de Radiologia no Instituto Central do HCFMUSP, passou à categoria de Instituto em 1994, iniciando uma trajetória de formação de lideranças na área e grande foco no pioneirismo tecnológico. Depois de 12 anos, foi criado o Núcleo Técnico-Científico de Diagnóstico por Imagem (NDI), vinculado à Diretoria Clínica e Superintendência do HC, com o objetivo de coordenar os Centros de Diagnóstico por Imagem (CDI) dos outros Institutos (Figura 6.1).

> **Visão**
> Ser reconhecido internacionalmente em pesquisa, ensino e formação de lideranças em diagnóstico e terapêutica por imagem, com pioneirismo tecnológico.

O HC é um hospital público no regime de autarquia especial, vinculado à Secretaria da Saúde do estado de São Paulo para fins administrativos. Na sua estrutura de governança, o Conselho Deliberativo é o órgão máximo de decisão e é composto por Professores Titulares da Faculdade de Medicina e presidido pelo seu Diretor. No InRad, o Conselho Diretor é formado por Professores do Departamento de Radiologia e Oncologia da FMUSP e presidido por um dos Professores Titulares.

Figura 6.1 – Estrutura do Núcleo Técnico-científico de Diagnóstico por Imagem (NDI)

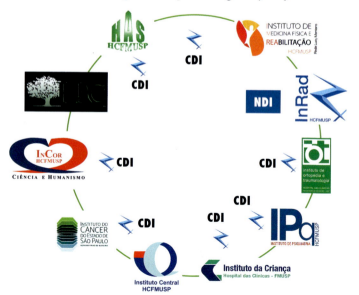

Por suas vinculações institucionais e pelo histórico destas, seus valores são pautados na ética, humanismo, responsabilidade social, pluralismo, pioneirismo e compromisso institucional.

Estrutura organizacional

O órgão máximo de decisão do InRad é o Conselho Diretor, formado por professores do Departamento de Radiologia e Oncologia da FMUSP, presidido por um dos Professores Titulares. Esse Conselho nomeia um Diretor de Corpo Clínico, para liderar as equipes médicas, e um Diretor Executivo, responsável pela execução e controle do planejamento estratégico e das ações do InRad.

Os serviços são executados nas modalidades de radiologia geral, ultrassonografia, ecocardiografia, tomografia computadorizada, ressonância magnética, radiologia intervencionista, medicina nuclear e radioterapia. As equipes médicas são divididas por sistemas, a saber: neurologia, cabeça e pescoço, gastrointestinal, genitourinário, mama, musculoesquelético, cardiotorácico, urgência-emergência, pediatria e oncologia.

A atuação das equipes médicas abrange todo o Hospital das Clínicas, sendo a sede principal dos grupos, e o Instituto correspondente à especialidade. Por exemplo, o grupo de radiologia do sistema musculoesquelético tem sua sede principal no Instituto de Ortopedia e Traumatologia, mas também atua no InRad e em outros Institutos, caso tenham pacientes da sua área. A liderança do grupo é única e coordena as ações para o cumprimento da missão de ensino, pesquisa e assistência dentro da especialidade.

Compõem a força de trabalho do InRad aproximadamente 600 pessoas, entre funcionários próprios e terceirizados. As equipes se dividem nas áreas de Serviço Físico-Técnico, Multiprofissional, Enfermagem, Agendamento e Recepção, Engenharia e Tecnologia de Informação, Gestão de Pessoas, Administrativo-Financeiro. Completam o quadro as equipes de Comunicação Institucional, Humanização, Planejamento e Qualidade, Jurídico, Ouvidoria além de assessorias do Conselho e da Diretoria Executiva.

Dados estatísticos de produção

A maioria dos pacientes atendidos são provenientes de ambulatórios e unidades de internação do HCFMUSP, representando mais de 85%

da produção atendida. Uma pequena parte são pacientes encaminhados pelo sistema de regulação da Secretaria de Estado da Saúde, pela Central de Regulação de Ofertas de Serviços de Saúde (Cross) ou pacientes particulares e de planos de saúde.

A produção média mensal do InRad está em torno de 76 mil exames, distribuídos nas modalidades, de acordo com a Tabela 6.1.

Tabela 6.1 – Produção média mensal de exames do InRad em 2016

Serviços	Média de exames/mês
Raios X simples	36.352
Raios X contrastado	525
Ultrassonografia	9.355
Ecodopplercardiograma	5.338
Mamografia	1.576
Densitometria óssea	1.045
Cintilografia	980
PET-CT	1.432
Tomografia computadorizada	15.195
Ressonância magnética	3.502
Radiologia vascular e intervencionista	1.140
Média total	**76.440**

Infraestrutura física

O Centro de Treinamento do InRad é uma estrutura separada fisicamente da área assistencial, composta por: três anfiteatros com capacidade para 100 pessoas cada (que combinados têm capacidade máxima para 300 pessoas), duas salas com 30 estações de trabalho cada e duas salas de reuniões. Contém toda a infraestrutura tecnológica com foco em cursos de Radiologia, sendo possível carregar imagens do sistema PACS (*Picture Archiving and Communication System* – Sistema de Comunicação e Arquivamento de Imagens) do HC, além de tecnologias para videoconferências e grandes eventos. É nessa estrutura onde ocorrem as aulas de graduação, residência médica e pós-graduação, as reuniões clínicas, os eventos e os cursos da Radiologia. Completando a infraestrutura de apoio didático, a Biblioteca do InRad, unidade ligada à Biblioteca da FMUSP.

Além da sala de laudos central, nas áreas de ultrassonografia, ecocardiografia, mama, ressonância magnética e medicina nuclear há uma estrutura para a execução de laudos. O RIS/PACS único permite a interconexão de todas as salas, incluindo os outros Institutos do HC. As imagens e laudos ficam disponíveis para visualização em todas as áreas assistenciais, incluindo consultórios, unidades de internação, pronto-socorro e centro cirúrgico.

Visando o conforto e o bem-estar dos profissionais que atuam no InRad, incluindo alunos, pós-graduandos, residentes e voluntários, o programa de Humanização mantém o "Espaço do Colaborador", local para relaxamento e descompressão, um refeitório e um espaço com armários para troca de roupas e guarda de pertences. Compondo o programa de qualidade de vida, há uma oferta de atividades para estimular a prática de exercícios físicos, melhoria postural e ergonomia, massagens e palestras informativas.

Proteção radiológica

Num ambiente com alta produção de radiação, como o InRad, a proteção radiológica de pacientes, trabalhadores e pessoas em geral é fundamental, sendo foco de atuação prioritária para evitar seus efeitos deletérios.

Para a elaboração do plano de proteção, são utilizados os conceitos de tempo, distância e blindagem. Nesse plano são contempladas as ações de infraestrutura física e de organização de escalas e horários de trabalho, bem como a apresentação das formas de monitoramento dos níveis de radiação ambientais e pessoais.

Cabe à instituição adquirir equipamentos seguros, alocá-los em áreas físicas preparadas e monitorar o ambiente regularmente. Ao providenciar o sistema de monitoramento individual e oferecer treinamento, espera-se que cada profissional tome as medidas para evitar lesões decorrentes de exposição inadequada.

Núcleo de Inovação Tecnológica

A sede do Núcleo de Inovação Tecnológica (NIT) do HCFMUSP está no InRad. Por seu histórico de pioneirismo tecnológico e seus projetos inovadores, tem contribuído com a Superintendência e Diretoria Clínica na estruturação de um Escritório de Apoio à Inovação e Empreendedorismo. Conta, atualmente, com apoio para gestão de projetos, assessoria técnica, jurídica, de comunicação e comercial.

De acordo com as diretrizes estratégicas definidas pela alta direção do HCFMUSP, o NIT tem promovido o estabelecimento de parcerias público-privadas para desenvolvimento e suporte de projetos, uma aproximação com a indústria nacional e internacional, acordos de cooperação técnico-científicos com Universidades e Governos por meio de Consulados, em um movimento de construção de um ecossistema de inovação em saúde. O HCFMUSP está assumindo seu papel de *hub* de conexão entre os diversos elementos da cadeia produtiva da saúde.

Na área do empreendedorismo, conta com um espaço de *coworking* em sua estrutura, onde, além de uma estrutura descontraída e confortável para trabalhos individuais ou em grupos, ocorrem atividades como reuniões temáticas, cursos de capacitação de *startups*, palestras etc.

Referências consultadas

Núcleo de Informações em Saúde do HCFMUSP. [Acesso em 2018 Mar 14]. Disponível em: http://www.hc.fm.usp.br.

São Paulo [estado]. Lei Complementar n. 1.160, de 9 de dezembro de 2011. Transforma o Hospital das Clínicas da Faculdade de Medicina da Universidade de São Paulo (HCFMUSP) em autarquia de regime especial e dá providências correlatas. DOE, 10/12/2011, p.1.

São Paulo [estado]. Decreto n. 59.824, de 26 de novembro de 2013. Altera o Regulamento do Hospital das Clínicas da Faculdade de Medicina da Universidade de São Paulo. DOE, 27/11/2013, p.1.

São Paulo [estado]. Portaria conjunta do Diretor Clínico e do Superintendente do HCFMUSP, de 13 de outubro de 2014 que altera o Regimento Interno do Núcleo Técnico-Científico de Diagnóstico por Imagem – NDI. DOE, 19/12/14, p. 75.

http://www.hc.fm.usp.br.

Parte 4

Sistemas informatizados

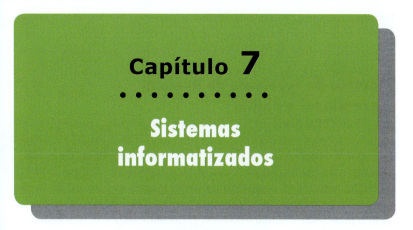

Cleiton Alessandro Vieira Caldeira
Marli Oliveira Rodrigues da Silva

Introdução

Este capítulo, elaborado por membros da equipe do Centro Especializado em Tecnologia da Informação (Ceti), tem o objetivo de instruir o usuário nos sistemas, aplicações e/ou ferramentas que estão disponíveis para a execução de exames e a elaboração de laudos dos pacientes, bem como fornecer instruções para o uso consciente dos recursos de internet, impressões, segurança da informação e, por fim, sobre os cuidados e as responsabilidades de uso dos equipamentos. Comenta sobre o impacto causado pelo processo de revelação de imagem digital e suas diferenças com o processo convencional, bem como sobre os sistemas de gerenciamento de laudos e imagens disponíveis e como acessá-los. Além disso, mostra o portal de visualização de resultados de exames laboratoriais e de imagem, o prontuário eletrônico e outras informações do paciente e como acessá-las, sendo ferramentas indispensáveis na elaboração dos laudos dos exames a serem interpretados e que possibilitam a comparação com os exames anteriores. Por fim, este capítulo aborda outros sistemas corporativos, além de orientar sobre os cuidados com os equipamentos e como entrar em contato com a equipe do Ceti.

Processo de revelação de imagem convencional e digital

O processo de revelação de imagem convencional consiste em revelar o filme, após a realização do exame, utilizando substâncias tóxicas que contribuem para a poluição do meio ambiente. Depois de avaliar a qualidade do exame, este é encaminhado para laudo. O médico utiliza o negatoscópio para interpretar o exame, e, após elaboração do laudo, o exame é envelopado e encaminhado para o prontuário do paciente. Todo o processo é manual e moroso, possibilitando erros, dificultando a rastreabilidade e a entrega do resultado.

No processo de revelação de imagem digital, a disponibilidade do exame é rápida, sendo possível o gerenciamento de todo o processo, trazendo benefícios para a instituição e para o corpo multidisciplinar, tais como: armazenamento digitalizado, registro da imagem por tempo indefinido, agilidade no fluxo de atendimento do paciente, maior agilidade no diagnóstico, minimização de erros de identificação do paciente, redução da repetição de exames e acesso em tempo real no momento da aquisição do exame. Os benefícios para o paciente são: diagnóstico mais rápido, melhor tratamento e garantia das informações e imagens.

Sistemas gerenciados RIS/PACS

O RIS (*Radiology Information System* – Sistema de Informação de Radiologia) é um sistema especializado na gestão de laudos em radiologia, enquanto o PACS (*Picture Archiving and Communication System* – Sistema de Comunicação e Arquivamento de Imagens) se encarrega de armazenar e distribuir as imagens médicas.

A solução RIS/PACS (Figura 7.1) tem como objetivo o controle efetivo, otimizando os processos internos das equipes multiprofissionais para agendamento, realização, transcrição do laudo, entrega do resultado e faturamento do exame.

Figura 7.1 – Fluxo RIS/PACS

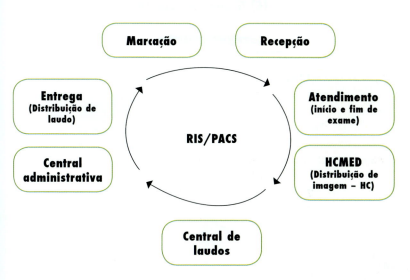

O MultiMED RIS, produto da Philips, instalado no HCFMUSP desde dezembro de 2015, controla o fluxo de trabalho, desde o agendamento até o envio das informações para o faturamento (Figura 7.2). O acesso ao sistema é concedido de acordo com o perfil da função à qual o usuário pertence. Cada usuário é responsável por finalizar no sistema sua etapa, para que o exame possa ir para a etapa seguinte, até que todo o processo seja concluído. Dessa maneira, possibilita o gerenciamento efetivo do tempo médio de cada atividade e fornece indicadores de produtividade para as decisões estratégicas da instituição.

Figura 7.2 – (A) MultiMED RIS. (B) Módulos utilizados. (C) Grupos de acesso

(A)

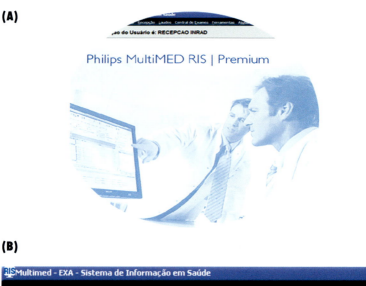

(B)

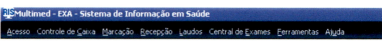

(C)

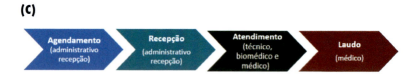

O acesso às imagens é feito por meio da ferramenta iSite Enterprise, produto Philips (Figura 7.3), por meio de senha de acesso com permissões específicas, de acordo com o perfil do usuário. No iSite é possível visualizar a *timeline* do paciente, onde são registrados todos os exames realizados.

Figura 7.3 – Sistema iSite HCFMUSP

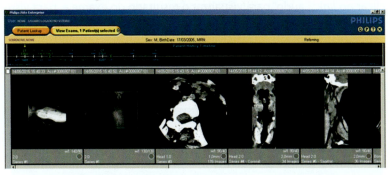

HCMED HCFMUSP – Portal de visualização de resultados

Após a finalização do exame, as imagens ficam disponíveis para a visualização no complexo HCFMUSP por meio da plataforma HCMED – Prontuário Médico Eletrônico (Figura 7.4), por meio do qual é possível visualizar resultados de exames laboratoriais e de imagem, entre outras informações do paciente.

Para acessar o Portal HCMED, é preciso utilizar os dados de usuário e senha do ID ou e-mail corporativo, selecionar o paciente desejado e, em seguida, clicar na informação desejada.

Figura 7.4 – Sistema HCMED HCFMUSP: tela de seleção de informações

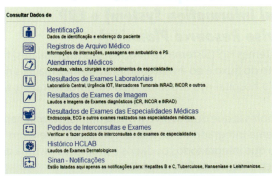

Para visualizar "Resultados de Exames de Imagem" (Figura 7.5), clicar no *link* "Laudo" para visualizar o resultado do exame e, para visualizar as imagens, clicar no *link* "Imagem".

Figura 7.5 – Sistema HCMED HCFMUSP: visualização de Exames Radiológicos

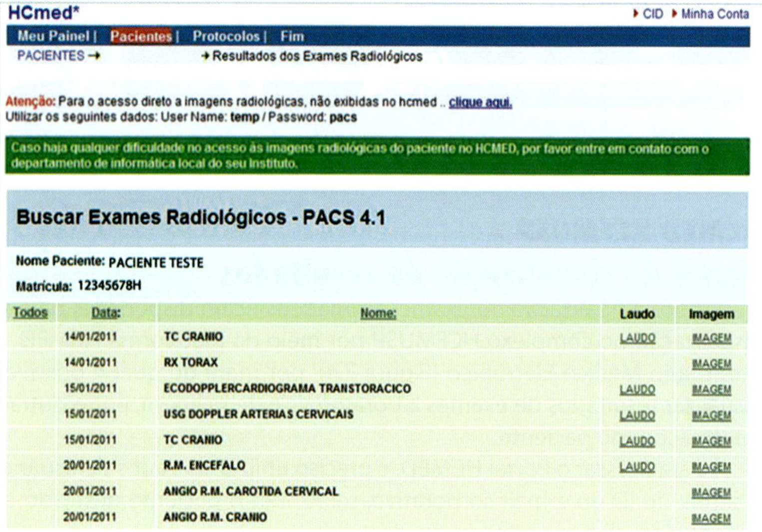
HCmed*

▸ CID ▸ Minha Conta

Meu Painel | Pacientes | Protocolos | Fim

PACIENTES → → Resultados dos Exames Radiológicos

Atenção: Para o acesso direto a imagens radiológicas, não exibidas no hcmed .. clique aqui.
Utilizar os seguintes dados: User Name: temp / Password: pacs

Caso haja qualquer dificuldade no acesso às imagens radiológicas do paciente no HCMED, por favor entre em contato com o departamento de informática local do seu Instituto.

Buscar Exames Radiológicos - PACS 4.1

Nome Paciente: PACIENTE TESTE

Matrícula: 12345678H

Todos	Data:	Nome:	Laudo	Imagem
	14/01/2011	TC CRANIO	LAUDO	IMAGEM
	14/01/2011	RX TORAX		IMAGEM
	15/01/2011	ECODOPPLERCARDIOGRAMA TRANSTORACICO	LAUDO	IMAGEM
	15/01/2011	USG DOPPLER ARTERIAS CERVICAIS	LAUDO	IMAGEM
	15/01/2011	TC CRANIO	LAUDO	IMAGEM
	20/01/2011	R.M. ENCEFALO	LAUDO	IMAGEM
	20/01/2011	ANGIO R.M. CAROTIDA CERVICAL		IMAGEM
	20/01/2011	ANGIO R.M. CRANIO		IMAGEM

Outros sistemas corporativos – HIS (*Hospital Information System*) e ERP (*Enterprise Resource Planning*)

Os sistemas HIS (Sistema de Informações Hospitalares) fazem o gerenciamento do fluxo e do armazenamento de informações nos serviços de rotina do hospital nos aspectos médico, administrativo, financeiro e jurídico.

As empresas que desenvolvem o sistema HIS normalmente utilizam o ERP (Sistema Integrado de Gestão Empresarial), que é um sistema de informação que integra todos os dados e processos de uma organização em um único sistema, de forma modular.

O SIGH (Sistema de Informação e Gestão Hospitalar) (Figura 7.6) apresenta vários módulos integrados, desenvolvido pela Companhia de Processamento de Dados do Estado de São Paulo (Prodesp) e utilizado no HCFMUSP no atendimento de paciente ambulatorial.

Figura 7.6 – Sistema SIGH: tela de acesso

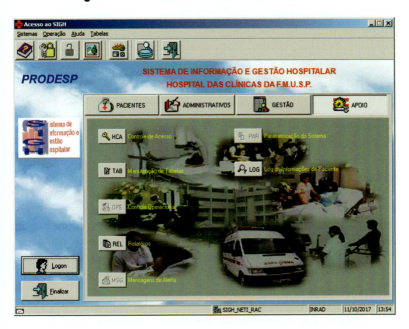

O SI3 – Sistema de Informação InCor foi desenvolvido e é utilizado no Instituto do Coração do HCFMUSP para controle de agenda, leitos e todo fluxo hospitalar no atendimento dos pacientes.

O Soul MV Hospitalar (Figura 7.7) reúne um conjunto de soluções que facilitam o fluxo de dados entre os setores e integram todos os processos hospitalares. Já está em uso em algumas áreas do complexo HCFMUSP no atendimento dos pacientes de enfermaria e pronto-socorro. Os módulos em uso: MVPEP prescrição eletrônica, suprimentos, controle de documentos, indicadores, entre outros.

Figura 7.7 – Sistema MV: tela de acesso

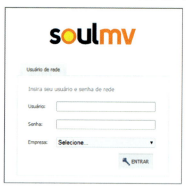

Permissão de acesso

Para acessar os sistemas e rede InRad o colaborador deve estar cadastrado e possuir o *status* "ativo" no "Cadastro de Colaboradores – CADCOLAB".

Deverá criar o ID e/ou e-mail corporativo por meio do Serviço de Autoatendimento HCFMUSP (Figura 7.8) no *link*: http://autoatendimento.hc.fm.usp.br/autoatendimento/. Clicar na opção "Criar uma conta", seguir as instruções da tela, fazer o aceite do "Termo de Compromisso" e finalizar.

Vale lembrar que o ID ou e-mail corporativo é de uso individual, pessoal e intransferível. Todas as ações realizadas ficam registradas nos arquivos de *log*.

Figura 7.8 – Serviço de Autoatendimento HCFMUSP

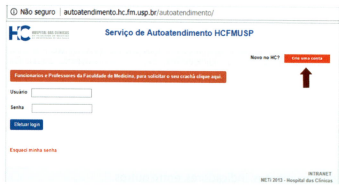

O responsável imediato do colaborador deverá solicitar o acesso aos sistemas MultiMED, iSite, MVPEP e rede InRad por meio do *Help Desk* (GLPI), informando os dados do colaborador: nome completo, data de nascimento, CPF, CRM, ID ou e-mail corporativo e perfil de acesso, que o usuário deverá possuir. O acesso ao sistema HCMED é automático para os perfis: médicos, enfermeiros, dentistas, nutricionistas, fonoaudiólogos, fisioterapeutas, psicólogos, farmacêuticos e biólogos do complexo HCFMUSP; para demais profissionais, o acesso deve ser solicitado por meio de formulário.

Em sua maioria, os dados de acesso para os sistemas são o ID ou e-mail corporativo, adotando o princípio "*single sign on*".

Responsabilidade no uso do equipamento

É responsabilidade do usuário zelar e usar os equipamentos com responsabilidade. Portanto:

- » Não comer e/ou beber próximo ao equipamento.
- » Não colocar o dedo ou objetos pontiagudos na tela do monitor.
- » Não transportar ou retirar *hardwares* ou periféricos.
- » Não instalar *softwares* ou aplicativos sem autorização do Ceti.
- » Utilizar com responsabilidade os recursos de impressão.
- » Utilizar com responsabilidade os recursos móveis.
- » Utilizar com responsabilidade os recursos de armazenamento.
- » Evitar utilizar os recursos para uso pessoal.

Ceti – Centro Especializado em Tecnologia da Informação

Catálogo das soluções suportadas:

- » Aplicações e sistemas.
- » Gestão do Diretório Público (Pasta L:_).
- » Microinformática (manutenção corretiva de equipamentos).

Gerenciamento de projetos:

- » Atualização tecnológica.
- » Controle/monitoramento de projetos.
- » Parceiros.

Infraestrutura para suporte da operação:
» Telemáticas.
» *Datacenters* e quadro de rede elétrica dedicado.
» Ambiente *cloud computing*.
» Monitoramento dos *logs* de serviços do servidor.
» Controle de acesso remoto.
» Monitoramento de controle de navegação na internet Sonicwall;
» telefonia.

Como solicitar serviços do Ceti?

Help Desk é uma ferramenta de serviço de apoio aos usuários, para suporte técnico e resolução de problemas, utilizada para solicitar correção ou melhoria de aparelhos ou serviços. Para isso, é utilizado o sistema GLPI (*Gestionnaire Libre de Parc Informatique* – gerenciador livre de parque informático), uma aplicação francesa de uso livre para a gestão de serviços, como parques de computador, e o *Help Desk,* que identifica e gerencia os componentes de *hardware* e de *software*. Os chamados de *Help Desk* (Figura 7.9) devem ser abertos no sistema GLPI (Figuras 7.10 e 7.11), por meio do *link* disponível na intranet: http://intranet.phcnet.usp.br/inrad.

Figura 7.9 – *Help Desk*

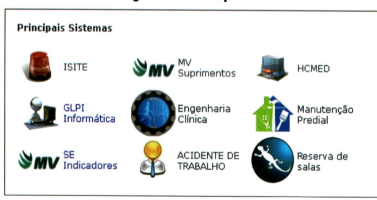

Acessar o sistema informando o ID e ou e-mail corporativo, selecionar o Instituto de Radiologia e clicar no botão "Enviar".

Figura 7.10 – GLPI: tela de acesso

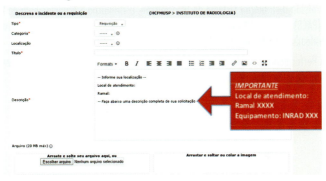

Preencher as informações obrigatórias marcadas com asterisco (*). No campo "Descrição", preencher os detalhes da necessidade e/ou comportamento inadequado do sistema. Caso necessite incluir arquivo, clicar na opção "Escolher arquivo" para anexá-lo.

Figura 7.11 – GLPI: tela abertura de chamado

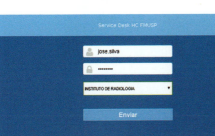

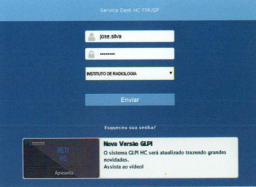

Referências consultadas

Instituto do Coração. Integração do Sistema de Informações Hospitalares (HIS) com o Sistema de Transmissão Distribuição Sistema de Transmissão, Distribuição e Arquivamento de Imagens Médicas(PACS). [Acesso 2018 mar 8]. Disponível em: http://www.incor.usp.br/spdweb/cursos/downloads/introducao_parteB.pdf.

MV. Alta Performance em Gestão. [Acesso 2018 mar 8]. Disponível em: http://www.mv.com.br/pt/solucoes/hospitalar#.

Parte 5

Grupos Institucionais de Apoio

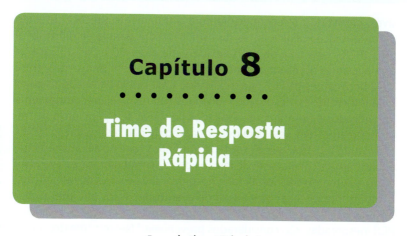

Capítulo 8

Time de Resposta Rápida

Fernanda Aburesi Salvadori

Conceito

Times de Resposta Rápida (TRR) são equipes multidisciplinares treinadas para atender intercorrências agudas e graves nas unidades de internação e podem ser facilmente ativados por qualquer colaborador. Usualmente, unidades de terapia intensiva (UTI), prontos-socorros e centros cirúrgicos estão fora da área de atuação desses times, por já contarem com profissionais capacitados e habituados às situações críticas.

A proposta surgiu nos anos 1990 e ganhou força em 2004 com a iniciativa *The 100.000 Lives Campaign – Setting a Goal and a Deadline for Improving Health Care Quality*, que tinha por objetivo salvar 100 mil vidas em mais de 5 mil hospitais nos Estados Unidos. Uma das intervenções sugeridas pela campanha era justamente a implantação do TRR nas rotinas de assistência ao paciente internado.[1] Desde então, diversos serviços ao redor do mundo passaram a adotar essa estratégia.

Sua principal função é favorecer a *expertise* em atendimentos de emergência ao paciente internado fora do ambiente de cuidados intensivos, permitindo o reconhecimento e o tratamento precoce de sinais de deterioração clínica antes da evolução para parada cardiorrespiratória (PCR), cuja taxa de mortalidade varia entre 80 e 85%.[2-4] Sabe-se que pacientes apresentam sintomas e alterações em sinais vitais entre 6 e 8 horas antes da PCR,[4] possibilitando uma janela de tempo razoável para intervenções, desde que indivíduos sob risco sejam corretamente identificados e prontamente avaliados pelo TRR, seja para início de tratamento agressivo, seja para determinação de não ressuscitação (DNR). Um estudo mostrou que o atraso de somente 1 hora no acionamento da equipe, após a constatação de instabilidade hemodinâmica, estava associado a aumento de mortalidade hospitalar e de tempo de internação.[5] É importante ressaltar que a taxa de eventos adversos nas internações hospitalares varia entre 3 e 18%,[6,7] e que 70% desses eventos, incluindo PCR inesperadas, são considerados preveníveis.[4] Nesse contexto, surgiu o conceito de *"failure to rescue"*, que pode ser entendido como cuidado médico insuficiente, atrasado ou incorreto, ou, ainda, traduzido por incapacidade de atender e tratar prontamente pacientes com alterações súbitas e críticas nos sinais vitais.[8] As situações mais frequentemente associadas a *"failure to rescue"* – e que, portanto, mais se beneficiam da atuação dessas equipes – incluem insuficiência respiratória aguda, insuficiência cardíaca aguda, alterações agudas do nível de consciência, hipotensão, arritmias, edema pulmonar e sepse.[8] Exemplos de intervenções realizadas pelos times incluem administração de oxigênio, administração de fluidos intravenosos, diuréticos, broncodilatadores, realização de testes diagnósticos, entre outros.[8] Vale lembrar que o papel do TRR é dar uma rápida "segunda opinião" durante a intercorrência, sem precisar necessariamente assumir o cuidado do paciente.

Alguns centros fazem distinção entre as equipes dedicadas exclusivamente ao atendimento de PCR, ou "código azul", conhecidas por *"Code Teams"*, e aquelas que atendem precocemente pacientes com sinais de instabilidade hemodinâmica, ou "código amarelo", chamadas de *"Medical Emergency Teams"* (MET) ou *"Rapid Response Teams"* (RRT).

Estrutura e composição

O Sistema de Resposta Rápida é formado por quatro componentes:[9]

1. Braço aferente: envolve a identificação de pacientes sob risco e a ativação do time; inclui os critérios clínicos, o mecanismo de acionamento e os colaboradores responsáveis pelo contato com o TRR.

- Exemplos de critérios para acionamento do time estão descritos no Quadro 8.1. Eles podem variar de acordo com o hospital e devem refletir a necessidade e o tipo de paciente atendido em cada serviço. Em geral, aciona-se o "código azul" para pacientes arresponsivos ou em PCR e o "código amarelo" para aqueles que apresentem pelo menos um critério de instabilidade hemodinâmica.

Quadro 8.1 – Critérios para acionamento do código amarelo no Instituto Central do HCFMUSP, com base no estudo MERIT[10]

Critérios para acionamento do TRR – "código amarelo"
Frequência respiratória < 5 ou > 36 incursões por minuto
Frequência cardíaca < 50 ou > 130 batimentos por minuto
Pressão arterial sistólica < 90 mmHg
Diminuição do nível de consciência
Suspeita de acidente vascular cerebral (AVC)
Seriamente preocupado com o paciente

- Em geral, o TRR deve ser acionado por algum colaborador da instituição. Alguns estudos com pacientes pediátricos mostraram que familiares e parentes próximos conseguiam identificar sinais de deterioração clínica antes mesmo da equipe assistencial,[11] mas, em adultos, a inclusão de acompanhantes no braço aferente causou um aumento excessivo de chamados por questões não relacionadas a risco de morte e, em geral, decorrentes de falha de comunicação entre as partes, como dúvidas referentes ao plano terapêutico, medicações para controle de dor, alimentação e previsão de alta.[12] O mecanismo de acionamento do time também é variável. As opções incluem contato telefônico (celular ou ramal fixo), por rádios ou *bips*. Em nosso serviço, o TRR é acionado por meio de botoeiras específicas, com cores diferentes para cada tipo

de código (amarelo ou azul), que disparam automaticamente o *bip* de cada um dos integrantes da equipe.
2. Braço eferente: trata-se da resposta propriamente dita; é o TRR em si e inclui os profissionais e os equipamentos do time.
   - Não há definição quanto à composição ideal do TRR. Em geral, a equipe conta com um médico capacitado em atendimentos de emergência, um enfermeiro e um fisioterapeuta especializado em terapia respiratória. Há, porém, relatos de times sem médicos, liderados por enfermeiros.
   - O tempo de resposta, definido como intervalo de tempo entre o recebimento do chamado e a chegada da equipe ao local da intercorrência, é variável, considerando o tipo de código acionado ("azul" ou "amarelo"). Em geral, as metas de tempo são de 5 minutos para "código azul" e de 20 minutos para "código amarelo".[13]
3. Administrativo: envolve manejo de recursos, compra e manutenção de equipamentos, contratação de pessoal e educação dos funcionários no fluxo do TRR.
4. Segurança do paciente e qualidade do atendimento: inclui coleta e análise dos dados de atendimento, orientações às equipes dos setores responsáveis pelos chamados e mecanismos para otimizar a resposta.

TRR e mortalidade hospitalar

Embora o estudo MERIT – o único multicêntrico, randomizado e controlado envolvendo TRR – não tenha conseguido demonstrar que a intervenção reduziu o número de PCR e mortes inesperadas nas unidades de internação,[10] alguns outros relataram benefícios na implantação dessas equipes. O estudo de Jung e colaboradores mostrou que a redução nas mortes inesperadas com a introdução do TRR poderia ser estimada em 1,5 vida salva por semana.[13] Destaca-se, ainda, que, nos estudos com resultados positivos, a redução da mortalidade esteve mais ligada à diminuição da incidência de PCR do que ao aumento de sobrevida pós-evento, mostrando que os esforços devem se concentrar na identificação de pacientes instáveis e no atendimento antecipado do "código amarelo", antes da evolução para PCR.[14] Como resultado das intervenções precoces, observa-se um aumento na taxa de admissão de pacientes menos graves e mais idosos nas UTI.[13] A educação, a divulgação e o treinamento nos fluxos de assistência têm papel igualmente importante na redução da mortalidade associada à implantação do TRR.[13] Por outro lado, o uso de um único parâmetro para ativação do time, a baixa adesão aos protocolos, os atrasos no chamado após a detecção da piora clínica e a imaturidade do sistema podem explicar parcialmente a falta de sucesso do TRR em reduzir as taxas de mortalidade intra-hospitalar.[15]

Dados sugerem que os times têm também um "tempo de amadurecimento" necessário para comprovar sua total efetividade, contribuindo para redução de mortalidade hospitalar sustentada e progressiva em longo prazo.[3] Outro ponto interessante é que parece existir um efeito dose-dependente, com aumento do número de acionamentos dos TRR relacionados à redução nas taxas de PCR inesperadas. Possíveis explicações incluem aumento de DNR, educação nas unidades de internação, melhorias na documentação de prontuários e atendimentos de pacientes instáveis antes da evolução para PCR.[9] Não existe um corte específico para número de chamados, mas há uma tendência de que TRR implantados com sucesso tenham altas taxas de acionamento, acima de 25 chamados por 1.000 admissões.[8]

TRR e cuidados de fim de vida

Estudos apontam que o TRR tende a influenciar DNR,[14] sugerindo que iniciar a discussão sobre paliação possa ser uma das atribuições desses times.[16] O ideal, no entanto, é que a abordagem seja feita previamente ao momento da intercorrência e preferencialmente pela equipe assistente, mais familiarizada com o paciente e em melhor posição para definir as diretrizes de cuidado.[15] Institucionalização, proteinúria, neoplasia avançada, infarto agudo do miocárdio, doença renal crônica, alterações cognitivas e fragilidade foram associadas a maior risco de morte em pacientes internados com idade acima de 60 anos.[15] Para aqueles que evoluíram com sinais de deterioração clínica e necessidade de atendimento pelo TRR, esses fatores estiveram significativamente associados a alto risco de morte, sinalizando às equipes assistentes que, na presença de múltiplas comorbidades e sinais claros de piora clínica, discussões sobre paliação deveriam ser iniciadas, evitando-se, assim, intervenções fúteis e acionamentos desnecessários dos times.[15] É importante enfatizar, contudo, que hospitais com TRR atenderam mais pacientes com DNR do que hospitais-controle, mostrando que, mesmo em cuidados de fim de vida, os doentes não deixaram de receber o suporte adequado.[17]

Dificuldades e obstáculos na implantação dos TRR

Um dos grandes obstáculos na implantação dos TRR é o treinamento contínuo dos profissionais envolvidos no acionamento do time, já que atrasos prejudicam a sobrevida do paciente e chamados excessivos e inadequados acarretam em fadiga do sistema e estresse da equipe. O braço aferente costuma ser o elo mais fraco dessa cadeia. Estudos mostram, no entanto, que treinamentos combinados com materiais encontrados na internet melhoram a *performance* de enfermeiros em acessar, gerenciar e relatar intercorrências clínicas,[18] e que mesmo simulações breves de apenas 40 minutos são suficientes para transmitir o conhecimento desejado,[19] comprovando que a capacitação pode contribuir de maneira significativa para otimizar o processo de implantação e garantir uma disseminação bem-sucedida dessas equipes na instituição. Outro dado relevante é que a educação por si só reduz a incidência de PCR.[3,4] Enfermeiros não familiarizados com o sistema, trocas frequentes de funcionários, receio em desrespeitar hierarquias, rodízio de médicos-residentes e falhas de monitorização de sinais vitais são outras das dificuldades enfrentadas na divulgação institucional dessa iniciativa.[3] Deve-se salientar que o processo de estabelecimento dos times pode ser lento, sendo preciso um ano ou mais para explicar seu conceito e obter o apoio necessário para a sua manutenção em todo o hospital.[8]

Referências

1. Berwick DM, Calkins DR, McCannon CJ, Hackbarth AD. The 100.000 Lives Campaign – setting a goal and a deadline for improving health care quality. JAMA. 2006;295(3):324-7.

2. Winters BD, Weaver SJ, Pfoh ER, Yang T, Pham JC, Dy SM. Rapid-response systems as a patient safety strategy: a systematic review. Ann Intern Med. 2013;158:417-25.

3. Jones D, Bellomo R, Bates S, Warrillow S, Goldsmith D, Hart G et al. Long term effect of a medical emergency team on cardiac arrests in a teaching hospital. Crit Care. 2005;9(6):808-15.

4. Buist MD, Moore GE, Bernard SA, Waxman BP, Anderson JN, Nguyen TV. Effects of a medical emergency team on reduction of incidence of and mortality from unexpected cardiac arrests in hospital: preliminary study. BMJ. 2002;324(7334):387-90.

5. Barwise A, Thongprayoon C, Gajic O, Jensen J, Herasevich V, Pickering BW. Delayed rapid response team activation is associated with increased hospital mortality, morbidity, and length of stay in a Tertiary Care Institution. Crit Care Med. 2016;44(1):54-63.

6. Thomas EJ, Studdert DM, Burstin HR, Orav EJ, Zeena T, Williams EJ et al. Incidence and types of adverse events and negligent care in Utah and Colorado. Med Care. 2000;38(3):261-71.

7. Vincent C, Neale G, Woloshynowych M. Adverse events in British hospitals: preliminary retrospective record review. BMJ. 2001;322(7285):517-9.

8. Jones DA, DeVita MA, Bellomo R. Rapid-response teams. N Engl J Med. 2011;365(21):139-46.

9. Jones D, Bellomo R, DeVita MA. Effectiveness of the Medical Emergency Team: the importance of dose. Crit Care. 2009;13(5):313.

10. Hillman K, Chen J, Cretikos M, Bellomo R, Brown D, Doig G et al. Introduction of the medical emergency team (MET) system: a cluster-randomised controlled trial. Lancet. 2005;365(9477):2091-7.

11. Raymond J, Kyzer B, Copper T, Stephens K, Oldendick R, Coker D et al. South Carolina patient safety legislation: the impact of the Lewis Blackman Hospital Patient Safety Act on a large teaching hospital. J S C Med Assoc. 2009;105(1):12-5.

12. Albutt AK, O'Hara JK, Conner MT, Fletcher SJ, Lawton RJ. Is there a role for patients and their relatives in escalating clinical deterioration in hospital? A systematic review. Health Expect. 2017;20(5):818-5.

13. Jung B, Daurat A, De Jong A, Chanques G, Mahul M, Monnin M et al. Rapid response team and hospital mortality in hospitalized patients. Intensive Care Med. 2016;42(4):494-504.

14. Chen J, Ou L, Hillman KM, Flabouris A, Bellomo R, Hollis SJ et al. Cardiopulmonary arrest and mortality trends, and their association with rapid response system expansion. Med J Aust. 2014;201(3):167-70.

15. Cardona-Morrell M, Chapman A, Turner RM, Lewis E, Gallego-Luxan B, Parr M et al. Pre-existing risk factors for in-hospital death among older patients could be used to initiate end-of-life discussions rather than Rapid Response System calls: A case-control study. Resuscitation. 2016;109:76-80.

16. Kenward G, Castle N, Hodgetts T, Shaikh L. Evaluation of a medical emergency team one year after implementation. Resuscitation. 2004;61(3):257-63.

17. Chen J, Flabouris A, Bellomo R, Hillman K, Finfer S. The Medical Emergency Team System and Not-for-Resuscitation Orders: Results from the MERIT Study. Resuscitation. 2008;79(3):391-7.

18. Liaw SY, Wong LF, Ang SB, Ho JT, Siau C, Ang EN. Strengthening the afferent limb of rapid response systems: an educational intervention using web-based learning for early recognition and responding to deteriorating patients. BMJ Qual Saf. 2016;25(6):448-56.

19. Connell CJ, Endacott R, Jackman JA, Kiprillis NR, Sparkes LM, Cooper SJ. The effectiveness of education in the recognition and management of deteriorating patients: a systematic review. Nurse Educ Today. 2016;44:133-45.

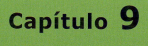

Capítulo 9
Comissão de controle de infecção hospitalar

Renata Narcizo de Oliveira Claro
Maura Salaroli de Oliveira

Introdução

A Radiologia, nas últimas décadas, tem se diferenciado e atendido à crescente demanda de exames complementares de imagem, assim como de procedimentos diagnósticos e terapêuticos intervencionistas guiados por métodos de imagem, estes apresentam menor tempo de internação ou, até mesmo, podem ser realizados em regime ambulatorial.

O avanço da tecnologia digital precisa ser acompanhado de processos que tenham qualidade e segurança para o paciente. As métricas de segurança que são consideradas mais relevantes para um serviço de radiologia incluem: infecções relacionadas a procedimentos, taxas de erro de medicação, queda de pacientes, nefropatia induzida por material de contraste, relatórios de testes críticos, erros de rotulagem de amostras, reconciliação de medicamentos e rotulagem de imagem correta. Neste capítulo, abordaremos as medidas básicas para prevenção das infecções em Radiologia.

As Infecções Relacionadas à Assistência à Saúde (IRAS) se tornaram um grave problema mundial de saúde pública e de segurança do paciente.[1,2] Segundo a Organização Mundial da Saúde (OMS), ocorrem centenas de milhares de IRAS anualmente.[2] Cerca de 20 a 30% são consideradas evitáveis mediante programas específicos de prevenção e controle.[3,4] Essas infecções podem causar mortes desnecessárias, aumentar o tempo de hospitalização, aumentar custos relacionados ao tratamento, além de contribuir para a ocorrência de resistência.

Na Figura 9.1, está exemplificado o processo realizado no Instituto de Radiologia (InRad) por meio da ferramenta Sipoc – *Suppliers* (Fornecedores), *Inputs* (Entradas), *Process* (Processo), *Outputs* (Saídas), *Customer* (Clientes).

Figura 9.1 – Mapeamento de Processo

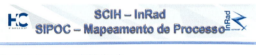

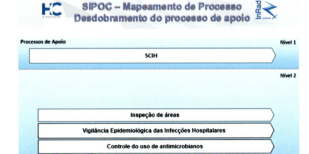

Definições de infecção hospitalar

Desde meados da década de 1990, o termo "infecções hospitalares" foi substituído por "infecções relacionadas à assistência em saúde" (IRAS), sendo essa designação uma ampliação conceitual que incorpora infecções adquiridas e relacionadas à assistência em qualquer ambiente.

As IRAS são definidas como qualquer infecção que ocorra no paciente durante o processo de cuidado em hospital ou outro centro de saúde, como, por exemplo, ambulatório, áreas de radiologia, consultório, *home care*, que não estava presente ou em período de incubação no momento da admissão e que possa ser associada à assistência prestada.[4]

As Infecções do Sítio Cirúrgico (ISC) são infecções relacionadas a procedimentos cirúrgicos, com ou sem colocação de implantes, em pacientes internados e ambulatoriais, sendo classificadas conforme o Quadro 9.1.

Quadro 9.1 – Critérios diagnósticos de ISC

Incisional Superficial ISC – IS	Ocorre nos primeiros 30 dias após a cirurgia e afeta apenas pele e subcutâneo.	Com pelo menos um dos seguintes: 1. Drenagem purulenta da incisão superficial 2. Cultura positiva de secreção ou tecido da incisão superficial, obtido assepticamente (não são considerados resultados de culturas colhidas por *swab*) 3. A incisão superficial é deliberadamente aberta pelo cirurgião na vigência de pelo menos um dos seguintes sinais ou sintomas: dor, aumento da sensibilidade, edema local, hiperemia ou calor, exceto se a cultura for negativa 4. Diagnóstico de infecção superficial pelo médico-assistente

(Continua)

Quadro 9.1 – Critérios diagnósticos de ISC (continuação)

Incisional Profunda ISC – IP	Ocorre nos primeiros 30 ou 90 dias após a cirurgia e afeta tecidos moles profundos à incisão (p.ex., fáscia e/ou músculos)	Com pelo menos um dos seguintes: 1. Drenagem purulenta da incisão profunda, mas não de órgão/cavidade 2. Deiscência parcial ou total da parede abdominal ou abertura da ferida pelo cirurgião, quando o paciente apresentar pelo menos um dos seguintes sinais ou sintomas: temperatura axilar de 37,8°C, febre > 38°C, dor ou aumento da sensibilidade local, exceto se a cultura for negativa 3. Presença de abscesso ou outra evidência que a infecção envolva os planos profundos da ferida, identificada em reoperação, exame clínico, histocitopatológico ou exame de imagem 4. Diagnóstico de infecção incisional profunda pelo médico-assistente
Órgão/Cavidade ISC – OC	Ocorre nos primeiros 30 ou 90 dias após a cirurgia e afeta qualquer órgão ou cavidade que tenha sido aberta ou manipulada durante a cirurgia	Com pelo menos um dos seguintes: 1. Cultura positiva de secreção ou tecido do órgão/cavidade obtido assepticamente 2. Presença de abscesso ou outra evidência de que a infecção envolva os planos profundos da ferida, identificada em reoperação, exame clínico, histocitopatológico ou exame de imagem 3. Diagnóstico de infecção de órgão/cavidade pelo médico-assistente

Medidas básicas para prevenção de infecção

Higiene das mãos

A necessidade de higienização das mãos está intimamente ligada às atividades dos profissionais de saúde dentro de ambientes específicos.

O conceito das "Cinco indicações" engloba as recomendações da OMS para a higienização das mãos. A decisão de abordar a higienização das mãos por meio de conceitos sintéticos, focando em cinco indicações apenas, objetiva facilitar o entendimento dos momentos em que há risco de transmissão de micro-organismos por meio das mãos.

As indicações para a higienização das mãos dependem dos movimentos dos profissionais de saúde entre áreas geográficas distintas (o ambiente de assistência/cuidado e as áreas próximas ao paciente) e as tarefas executadas nessas áreas, como mostra a Figura 9.2.

Figura 9.2 – Área de cuidado da saúde

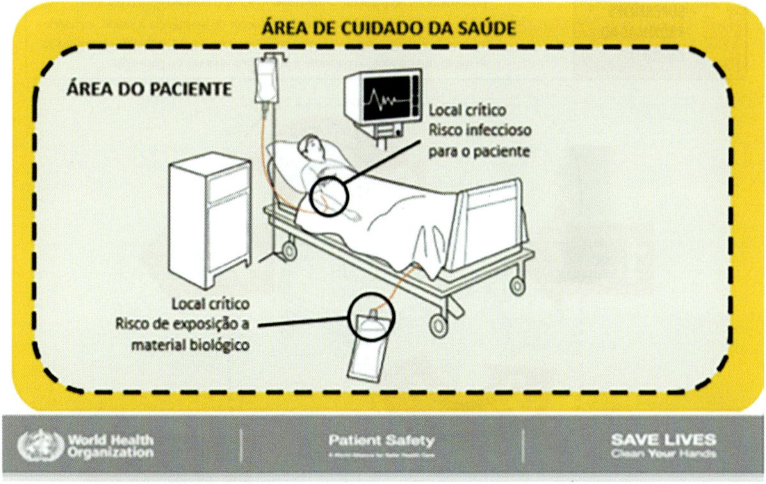

Fonte: WHO. SAVE LIVES: Clean Your Hands.

Os cinco momentos para realização da higiene das mãos estão apresentados na Figura 9.3.

Figura 9.3 – As cinco indicações para realização da higiene das mãos

1	**ANTES DE TOCAR O PACIENTE**	**QUANDO?** Higienize as mãos antes de entrar em contato com o paciente. **POR QUÊ?** Para a proteção do paciente, evitando a transmissão de micro-organismos presentes nas mãos do profissional e que podem causar infecções.
2	**ANTES DE REALIZAR DE PROCEDIMENTO LIMPO/ASSÉPTICO**	**QUANDO?** Higienize as mãos imediatamente antes da realização de qualquer procedimento asséptico. **POR QUÊ?** Para a proteção do paciente, evitando a transmissão de micro-organismos das mãos do profissional para o paciente, incluindo os micro-organismos do próprio paciente.
3	**APÓS RISCO DE EXPOSIÇÃO A FLUIDOS CORPORAIS**	**QUANDO?** Higienize as mãos imediatamente após risco de exposição à fluidos corporais (e após a remoção de luvas). **POR QUÊ?** Para a proteção do profissional e do ambiente de assistência imediatamente próximo ao paciente, evitando a transmissão de micro-organismos do paciente a outros profissionais ou pacientes.
4	**APÓS TOCAR O PACIENTE**	**QUANDO?** Higienize as mãos após contato com o paciente, com as superfícies e objetos próximos a ele e ao sair do ambiente de assistência ao paciente. **POR QUÊ?** Para a proteção do profissional e do ambiente de assistência à saúde, incluindo superfícies e os objetos próximos ao paciente, evitando a transmissão de micro-organismos do próprio paciente.
5	**APÓS TOCAR SUPERFÍCIES PRÓXIMAS AO PACIENTE**	**QUANDO?** Higienize as mãos após tocar qualquer objeto, mobília e outras superfícies nas proximidades do paciente – mesmo sem ter tido contato com o paciente. **POR QUÊ?** Para a proteção do profissional e do ambiente de assistência à saúde, incluindo superfícies e objetos imediatamente próximos ao paciente, evitando a transmissão de micro-organismos do paciente a outros profissionais ou pacientes.

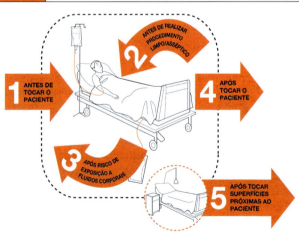

Fonte: Anvisa. 5 Momentos para Higiene das Mãos - Foco no cuidado do paciente com cateter venoso central. [Acesso 2018 Mar 13]. Disponível em: https://www20.anvisa.gov.br/segurancadopaciente/index.php/publicacoes/item/5-momentos-para-higiene-das-maos-foco-no-cuidado-do-paciente-com-cateter-venoso-central?category_id=177.

As mãos devem ser lavadas com água e sabão ou higienizadas com solução alcoólica.

» Produtos alcoólicos: devem ser utilizados rotineiramente quando não houver sujeira visível nas mãos. A sua indicação como produto de escolha para a higiene das mãos se justifica pela fácil disponibilização no ponto de assistência, pelo fato de ser menos prejudicial à pele, mais rápido e mais prático em sua utilização, além da eficácia antimicrobiana. A técnica de higienização das mãos com produtos alcoólicos tem duração de 20 a 30 segundos (Figura 9.4).

» Sabonete líquido: remove a microbiota transitória, tornando as mãos limpas, sendo suficiente para os contatos sociais em geral e para a maioria das atividades práticas nos serviços de saúde. Sua eficácia dependerá da técnica utilizada (Figura 9.4).

Deve-se lavar as mãos com água e sabonete líquido quando estiverem visivelmente sujas, contaminadas por matéria orgânica (sangue ou outros fluidos corporais) ou após usar o banheiro. Outras recomendações são:

» Não usar produtos alcoólicos e sabonetes líquidos concomitantemente, pelo maior risco de desenvolver dermatites.

» Não utilizar unhas artificiais. Manter as unhas curtas e limpas em caso de ter contato direto com pacientes.

Consideramos a higiene de mãos a medida isolada mais simples, mais eficaz e de maior importância na prevenção e no controle da disseminação de infecções.

Apesar de isoladamente ser a maneira mais eficaz para reduzir infecções, é evidente a dificuldade em conseguir a adesão dos profissionais de saúde ao cumprimento dessa medida básica (em torno de 40%, e nos melhores cenários, em torno de 70%) e diversas estratégias para melhorar essa adesão estão sendo estudadas.

Dentro do contexto da Radiologia, deve ser considerada a presença de pias e/ou dispositivos de solução alcoólica para garantir a higiene de mãos no ponto de atendimento ao paciente. O ponto de atendimento é a interseção onde há o paciente, o prestador e o cuidado. Quanto mais perto os produtos de higienização das mãos estiverem localizados do ponto de atendimento, é mais provável que essa ação aconteça.

Figura 9.4 – Técnica de higienização das mãos com água e sabonete líquido (duração: cerca de 40 segundos)

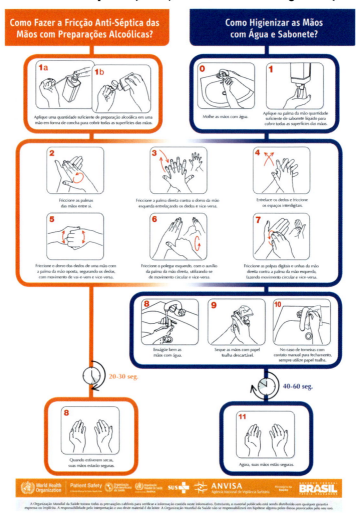

Fonte: Anvisa. Cartaz: Como fazer higiene das mãos com preparação alcoólica e com sabonete líquido e água. [Acesso 2018 Mar 13]. Disponível em: https://www20.anvisa.gov.br/segurancadopaciente/index.php/publicacoes/item/cartaz-como-fazer-higiene-das-maos-com-preparacao-alcoolica-e-com-sabonete-líquido-e-agua.

Precaução padrão e de isolamento

As medidas de precaução padrão e isolamento foram criadas para reduzir o risco de transmissão de micro-organismos nas instituições.

Precaução padrão

São precauções aplicadas ao cuidado de todos os pacientes, independentemente de seu diagnóstico infeccioso, com o objetivo de diminuir a transmissão de micro-organismos. Devem ser colocadas em prática quando se antecipa o contato com sangue, fluidos corpóreos, secreções e excreções, pele não íntegra e membrana mucosa. Os equipamentos de proteção serão utilizados de acordo com a natureza da exposição.

A aplicação das precauções padrão (Figura 9.5) inclui as medidas listadas a seguir:

1. Higiene de mãos.
2. Uso de equipamentos de proteção individual.

Observar os seguintes princípios:

» Quando o contato com paciente envolver sangue e/ou fluidos corpóreos.
» Para proteção contra respingos ou contato com pele não íntegra e mucosa.

Figura 9.5 – Precaução padrão

Precaução Padrão
Devem ser seguidas para TODOS OS PACIENTES, independente da suspeita ou não de infecções.

Higienização das mãos

Luvas e Avental

Óculos e Máscara

Caixa pérfuro-cortante

- **Higienização das mãos:** lave com água e sabonete ou friccione as mãos com álcool a 70% (se as mãos não estiverem visivelmente sujas) antes e após o contato com qualquer paciente, após a remoção das luvas e após o contato com sangue ou secreções.

- Use luvas apenas quando houver risco de contato com sangue, secreções ou membranas mucosas. Calce-as imediatamente antes do contato com o paciente e retire-as logo após o uso, higienizando as mãos em seguida.

- Use óculos, máscara e/ou avental quando houver risco de contato de sangue ou secreções, para proteção da mucosa de olhos, boca, nariz, roupa e superfícies corporais.

- Descarte, em recipientes apropriados, seringas e agulhas, sem desconectá-las ou reencapá-las.

Fonte: Anvisa. Precauções padrão, de contato, para gotículas e para aerossóis. [Acesso 2018 Mar 13]. Disponível em: https://www20.anvisa.gov.br/segurancadopaciente/index.php/publicacoes/category/higienizacao-das-maos/2.

Uso de luvas

- » Utilizar sempre que for antecipado o contato com sangue e líquidos corporais, secreções e excreções, membranas mucosas, pele lesada, artigos/superfícies sujos com material biológico.
- » Utilizar luvas devidamente ajustadas.
- » Trocar as luvas entre procedimentos no mesmo paciente se houver contato com material infectado.
- » Desprezar imediatamente após o uso.

Uso de avental

- » Utilizar como barreira física, quando existir a possibilidade de sujar/contaminar as roupas ou a pele do profissional da saúde com material biológico.
- » Utilizar avental de manga longa.
- » Desprezar imediatamente após o uso, antes de sair do quarto.

Uso de máscara, óculos e protetor facial

- » Utilizar quando houver a possibilidade de ocorrer respingos de material biológico sobre as membranas mucosas da boca e olho, durante a realização de procedimentos no paciente, ou manuseio com artigos/materiais contaminados.
- » Lavar com água e sabão ou desinfetar os óculos com álcool etílico 70% após o uso.

Limpeza de superfícies

- » Realizar limpeza concorrente diária e sempre que houver sujidade visível, incluindo cama e mobiliário do paciente;
- » realizar limpeza terminal quando o paciente for de alta, óbito ou transferência;
- » evitar movimentos bruscos com roupas para evitar disseminação de partículas no ambiente.

Artigos e equipamentos

- » Realizar limpeza seguida de desinfecção ou esterilização entre pacientes ou sempre que sujos ou com mau funcionamento.

Cuidados com material perfurocortante
» Manusear material perfurocortante com extremo cuidado.
» Não reencapar e não dobrar agulha.
» Desprezar o conjunto agulha e seringa sem desconectar.
» Descartar todo material perfurocortante utilizado no cuidado do paciente em recipiente apropriado.
» Manter caixa de perfurocortante sobre suporte.
» Encher a caixa até no máximo 2/3 da capacidade total (linha pontilhada).

Precauções expandidas (precauções adicionais)
Têm base no modo de transmissão das doenças. Para a maioria das doenças, é suficiente a aplicação de um tipo de precaução; porém, para outras, que podem ser transmitidas por várias vias, há necessidade da combinação de dois tipos de precaução. A aplicação de qualquer uma dessas precauções implica no uso associado das precauções padrão.
» Precaução de contato: indicada em situações de suspeita ou confirmação de doenças ou micro-organismos transmitidos por contato direto ou indireto. Exemplos: pacientes com diarreia, infecção ou colonização por micro-organismos multirresistentes e escabiose. Os cuidados para atendimento estão descritos na Figura 9.6.

Figura 9.6 – Precaução de contato

Precaução de Contato

Higienização das mãos   **Avental**   **Luvas**   **Quarto privativo**

- **Indicações:** infecção ou colonização por microrganismo multirresistente, varicela, infecções de pele e tecidos moles com secreções não contidas no curativo, impetigo, herpes zoster disseminado ou em imunossuprimido, etc.

- Use luvas e avental durante toda manipulação do paciente, de cateteres e sondas, do circuito e do equipamento ventilatório e de outras superfícies próximas ao leito. Coloque-os imediatamente antes do contato com o paciente ou as superfícies e retire-os logo após o uso, higienizando as mãos em seguida.

- Quando não houver disponibilidade de quarto privativo, a distância mínima entre dois leitos deve ser de um metro.

- Equipamentos como termômetro, esfigmomanômetro e estetoscópio devem ser de uso exclusivo do paciente.

Fonte: Anvisa. Precauções padrão, de contato, para gotículas e para aerossóis. [Acesso 2018 Mar 13]. Disponível em: https://www20.anvisa.gov.br/segurancadopaciente/index.php/publicacoes/category/higienizacao-das-maos/2.

» Ações relacionados ao transporte do paciente:
- Deve ser limitado: o profissional que transportar o paciente deve utilizar as precauções padrão e realizar desinfecção das superfícies após o uso pelo paciente.
- Prontuário: uma boa prática é proteger o paciente e, ao chegar na área, retirar a proteção, para entregar a pessoa desparamentada.
- Desinfecção de equipamentos (mesas de exames): realizar a limpeza da superfície que paciente e profissionais tiveram contato com álcool a 70%. Na presença de material orgânico, água e sabão antes, ou utilizar quaternário de amônia.

» Precaução gotículas: destina-se para pacientes com suspeita ou confirmação de doenças com transmissão por gotículas, por exemplo, caxumba, meningite meningocócica, difteria e rubéola. A aplicação das precauções respiratórias para gotículas inclui as seguintes medidas (Figura 9.7):
- Quarto privativo.
- Uso obrigatório de máscara cirúrgica para todas as pessoas que entrarem no quarto. A máscara deverá ser desprezada à saída do quarto.
- Evitar o transporte do paciente. Quando necessário, o paciente deverá sair do quarto utilizando máscara cirúrgica.

Figura 9.7 – Precaução para gotículas

Precauções para Gotículas

Higienização das mãos

Máscara Cirúrgica (profissional)

Máscara Cirúrgica (paciente durante o transporte)

Quarto privativo

- **Indicações**: meningites bacterianas, coqueluche, difteria, caxumba, influenza, rubéola, etc.
- Quando não houver disponibilidade de quarto privativo, o paciente pode ser internado com outros infectados pelo mesmo microrganismo. A distância mínima entre dois leitos deve ser de um metro.
- O transporte do paciente deve ser evitado, mas, quando necessário, ele deverá usar máscara cirúrgica durante toda sua permanência fora do quarto.

Fonte: Anvisa. Precauções padrão, de contato, para gotículas e para aerossóis. [Acesso 2018 Mar 13]. Disponível em: https://www20.anvisa.gov.br/segurancadopaciente/index.php/publicacoes/category/higienizacao-das-maos/2.

» **Precaução para aerossóis:** destinam-se às situações de suspeita ou confirmação de doenças transmitidas por aerossóis, por exemplo, tuberculose pulmonar ou laríngea, sarampo, varicela e herpes-zóster disseminado ou em imunossuprimido. A aplicação das precauções para aerossóis inclui as seguintes medidas (Figura 9.8):
  – **Quarto privativo:** obrigatório, com porta fechada. Deverá dispor de sistema de ventilação com pressão negativa e 6 trocas de ar por hora. A exaustão do ar deve ser feita para ambiente externo (longe de calçadas, janelas que podem ser abertas, pessoas, animais e correntes de ar). Se o ar for recirculado, deverá ser filtrado através de filtro HEPA (*High Efficiency Particulate Arrestance*).
  – **Máscara:** é obrigatório o uso de máscara específica (tipo N95 ou PFF2), com capacidade de filtrar partículas < 0,3 mm de diâmetro, por todo o profissional que prestar assistência a pacientes com suspeita ou confirmação das doenças citadas no item anterior. A máscara deverá ser colocada antes de entrar no quarto e retirada somente após a saída:
    - **Cuidados com a máscara:** a máscara não tem uma vida útil pré-estabelecida e deve ser usada várias vezes pelo mesmo profissional. Descartar quando estiver suja, úmida ou com defeito, por exemplo, com a haste quebrada.

Figura 9.8 – Precaução para aerossóis

Precauções para Aerossóis

Higienização das mãos | Máscara PFF2 (N-95) (profissional) | Máscara Cirúrgica (paciente durante o transporte) | Quarto privativo

- **Precaução padrão:** higienize as mãos antes e após o contato com o paciente, use óculos, máscara cirúrgica e/ou avental quando houver risco de contato de sangue ou secreções, descarte adequadamente os pérfuro-cortantes.

- Mantenha a porta do quarto SEMPRE fechada e coloque a máscara antes de entrar no quarto.

- Quando não houver disponibilidade de quarto privativo, o paciente pode ser internado com outros pacientes com infecção pelo mesmo microrganismo. Pacientes com suspeita de tuberculose resistente ao tratamento não podem dividir o mesmo quarto com outros pacientes com tuberculose.

- O transporte do paciente deve ser evitado, mas quando necessário o paciente deverá usar máscara cirúrgica durante toda sua permanência fora do quarto.

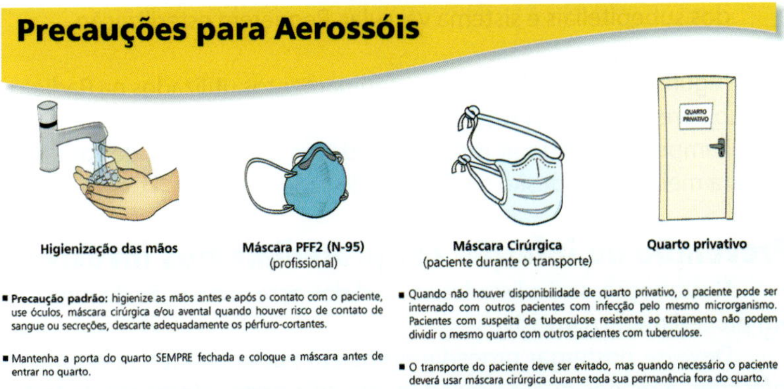

Fonte: Anvisa. Precauções padrão, de contato, para gotículas e para aerossóis. [Acesso 2018 Mar 13]. Disponível em: https://www20.anvisa.gov.br/segurancadopaciente/index.php/publicacoes/category/higienizacao-das-maos/2.

- Transporte do paciente: evitar. Quando necessário, o paciente deverá sair do quarto utilizando máscara cirúrgica. **Atenção**: o paciente não dever ser transportado com máscara N95. Durante o transporte o profissional não precisa utilizar máscara. O encaminhamento destes pacientes deve ser de maneira otimizada de modo ao paciente chegar e ser priorizado em seu atendimento.

Desinfecção de equipamentos

Os materiais e os equipamentos utilizados na assistência ao paciente deverão passar por limpeza seguida de desinfecção ou esterilização, de acordo com a classificação de Spaulding, que classifica os artigos em não críticos, semicríticos e críticos:

» Artigos não críticos: entram em contato apenas com a pele íntegra, por exemplo, termômetros, macas, comadres. Requerem limpeza ou desinfecção de baixo ou médio nível, dependendo de sua finalidade.

» Artigos semicríticos: todos os artigos que entram em contato com a mucosa íntegra ou pele não íntegra, por exemplo, equipamentos respiratórios (*kit* aerossol), aparelhos de endoscopia. Requerem desinfecção de alto nível ou esterilização, para que a qualidade de seu múltiplo uso seja garantida.

» Artigos críticos: artigos ou produtos utilizados em procedimentos invasivos com penetração em pele e em mucosas adjacentes, tecidos subepiteliais e sistema vascular. Requerem esterilização.

Alguns exemplos de artigos e equipamentos utilizados na Radiologia são apresentados na Figura 9.9.

É importante atribuir responsabilidades da execução de cada etapa para melhorar a adesão da limpeza de cada item.

Prevenção de infecção em procedimentos invasivos

Nesta seção, serão listadas as medidas para prevenção de infecção em procedimentos invasivos.

Deve-se postergar procedimentos em pacientes que apresentem infecções, a menos que o procedimento seja parte integrante do tratamento. Tratar qualquer infecção que o paciente manifeste antes do procedimento, exceto se a cirurgia for parte integrante do tratamento.

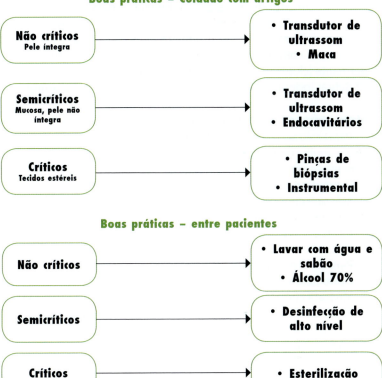

Figura 9.9 – Artigos e equipamentos utilizados na Radiologia

Boas práticas – Cuidado com artigos

- **Não críticos** (Pele íntegra) → Transdutor de ultrassom; Maca
- **Semicríticos** (Mucosa, pele não íntegra) → Transdutor de ultrassom; Endocavitários
- **Críticos** (Tecidos estéreis) → Pinças de biópsias; Instrumental

Boas práticas – entre pacientes

- **Não críticos** → Lavar com água e sabão; Álcool 70%
- **Semicríticos** → Desinfecção de alto nível
- **Críticos** → Esterilização

Preparo da equipe cirúrgica
Antissepsia cirúrgica das mãos

Define-se como antissepsia das mãos o procedimento que tem como objetivo eliminar a microbiota transitória da pele e reduzir a microbiota residente na pele do profissional, com o objetivo de evitar a contaminação do sítio cirúrgico durante o procedimento. Os agentes antissépticos de eficácia comprovada e mais utilizados para realizar a antissepsia das mãos em cirurgia são a clorexidina, a iodopovidona (PVPI) e o álcool.

Recomenda-se escovação cirúrgica de 3 a 5 minutos, para o primeiro procedimento do dia, e de 2 a 3 minutos, para as cirurgias subsequentes, se realizadas em até 1 hora após a primeira escovação. Utiliza-se água de torneira, escova estéril impregnada com degermante ou escova estéril com fibras sintéticas ou de origem animal, antisséptico degermante (clorexidina 2%) e compressa estéril.

Retirar todos os adornos das mãos antes da escovação cirúrgica.

Paramentação da equipe cirúrgica

Para realização de todos os procedimentos, exceto punção aspirativa com agulha fina (PAAF) em nódulo da tireoide e biópsia de próstata, recomendamos paramentação completa do profissional com:
- » Gorro descartável que cubra todo o cabelo.
- » MÁscara cirúrgica cobrindo totalmente boca, nariz e pelos da face.
- » Avental estéril de manga longa.
- » Luvas estéreis.

Para PAAF e biópsia de próstata:
- » Gorro descartável que cubra todo o cabelo.
- » MÁscara cirúrgica cobrindo totalmente boca, nariz e pelos da face.
- » Recomenda-se a utilização de sapatos fechados e limpos.

Preparo do paciente

Define-se como preparo do paciente o procedimento que tem como objetivo eliminar a microbiota transitória da pele e reduzir a microbiota residente na pele do paciente, com objetivo de evitar a contaminação do sítio cirúrgico durante o procedimento.

Recomendamos a realização de degermação do local próximo da incisão e/ou punção antes de aplicar solução antisséptica; realizar antissepsia no campo operatório no sentido centrífugo circular (do centro para a periferia) e suficientemente ampla para abranger possíveis extensões da incisão, novas incisões ou locais de inserções de drenos, com soluções alcoólicas de PVPI ou clorexidina.

Não há restrição quanto ao uso sequencial de PVPI e clorexidina.

Gel de ultrassom

O gel de transmissão de ultrassom tem um papel potencial como veículo para propagação de infecções.

No InRad, adotamos as boas práticas do Quadro 9.2.

Quadro 9.2 – Boas práticas na utilização de gel contato

Uso de gel estéril	Gel não estéril
• Procedimentos invasivos • Neonatos • Procedimentos que envolvam sítios estéreis ou pele não íntegra • Mucosa íntegra • Pacientes em terapia imunossupressora ou em imunodeprimidos • Nas incisões cirúrgicas (nas primeiras 48 horas de pós-operatório)	• Uso único • Preferencialmente, dispensar o gel sem uso após um mês aberto • Para pacientes em isolamento de contato, usar gel de uso único ou manter recipiente exclusivo e descartar após

Circulação de pessoal

» Manter as portas das salas fechadas durante o procedimento.
» Limitar o número de pessoas na sala operatória, manter o número de pessoas necessário para atender o paciente e realizar o procedimento.
» Evitar abrir e fechar a porta da sala desnecessariamente.

Antibioticoprofilaxia

A profilaxia antibiótica é uma medida fundamental na prevenção das infecções de sítio cirúrgico, com diversos estudos corroborando sua eficácia. Essa estratégia tem como objetivo a redução do risco de infecção em sítio cirúrgico, não sendo idealizada para prevenir outras infecções pós-cirúrgicas, como pneumonia ou de trato urinário.

Considera-se que o momento principal da contaminação da ferida operatória é durante o ato operatório. Assim, deve haver um nível sérico e tecidual adequado do momento da incisão até o final do ato operatório, sendo fundamental administrar o antimicrobiano até 60 minutos antes da incisão e realizar doses adicionais caso a cirurgia se prolongue. Deve-se assegurar o uso de dose adequada para o peso do paciente, com atenção especial para pacientes obesos.

Na maioria das indicações, utiliza-se cefalosporinas de primeira geração (cefazolina). Evita-se o uso profilático de fármacos importantes para a terapêutica.

Não há benefício em prolongar a profilaxia além de 24 horas, assim, o uso da antibioticoprofilaxia no pós-operatório deve ser desencorajado, pois além de não haver benefício adicional, há aumento de reações adversas, como alergia, diarreia, colite por *Clostridium difficile*.

O protocolo de antibioticoprofilaxia utilizado no InRad foi desenvolvido a partir de revisão de literatura e de reuniões com radiologistas e infectologistas, sendo atualizado constantemente (Quadro 9.3).

Quadro 9.3 – Radiologia intervencionista: procedimentos e profilaxia antimicrobiana

Horário de administração: administrar a dose intravenosa (IV) dentro de 1 hora antes do início do procedimento, com exceção de vancomicina e ciprofloxacina que devem ser infundidas 2 horas antes da incisão.

Procedimentos: Vasculares	Profilaxia antimicrobiana
Angiografia diagnóstica, angioplastia e trombólise	Não recomendada
Angioplastia com *stent*	Não recomendada rotineiramente. Indicações: reintervenção em até 7 dias, cateterização arterial prolongada, perspectiva de duração longa do procedimento: cefazolina 2 g, IV

(Continua)

Quadro 9.3 – Radiologia intervencionista: procedimentos e profilaxia antimicrobiana (continuação)

Procedimentos: Vasculares	Profilaxia antimicrobiana
Colocação de endopróteses de aorta e endopróteses periféricas	Cefazolina 2 g, IV Alternativa: vancomicina 1 g ou clindamicina 600 mg
Colocação de filtro de veia cava inferior	Não recomendada
Embolização das artérias uterinas (tratamento de miomatose)	Ceftriaxona 2 g, IV Alternativa: vancomicina 1g ou clindamicina 600 mg
Embolização percutânea da veia porta	Não recomendada rotineiramente Indicada se manipulação prévia de via biliar: ceftriaxona 2 g, IV Alternativa: clindamicina 600 mg + amicacina 500 mg
Passagem de cateter venoso central	Não recomendada
Tratamento de lesões hemorrágicas	Não recomendada
Tratamento de malformações arteriovenosas	Não recomendada

Outros	
Biópsia percutânea	Não recomendada, exceto se via transretal
Drenagem de vias biliares	Ceftriaxona 2 g, IV Alternativa: ampicilina 2 g, IV + amicacina 500 mg, IV

(Continua)

Quadro 9.3 – Radiologia intervencionista: procedimentos e profilaxia antimicrobiana (continuação)

Procedimentos: Outros	Profilaxia antimicrobiana
Drenagem percutânea de abscesso	Nesta situação não se trata de profilaxia e sim tratamento
Nefrostomia/ gastrojejunostomia percutânea	Cefazolina 2 g, IV
Nefrostomia percutânea, cateterização ureteral	Cefazolina 2 g, IV, ou ceftriaxona 2 g, IV Alternativa: vancomicina 1 g ou clindamicina 600 mg + amicacina 500 mg
TIPS	Ceftriaxona 2 g, IV Alternativa: vancomicina 1 g ou clindamicina 600 mg + amicacina 500 mg
Quimioembolização/ radioablação de lesões hepáticas	• Pacientes sem manipulação prévia de vias biliares: não indicada • Pacientes com manipulação prévia de vias biliares (anastomoses bileodigestivas, *stent*, papilotomia etc.): realizar antibioticoterapia preemptiva: piperacilina-tazobactam 4,5 g, IV, em 30 minutos na indução anestésica, seguido de ciprofloxacino 500 mg, 12/12h + metronidazol 500 mg, VO, 8/8h ou amoxacilina/clavunato 500 mg, VO, 8/8h, por 10 dias

(Continua)

Quadro 9.3 – Radiologia intervencionista: procedimentos e profilaxia antimicrobiana (continuação)

Procedimentos: Outros	Profilaxia antimicrobiana
Quimioembolização/ radioablação de lesões renais	Idealmente, realizar urocultura pré-procedimento para orientar esquema de antibioticoterapia Ceftriaxona 2 g, IV Alternativas: clindamicina 600 mg + amicacina 500 mg ou (piperacilina-tazobactam 4,5 g, IV, em 30 minutos na indução
Radioablação pulmonar	Poucos dados na literatura. Não indicada antibioticoprofilaxia
Ressecção de osteoma osteoide	Cefazolina 2 g, IV

Referências

1. Masson-Roy S, Saito H, Pittet D. The WHO 2018 hand hygiene campaign: make a difference, prevent sepsis in health care. Am J Respir Crit Care Med. 2018 Mar 6. doi: 10.1164/rccm.201802-0362ED. [Epub ahead of print]

2. Tartari E, Abbas M, Pires D, de Kraker MEA, Pittet D. World Health Organization SAVE LIVES: Clean Your Hands global campaign-"Fight antibiotic resistance-it's in your hands". Clin Microbiol Infect. 2017 Sep;23(9):596-598.

3. Núñez-Núñez M, Navarro MD, Palomo V, Rajendran NB, Del Toro MD, Voss A et al.; EPI-Net, Combacte-Magnet and EUCIC Group for SUSPIRE. The methodology of surveillance for antimicrobial resistance and healthcare-associated infections in Europe (SUSPIRE): a systematic review of publicly available information. Clin Microbiol Infect. 2018 Feb;24(2):105-109.

4. World Health Organization 2016. Global guidelines for the prevention of surgical site infection. [Acesso 2018 Mar 13]. Disponível em: http://apps.who.int/iris/bitstream/10665/250680/1/9789241549882-eng.pdf?ua=1.

Referências consultadas

Anderson DJ, Podgorny K, Berríos-Torres SI, Bratzler DW, Dellinger EP, Greene L et al. Strategies to prevent surgical site infections in acute care hospitals: 2014 update. Infect Control Hosp Epidemiol. 2014;35(Suppl 2):S66-88.

Berríos-Torres SI, Umscheid CA, Bratzler DW, Leas B, Stone EC, Kelz RR et al.; Healthcare Infection Control Practices Advisory Committee. Centers for Disease Control and Prevention guideline for the prevention of surgical site infection, 2017. JAMA Surg. 2017;152(8):784-91.

Lima ALLM, Cunha AKB, Santos ELB, Souza IAG, Bronzatti JAG, Salles MJC et al. Medidas de prevenção de infecção cirúrgica. In: Anvisa (ed). Manual de segurança do paciente. Medidas de Prevenção de Infecção Relacionada à Assistência à Saúde. Brasília: Anvisa; 2013. p.67-86. [Acesso 2016 out 10]. Disponível em: http://www20.anvisa.gov.br/segurancadopaciente/images/documentos/livros/Livro4-MedidasPrevencaoIRASaude.pdf.

Oliveira MS, Levin AS, Dias MBG, Perdigão LV (org). Guia de utilização de anti-infecciosos e recomendações para a prevenção de infecções relacionadas à assistência à saúde. 7.ed. São Paulo: Hospital das Clínicas; 2017.

Ryan JM, Ryan BM, Smith T. Antibiotic prophylaxis in interventional radiology. J Vasc Interv Radiol. 2004;15(6):547-56.

Venkatesan AM, Kundu S, Sacks D, Wallace MJ, Wojak JC, Rose SC et al.; Society of Interventional Radiology Standards of Practice Committee. Practice guidelines for adult antibiotic prophylaxis during vascular and interventional radiology procedures. Written by the Standards of Practice Committee for the Society of Interventional Radiology and Endorsed by the Cardiovascular Interventional Radiological Society of Europe and Canadian Interventional Radiology Association [corrected]. J Vasc Interv Radiol. 2010;21(11):1611-30.

Won S, Wong ES. Surgical site infections. In: Mayhall CG (ed). Hospital epidemiology and infection control. 4.ed. Alphen aan den Rijn: Wolters Kluwer; 2011.

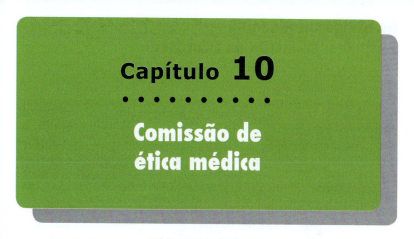

Capítulo 10
Comissão de ética médica

Andréa Lúcia Nazário Villares

Da criação

A fundamentação legal para o estabelecimento das Comissões de Ética Médica (CEMs) dos estabelecimentos de saúde foi trazida pela Resolução CFM n. 1.657/2002 (publicada no *DOU* de 20 de dezembro de 2002, Seção I, p. 421-422, com a retificação publicada no *DOU* de 6 junho 2003, p. 73) e alterada posteriormente pela Resolução CFM n. 1.812/2007. A referida Resolução estabeleceu normas de organização, funcionamento, eleição e competências das Comissões de Ética Médica dos estabelecimentos de saúde.

Com a revisão do Código de Ética Médica e de outros dispositivos dos Conselhos de Medicina, foi necessário rever a Resolução CFM n. 1.657/2002, por meio de resolução atualizada e aprovada pela plenária do Conselho Federal de Medicina (CFM), sendo editada a Resolução CFM n. 2.152/2016 (publicada no *DOU* de 10 de novembro de 2016, Seção I, p. 566) que revogou a Resolução CFM n. 1.657/2002 e todas as disposições em contrário.

Da obrigatoriedade de instituir a Comissão de Ética Médica

Todos os estabelecimentos de assistência à saúde e outras pessoas jurídicas, sob cuja égide se exerça a Medicina, em todo o território nacional, devem ter uma Comissão de Ética Médica (CEM), devidamente registrada nos Conselhos Regionais de Medicina, formada por médicos eleitos, integrantes do corpo clínico.

As Comissões de Ética Médica são órgãos de apoio aos trabalhos dos Conselhos Regionais de Medicina dentro das instituições de assistência à saúde, dispondo de funções investigatórias, educativas e fiscalizadoras do desempenho ético da medicina.

As Comissões de Ética Médica devem ter autonomia em relação à atividade administrativa e diretiva da instituição onde atua, cabendo ao diretor técnico prover as condições de seu funcionamento, tempo suficiente e materialidade necessárias ao desenvolvimento dos trabalhos. Importante ressaltar que os atos da Comissão de Ética Médica são restritos ao corpo clínico da instituição a qual está vinculado o seu registro.

As Comissões de Ética Médica serão instaladas nas instituições mediante aos seguintes critérios de proporcionalidade:

» Nas instituições com até 30 médicos não haverá a obrigatoriedade de constituição de Comissão de Ética Médica, cabendo ao diretor clínico, se houver, ou ao diretor técnico encaminhar as demandas éticas ao Conselho Regional de Medicina.
» Nas instituições que tenham de 31 (trinta e um) a 999 (novecentos e noventa e nove) médicos, a Comissão de Ética Médica deverá ser composta por no mínimo 3 (três) membros efetivos e igual número de suplentes.
» Nas instituições que tenham um número igual ou superior a 1.000 (mil) médicos, a Comissão de Ética deverá ser composta por, no mínimo, 5 (cinco) membros efetivos e igual número de suplentes.

Da competência das Comissões de Ética Médica

Compete às Comissões de Ética Médica, no âmbito da instituição a que se encontra vinculada:

» Fiscalizar o exercício da atividade médica, atentando para que as condições de trabalho do médico, bem como sua liberdade, inicia-

tiva e qualidade do atendimento oferecido aos pacientes, estejam de acordo com os preceitos éticos e legais que norteiam a profissão.
- » Instaurar procedimentos preliminares internos mediante denúncia formal ou de ofício.
- » Colaborar com o Conselho Regional de Medicina na tarefa de educar, discutir, divulgar e orientar os profissionais sobre temas relativos à ética médica.
- » Atuar preventivamente, conscientizando o corpo clínico da instituição onde funciona quanto às normas legais que disciplinam o seu comportamento ético.
- » Orientar o paciente da instituição de saúde sobre questões referentes à Ética Médica.
- » Atuar efetivamente no combate ao exercício ilegal da medicina.
- » Promover debates sobre temas da ética médica, inserindo-os na atividade regular do corpo clínico da instituição de saúde.

Funções das Comissões de Ética Médica

Controle de qualidade

Cabe às CEMs o dever de atuar como controle de qualidade das condições de trabalho e prestação de assistência médica na instituição na qual atuam, supervisionando, orientando e fiscalizando, em sua área de atuação, o exercício da atividade médica.

Ação fiscalizadora

Comunicar ao Conselho Regional de Medicina do Estado de São Paulo (Cremesp) quaisquer indícios de infração à lei ou dispositivo éticos vigentes e garantir que as condições de trabalho do médico respeitem os preceitos legais. Cabendo ainda o dever de preservar a liberdade de iniciativa do médico e a qualidade do atendimento oferecido aos pacientes.

Ação fiscalizadora/opinativa

Atentar ao exercício ilegal da profissão, denunciando o fato ao Cremesp e à justiça comum, bem como comunicar práticas médicas desnecessárias e atos médicos ilícitos.

Entre as ações opinativas, por exemplo, está previsto no Artigo 29 § 5º do Decreto n. 9.175, de 18 de Outubro de 2017 (que regulamenta a Lei n. 9.434, de 4 de fevereiro de 1997 e trata da disposição de órgãos, tecidos, células e partes do corpo humano para fins de transplante e tratamento), que o Comitê de Bioética ou a Comissão de Ética do hospital, onde se realizará a retirada e o transplante ou o enxerto, emitirá parecer sobre os casos de doação entre não consanguíneos, exceto cônjuges e companheiros, reconhecidos nos termos da lei civil.

Ação educativa (objetiva)

Colaborar com o Cremesp e com o Conselho Federal de Medicina (CFM) na discussão, divulgação e orientação de temas referentes à ética médica; atuar preventivamente, conscientizando o corpo clínico da instituição onde funciona quanto às normas que lhe disciplinam, e orientar o público usuário da instituição de saúde onde exercer suas atividades sobre questões referentes à ética médica.

Ação educativa

Realizar reuniões periódicas com os principais serviços ou clínicas, a fim de responder às dúvidas; ouvir queixas genéricas propor resoluções administrativas que proporcionem melhor comportamento ético etc.

Promover reuniões periódicas com todas as comissões como Residência Médica, Comissão de Controle de Infecção Hospitalar (CCIH), Comissão de Revisão de Prontuários, Comissão de Óbitos etc.

Ação sindicante

» Instaurar e instruir Sindicância.
» Formular relatório circunstanciado acerca do problema.
» Encaminhar o relatório ao Cremesp, que será responsável pela continuidade da sindicância, a ser chamada de "expediente".

Os médicos envolvidos nos fatos a serem apurados, convocados nas apurações internas que deliberadamente se recusarem a prestar esclarecimentos à Comissão de Ética Médica, ficarão sujeitos a procedimento administrativo no âmbito do respectivo Conselho Regional de Medicina, conforme preconiza o Artigo 17 do Código de Ética Médica.

Comissão de Ética Médica (CEM) do Hospital das Clínicas da Faculdade de Medicina da Universidade de São Paulo (HCFMUSP)

A CEM representa o Conselho Regional de Medicina do Estado de São Paulo (Cremesp) no HCFMUSP, opinando, educando e fiscalizando o desempenho ético da Medicina na Instituição. A CEM é autônoma, não mantendo qualquer vínculo ou subordinação à Direção Clínica do estabelecimento. Não obstante, é o seu Diretor Clínico quem deve garantir as condições estruturais de trabalho da CEM. Essa Comissão é constituída por 16 (dezesseis) membros eleitos a cada 30 (trinta) meses pelo conjunto de médicos da Instituição. Entre as suas competências, a CEM supervisiona, orienta e fiscaliza o exercício da atividade médica, atentando para que as condições de trabalho do médico, bem como sua liberdade, iniciativa e a qualidade do atendimento oferecido aos pacientes, respeitem os preceitos éticos e legais. Além disso, é competência da Comissão de Ética Médica instaurar sindicâncias, fornecer subsídios à Direção do Hospital das Clínicas visando a melhoria das condições de trabalho e da assistência médica, discutir, divulgar e orientar sobre temas relativos à Ética Médica aos médicos e usuários da Instituição.

Referências consultadas

Biblioteca Virtual Bioética. [Acesso 2018 Mar 9]. Disponível em: www.bvsms.saude.gov.br.

Bioética da UnB. [homepage]. [Acesso 2018 Mar 9]. Disponível em: www.bioetica.catedraunesco.unb.br.

Bioética e Ética na Ciência. [Acesso 2018 Mar 9]. Disponível em: www.ufrgs.br/bioetica.

Centro de Bioética do Cremesp. [homepage]. [Acesso 2018 Mar 9]. Disponível em: www.bioetica.org.br.

Comissão de Ética Médica do Hospital das Clínicas da Faculdade de Medicina da Universidade de São Paulo (CEM-HCFMUSP). Quem somos. [Acesso 2018 Mar 9]. Disponível em: http://www.hc.fm.usp.br/dc/cem/.

Conselho Federal de Medicina (CFM). [homepage]. [Acesso 2018 Mar 9]. Disponível em: http://portal.cfm.org.br/.

Conselho Federal de Medicina (CFM). Portal Médico. [Acesso 2018 Mar 9]. Disponível em: www.portalmedico.org.br.

Conselho Federal de Medicina (CFM). Resolução CFM n. 1.617, de 16 de maio de 2001. Código de Processo Ético-Profissional. D.O.U., 16 de julho de 2001, Seção 1, p. 21-2.

Conselho Federal de Medicina (CFM). Resolução CFM n. 2.152/2016. Estabelece normas de organização, funcionamento, eleição e competências das Comissões de Ética Médica dos estabelecimentos de saúde. D.O.U., 10 de novembro de 2016, Seção I, p. 566.

Conselho Regional de Medicina do Estado de São Paulo (Cremesp). [homepage]. [Acesso 2018 Mar 9]. Disponível em: www.cremesp.com.br.

http://www.portaldabioetica.com.br/legislacao.html.

Revista Bioética. [Acesso 2018 Mar 9]. Disponível em: www.revistabioetica.cfm.org.br.

Sociedade Brasileira de Bioética. [homepage]. [Acesso 2018 Mar 9]. Disponível em: www.sbbioetica.org.br.

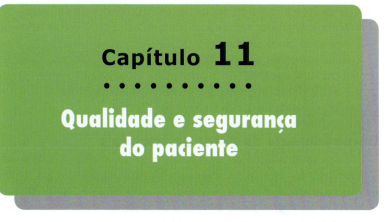

Luciana Paula de Souza Martins

Introdução

A segurança do paciente é imprescindível para a garantia da qualidade da assistência à saúde. Segundo a Organização Mundial de Saúde (OMS), segurança do paciente é traduzida como: redução, a um mínimo aceitável, do risco de dano desnecessário associado ao cuidado de saúde.[1]

O movimento global em busca de segurança e qualidade nos serviços de saúde tem sido significativo para a geração da cultura de segurança do paciente.

A complexidade da assistência decorrente da geração de novos procedimentos e a inserção de novas tecnologias de imagem têm trazido cada vez mais a necessidade de aprimoramento dos cuidados, bem como novos riscos assistenciais decorrentes dessas novas tecnologias.

A OMS estabelece seis metas internacionais de segurança do paciente, visando à promoção de melhorias na assistência ao paciente:
» Meta 1: Identificar corretamente o paciente.

- » Meta 2: Melhorar a comunicação entre profissionais de Saúde.
- » Meta 3: Melhorar a segurança na prescrição, no uso e na administração de medicamentos.
- » Meta 4: Realizar cirurgias seguras em sítio cirúrgico, procedimento e paciente corretos.
- » Meta 5: Higienizar as mãos para evitar infecções.
- » Meta 6: Riscos de queda e úlcera por pressão.

Gerenciamento de riscos assistenciais

É um sistema capaz de identificar, investigar, analisar e corrigir inadequações, a fim de minimizar ou eliminar riscos às pessoas (pacientes, familiares, acompanhantes, colaboradores e terceiros), ao ambiente e ao patrimônio da Instituição. O processo de investigação do risco (Figura 11.1) deve ter base em algumas considerações que lhe permitam:

- » Identificar a gravidade do risco.
- » Determinar o tipo de investigação.
- » Metodologia de análise do risco.[2]

Risco é a possibilidade de ocorrer perdas ou falhas causadas por processo interno, pessoas e/ou sistemas, e define a necessidade de estabelecer uma política de gerenciamento do risco, que consiste em uma declaração estruturada sobre a definição de quatro elementos da ocorrência do risco: fonte, eventos, causa e consequência (Quadro 11.1).[2]

Figura 11.1 – Ciclo de gestão de risco

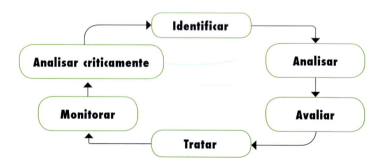

Fonte: Adaptada de ABNT, 2009.[2]

Quadro 11.1 – Gestão de risco: termos e definições[2,3]

Termos	Definições
Dano	É qualquer prejuízo físico causado à estrutura ou à função do corpo incluindo: doença, ferimento, sofrimento, incapacidade e morte. O dano associado à assistência à saúde ocorre a partir de um plano e/ou ação realizada durante o processo de assistência em saúde não relacionado à doença ou ao ferimento prévio
Falha	É uma deficiência que pode ocorrer dentro dos métodos operacionais de um processo ou infraestrutura de uma organização
Erro	É uma falha em realizar uma ação de maneira não intencional, manifestada por falha no planejamento e/ou execução (fazer a coisa errada; ação ou falhar em executar uma ação). Por exemplo, omitir uma das fases do procedimento/processo
Evento	Algo que acontece ou envolve um paciente e que pode ser classificado quanto ao tipo, gravidade e criticidade. Tipos de eventos: • *Near miss*: é um incidente de quase erro, mas que não alcançou o paciente, pois teve barreiras atuando ou por acaso • Adverso: é qualquer incidente ou efeito não desejado decorrente do uso de produtos sob vigilância sanitária. Por exemplo, medicamentos na pós-comercialização que podem ou não causar danos ao paciente • Sentinela: é um incidente inesperado que envolve dano, risco físico, risco psicológico grave e/ou morte do paciente. Esse evento sinaliza a necessidade de investigação e resposta imediata, de acordo com a dimensão, urgência de resolução e gravidade do risco e que funcionará como um alerta institucional

(Continua)

Quadro 11.1 – Gestão de risco: termos e definições[2,3] (continuação)

Termos	Definições
Reação adversa	É um dano inesperado resultante de uma ação em que o processo correto foi seguido, mas algum evento inesperado ocorreu
Incidente	É um evento ou circunstância que poderia resultar, ou resultou, em um dano desnecessário ao paciente
Não conformidade	É qualquer desvio dentro de um processo que coloca em risco o cliente (interno e/ou externo) de uma instituição. A não conformidade de um processo está relacionada a um erro ou falha que gerou um resultado insatisfatório, um produto com defeito ou um serviço prestado com atraso

Notificação de eventos

Notificação é o registro de uma suspeita ou confirmação de uma falha no processo, comprometendo, assim, a coerência e o funcionamento do sistema. É qualquer fato que se apresenta não conforme ao esperado. São avisos de necessidade de correções e/ou oportunidades de melhorias.

Segundo a OMS, o intuito do registro da notificação é analisar e investigar o incidente e, a partir disso, implementar ações de melhorias, com o objetivo de eliminar futuras ocorrências e geração de aprendizado.[7]

O registro da notificação pode ser:
» Notificação de evento adverso (EA) e queixa técnica (QT) para os eventos sentinelas.
» Notificação de eventos/incidentes relacionados aos processos assistenciais, ocupacionais, institucionais.

Fluxo de notificação interna

Qualquer profissional poderá realizar o registro de um evento, por meio do Sistema de Notificação (Notifica HC – Figura 11.2), na página da intranet do InRad.

Figura 11.2 – Notifica HC

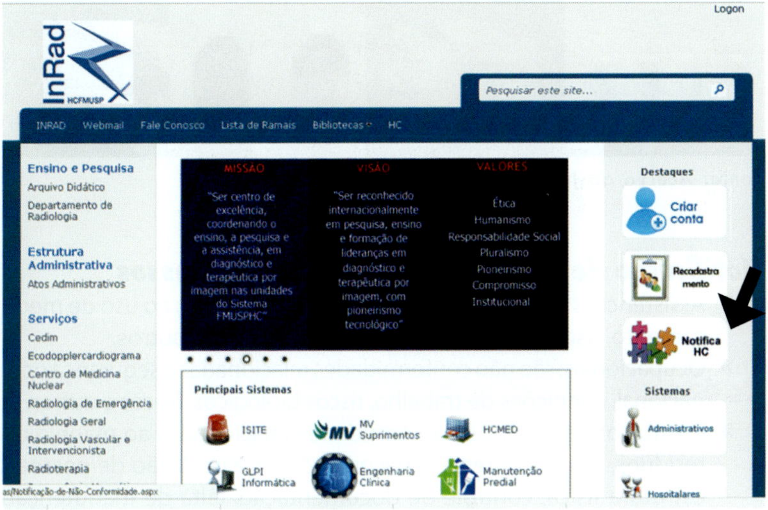

Notificação de evento adverso e queixa técnica – Sentinela

» Evento adverso (EA): é qualquer efeito não desejado em humanos, decorrente do uso de produtos sob vigilância sanitária. São efeitos adversos relacionados a medicamentos na pós-comercialização, que podem ou não causar danos ao paciente. Por exemplo: reação alérgica ao contraste radiológico, reação à dipirona, reação ao buscopan, reações alérgicas a sangue e hemoderivados, reações alérgicas a produtos saneantes etc.

» Queixa técnica (QT): é qualquer suspeita de alteração ou irregularidade de um produto ou empresa relacionada aos aspectos técnicos ou legais, que poderá ou não causar dano à saúde individual e coletiva. São eventos adversos associados ao uso de equipamentos, artigos médicos, próteses e *kits* laboratoriais na fase de pós-comercialização. Por exemplo: seringa com defeito, luvas rasgadas, frasco de medicamento sem número de lote etc. (Figura 11.3).

Figura 11.3 – Exemplos de queixas técnicas

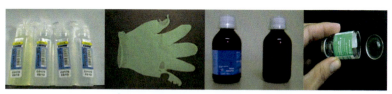

Fonte: Acervo do Núcleo de Gestão de Riscos do HC.

Notificação de não conformidades de processos

» Assistenciais: são não conformidades relacionadas ao uso de medicamento, uso de sondas e dispositivos, quedas e outros.
» Ocupacionais: são não conformidades relacionadas à segurança ocupacional, condições de trabalho, riscos biológicos, físicos e outros.
» Institucionais: são não conformidades relacionadas ao manejo de resíduos, fornecedores e serviços terceiros, circulação de pessoas, estrutura física, controle de documentação, falta de manutenção preventiva ou corretiva, sistema de informação.

Referências

1. World Health Organization (WHO).. World Alliance for Patient Safety: forward programme. Geneva: WHO; 2005.

2. Associação Brasileira de Normas Técnicas (ABNT). ABNT NBR ISO 31.000: Gestão de riscos – Princípios e diretrizes. Rio de Janeiro: ABNT; 2009.

3. Organização Nacional de Acreditação (ONA). Manual Brasileiro de Acreditação: Organizações Prestadoras de Serviços de Saúde. São Paulo: ONA; 2014.

Referência consultada

Manual das organizações prestadoras de serviços de saúde. NR 8. Brasília. Organização Nacional de Acreditação. São Paulo, 2014.

Parte 6

Cursos e congressos nacionais e internacionais

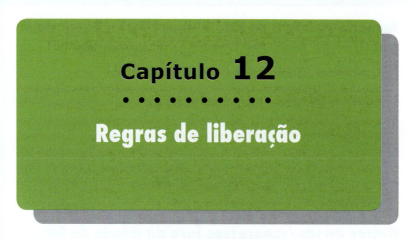

Capítulo 12

Regras de liberação

Regina Lúcia Elia Gomes
Márcio Valente Yamada Sawamura

Os médicos-residentes são incentivados a preparar trabalhos (temas livres e painéis) para cursos e congressos/jornadas da área e a frequentá-los, podendo ser liberados conforme as regras apresentadas neste capítulo.

Congresso Imagine

Bolsas variáveis, a depender da análise do orçamento da Diretoria Executiva. Porém, em geral, os residentes podem ser liberados para esse congresso, exceto os que estiverem na escala de cobertura do pronto-socorro e de consoles, definida pela Preceptoria e pela Coordenação, e os que estiverem de férias.

Jornada Paulista de Radiologia (JPR) e Curso de Atualização Prof. Dr. Feres Secaf, ambos da Sociedade Paulista de Radiologia (SPR)

Os residentes podem ser liberados para esse evento, exceto os que estiverem na escala de cobertura do pronto-socorro e de consoles, definida pela Preceptoria e pela Coordenação, e os que estiverem de férias.

Ocasionalmente, recebemos algumas bolsas da SPR para esses eventos, e, caso sejam disponibilizadas, sua distribuição atenderá o critério de meritocracia pela avaliação da capacidade pelo conceito CHA (Conhecimento, Habilidade e Atitude) e notas dos estágios. Em caso de empate, haverá sorteio.

Outros cursos/congressos fora da cidade de São Paulo, conforme os seguintes procedimentos

1. Os Preceptores fazem uma relação dos interessados em participar de cada evento (que confirmarão seu interesse por meio eletrônico) e, junto com os coordenadores do Programa de Residência Médica, definem previamente a liberação de, no máximo, 1/3 dos residentes de cada ano para cursos ou congressos. O evento escolhido tem de ser aprovado pela Coordenação. A prioridade é definida de acordo com os seguintes critérios:
   - O residente que tiver recebido bolsa para apresentar seu trabalho no evento, desde que a Coordenação esteja de acordo.
   - O residente que tiver sido designado como representante de alguma entidade no evento, desde que a Coordenação esteja de acordo.
   - O residente que tiver seu trabalho aceito para apresentação no evento, desde que a Coordenação esteja de acordo.
   - O residente que ainda não tiver ido ao evento, mesmo que sem trabalho para apresentar, desde que a Coordenação esteja de acordo.
2. Uma vez definida a lista dos nomes dos residentes liberados pela Coordenação e pela Preceptoria, estes deverão se dirigir ao Coordenador do grupo da área em que estará passando na data do evento e no período de trânsito para o evento, conforme a

escala da grade, para que ele confirme sua liberação ou não, de acordo com as prioridades da área.

3. Caso se confirme a liberação, o residente deverá trocar com seus colegas eventuais plantões ou escala de consoles que coincidam com o período de trânsito (ida e volta) e com o período do evento em questão.

4. Quanto ao período de trânsito, o residente deve ficar atento para a marcação da ida e da volta da viagem, sempre em acordo com o Coordenador da área e condizente com suas responsabilidades conforme escala. Em caso de necessidade de abranger dias a mais para o trânsito, o residente também deve pedir liberação para tais dias, caso contrário não poderá antecipar a ida nem prolongar a volta.

5. Um comprovante dos bilhetes aéreos emitidos deve ser apresentado antes do evento para validar o período de trânsito. O certificado de presença no evento deve ser apresentado ao regressar.

Os médicos-residentes que não serão liberados nas situações referidas são os que:

» Estiverem passando pelo estágio do pronto-socorro ou estiverem escalados nos consoles à época do evento e do período de trânsito (só poderão ir mediante autorização do Coordenador da área e mediante a realização das trocas necessárias com os colegas).

» Já tiverem ido anteriormente ao evento, mesmo tendo trabalho para ser apresentado (exceto se o residente for o único autor que irá ao evento e a critério da Coordenação do Programa).

» Tiverem sido reprovados em algum estágio (nota < 7) ou em recuperação.

» Tiverem alguma advertência em qualquer estágio (verbal ou escrita).

» NÃo tiverem cumprido com qualquer uma das determinações do Programa de Residência Médica e ainda estejam em processo de averiguação e análise dos fatos.

As situações que não se enquadrem nas citadas anteriormente serão definidas em conjunto pela Coordenação do Programa com a Preceptoria.

Capítulo 13

Imagine

Maria Cristina Chammas
Eloisa Maria Mello Santiago Gebrim
Claudia da Costa Leite

O Imagine – Encontro de Radiologia e Diagnóstico por Imagem foi idealizado pelo Prof. Giovanni Guido Cerri e teve sua primeira edição em 2002, com intuito inicial de reunir residentes e ex-residentes do Instituto de Radiologia (InRad) do Hospital das Clínicas da Faculdade de Medicina da Universidade de São Paulo (HCFMUSP) e proporcionar um curso de atualização na área de diagnóstico por imagem, abrindo o calendário anual de eventos.

Sua primeira edição foi uma extensão do curso *Leading Edge*, da Thomas Jefferson University, contando com a participação de professores norte-americanos, como Prof. Barry Goldberg, dessa renomada instituição. Apesar do caráter internacional, teve participação restrita ao público interno do Complexo Hospitalar HCFMUSP. Nessa fase ainda não havia sido nomeado como "Imagine". O evento passou a ter esse nome na edição de 2003, após uma eleição entre residentes, assistentes e professores do nosso Instituto. Nessa fase, sua comissão executiva era composta pelo Prof. Giovanni e pelo nosso saudoso Prof. Luiz Karpovas.

O evento é organizado pela comissão do Centro de Estudos Rafael de Barros e pelos coordenadores das equipes médicas e não médicas do próprio InRad, contando sempre com a inestimável ajuda do jornalista Sr. Luiz Carlos Almeida, em sua interface com os parceiros do evento.

O Imagine tem como objetivo fornecer aos médicos da área da imagem diagnóstica informações produzidas a partir da nossa realidade, vivenciadas na rotina do nosso serviço, proporcionando uma programação científica ampla, atual e prática.

Por estar inserido na estrutura do Complexo Hospitalar HCFMUSP, o Imagine se fortaleceu, ano após ano, como um evento de caráter multiprofissional. Passando de um público de 200 participantes, em 2002, para mais de 1.100 participantes nas últimas edições de todos os estados do Brasil.

Desde sua XV edição (de 2017) passou a ser denominado Congresso, e não mais Encontro. Hoje, sua estrutura apresenta mais de 200 palestras e cursos práticos, além de programações satélites. A cada edição, o congresso se renova e incorpora temas atuais.

Além dos médicos que militam na área de Diagnóstico por Imagem, atrai profissionais de outras áreas, valorizando as atividades de Técnicos, Tecnólogos e Biomédicos em Radiologia e Enfermagem em Radiologia, bem como da área de Engenharia Clínica, de Tecnologia da Informação e de Gestão, mostrando ao público o que estamos desenvolvendo nesse universo.

Com o passar do tempo, o evento incorporou em suas edições cursos práticos como "*Workshop* de Intervenção Orientada por Imagem", em que o médico-residente tem a oportunidade de participar ativamente em diversas estações de trabalho, manipulando e realizando procedimentos de biópsia e drenagens guiados por imagem, em "*phantoms*" que simulam situações do dia a dia do intervencionista.

Também foi incorporado o curso de mama BI-RADS, de cunho prático, realizado em estações de trabalho. O curso é coordenado pelo Prof. Nestor de Barros, contando com os profissionais do Centro de Diagnóstico por Imagem da Mama (Cedim).

O Imagine se tornou uma oportunidade para lançar novos talentos, como residentes, preceptores ou assistentes recém-chegados que se destacam no InRad, além de congregarmos várias gerações que tiveram o InRad como ponto de partida para sua especialização profissional.

Atualmente, com seu crescimento, o Imagine já está consagrado como evento que inaugura o calendário da Radiologia e Diagnóstico por Imagem no Brasil.

Figura 13.1 – Imagine 2017

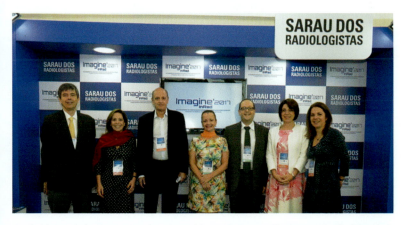

Prof. Manoel de Souza Rocha, Dra. Maria Cristina Chammas, Prof. Giovanni Guido Cerri, Dra. Regina Lúcia Elia Gomes, Prof. Leandro Tavares Lucato, Profa. Cláudia da Costa Leite e Dra. Eloisa Maria Mello Santiago Gebrim.

Parte 7

Atividades extracurriculares

Capítulo 14

Plataforma de Imagem na Sala de Autópsia (Pisa)

Ellison Cardoso

Os métodos de imagem tiveram um grande avanço nas últimas décadas e impulsionaram amplo desenvolvimento da prática clínica. Hoje, tais métodos podem inferir informações até mesmo no nível celular. Entretanto, esse desenvolvimento tecnológico não apenas abriu novas possibilidades de pesquisa, como tornou necessária a validação da *performance* diagnóstica dessas técnicas. Para obter índices de sensibilidade, especificidade e acurácia, faz-se necessário comparar os resultados com métodos "padrão ouro". A correlação entre os dados de microscopia óptica e das imagens radiológicas, por meio da sobreposição por algoritmos de registro, permitirá tais avanços.

Há a necessidade de realização de imagens *post mortem* para que possamos avaliar rapidamente a macroscopia e a histologia. Poucos centros no mundo são capazes de gerar tal conhecimento, pois, apesar de serem de extrema importância, o volume de estudos *post mortem* é baixo nesses centros, já que existem muitas dificuldades na obtenção dos espécimes. Em geral, há estudos de uso específico de métodos de imagem em medicina forense, entretanto, existem pouquíssimas publicações com imagens em autópsias de causa natural.

O complexo Plataforma de Imagem na Sala de Autópsia (Pisa) teve início como projeto, em 2012, com o Prof. Paulo Hilário Saldiva e o Prof. Edson Amaro Júnior. O projeto nasceu dentro da chamada de equipamentos multiusuário da Fundação de Amparo à Pesquisa do Estado de São Paulo (Fapesp) e reuniu os Departamentos de Patologia e Radiologia no Serviço de Verificação de Óbitos da Capital (SVOC), além de atrair subprojetos de todos os Departamentos da Faculdade de Medicina da Universidade de São Paulo (FMUSP). A Pisa foi inaugurado em 2015. O parque conta hoje com uma ressonância de 7 Tesla (Magnetom 7T – Siemens), uma tomografia computadorizada de 16 canais (Siemens) e dois aparelhos portáteis de ultrassonografia.

A proposta do complexo Pisa é gerar esse conhecimento. O SVOC realiza mais de 15 mil autópsias por ano, sendo o maior serviço de autópsias de causas naturais no mundo, o que torna o Pisa o único centro para a realização de tais pesquisas. Além disso, por estar localizado fora do ambiente hospitalar, nas dependências da FMUSP, não há restrições legais ou sanitárias para a realização de pesquisas com animais de médio porte, também visando a correlação histológica.

A direta correlação entre os achados de microscopia e imagem permite uma interessante discussão e um grande aprendizado para os estudantes de graduação e pós-graduação, incluindo residentes de especialidades médicas, não apenas de radiologistas e patologistas, mas também os médicos em geral.

Os médicos-residentes da Radiologia, atualmente, são voluntários de projetos de pesquisa e podem participar das atividades diárias da Pisa, caso tenham interesse. Um estágio formal dos médicos-residentes já foi realizado no início do projeto, e agora se planeja novamente para os próximos anos.

O complexo Pisa agrega diferentes grupos de pesquisas, disponibilizando toda a infraestrutura para a comunidade científica do Brasil e do exterior.

As diretrizes do Pisa se baseiam em quatro núcleos:

1. Núcleo de Pesquisa: centrado na autópsia virtual, necessária para expansão dos resultados da plataforma Pisa, para treinamentos e avaliação de novas técnicas de patologia e imagem.

2. Núcleo de Ensino: visa o oferecimento de cursos práticos e específicos em sua área de atuação, na grade do ensino médico.
3. Núcleo de Sustentabilidade: composto pela base integrada de dados de imagem e lâminas patológicas, pelo controle dos recursos financeiros e materiais e pela *expertise* da equipe.
4. Núcleo de Virtópsia: possibilita estudos de correlação radiopatológica, permitindo a integração das áreas de conhecimento, não somente no nível macroscópico, como também as alterações estruturais microscópicas e imuno-histoquímicas.

A Figura 14.1 mostra a tomografia sem contraste realizada após 14 horas do óbito de homem de 64 anos portador de insuficiência cardíaca com múltiplos infartos cerebrais. Mostra lesões hipodensas na ínsula direita, nos lobos frontais e parietais de aspecto recente e uma lesão occipital direita de aspecto sequelar de homem de 64 anos portador de insuficiência cardíaca com múltiplos infartos cerebrais.

Figura 14.1 – Tomografia sem contraste após óbito

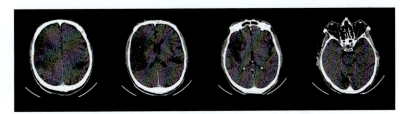

Referências consultadas

Faculdade de Medicina da Universidade de São Paulo (FMUSP). Plataforma de Imagem na Sala de Autópsia (Pisa). [Acesso 2018 Mar 10]. Disponível em: http://www.premium.fm.usp.br/index.php?mpg=11.62.00&lab=Pisa&equipo=59.

Pisa. [homepage]. [Acesso 2018 Mar 10]. Disponível em: http://pisa.hc.fm.usp.br/.

Capítulo 15

Gerenciamento do estresse e meditação

Paula Ricci Arantes
Susan Andrews
Emmanuel Burdmann

Sobrecarga alostática na Radiologia

Nos ambientes onde ocorre atendimento a indivíduos doentes, tanto o hospitalar como o ambulatorial, a carga de estresse frequentemente supera sua resiliência, ou seja, a capacidade de lidar com a demanda sobre os membros da equipe de saúde encarregada do atendimento. Esse estado é denominado de sobrecarga alostática[1-6] e tem sido associado a doenças crônicas não transmissíveis e transtornos psiquiátricos, como depressão, ansiedade/pânico, síndrome do esgotamento (*burnout*), fadiga de compaixão (estresse traumático secundário), alcoolismo, uso de drogas, suicídio, hipertensão e diabetes, bem como diminuição da qualidade de vida.[7-12]

No Hospital das Clínicas da Faculdade de Medicina da Universidade de São Paulo (HCFMUSP), o maior hospital terciário universitário da América Latina, um estudo recente,[8] com mais de 9 mil funcionários, mostrou que a frequência de depressão foi aproximadamente duas vezes maior que a da população brasileira: 8% entre os homens e 14% entre as mulheres, em contraste com 4% na população geral. Além disso, cerca de 46% da amostra apresentava distúrbios do sono.

Cargas agudas de estresse estimulam o sistema nervoso simpático, causando dilatação pupilar, inibição da salivação, aumento da frequência cardíaca, inibição de peristalse, das secreções gastrointestinais e da contração vesical, aumento da glicemia, secreção de epinefrina e norepinefrina, além de ativar o eixo hipotálamo-hipófise-adrenal, provocando liberação de cortisol. Quando ocorre sobrecarga de estresse, esta determina alterações nos padrões de atividade cerebral: redução da atividade do córtex pré-frontal e maior ativação das amígdalas cerebrais, contribuindo para a hiperatividade crônica simpática, com baixo tônus vagal.[9] A via comum é a perpetuação da resposta inflamatória em vários órgãos-alvo, com consequente desenvolvimento de doenças, como coronariopatia, hipertensão arterial, cardiopatia congestiva, resistência à insulina/diabetes tipo 2, nefropatia, obesidade, síndrome metabólica, esteatose, colite ulcerativa, artrite reumatoide, artrites, isquemia cerebral, depressão, ansiedade, dor crônica, doenças degenerativas cerebrais e neoplasias, entre outras.[11,12]

Vários fatores contribuem para a alta carga de estresse a que estão expostos os médicos da Radiologia, como: responsabilidade elevada na determinação do diagnóstico do paciente, necessidade de executar várias tarefas simultaneamente, obrigação constante de flexibilidade mental, tomadas de decisões críticas refreadas pelo sistema. No caso de sistemas públicos de saúde, número insuficiente de recursos humanos e resultante sobrecarga de trabalho, infraestrutura inadequada, desigualdade social e violência.[5-7]

A inovação tecnológica facilita o acesso às informações e dita a urgência na conduta dos pacientes, tornando todos os exames, teoricamente imprescindíveis ao diagnóstico, no menor tempo possível e com a maior acurácia. A pressão por diagnósticos certeiros, e nem sempre possíveis, rouba as poucas horas de sono dos plantões, potencializando angústia.

Essa alta demanda de exames reduz a atenção dispensada aos pacientes, seja durante um exame de ultrassonografia, em que a história é realizada durante a execução do exame, nos intervalos entre as respirações profundas, nos exames de tomografia computadorizada ou ressonância magnética, em que o médico conversa brevemente com o paciente na sala de entrevista para poder orientar o protocolo de exame mais adequado, entre a liberação de um exame e outro no console do equipamento. Lembrando que a orientação do protocolo de aquisição do exame deve ser a mais adequada possível, evitando reconvocações, o que propicia um maior número de pacientes atendidos e encurta a infindável fila de espera para agendamento dos exames.

O sistema de trabalho em plantões prejudica os ciclos e os padrões de sono e reduz o tempo disponível para socialização e diversão.[5] Já a divisão dos plantões é mais um momento de sobrecarga aguda, pois se trata da definição de datas que terão um impacto na convivência social e familiar.

Outras particularidades da atividade profissional em hospitais, especialmente naqueles com características acadêmicas, se somam a essa carga já elevada de estresse. Nos períodos livres de atendimento aos pacientes, é preciso laudar e liberar os exames, separar as imagens relevantes de cada caso para preparar as apresentações para as reuniões do Departamento, os resumos dos trabalhos para os congressos etc.

Em todas as atividades, o destaque é sempre bem-vindo, pois a disputa no mercado de trabalho escasso fica mais árdua a cada ano.

O que fazer para conviver de maneira saudável com todas essas demandas? Em que tempo? Funcionários da área de saúde têm longos turnos de trabalho e, frequentemente, têm mais de um emprego.

Histórico

As atribuições dos residentes de radiologia aumentam proporcionalmente ao número de exames, e estes vêm crescendo com o aumento populacional e a maior disponibilidade tecnológica. No Departamento de Radiologia, as atividades que eram, inicialmente, executadas por poucos residentes/ano, hoje são executadas por 24 residentes/ano.

É necessária a conscientização do tempo da curva de aprendizado profissional. A postura do radiologista amadurece ao longo dos anos diante do médico que solicita o exame, não só para auxiliar quanto à melhor indicação do exame, como também para contribuir com seu ponto de vista quanto ao diagnóstico por imagem do paciente. Os resultados não são imediatos, mas o tempo dispendido, a paciência e o esforço tendem a ser recompensados.

Com o objetivo de prevenir ou atenuar essa complexa e indesejável situação, algumas estratégias para o suporte dos residentes foram concretizadas. Nessa direção, houve a aproximação do Departamento de Radiologia com as técnicas de Medicina Mente-Corpo,[13,14] por meio do curso de Redução do Estresse de Desenvolvimento da Empatia na Medicina (Redemed), administrado pela Dra. Susan Andrews, do Instituto Visão Futuro, em São Paulo, e de sessões subsequentes de práticas mente-corpo. Posteriormente, houve a parceria com o Centro de Medicina Mente-Corpo/Integrativa, do Departamento de Clínica Médica da FMUSP, dada a necessidade comum de outros setores do hospital, para difusão das técnicas de gerenciamento de estresse.

Assim começaram as reuniões para prática de técnicas de resiliência, visando melhorar o controle da resposta ao estresse.

Práticas quinzenais

Os interessados se reúnem quinzenalmente no Auditório 3 do Instituto de Radiologia (InRad), por cerca de uma hora e meia, após o fim das atividades profissionais.

As atividades praticadas foram desenvolvidas pela Dra. Susan Andrews no Instituto Visão Futuro, e já vêm sendo aplicadas em outros ambientes da área de saúde, incluindo estudantes de Medicina e residentes no HCFMUSP, na FMUSP-Ribeirão Preto e na Faculdade de Medicina da Universidade Estadual Paulista (FM-Unesp/Botucatu). Visam obter o máximo de eficiência com o menor uso de tempo dos usuários, o que é particularmente importante para o controle do impacto que a carga de estresse causa em profissionais de saúde sobrecarregados.

No caso de novos participantes, estes se apresentam no início em roda, visando maior proximidade no grupo.

A prática tem início com exercícios de respiração diafragmática e posturas simples de ioga. Depois, evolui para automassagem, relaxamento profundo, visualização tranquilizadora (que promove sensação de segurança) e meditação. O objetivo é a ativação da "resposta de relaxamento",[15] que ativa o sistema nervoso parassimpático, na tentativa de reduzir a hiperatividade crônica das amígdalas cerebrais, do sistema nervoso simpático e do eixo hipotálamo-hipófise-adrenal.

O passo seguinte é uma troca de experiências pessoais na aplicação das técnicas, com comunicação empática entre pares e em grupo. O objetivo tem base na Teoria Polivagal,[16] na qual a conexão interpessoal estimula o tônus da porção ventral do nervo vago. A mobilização do nervo vago ventral e a ativação do sistema parassimpático reduzem a frequência cardíaca e a pressão arterial e aumentam a profundidade das incursões respiratórias. O resultado é a sensação calmante, o relaxamento e a conexão prazerosa.

Na finalização, o estímulo é constante para que os participantes reavaliem sua carga de estresse e/ou ameaças. Essa atividade, que inclui reflexão pessoal e filosófica, também desenvolve o senso de controle, o sentimento de estar no comando da própria vida e o conhecimento de que nós temos capacidade de moldar as nossas circunstâncias e nossa reação a elas. Desenvolve uma mentalidade de crescimento para aceitar os desafios, persistir em face de retrocessos e aprender com o fracasso.[17]

Há interação terapêutica entre os componentes da prática, atuando simultaneamente em múltiplos alvos mentais e físicos, para fornecer terapia mente-corpo sinérgica e integrada.

Incorporação das técnicas no cotidiano do radiologista

As mudanças no cotidiano das pessoas que praticam as técnicas aprendidas nas reuniões são mais evidentes na capacidade de focar a atenção, memória, função executiva, velocidade de processamento e cognição em geral.[18-21] As alterações estruturais cerebrais, que embasam tais mudanças de atitude, estão relacionadas ao tempo de treinamento e à prática frequente. Em praticantes regulares, já foram caracterizados aumento da espessura cortical pré-frontal e maior densidade de substância branca em núcleos específicos do tronco.[20-22]

Outras ferramentas também ajudam o equilíbrio emocional do médico nas atividades diárias:

» O controle respiratório, quando executado no momento de maior tensão, ansiedade ou angústia, em geral traz sensação de bem-estar. Trata-se de uma maneira prática para ativar o nervo vago e frear o sistema nervoso simpático.[17]

» O policiamento constante das respostas emocionais para controlar os impulsos e a hostilidade (reação de lutar ou fugir), assim como inibir pensamentos negativos, aumenta a atividade cortical frontal em relação à da amígdala cerebral[17] e também gera maior confiança em detrimento do medo e da raiva.

» O jogo limpo constitui mais uma ferramenta para embates. Expor diplomaticamente todos os sentimentos e ressentimentos; porém, com respeito, para que, por meio do diálogo, o consenso seja alcançado.

Propagação do equilíbrio e bem-estar para os pacientes

O impacto potencial da difusão dessas técnicas pelo radiologista é grande. Ao perceber que o paciente, que está sob seus cuidados (mesmo momentaneamente), pode se beneficiar de técnicas de gerenciamento de estresse, o radiologista pode dedicar alguns minutos do atendimento para esse conforto ao paciente.

São inúmeras as situações em que o paciente se beneficiaria de uma conduta empática do médico, com dicas de como lidar com o estresse que o próprio exame causa. O medo dos pacientes de realizar um exame apenas pelo desconhecimento, ou até mesmo por expor seu corpo, já traz uma ansiedade, que pode ser minimizada com o contato pessoal de qualidade. A necessidade da imobilidade na maca durante o exame de tomografia computadorizada, em maior grau pelo maior tempo de exame e em um tubo fechado, como no exame de ressonância magnética, determinam por si só reações ansiosas. Procedimentos desconfortáveis, como o transdutor endovaginal ou endorretal da ultrassonografia, o uso de contraste endorretal radiológico ou tomográfico, ainda mais quando associado à insuflação de ar, o uso da bobina endorretal da ressonância magnética, são bastante invasivos e angustiantes. Pacientes que serão submetidos a biópsias guiadas por ultrassonografia ou tomografia computadorizada, e outros procedimentos intervencionistas invasivos, necessitam de atendimento tão direcionado quanto um pré-operatório.

No entanto, exercícios de respiração e relaxamento, quando aplicados antes dos procedimentos, podem minimizar muito o desconforto, não só pelos seus efeitos físicos, mas também por humanizar a relação médico-paciente.

Quando pensamos em termos de saúde pública, o impacto positivo sobre as finanças do hospital é enorme. Pacientes seguros precisam menos de procedimentos sob anestesia,[23] têm menor chance de complicações por movimentação durante procedimentos, entre outras vantagens.

Em suma, estar de bem com a vida é bom para a mente, para o corpo e para o bolso.

Referências

1. Kivimäki M, Nyberg ST, Fransson EI, Heikkilä K, Alfredsson L, Casini A et al. Associations of job strain and lifestyle risk factors with risk of coronary artery disease: a meta-analysis of individual participant data. CMAJ. 2013;185(9):763-9.

2. Andreotti C, Root JC, Ahles TA, McEwen BS, Compas BE. Cancer, coping, and cognition: a model for the role of stress reactivity in cancer-related cognitive decline. Psychooncology. 2015;24(6):617-23.

3. Bortolato B, Hyphantis TN, Valpione S, Perini G, Maes M, Morris G et al. Depression in cancer: the many biobehavioral pathways driving tumor progression. Cancer Treat Rev. 2017;52:58-70.

4. Allgulander C. Anxiety as a risk factor in cardiovascular disease. Curr Opin Psychiatry. 2016; 29(1):13-7.

5. National Institute for Occupational Safety and Health. Exposure to stress: occupational hazards in hospitals (DHHS). 2008. [Acesso 2017 Nov 6]. Disponível em: http://www.cdc.gov/niosh/docs/2008-136/ pdfs/2008-136/.

6. Probst H, Griffiths S, Adams R, Hill C. Burnout in therapy radiographers in the UK. Brit J Radiol. 2012;85(1017):e760-5.

7. Portoghese I, Galletta M, Coppola RC, Finco G, Campagna M. Burnout and workload among healthcare workers: the moderating role of job control. Safety Health Work. 2014;5(3):152-7.

8. Komagata H, Duarte JG, Ogido LTI, Pilan LASL, Mota NVVP. Perfil de Saúde dos Funcionários do Hospital das Clínicas da Faculdade de Medicina da USP – 2010. São Paulo: HCFMUSP; 2010.

9. Pennebaker JW. Opening up: the healing power of expressing emotions. New York: Guilford Press; 2012.

10. Fisher JP, Young CN, Fadel PJ. Central sympathetic overactivity: maladies and mechanisms. Auton Neurosci. 2009;148(1-2):5-15.

11. Sobrino J, Domenech M, Camafort M, Vinyoles E, Coca A; ESTHEN group investigators. Prevalence of masked hypertension and associated factors in normotensive healthcare workers. Blood Press Monit. 2013;18(6):326-31.

12. Paquissi FC, Manuel V, Manuel A, Mateus GL, David B, Béu G et al. Prevalence of cardiovascular risk factors among workers at a private tertiary center in Angola. Vasc Health Risk Manag. 2016;12:497-503.

13. Sallon S, Katz-Eisner D, Yaffe H, Bdolah-Abram T. Caring for the caregivers: results of an extended, five-component stress-reduction intervention for hospital staff. Behav Med. 2017;43(1):47-60.

14. Botha E, Gwin T, Purpora C. The effectiveness of mindfulness based programs in reducing stress experienced by nurses in adult hospital settings: a systematic review of quantitative evidence protocol. JBI Database System Rev Implement Rep. 2015;13:21-9.

15. Benson H, Beary JF, Carol MP. The relaxation response. Psychiatry. 1974;37(1):37-46.

16. Porges SW. The Polyvagal theory: neurophysiological foundations of emotions, attachment, communication and self-regulation, norton series on interpersonal neurobiology. New York: WW Norton & Company; 2011.

17. Andrews S, Burdmann EA. O Programa RECORE: Sinergia para saúde integral. In: Applications of integrative medicine in mental and Neurological Disorders International Symposium Proceedings. National Institute of Mental Health and Neurosciences, Bangalore, India; 2016.

18. Cohen GL, Sherman DK. The psychology of Change, Self-affirmation and social psychological Intervention. Annu Rev Psychol. 2014;65:333-71.

19. Gard T, Hölzel BK, Lazar SW. The potential effects of meditation on age-related cognitive decline: a systematic review. Ann N Y Acad Sci. 2014;1307:89-103.

20. Afonso RF, Balardin JB, Lazar S, Sato JR, Igarashi N, Santaella DF et al. Greater cortical thickness in elderly female yoga practitioners: a cross-sectional study. Front Aging Neurosci. 2017;9:201.

21. Singleton O, Hölzel BK, Vangel M, Brach N, Carmody J, Lazar SW. Change in brainstem gray matter concentration following a mindfulness-based intervention is correlated with improvement in psychological well-being. Front Hum Neurosci. 2014;8:33.

22. Hölzel BK, Carmody J, Vangel M, Congleton C, Yerramsetti SM, Gard T et al. Mindfulness practice leads to increases in regional brain gray matter density. Psychiatry Res. 2011;191(1):36-43.

23. Ertuğ N, Ulusoylu Ö, Bal A, Özgür H. Comparison of the effectiveness of two different interventions to reduce preoperative anxiety: a randomized controlled study. Nurs Health Sci. 2017;19(2):250-6.

Capítulo 16

Time InRad Futebol Clube e Campeonato Interclínicas – HCFMUSP

Guilherme Orpinelli Ramos do Rego
Gabriel Varjão Lima

O campeonato de futebol *society* do Hospital das Clínicas (HC), o chamado Campeonato Interclínicas – HCFMUSP, ocorre anualmente entre os meses de agosto e outubro. São formadas equipes que representam uma ou mais especialidades conjuntas do HC, e os jogos ocorrem semanalmente, geralmente às quartas e quintas-feiras à noite.

O InRad participa desde as primeiras edições, e sua maior conquista, até o momento, foi um terceiro lugar em 2013. Nossa equipe, InRad Futebol Clube, conta com residentes de diversas gerações, sendo uma oportunidade de conhecer melhor os colegas dos anos próximos e, também, os colegas mais experientes, que já terminaram a residência há mais de 5 a 10 anos e que estão no mercado de trabalho como radiologistas (Figuras 16.1 a 16.4).

Geralmente, as atividades começam um pouco depois do início da residência, por volta dos meses de abril e maio, quando um R1 é designado como Diretor de Modalidades (DM) da equipe, responsável por marcar os treinos e/ou jogos amistosos com os DMs das outras áreas, sempre com ajuda dos mais antigos no time.

Saímos todos das redondezas do HC e sempre organizamos um "revezamento" de caronas para que todos consigam ir de carro. Após as partidas, sempre há uma confraternização no próprio local dos jogos.

Aproveitamos a oportunidade para conversar sobre assuntos relacionados à radiologia/residência, já que existem diversas gerações no time, e também para tratar de assuntos não relacionados à radiologia.

Assim, além de jogarem futebol, os membros do time, ao longo do tempo, formam uma confraria, criando laços de amizade, que se estenderão às suas vidas profissionais, possibilitando a abertura de portas ao longo de seus trajetos.

Figura 16.1 – Time de 2015

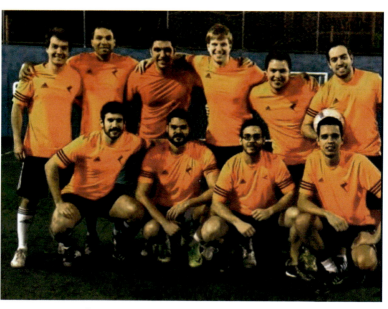

Em pé, a partir da esquerda: Igor Fontenele, Pedro Quintino, José Ragide, Alexandre Kanas, Danilo Medrado, Guilherme Orpinelli. Agachados: Marcelo Rocha, Marcelo Barbetta, Gabriel Varjão, Vinícius Trindade.

Figura 16.2 – Time de 2016

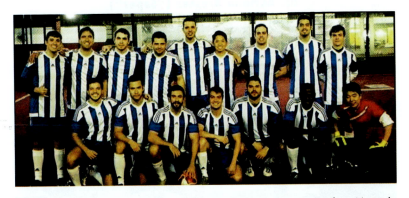

Em pé, a partir da esquerda: Guilherme Ramin, Bruno Rocha, Marcelo Gusmão, Diego Parga, Vinícius Trindade, Renato Matsumoto, Guilherme Orpinelli, Pedro Hashimoto, Mardel Baqueiro. Agachados: Arthur Magalhães, Diego Belmonte, Felipe Carneiro, Igor Fontenele, Marcelo Barbetta, Licínio Brito, Felipe Shoiti.

Figura 16.3 – Time de 2017

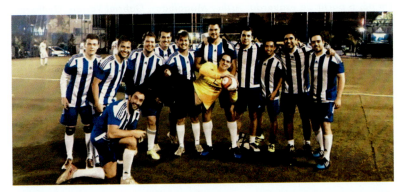

Em pé, a partir da esquerda: Mardel Baqueiro, Diego Belmonte, Danilo Medrado, Matheus Veloso, Igor Fontenele, Marcelo Barbetta, Marcelo Gusmão, Renato Matsumoto, Bruno Rocha, Guilherme Orpinelli. Agachado: Felipe Carneiro. Carregado, após defender um pênalti decisivo: Felipe Aquesta.

Figura 16.4 – Homenagem do time ao Dr. Adriano Bresser ("Super")

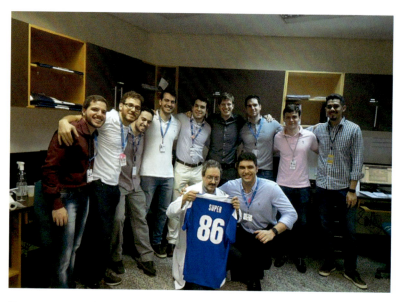

Em pé, a partir da esquerda: Arthur Magalhães, Gabriel Varjão, Guilherme Orpinelli, Matheus Veloso, Marcelo Gusmão, Alexandre Kanas, Felipe Aquesta, Mardel Baqueiro, Pedro Hashimoto. Agachados: Dr. Adriano Bresser, José Ragide.

Parte 8

Núcleos de apoio ao residente

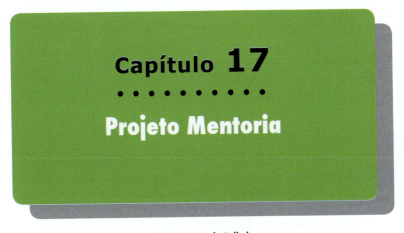

Capítulo 17
Projeto Mentoria

Patrícia Lacerda Bellodi
Regina Lúcia Elia Gomes

Introdução
Regina Lúcia Elia Gomes

Conforme entrevista concedida ao informativo *InRad News*, do Instituto de Radiologia (InRad), edição n. 100, de fevereiro/julho de 2017, o Projeto de Tutoria da Faculdade de Medicina da Universidade de São Paulo (FMUSP) teve início durante a gestão do Prof. Giovanni Guido Cerri, como diretor, e contou com a experiência da Dra. Patrícia Lacerda Bellodi, psicóloga, como responsável e autora de vários artigos e livros nessa área para alunos da graduação.

Já em fase estruturada, o Projeto de Tutoria da FMUSP é focado no acadêmico, tem por objetivo encaminhar o aluno nas decisões e na escolha de seu horizonte como médico, definir as escolhas na especialização e no trabalho, acompanhar e orientar o crescimento do aluno, conforme definição da Dra. Patrícia Lacerda Bellodi.

A criação do Projeto de Mentoria para os médicos-residentes do InRad foi sugerida pelo Prof. Dr. Manoel de Souza Rocha, Diretor Clínico do InRad, que também é tutor na FMUSP, e conta com o apoio do Prof. Dr. Giovanni Guido Cerri.

O Projeto de Mentoria do InRad é coordenado pela Dra. Patrícia Lacerda Bellodi e pela Dra. Regina Lúcia Elia Gomes, médica supervisora da residência médica em Radiologia, sendo um projeto inédito na área de Radiologia no Brasil. Nele, a abordagem é diferente da graduação, pois há um acompanhamento longitudinal, visando o sucesso na carreira do médico-residente, que se defronta com grandes desafios em suas decisões econômicas e sociais.

Em junho de 2016, foi realizada a apresentação do Projeto de Mentoria para os médicos-assistentes e residentes, seguida pelo processo de treinamento dos mentores e pelo processo de distribuição dos residentes nos grupos.

Para a implantação do projeto, os mentores voluntários fizeram treinamento com a Dra. Patrícia Lacerda Bellodi e com o Dr. Flávio Gosling, psiquiatra; os médicos preceptores à época, Dr. Marco de Andrade Bianchi, Dr. Pedro Pereira, Dr. Rodrigo Polizzio e Dr. Mateus Rozalem Aranha, também foram fundamentais nesse treinamento (Figuras 17.1 a 17.3), montando várias situações para simular o relacionamento interno de grupos fictícios para a discussão com os mentores em treinamento, além de terem criado uma plataforma de dados da mentoria, que pode ser acessada por mentores e residentes, e participado na distribuição dos residentes entre os grupos junto com a Dra. Regina Lúcia Elia Gomes. A partir desse treinamento, foram disponibilizados os nomes dos mentores para os residentes voluntários, que escolheram três entre os mentores de sua preferência. Com base nessas informações, os grupos de mentoria foram criados. O projeto foi muito bem recebido, tanto pelos mentores quanto pelos mentorados.

O Projeto Mentoria tem o objetivo principal de apoiar os residentes para que alcancem o sucesso profissional. O mentor é um modelo de conduta pessoal e sucesso na carreira profissional, que pode auxiliar o jovem médico no momento em que se especializa e define os rumos de sua atuação na sociedade. A mentoria formal propicia um acolhimento dos residentes pelos médicos mais experientes, e tanto os mentores quanto os mentorados são voluntários.

Figura 17.1 – Projeto Mentoria

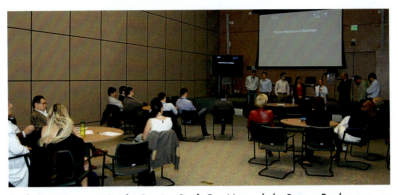

Prof. Dr. Giovanni Guido Cerri e Prof. Dr. Manoel de Souza Rocha com os supervisores, preceptores e mentores, durante o lançamento do projeto e primeiro treinamento de mentores, em setembro de 2016.

Figura 17.2 – Projeto Mentoria

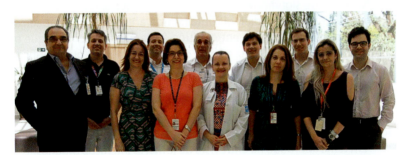

1ª Reunião entre Supervisores e Mentores. Dr. André Scatigno Neto, Dr. Flávio Gosling, Dra. Patrícia Lacerda Bellodi, Dr. Cláudia da Costa Leite, Dra. Regina Lúcia Elia Gomes, Dra. Eloisa Maria Mello Santiago Gebrim, Dra. Andrea Gomes Cavalanti (frente), Dr. Márcio Ricardo Taveira Garcia, Dr. Ricardo M. Guerrini, Dr. Pedro Pereira, Dr. Marco de Andrade Bianchi e Dr. Mateus Rozalem Aranha (atrás).

Figura 17.3 – Projeto Mentoria

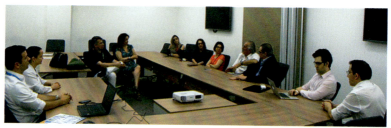

1ª Reunião de supervisão das atividades dos mentores.

A heterogeneidade é uma das características dos grupos do projeto de mentoria. Ao todo, 14 grupos foram inicialmente formados, cada um composto por um mentor e por residentes, se possível, de todos os níveis (R1, R2 e R3). A intenção é que, ao discutirem os assuntos acordados, mentor e residentes dos diversos níveis troquem experiências, enriquecendo essa interação. São abordados assuntos relacionados ao sucesso na carreira, como qualidade de vida, mercado de trabalho, envolvimento de significado em projetos de pesquisa, relacionamento interpessoal, futuro da radiologia, inteligência artificial e seus impactos na área, empreendedorismo, entre outros. Pretende-se fazer com que o profissional visualize o futuro, não só do aspecto médico ou científico, mas como pessoa integrada na comunidade.

Os grupos têm liberdade para propor os temas da discussão. A orientação é de que seja realizada ao menos uma reunião mensal por cada grupo de mentoria, mas o total de encontros mensais deve ser decidido pelo grupo.

Em tema abordado na entrevista do jornal *ID Interação Diagnóstica*, edição n. 100, de outubro/novembro de 2017, destaca-se que, em setembro de 2016, o InRad-HCFMUSP implantou o programa de mentoria para aprimorar a formação dos médicos-residentes que escolheram a especialidade de Radiologia e Diagnóstico por Imagem como seu campo de atuação profissional.

O Prof. Dr. Giovanni Guido Cerri, Professor Titular da Disciplina de Radiologia e Oncologia da FMUSP e Presidente do Conselho Diretor do InRad-HCFMUSP, comenta ser muito importante incentivar e preparar os novos médicos para as grandes mudanças na área de saúde, como a necessidade de o médico radiologista se reaproximar do paciente, ter mais contato e saber se comunicar de maneira adequada, inclusive com seus pares e demais médicos. Salienta que a mentoria pode ajudar o médico na transformação da saúde na próxima década e mostrar a importância de valorizar o profissional, o que não deve ficar vinculado apenas à questão tecnológica, embora esta seja importante por trazer benefícios para o paciente. Explica que o diferencial é o médico, seu conhecimento e a relação médico-paciente, que tem de ser novamente valorizada. Cita que a mentoria é uma contribuição importante para ajudar o jovem profissional a construir sua imagem, a descobrir a direção certa e a maneira com a qual ele deve encaminhar a sua carreira.

A mentoria informal, que consiste no residente procurar um médico-assistente com quem tenha afinidade para trocar experiências e esclarecer dúvidas quanto à profissão, sempre existiu e continuará existindo, mas a implantação da mentoria formal teve seu sucesso validado pelos residentes (cuja participação é voluntária) em uma enquete na qual foi apontado um alto índice de aceitação do projeto, após o projeto piloto de seis meses.

No entanto, um novo desafio foi enfrentado com a chegada dos R1, em decorrência do início do ano letivo, gerando uma dúvida na comissão formada pelos mentores, preceptores e coordenadores do Departamento sobre a introdução dos recém-chegados no projeto mentoria, se seria também voluntária ou obrigatória. Foi decidido que a entrada seria obrigatória para se sentirem acolhidos, pelo fato de não conhecerem o sistema, os colegas e os assistentes, o que dificultaria a escolha do mentor. A adesão obrigatória considerou a possibilidade de acolhimento de cada R1 pelo seu grupo, que é constituído por um mentor e ao menos três residentes. Embora a entrada tenha sido obrigatória, nos anos seguintes, como R2 e R3, eles poderão optar continuar ou não. Assim, o caráter do projeto continua sendo voluntário.

Além disso, vários dos residentes que terminaram a residência e se tornaram preceptores, ou R4, quiseram continuar participando dos grupos de mentoria, sendo criado pela coordenação o papel do comentor. O comentor é o R4 ou o preceptor que já passou pela experiência inicial no grupo de mentoria e vai contribuir com sua experiência ao continuar colaborando com o grupo ao lado do mentor.

A estatística do programa mostra que houve uma maior adesão dos residentes, fora a obrigatoriedade dos R1, em relação ao início do projeto. O Projeto Mentoria ajuda na troca de experiências e no esclarecimento de dúvidas, mas deve se considerar o fato de que tanto o residente quanto o mentor sempre estarão num processo de mudança, como consequência do seu crescimento e amadurecimento pessoal. Portanto, dependendo das novas escolhas ou de nova meta na carreira, o mentorado poderá optar por um novo mentor e vice-versa.

Com relação à experiência dos mentores, o que é preconizado na literatura é que sejam pessoas experientes, inclusive, alguns artigos recomendam os da geração *Baby Boomers* – pessoas nascidas entre 1945 e 1960 –; porém, essa prática não foi adotada. O grupo tem expoentes de várias gerações, pois os mais jovens também se destacam no mercado e têm sido excelentes mentores, predominantemente os da geração X. Essa experiência difere da literatura por englobar ainda a geração Y com a participação dos R4 e dos preceptores como comentores, permitindo a integração e a interação de diversas gerações, com experiências de vida e profissional diferentes, mas todas contribuindo para o sucesso do projeto.

A comemoração de final de ano de alguns grupos de Mentoria, em dezembro de 2017 (Figuras 17.4 a 17.6), evidencia a diversificação da composição dos mesmos entre os vários anos e a interação dos participantes.

Figura 17.4 – Grupo de Mentoria do Dr. Sérgio Kobayashi

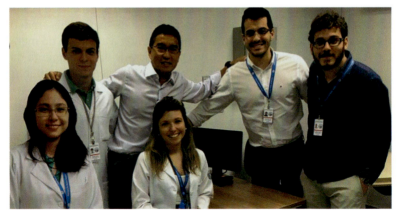

Sabrina de Mello Ando (R1), Márdel Frederico B. Costa (R2), Matheus Veloso Paulino (R1), Gabriel Varjão Lima (R3) e Laura Mendes Coura (R2).

Figura 17.5 – Grupo de Mentoria do Dr. Ricardo M. Guerrini

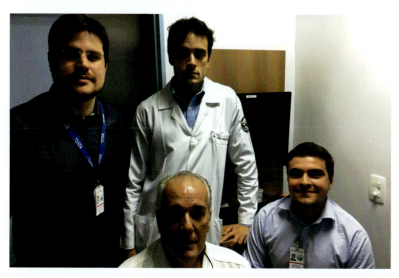

Rodolfo Fernandes Nunes (R3), comentor e preceptor Vitor Chiarini Zanetta, André L. Bordini (R2).

Figura 17.6 – Grupo de Mentoria do Dr. Rodrigo Murakoshi

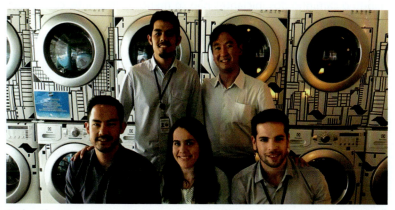

Pedro Henrique Hasimoto e Souza (R2), William Yoshinori Kawakami (R3), Caroline Caldeira de Faria Santiago (R1) e Gabriel Abrantes de Queiroz (R1).

Mentoria na formação profissional

Patrícia Lacerda Bellodi

> *Building the next generation of radiologists is a complex endeavor. The industry requires its new professionals to become experts in new treatment options, innovative technologies and so much more. With the guidance of mentors, those in radiology's next generation are set to embrace the industry's ever-changing landscape confidently – while knowing they have teachers ready to support them.*[1]
> James Rawson, MD, Radiology Chair at Augusta University in Augusta, Georgia (2016)

A mentoria, relação em que alguém experiente orienta, estimula e acompanha um jovem iniciante em sua trajetória profissional tem sido cada vez mais valorizada na formação do futuro médico, seja na graduação, seja na residência médica.[2]

Mentor, personagem de *A Odisseia* de Homero, responsável pela origem do termo, cuidou de Telêmaco, filho de Ulisses, enquanto este permanecia longe de casa, durante a Guerra de Troia. Responsável pela educação ampla do jovem, Mentor era fonte tanto de apoio emocional quanto de orientações práticas durante a jornada de Telêmaco na busca de notícias do pai.

Mentores modernos, seguindo a tradição clássica, oferecem visão, suporte pessoal e estímulo durante o desenvolvimento profissional, tornando o caminho dos iniciantes não só menos estressante, como mais interessante e enriquecedor.

Diferentemente da relação com um professor ou supervisor, pontual e centrada no conhecimento médico ou no desenvolvimento de competência técnica, um mentor pode, por meio do estabelecimento de uma relação continuada, acompanhar de perto as necessidades e desafios do mentorado ao longo do tempo.

Por que mentoria para os futuros radiologistas?

A transição da faculdade para a residência, a confirmação da escolha da especialidade, as escolhas de carreira dentro da área, a administração do tempo e o balanço entre vida pessoal e vida profissional são aspectos críticos para residentes em qualquer especialidade.

A residência médica é um período de crescimento em que os residentes, além do aprendizado técnico na área escolhida, desenvolvem sua identidade pessoal e profissional. É também um tempo de estresse, em que começam a administrar o peso da responsabilidade profissional, enfrentam o desgaste ligado à carga assistencial, às situações problemáticas de determinados tipos de pacientes e ao trabalho administrativo excessivo, com momentos de privação do sono e fadiga.[3]

Administrar as demandas clínicas, administrativas, educacionais e de pesquisa, ao mesmo tempo que se busca um balanço apropriado entre vida pessoal e trabalho, não é uma tarefa fácil.

Todas as experiências vividas durante a residência podem influenciar os residentes em suas escolhas de carreira, suas atitudes diante da profissão e seus interesses em pesquisa e ensino.

A Radiologia, como campo de prática médica, é muitas vezes representada pelos estudantes como uma especialidade de boa qualidade de vida, horas de trabalho previsíveis e boa remuneração. Entretanto, a formação do futuro radiologista, tal como os residentes de outras áreas, não é isenta de estresse, estando o *burnout* também presente entre seus profissionais.[4]

Na Radiologia, em especial, as rápidas inovações tecnológicas e uma prática profissional muitas vezes solitária, com mais contato com outros médicos do que com os pacientes, trazem questões peculiares para o bem-estar dos futuros radiologistas, especialmente para os mais jovens e inexperientes.[5,6]

Os mesmos avanços tecnológicos que aumentam a produtividade do trabalho na Radiologia podem ser nocivos para o bem-estar do médico ao diminuir as interações com os pares e os pacientes. Além disso, o menor contato com os pacientes faz com que, por vezes, o radiologista não seja reconhecido como médico por eles. Uma percepção de pouco impacto no cuidado do paciente e o sentimento de que "uma máquina poderia fazer o trabalho" podem indicar exaustão emocional, despersonalização e menor senso de realização, próprios da síndrome de *burnout*, entre radiologistas.[7]

Aprender a se tornar um radiologista efetivo, ter a companhia de colegas experientes, receber orientação para a carreira, desenvolver habilidades pessoais e profissionais para trabalhar de maneira independente, reduzir o estresse e praticar com mais confiança são alguns dos objetivos da mentoria desenvolvida nesse cenário.

Mentoria no Programa de Residência

Durante o *Annual Meeting of the Radiological Society of North America*, em 2006, a mentoria foi destacada como uma estratégia capaz de promover o mais alto padrão profissional dos residentes nos departamentos de Radiologia.[8]

Coordenadores de Programas em Residência em Radiologia têm reconhecido a mentoria como um recurso valioso no desenvolvimento profissional dos residentes, com benefícios para orientação de carreira, pesquisa, satisfação com o trabalho e desenvolvimento pessoal. Entretanto, apesar desse reconhecimento, poucos programas incorporam um programa formal de mentoria durante o treinamento na Residência.[9]

Reconhecendo essa importância, a Residência em Radiologia do Instituto Central do Hospital das Clínicas (ICHC) implementou um Programa de Mentoria junto aos residentes da especialidade em 2016.

Estruturado como uma mentoria em grupo, residentes de diferentes anos se encontram, regularmente, com um mentor escolhido por eles, a partir de uma lista de radiologistas seniores, interessados e capacitados para ocupar esse papel. Cada residente pode escolher três nomes dessa lista, e os grupos foram compostos a partir dessas preferências, considerando a importância da "química" e da escolha nessa relação.[10] Não há temática pré-definida para os encontros, sendo esses espaços abertos a quaisquer dificuldades encontradas pelos residentes em seu caminho.

A avaliação inicial do programa, pelos residentes, mostra satisfação com a proposta, com o reconhecimento da importância da troca de ideias e de experiência com os mentores e também com os colegas dos outros anos, confirmando resultados de outras experiências na área.[11] Características pessoais como disponibilidade, acessibilidade e *expertise* foram destacadas pelos residentes, confirmando as características essenciais de um mentor efetivo:[12]

> A mentoria sempre aborda assuntos muito relevantes do ponto de vista profissional, nos fazendo refletir sobre as possibilidades no futuro!
> Meu mentor é muito bom e bastante acessível. Dá boas dicas e conselhos. É bastante sincero.

> As atividades da mentoria têm sido enriquecedoras. Geram um contato mais próximo com professores experientes e que podem passar informações sobre aspectos médicos, temas relacionados a projetos de vida pessoal etc. Além disso, torna-se uma maneira mais informal de aproximar professor e aluno e de estreitar as amizades com colegas de outros anos da residência.

Algumas dificuldades também se apresentam, como em outros programas similares, por exemplo, o pouco tempo disponível para a realização dos encontros, dentro de uma agenda sobrecarregada de atividades, para o mentor e para o residente:

> As reuniões foram muito boas, porém em número insatisfatório.
> Meu mentor marcava reuniões semanais, que começaram a ficar esporádicas e finalmente cessaram há alguns meses. A presença dos residentes variava muito em decorrência das atividades de cada estágio e dos consoles, o que eu acredito que motivou a cessação das reuniões. As reuniões que eu pude comparecer foram boas.

Mentoria e futuro da especialidade

A mentoria traz benefícios não apenas para o residente e os programas de residência, mas para o próprio campo da Radiologia.

Reconhecendo o potencial da atividade, alguns autores consideram a mentoria "um suplemento vital para a saúde da especialidade",[13] e outros a definem como "o meio pelo qual nós melhor podemos perpetuar e aprimorar nossa especialidade".[14]

Médicos-residentes se encontram em um momento único no seu desenvolvimento de carreira, em que não só aprendem as melhores práticas da sua área, mas precisam tomar decisões cruciais sobre como eles irão praticar a especialidade no futuro.

Construir a próxima geração de radiologistas é um esforço complexo. Com a orientação de mentores, aqueles que estão na próxima geração de radiologia estão preparados para abraçar a paisagem sempre em mudança com confiança – enquanto sabem que têm professores prontos para apoiá-los.[1]

Nesse sentido, cultivar uma cultura de *mentoring*, encorajando médicos experientes a se tornar mentores, garantindo tempo protegido e valorização para a atividade, é crucial. A relação de mentoria beneficia todas as gerações de radiologistas, mentores e mentorados, na medida em que toda a especialidade depende de como os residentes de hoje encaram os desafios do amanhã.[15]

Por fim, como destacam McKenna e Straus (2011):[16]

> A experiência de mentoria pode ser recompensadora e até mesmo profunda; enquanto aulas e artigos podem ser arquivados e esquecidos, um mentor é aquele cujo impacto pode ressoar ao longo de toda a carreira.

Referências

1. Livernois C. Mentoring programs can help build the future of radiology. HealthImaging, Nov. 16, 2016. [Accesso 2018 Mar 10]. Disponível em: http://www.healthimaging.com/sponsored/1062/topics/practice-management/mentoring-programs-can-help-build-future-radiology.

2. Bellodi PL, Martins MA. Tutoria – *mentoring* na formação médica. São Paulo: Casa do Psicólogo; 2005.

3. Nogueira-Martins LA. Residência médica: estresse e crescimento. São Paulo: Casa do Psicólogo; 2005.

4. Nicola R, McNeeley MF, Bhargava P. Burnout in radiology. Curr Probl Diagn Radiol. 2015;44(5):389-90.

5. Lim RC, Pinto C. Work stress, satisfaction and burnout in New Zealand radiologists: comparison of public hospital and private practice in New Zealand. J Med Imaging Radiat Oncol. 2009;53(2):194-9.

6. Magnavita N, Fileni A, Magnavita G, Mammi F, Mirk P, Roccia K et al. Work stress in radiologists. A pilot study. Radiol Med. 2008;113(3):329-46.

7. Restauri N, Flug JA, Mcarthur TA. A picture of burnout: case studies and solutions toward improving radiologists' well-being. Curr Probl Diagn Radiol. 2017;46(5):365-8.

8. Hattery, RR. Quality Initiatives in Radiology: President's Address from the Opening Session of RSNA 2006: Strengthening Professionalism. Radiographics. 2008;28(1):7-11.

9. Donovan A. Views of radiology program directors on the role of mentorship in the training of radiology residents. AJR Am J Roentgenol. 2010;194(3):704-8.

10. Yamada K, Slanetz PJ, Boiselle PM. Perceived benefits of a radiology resident mentoring program: comparison of residents with self-selected vs assigned mentors. Can Assoc Radiol J. 2014;65(2):186-91.

11. Kostrubiak DE, Kwon M, Lee J, Flug JA, Hoffmann JC, Moshiri M et al. Mentorship in radiology. Curr Probl Diagn Radiol. 2017;46(5):385-90.

12. Wadhwa V, Nagy P, Chhabra A, Lee CS. How effective are your mentoring relationships? Mentoring quiz for residents. Curr Probl Diagn Radiol. 2017;46(1):3-5.

13. Chang SD, Nicolaou S, Forster BB. Research mentorship for our residents and fellows: a vital supplement for the health of our specialty. Curr Probl Diagn Radiol. 2017;46(5):349-50.

14. Barr LL, Shaffer K, Valley K, Hillman BJ. Mentoring. Applications for the practice of radiology. Invest Radiol. 1993;28(1):71-5.

15. Mainiero MB. Mentoring radiology residents: why, who, when, and how. J Am Coll Radiol. 2007;4(8):547-50.

16. McKenna AM, Straus SE. Charting a professional course: a review of mentorship in medicine. J Am Coll Radiol. 2011;8(2):109-12.

Capítulo 18

Saúde mental do médico-residente e o Grapal

Eduardo de Castro Humes
Daniel Augusto Mori Gagliotti

Introdução

A saúde mental de estudantes de medicina e médicos-residentes é estudada há muitos anos, sendo alvo de diversos artigos na literatura mundial, havendo maior documentação da alta prevalência de sintomas depressivos em recentes revisões sistemáticas da literatura nacional[1] e internacional.[2-5] A prevalência de sintomatologia depressiva nessas metanálises é aproximadamente três vezes maior que a da população geral da mesma idade.

Há, ainda, altos escores de *burnout* – condição psicológica associada à exaustão, cinismo, distanciamento afetivo, sensação de falta de eficácia e insucesso – entre residentes e estudantes de medicina.[6] As pesquisas em saúde mental de médicos demonstram, inclusive, o maior risco de morte por suicídio em detrimento de mortes por doenças cardiovasculares ou doenças neoplásicas.[7]

A população médica apresenta características específicas, relacionadas não apenas ao seu conhecimento dos processos patológicos, mas também à maior resistência ao cuidado psiquiátrico e à tendência a maiores taxas de autoprescrição de tratamentos.[8]

Assim, existe uma necessidade de cuidado especializado para essas populações, em especial considerando que a cronificação dos sintomas psiquiátricos está associada a uma pior resposta ao tratamento psiquiátrico, além de impactar na qualidade de vida dos médicos e aumentar a vulnerabilidade a impactos negativos na capacidade técnica e exercício profissional.

Fatores de risco para o desenvolvimento de transtornos mentais em médicos-residentes

Médicos e estudantes de medicina, em geral, apresentam características de alta competitividade, alta perseverança e idealização de sua potência curativa que, na maioria das vezes, são desafiadas durante a formação e a prática clínica diária. Entretanto, via de regra, são assuntos pouco abordados, seja em grupo ou individualmente.

O estilo de vida do médico é frequentemente associado a altas cargas horárias semanais, que, inclusive, são usadas como justificativas para não buscar tratamentos (psiquiátrico, psicoterápico, atividades físicas, meditação, mudanças de estilo de vida). O contato com a morte, situações de maior sofrimento dos pacientes ou familiares, baixa exposição à luz solar, alimentação inadequada e contato com colegas em esgotamento também são considerados pontos de agravo no estado de saúde dessa população.

Outros fatores relacionados ao estilo de vida, como a privação de sono e altas taxas de uso de substâncias (lícitas e ilícitas) e, em especial, a passagem por estágios de emergência, onde geralmente ocorre maior contato com morte e situações que geram sentimentos de impotência, funcionam mais claramente como desencadeantes.

Entre as especialidades, estudos recentes mostram altas taxas de *burnout* entre residentes e radiologistas já formados, absolutas e em relação às demais especialidades médicas.[9,10]

Dificuldades para a busca de ajuda

Durante os cursos de graduação médica e os programas de residência, geralmente, não se observam espaços para as discussões de como a necessidade de priorizar o autocuidado deve ocorrer não só para permanecer cuidando de pacientes, mas também para dar um cuidado de qualidade. O estilo de vida do médico já parcialmente relatado anteriormente, além de colaborar com um maior adoecimento psíquico, não só não se traduz em uma busca ativa de cuidados, especializados ou não,[4] mas também, muitas vezes, são a justificativa de não buscá-la.

Apesar de o curso médico incluir obrigatoriamente o ensino de saúde mental, muitas vezes, a ponte entre o conhecimento teórico sobre os diagnósticos e o reconhecimento do adoecimento pessoal ou de colegas próximos não é algo exercido regularmente. Assim, frequentemente, o adoecimento psiquiátrico é visto como fraqueza, incompetência e falta de dedicação, não havendo orientações de suporte claras para que o estudante ou o médico busque um suporte de saúde adequado.

Com frequência, observa-se que o adoecimento psiquiátrico, em vez de estar potencialmente associado ao desenvolvimento de empatia (funcionando como maneira de se ressaltar a necessidade do tratamento), muitas vezes se comporta como uma barreira, pois a sintomatologia é associada a comportamentos negativos ou é considerada como normal, inclusive ocorrendo uma "normalização" do comportamento suicida. Isto é, pensamentos de morte, ideação de suicida e até mesmo planejamentos suicidas mais estruturados sofrem uma relativização de menor importância pelo ambiente em que o estudante ou o médico ocupam, e até mesmo por seus colegas.

Outro fator relatado em diversos estudos, ainda como barreira para a busca de atenção, é o medo de consequências relacionadas ao tratamento, desde efeitos colaterais dos psicofármacos (que atualmente envolvem medicações com menores taxas de efeitos adversos), mas, principalmente, medos relacionados ao preconceito e ao estigma, do próprio indivíduo, de colegas de faculdade ou trabalho e de supervisores ou chefias institucionais.

Atenção à saúde mental de médicos-residentes

Atualmente, há um reconhecimento crescente da importância da saúde mental entre médicos e, especialmente, entre médicos-residentes. Médicos-residentes necessitam de um olhar especial devido ao potencial impacto mental, emocional, social, físico e, até mesmo, financeiro a que podem estar sujeitos durante a residência médica.[11,12]

Estudos recentes estimam que em torno de 30 a 50% dos residentes sofrem de algum episódio depressivo, sendo que, em média, 8% admitiram ter apresentado ideação suicida nos últimos 12 meses.[5,6]

Em geral, a maior parte dos programas de residência não conta com um serviço especializado, e os cuidados acabam sendo realizados por um ou alguns médicos do serviço que os residentes apresentem maior facilidade de acesso ou maior proximidade. Alguns programas apresentam espaços específicos para a busca de ajuda especializada, muitas vezes derivados de serviços inicialmente criados para a atenção de estudantes de medicina e, em alguns casos, em programas ligados aos Serviços Especializados em Engenharia de Segurança e Medicina do Trabalho (SESMT).

Esses serviços devem, além de realizarem o atendimento psiquiátrico dos médicos-residentes, estar atentos a eventuais fatores institucionais que favoreçam maior estresse ou emergência de sintomas psíquicos, e devem promover campanhas para redução de estigma junto aos serviços médicos não psiquiátricos, além de participar do desenvolvimento de ações para a promoção de saúde e prevenção de adoecimento mental.

Alguns programas de residência têm implantado programas de mentoria. Nesses programas, médicos recém-formados estabelecem um contato mais próximo com profissionais mais experientes, visando a troca de experiências e um espaço de acolhimento, escuta e compartilhamento das dificuldades inerentes à profissão e a cada especialidade. Espaços de socialização entre a equipe de residência também podem ajudar a minimizar a carga emocional negativa eventualmente vivenciada ao longo do curso.

Grupo de Assistência Psicológica ao Aluno (Grapal)

O Grapal da Faculdade de Medicina da Universidade de São Paulo (FMUSP),[13] foi idealizado pelo Prof. Paulo Vaz Arruda, Professor do Departamento de Psiquiatria da FMUSP, com base na sua função de coordenador das disciplinas de Psiquiatria, Psicologia Médica e Psicossomática do curso Experimental. Em função de sua proximidade com alunos, frequentemente observava o sofrimento psíquico deles, além das dificuldades que apresentavam com o curso médico.

Em 1983, a FMUSP, capitaneada pelo Prof. Vaz Arruda, busca a ideia de criar um serviço específico para dar assistência à saúde mental do aluno. O serviço começou a funcionar em março de 1986, com a contratação de um psiquiatra e uma psicóloga. Até hoje, mais de 30 mil atendimentos já foram realizados por esse projeto.

A assistência é realizada em duas principais vertentes: atendimento ambulatorial em psiquiatria clínica (com médicos psiquiatras) e em psicoterapia (com psicólogos) para alunos da FMUSP e médicos-residentes do Hospital das Clínicas. Não há serviços de urgência/emergência. Os atendimentos do serviço são realizados por profissionais que não são docentes e com garantia de sigilo, sendo que nenhuma instância da FMUSP recebe informações do Grapal.

O funcionamento do Grapal é independente de outras instâncias da FMUSP, prestando contas diretamente à Comissão de Graduação e à Diretoria da FMUSP. O Departamento de Psiquiatria, atualmente, dá suporte para suas atividades e para a atualização dos profissionais.

Os dados são completamente sigilosos, conforme os ditames da ética médica, não sendo notificados os nomes de quaisquer alunos que estejam em atendimento para quaisquer instâncias da FMUSP.

Apesar de, inicialmente, o Grapal ter realizado apenas atendimento aos estudantes de medicina, hoje o Grapal oferece também assistência a todos os alunos de graduação da FMUSP (Fisioterapia, Fonoaudiologia, Medicina e Terapia Ocupacional), além dos médicos-residentes do Complexo do Hospital das Clínicas.

Atualmente, o Grupo apresenta um quadro com um coordenador médico, três médicos psiquiatras e duas psicólogas, que realizam o atendimento em dois locais do complexo HCFMUSP: na FMUSP (exclusivo para estudantes de graduação) e no Centro de Atenção ao Colaborador (CeAC), para a assistência à saúde mental dos médicos-residentes.

Endereço para correspondência e para atendimento de alunos da graduação

Grupo de Assistência Psicológica ao Aluno da Faculdade de Medicina da Universidade de São Paulo:

Av. Dr. Arnaldo, 455 / 2º andar – Sala 2160
CEP: 01246-903
Cerqueira César – São Paulo – SP

O contato pode ser realizado pelos telefones: (11) 3061-7235 e (11) 9-8744-0393 (que conta com comunicação por WhatsApp). O contato por e-mail pode ser realizado por meio do endereço: grapal@usp.br.

O site do programa está localizado em http://www2.fm.usp.br/grapal/.

Atendimento de médicos-residentes

O agendamento de consultas de médicos-residentes deve ocorrer diretamente junto ao CeAC, antigo Serviço de Assistência Médica e Social aos Servidores (SAMSS) do Hospital das Clínicas, que é localizado atrás do Instituto de Ortopedia e Traumatologia (IOT), próximo ao pronto--socorro e atrás do prédio da Administração. As consultas podem ser agendadas em diferentes dias da semana, nos períodos da manhã e da tarde, de acordo com as escalas dos profissionais.

Figura 18.1 – Mapa localizando o CeAC

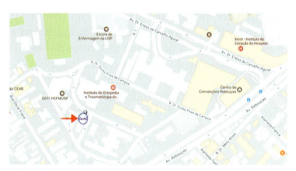

Fonte: Google Maps.

Figura 18.2 – Fachada do CeAC

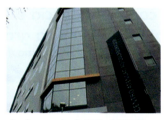

Fonte: https://hconline.hc.fm.usp.br/n536_2017.htm.

Para agendamento, o residente deverá comparecer à recepção do primeiro andar do CeAC e solicitar o agendamento com o Grapal, escolhendo, dentro da disponibilidade da agenda, o dia e o horário convenientes. Em todo atendimento será confeccionada uma filipeta de agendamento que deverá ser apresentada no dia da consulta. O protocolo do CeAC é que todo paciente deve chegar com 30 minutos de antecedência do horário agendado.

Situações de emergência

Caso um estudante da graduação ou da residência médica da FMUSP esteja em uma situação de risco, passando por alguma situação de vulnerabilidade ou integralidade à sua saúde física e mental, ele pode buscar ajuda a partir dos seguintes canais:

- » Qualquer serviço de emergência porta aberta de psiquiatria, pública ou privada.
- » Serviços de saúde públicos na cidade de São Paulo abertos para toda população (http://buscasaude.prefeitura.sp.gov.br/).
- » Centro de Valorização da Vida (CVV), aberto para toda população (Ligue: 141, ou acesse: http://www.cvv.org.br/).

Referências

1. Pacheco JP, Giacomin HT, Tam WW, Ribeiro TB, Arab C, Bezerra IM et al. Mental health problems among medical students in Brazil: a systematic review and meta-analysis. Rev Bras Psiquiatr. 2017;39(4):369-78.

2. Cuttilan AN, Sayampanathan AA, Ho RC. Mental health issues amongst medical students in Asia: a systematic review [2000-2015]. Ann Transl Med. 2016;4(4):72.

3. Puthran R, Zhang MW, Tam WW, Ho RC. Prevalence of depression amongst medical students: a meta-analysis. Med Educ. 2016;50(4):456-68.

4. Rotenstein LS, Ramos MA, Torre M, Segal JB, Peluso MJ, Guille C et al. Prevalence of depression, depressive symptoms, and suicidal ideation among medical students: a systematic review and meta-analysis. Jama. 2016;316(21):2214-36.

5. Mata DA, Ramos MA, Bansal N, Khan R, Guille C, Di Angelantonio E et al. Prevalence of depression and depressive symptoms among resident physicians: a systematic review and meta-analysis. Jama. 2015;314(22):2373-83.

6. Dyrbye LN, West CP, Satele D, Boone S, Tan L, Sloan J et al. Burnout among U.S. medical students, residents, and early career physicians relative to the general U.S. population. Acad Med. 2014;89(3):443-51.

7. Schernhammer ES, Colditz GA. Suicide rates among physicians: a quantitative and gender assessment (meta-analysis). Am J Psychiatry. 2004;161(12):2295-302.

8. Meleiro AMAS. O médico como paciente. 2.ed. São Paulo: Lemos; 2001. 272 p.

9. Shanafelt TD, Hasan O, Dyrbye LN, Sinsky C, Satele D, Sloan J et al. Changes in Burnout and Satisfaction With Work-Life Balance in Physicians and the General US Working Population Between 2011 and 2014. Mayo Clin Proc. 2015;90(12):1600-13.

10. Zubairi AJ, Noordin S. Factors associated with burnout among residents in a developing country. Ann Med Surg (Lond). 2016;6:60-3.

11. Levey RE. Sources of stress for residents and recommendations for programs to assist them. Acad Med. 2001;76(2):142-50.

12. Goldman ML, Shah RN, Bernstein CA. Depression and suicide among physician trainees: recommendations for a national response. JAMA Psychiatry. 2015;72(5):411- 2.

13. Millan LR, Arruda PCV. Assistência psicológica ao estudante de medicina: 21 anos de experiência. Rev Assoc Med Bras. 2008;5(1):90-4.

Parte 9

Atividades do Programa da Residência Médica

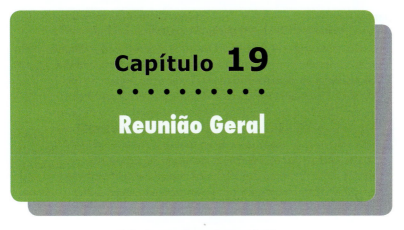

Capítulo 19
Reunião Geral

Pedro Henrique Ramos Quintino da Silva
Hugo Costa Carneiro
Raquel Andrade Moreno
Vitor Chiarini Zanetta

Todas as quartas-feiras, das 7 às 8 horas, ocorre a Reunião Geral do Departamento de Radiologia nos anfiteatros do Instituto de Radiologia (InRad), com a presença de todos os residentes e do corpo clínico.

Os residentes, junto com os assistentes de cada área, separam os casos mais interessantes que serão apresentados. Orientados pelo assistente de cada especialidade, em toda reunião, cerca de 4 ou 5 residentes apresentam os casos escolhidos discutindo o quadro clínico, o raciocínio diagnóstico, os principais achados de imagem e os diagnósticos diferenciais. A apresentação de cada caso dura cerca de 10 minutos, seguida de breve discussão e complementação do caso pelo assistente da área, que junto com o residente responde a eventuais perguntas da plateia.

O preceptor responsável organiza os residentes por ordem alfabética, sempre intercalando residentes do primeiro, segundo e terceiro ano. Há ainda uma lista com todos os temas apresentados nos últimos anos, para não haver assuntos repetidos em um curto espaço de tempo.

Todas as apresentações são armazenadas e compartilhadas com os residentes, para consultas futuras. Alguns desses casos são escolhidos para serem enviados ao Arquivo Didático da Faculdade de Medicina da Universidade de São Paulo (FMUSP).

Os casos apresentados são de todas as subespecialidades radiológicas. Uma vez por mês há, também, a apresentação de um caso da Medicina Nuclear pelo residente e assistente da área.

Capítulo 20
Atividades práticas: radiografias contrastadas

Hugo Costa Carneiro
Pedro Henrique Ramos Quintino da Silva
Raquel Andrade Moreno
Vitor Chiarini Zanetta
Virginio Rubin
Shri Krishna Jayanthi
André Scatigno Neto

Console

As radiografias contrastadas são de responsabilidade direta dos residentes do primeiro ano, dentro dos estágios de Gastroenterologia (manhã) e Geniturinário (tarde).

Suas funções primordiais são: apresentar-se ao paciente adequadamente trajado e com o crachá de identificação, colher uma boa história clínica, que permita a posterior interpretação adequada das imagens; identificar eventuais contraindicações relativas ao uso do meio de contraste e/ou à exposição à radiação ionizante; aquisição propriamente dita das imagens, dentro do protocolo da instituição; e o primeiro atendimento de eventuais intercorrências clínicas, acionando os grupos de suporte da instituição quando necessário (códigos azul e amarelo), documentando esse processo.

Os residentes do segundo ano, que estão passando nos estágios correspondentes, são responsáveis em orientar os residentes do primeiro ano, especialmente nos primeiros dias do estágio, e ficam de sobreaviso para auxiliá-los a qualquer momento que se faça necessário.

Dúvidas devem ser tiradas a qualquer momento, com os R4 e os assistentes de cada grupo.

Orientações gerais

Antes de qualquer exame, deveremos tentar descobrir o motivo da sua solicitação e, antes de terminar o exame, tentar resolver as dúvidas do solicitante. O exame deve ser adaptado ao paciente e ao motivo ao qual foi solicitado. Esse é o diferencial de se ter um médico realizando ou acompanhando de perto o exame.

Reações alérgicas prévias ao meio de contraste são consideradas contraindicações (leves: ponderar risco–benefício; moderadas e graves: absoluta). As demais contraindicações serão avaliadas a seguir, dentro de cada item.

Esôfago, estômago e duodeno (EED)

Orientações, indicações e contraindicações

» Anamnese dirigida: disfagia baixa ou alta, refluxo, queimação retroesternal, odinofagia, outras queixas dispépticas, *globus* faríngeo. Cirurgias prévias (fundoplicatura, cardiomiotomia, esofagocolonplastia, esofagectomia etc.). Alergias (especialmente ao bário ou iodo) – sempre desconfiar de alergia ao bário, já que ele nem sempre é solúvel. Comorbidades (doença de Chagas, doenças neurológicas com risco para aspiração, esclerodermia, diagnóstico endoscópico prévio de doença de Barrett ou neoplasia gastroesofágica, outras – atenção especial para doenças que determinam disfagia alta, com risco para aspiração).
» Explicar ao paciente como será o exame.
» Escolha do meio de contraste: se houve cirurgia do trato gastrointestinal (com paciente em jejum desde a cirurgia), suspeita de fístulas ou perfurações, ou história de alergia ao contraste baritado, utilizar o meio de contraste iodado. Para o restante dos casos usar o meio de contraste baritado (sulfato de bário), inclusive nos pacientes em pós-operatório que já estiverem com dieta por via oral e sem sintomas.
  – Se a suspeita for aspiração, usar o meio de contraste baritado (exceto se houver alguma das contraindicações indicadas anteriormente), uma vez que o contraste iodado na árvo-

re respiratória tem mecanismo osmótico e pode causar a síndrome do desconforto respiratório agudo (SARA); ambos os meios de contraste podem ocasionar a obstrução mecânica da via aérea, mas o mecanismo osmótico só ocorre com o iodado. O deglutograma é quase sempre realizado com bário, pois uma das indicações do exame é aspiração. Esses pacientes devem começar com goles pequenos de bário para a avaliação inicial.

» Pedir para o paciente retirar eventuais metais (brincos, grampos de cabelo, correntes no pescoço, sutiã etc.), prender o cabelo comprido, trocar de roupa (da área de estudo) com botões.

Exame/documentação

» Ao detectar alterações, sempre documentar com mais de duas imagens, de preferência em incidências ortogonais.
» Fazer fluoroscopia do tórax antes de começar o exame – procurar alterações grosseiras (por exemplo, massa pulmonar).
» Obter radiografia simples da região de interesse se o paciente tiver cirurgia prévia esofagogástrica ou gástrica. Caso contrário, é suficiente uma avaliação por fluoroscopia prévia em anteroposterior (AP) ou posteroanterior (PA).
» Explicar ao paciente que, primeiro, você pedirá para que ele coloque um gole do meio de contraste na boca sem engolir, e que deverá ser engolido somente quando você pedir para fazê-lo, pois isso deverá ser feito de maneira sincronizada durante o exame.
» Pedir para ingerir um gole de bário e acompanhar com fluoroscopia no esôfago, para análise da motilidade e passagem pela transição esofagogástrica (TEG) – sem registro de imagens.
   – *Dica:* durante o(s) primeiro(s) goles do meio de contraste não faça nenhuma imagem. Avalie somente pela escopia e observe eventuais anormalidades que poderiam não ser vistas se a preocupação fosse somente obter as imagens padronizadas. A partir da identificação de determinada alteração, fica mais fácil tentar registrá-la posteriormente. Avalie se o paciente aspira, se o esôfago é muito dilatado, se há hérnia esofágica etc.
» Imagem:
   – Esôfago: paciente em pé (ortostático) – incidência OPD (oblíqua posterior direita) a 45 graus: a face posterior do corpo/

ombro direito está mais próxima do filme/receptor, com o paciente a 45 graus em relação à mesa/filme/receptor. Fazer uma imagem pelo menos de cada segmento do esôfago – proximal, médio e distal (Figura 20.1), com atenção especial para obter uma imagem com o esfíncter esofágico inferior/cárdia aberto (com o meio de contraste passando através da junção gastroesofágica).

Figura 20.1 – Imagens sequenciais do esôfago contrastado pelo meio de contraste baritado deglutido, obtidas com o paciente em ortostase, em incidência oblíqua posterior direita. Esôfago proximal (A), médio (B) e distal (C)

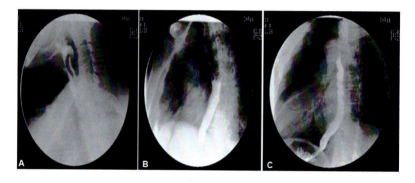

- Pedir para o paciente acabar de ingerir todo o conteúdo do copo.
- Deitar a mesa. Com o paciente deitado, peça para que ele vá "rolando" na mesa de exame (de decúbito dorsal para lateral esquerdo, espere um pouco, depois ventral, espere, depois lateral direito, espere, depois dorsal) para que ocorra aderência do bário em toda a superfície mucosa e depois documente o estômago cheio em decúbito dorsal (próximo passo a seguir) e o duodeno em incidência OPE (oblíqua posterior esquerda) (Figura 20.2).

Figura 20.2 – Imagens sequenciais do estômago (2ª, incidência anteroposterior – A) e duodeno (B, incidência oblíqua posterior esquerda) contrastados pelo meio de contraste baritado deglutido, obtidas com o paciente em decúbito

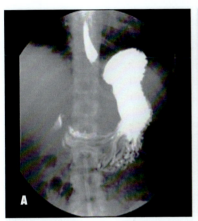
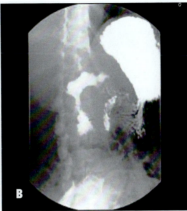

- Esôfago com o paciente em OAD (oblíqua anterior direita), "posição do nadador" – nesse momento também se pesquisa hérnia hiatal –, orientar a realização da manobra de Valsalva, quando o meio de contraste baritado atingir a transição esofagogástrica.
  - Peça para o paciente ingerir o meio de contraste enquanto está deitado – dê-lhe o copo preenchido com o meio de contraste e um canudo; observe atentamente a transição esofagogástrica em busca de hérnia gástrica hiatal, uma vez que hérnias redutíveis (que se reduzem quando na posição ortostática) só serão visualizadas dessa maneira (Figura 20.3).
- Duodeno: posição variável, a depender de sua localização, podendo ser decúbito ventral, OPE ou perfil (Figura 20.4).

Figura 20.3 – Imagens do esôfago distal contrastado pelo meio de contraste baritado, com o paciente deitado em posição oblíqua (A) e realizando manobra de Valsalva (B), com o intuito de sensibilizar o estudo para o diagnóstico de hérnias hiatais redutíveis em ortostase

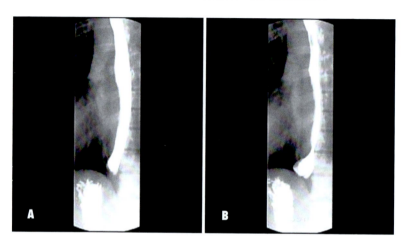

Figura 20.4 – Imagens sequenciais do duodeno contrastado pelo meio de contraste baritado, obtidas com o paciente deitado. Incidência oblíqua posterior esquerda (A e B)

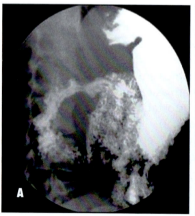
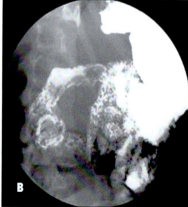

- Pesquisa de refluxo gastroesofágico (RGE): feita com o paciente em decúbito dorsal, só poderá ser realizada após o clareamento do meio de contraste do esôfago (se ainda houver resíduo no esôfago, dê água ao paciente). Se ocorrer o refluxo, identificar a imagem como "refluxo positivo".
  - *Dica:* com o paciente em decúbito dorsal, peça para tossir repetidas vezes (manobra de Valsalva) e/ou elevar simultaneamente as duas pernas (manobras para elevar a pressão intra-abdominal). Ficar escopando intermitentemente a região da transição esofagogástrica durante as manobras para avaliar se há refluxo ou não. Caso o refluxo não seja verificado com essas manobras, incline a mesa 15 graus (manobra de Trendelenburg). Caso seja observado refluxo, adquira uma imagem e avalie: se houve grande abertura do esfíncter esofágico inferior (pode sugerir hipotonia); o volume de conteúdo refluído; o limite superior do refluxo (se chegar até terço superior do esôfago/faringe, há maior risco de aspiração); se demora para haver o clareamento do conteúdo refluído (quanto maior o tempo, maior o risco de lesão péptica) (Figura 20.5).

Figura 20.5 – Imagens do esôfago contrastado pelo meio de contraste baritado que refluiu do estômago, obtidas com o paciente deitado após clareamento inicial do meio de contraste deglutido

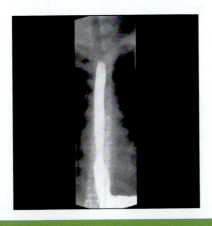

- Duplo contraste: última etapa, não obrigatória, não feita rotineiramente. Após o paciente ingerir sal de frutas (em pé), deitar a mesa, e fazer uma panorâmica do estômago em incidência AP (anteroposterior), do duodeno em OPE, do fundo gástrico em perfil direito e uma panorâmica com o paciente em ortostase (Figura 20.6).

Figura 20.6 – Exemplos de imagens com duplo-contraste, obtidas com o paciente em decúbito e ilustrando o estômago em A (panorâmica em AP) e duodeno em B (incidência oblíqua posterior esquerda); e em ortostase, ilustrando o fundo gástrico em 6C (incidência em perfil direito) e 6D (panorâmica em AP)

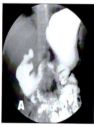
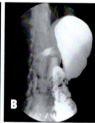
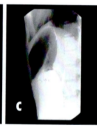
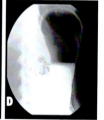

- Ao final do exame, orientar o paciente para aumentar a ingestão de líquidos (de água, principalmente) e de fibras (frutas e verduras) nas próximas 24 horas, uma vez que o meio de contraste baritado pode causar constipação intestinal. Se o paciente for muito constipado, pode-se prescrever laxativo.
- Caso o paciente apresente alguma alteração (divertículo, hérnia hiatal, RGE etc.) registre mais algumas imagens da região de interesse com foco maior ou *zoom*.
- Se o paciente for cadeirante/não conseguir ficar em pé, a parte do exame que seria feita em pé pode ser feita com o paciente sentado no suporte.

Resumo das principais alterações

» Úlcera gástrica benigna: contornos regulares, limites precisos, o nicho ulceroso se projeta para fora da parede gástrica, as pregas gástricas a alcançam, presença da linha de Hampton (hipertransparente, 1 mm, ao redor da úlcera, causada por edema).
» Úlcera gástrica maligna: contornos irregulares, limites imprecisos, elevação da borda que circunda a cratera, o nicho ulceroso se projeta dentro do estômago, as pregas gástricas não a alcançam, presença do menisco de Carman, presença do sinal de Kirklin.
» Estenose do esôfago: nem sempre há dilatação à montante da estenose. Benigna (axial, regular, constrição mais suave, zona de transição entre área normal e estenose) ou maligna (excêntrica, irregular, constrição abrupta). Na estenose cáustica, o esôfago todo não se distende, não há pregueamento mucoso. Há diversas causas de estreitamento, como o anel de Schatzki, estreitamento péptico, entre outros.
» Megaesôfago: grau I (< 4 cm, estase pequena aos 5 minutos), grau II (4 a 7 cm, estase aos 30 minutos), grau III (7 a 10 cm, estase pronunciada aos 30 minutos) e grau IV (> 10 cm, resíduo importante). Instruções para o exame de paciente com megaesôfago:
  – Comece a documentar as imagens somente depois de obter bom enchimento do esôfago (1 ou 2 copos cheios de contraste). Antes do enchimento, as imagens só servem para confundir o radiologista inexperiente.
  – Sempre tentar documentar o esfíncter inferior com o maior grau de abertura possível. Se necessário, encher o esôfago e deixar o paciente esperando sentado ou deambulando enquanto realiza exame de outro paciente. Se não houver passagem de nada ou quase nada para o estômago, ou o esôfago for muito dilatado (grau III ou IV), documente a fase tardia numa radiografia panorâmica na incidência PA (posteroanterior), como uma radiografia de tórax, e anote o intervalo de tempo, entre essa imagem e o início da administração do meio de contraste (30 minutos, 60 minutos etc.), e encerre o exame. Se isso ocorrer, peça ao paciente que tente regurgitar o contraste no banheiro (quem apresenta esse grau de megaesôfago, normalmente sabe como fazer isso).

- » Hérnia gástrica hiatal: observar a transição esofagogástrica, onde terminam as pregas convergentes da mucosa gástrica e começa o esôfago; observar a região do hiato diafragmático, que corresponde à região de estreitamento focal bilateral da coluna de contraste; saber que o hiato diafragmático não corresponde exatamente à sombra da hemicúpula diafragmática (deve ser identificado pelo estreitamento); não confundir a porção superior do vestíbulo esofágico ("*A ring*" inferiormente, pois o vestíbulo termina na transição esofagogástrica ou "*B ring*"). A localização da transição esofagogástrica é dinâmica. Uma distância maior do que 1,5 cm entre a junção e o hiato indica hérnia por deslizamento. Há 4 tipos de hérnia: tipo I (por deslizamento), tipo II (paraesofágica, que consiste na manutenção da transição esofagogástrica em seu local correto em relação ao hiato, mas com o fundo gástrico herniado superiormente em posição paraesofágica), tipo III (misto, ou seja, a transição está acima do hiato, e também há herniação do fundo gástrico em posição paraesofágica) e tipo IV (todo ou parte do estômago está herniado para o tórax, usualmente com rotação organoaxial do estômago). Instruções para o exame:
  - Somente termine o exame se você for capaz de determinar onde está a transição esofagogástrica (que coincide com o esfíncter esofágico inferior) e o hiato esofágico. Caso o paciente tenha fundoplicatura, é preciso determinar se ela não se desgarrou e se está tópica.
- » Cirurgias bariátricas:
  - Gastrectomia vertical: o fundo e o corpo gástrico são tubulizados. Avaliar se há estenose ou fístula (em pós-operatório recente).
  - Gastrectomia vertical com derivação gastroenteral (Santoro III): além da tubulização gástrica, há derivação gastroenteral no antro. O meio de contraste deve passar preferencialmente pela anastomose e em menor quantidade pelo duodeno.
  - *Bypass* (desvio) gástrico em Y de Roux (Fobi-Capella): confecção de câmara gástrica de 20 mL e anastomose gastroenteral em Y de Roux. Pode haver anel radiopaco no plano da anastomose. Se o paciente estiver apresentando ganho ponderal, é necessário determinar se o anel migrou ou se houve formação de fístula gastrogástrica. Nesse caso, fazer imagem

final panorâmica do abdome superior em AP, para mostrar se houve opacificação do duodeno ou do estômago excluso.

Esofagograma

» No esofagograma, não é necessário fazer as imagens do estômago e duodeno.
» Devem ser feitas imagens da transição esofagogástrica e deve ser testado refluxo.
» Se for solicitado "esofagograma com vídeo" ou "videoesofagograma", a orientação é realizar o exame gravando-o todo em DVD. O que os cirurgiões querem ver é o peristaltismo e o esvaziamento, principalmente o segmento inferior e a transição esofagogástrica.

EED de crianças pequenas

» Todo o exame em decúbito dorsal (imagem em anteroposterior):
 – Esôfago (3 imagens – AP).
 – Bulbo (2 imagens – posição variável – tentar OPE).
 – Estômago (1 imagem).
 – Refluxo (1 imagem).

Tempo de esvaziamento gástrico

Orientações, indicações e exame/documentação

» Esse exame é feito pelos técnicos.
» Primeiramente é feita uma radiografia simples – "prévia" (antes da ingestão do meio de contraste).
» Depois, o paciente ingere 300 mL de contraste baritado (sulfato de bário 66,7%).
» Logo após a ingestão, é feita a primeira radiografia de abdome em AP em decúbito dorsal (panorâmica).
» 2 horas após a ingestão do bário, é feita a segunda radiografia de abdome em AP, também em decúbito dorsal, para avaliar se ainda há contraste no estômago.
» O objetivo do exame é avaliar, subjetivamente, se a quantidade de contraste remanescente no estômago após 2 horas é maior ou menor que 30% do que havia na imagem inicial.
» O exame é então encerrado, independentemente dessa quantidade.

Trânsito intestinal

Orientações e indicações

» Pedido médico/anamnese dirigida: mal absorção, neoplasias do intestino delgado, doença de Crohn, sangramento intestinal oculto, obstruções (bridas, hérnias), variações anatômicas (vício de rotação), enterite actínica, fístulas, aderências. Cirurgias prévias (correção de fístulas, aderências etc.). Alergias (especialmente a bário ou iodo). Comorbidades.

» Explicar ao paciente como será o exame.

» Escolha do meio de contraste. Se cirurgia do trato gastrointestinal (com paciente em jejum desde a cirurgia), suspeita de fístulas ou perfurações, ou história de alergia ao contraste baritado, utilizar contraste iodado. Para o restante dos casos, usar contraste baritado (sulfato de bário), inclusive nos pacientes em pós-operatório que já estiverem com dieta por via oral e sem sintomas.

» Para facilitar a escolha, a regra é simples: se o paciente estiver se alimentando normalmente, pode se administrar o bário. Se ele estiver com restrição de dieta por via oral ou enteral (por pós-operatório recente ou suspeita de perfuração), provavelmente o iodo será o contraste de escolha.

Exame/documentação

» Preparo:
  – Jejum.
  – 250 a 500 mL (1 a 2 copos) do meio de contraste VO.

» Imagens:
  – Radiografia simples de abdome (AP) – "prévia".
  – Administrar o meio de contraste VO.
  – Protocolo geral (não utilizá-lo se: suboclusão intestinal aguda, avaliação de má-rotação intestinal e na avaliação de intestino curto):
    - Após 10 minutos: decúbito dorsal.
    - Após 20 minutos: decúbito dorsal.
    - Após 30 minutos: decúbito dorsal.
    - Após 60 minutos: decúbito ventral (o exame deve ser feito em até 60 minutos).

- Quando notar que o meio de contraste chegou ao íleo terminal (porção do delgado frequentemente acometida por doenças intestinais), colocar o paciente no aparelho e fazer compressão localizada da fossa ilíaca direita para caracterizá-lo melhor. A compressão possibilitará a redução da sobreposição de alças e do movimento para uma melhor avaliação da mucosa.
- Caso o meio de contraste ainda não tenha chegado ao ceco/íleo terminal, fazer radiografia com 90, 120, 240 e 300 minutos (todas em decúbito dorsal).
- Se houver alguma outra área suspeita (divertículos, lesões etc.) e/ou com muita sobreposição de alças, podem ser feitas imagens adicionais nos demais segmentos do intestino delgado.
- O exame termina quando todo o intestino delgado for estudado adequadamente (e não somente quando o meio de contraste chega ao íleo terminal).

» Protocolos específicos:
- Suboclusão intestinal: fazer iodo puro (80 mL) 15, 60, 120 minutos e se o contraste não tiver chegado no cólon, fazer 12 e 24h. Esse paciente provavelmente estará internado.
- Má-rotação intestinal: deve-se mostrar a posição do ângulo de Treitz e do ceco. Fazer 10, 30, 60, 90 ou 120 minutos (conforme a velocidade de progressão do meio de contraste). Não há necessidade de imagens do íleo terminal.
- Intestino curto: podem ser utilizados os intervalos de tempo do protocolo geral, interrompendo o exame assim que o meio de contraste chegar no cólon ou na estomia, exceto se houver suspeita de lesão no intestino remanescente, situação na qual deverá ser realizado o protocolo geral.

» *Dicas:*
- Tempo de trânsito até o íleo terminal: pode variar de 15 a 300 minutos (90 minutos em média).
- Se estiver muito lento, pode-se recorrer a algumas medidas para acelerá-lo: bala, suco, leite, chocolate ou mais um copo do meio de contraste.
- Se estiver muito rápido, pode-se administrar Buscopan®, VO.

- Para diferenciar o jejuno do íleo: o jejuno se situa superiormente e à esquerda, suas pregas são finas e transversais (pregueamento em folha de samambaia) e apresenta espessura < 4 cm. O íleo é mais estreito (< 3 cm), tem pregueamento mais escasso e se situa inferiormente à direita. Normalmente, o jejuno tem muito mais pregas transversais que o íleo. O pregueamento do íleo é variável, sendo comumente menos numeroso do que o jejuno, mas variando de quase nenhuma prega transversal à quantidade de pregas transversais quase semelhante ao jejuno.
- Uma constante dúvida é saber se o contraste já chegou no íleo terminal. Para ter certeza disso, verifique se já há contraste no cólon direito: se o paciente não tiver sido operado, o meio de contraste no cólon direito é sua certeza que o contraste já está passando pelo íleo terminal.
- Em pacientes submetidos a cirurgia com ressecção de intestino delgado ou cólon, é possível que não haja íleo terminal ou cólon direito. Mas serve regra semelhante: se o meio de contraste chegou no cólon, é porque já passou pela anastomose.

Enema opaco
Orientações, indicações e contraindicações

» Pedido médico/anamnese dirigida: doença inflamatória intestinal (síndrome de Crohn, retocolite ulcerativa), neoplasia, doença diverticular, megacólon, doença de Chagas, reconstrução do trânsito, intussuscepção, doença de Hirschsprung, ânus imperfurado (crianças). Cirurgias prévias (correção de fístulas, aderências etc.). Alergias (especialmente a bário ou iodo). Comorbidades.

» Contraindicações: megacólon tóxico, após manipulação recente (poucos dias) por colonoscopia/retossigmoidoscopia com biópsia e na suspeita de perfuração de víscera oca.

» Explicar ao paciente como será o exame.

» Escolha do meio de contraste. Caso o paciente esteja evacuando normalmente, utilize contraste baritado (sulfato de bário). Se cirurgia do trato gastrointestinal recente, com suspeita de fístulas ou perfurações, ou história de alergia ao contraste baritado, utilizar contraste iodado.

- *Exceção:* para casos de fístulas perianais ou cutâneas ou de alça para alça crônicas (meses ou anos com fístula), pode ser usado sulfato de bário se o paciente não referir saída de pus, dor ou febre.

Exame/documentação

» Preparo:
- Meio de contraste baritado: 50% (1 parte do meio de contraste para 1 parte de água). Usar de 20 a 30% (1 parte do meio de contraste para 2 partes de água), se constipado grave ou megacólon muito dilatado.
- Meio de contraste iodado: pesquisa de fístula de 80 a 100% (3:1), avaliação do tamanho do cólon 50% (1:1).
- Dimeticona (Luftal®) deve ser utilizada sempre. Alguns preparados de meio de contraste baritado já vêm associados à dimeticona, com o intuito de reduzir a formação de bolhas no cólon que simulariam pólipos.
- Não há necessidade de preparo excelente em casos de megacólon e de constipação grave (se o preparo estiver muito ruim, fazer apenas contraste simples).
- Pacientes com colostomia e ileostomia não fazem preparo. Por isso, realizar apenas enema opaco com contraste simples (ou seja, não é necessário injetar ar).

» Imagens:
- Radiografia simples do abdome ("prévia") para identificar sinais de cirurgia (por exemplo, clipes metálicos), obstrução ou perfuração intestinal e eficácia do preparo (distensão gasosa não significa obrigatoriamente preparo ruim, pois um preparo ruim é quando se observa grande quantidade de fezes – coprostase).
- Se o preparo estiver ruim e houver necessidade de duplo contraste (tumor, sangramento, pré-operatório de doença anal/perianal, emagrecimento a esclarecer, colonoscopia incompleta etc.), remarcar o exame (tentar encaixar no dia seguinte, mantendo o preparo).
- Paciente em decúbito lateral esquerdo, membros inferiores fletidos (relaxamento dos músculos abdominais e redução da pressão abdominal).

- Toque retal e das estomias (estenoses, tônus).
- Introduzir a sonda e insuflar o balão. Se o paciente referir dor, a sonda pode estar baixa demais (canal anal), ou foi insuflado muito ar no balão.
- Cuidado com anastomoses baixas. Nesses casos, utilize sonda de Foley ou não encha o balão.
- O volume de meio de contraste utilizado depende do tamanho do cólon, não é fixo.
- Abrir fluxo do meio de contraste na sonda e acompanhar sua progressão pelas alças cólicas por escopia intermitente, com o paciente em DLE (decúbito lateral esquerdo) e Trendelenburg. Preencher reto, sigmoide e descendente.
- Mudar para decúbito ventral, mantendo a mesa em Trendelenburg, para preencher o cólon transverso.
- Quando chegar ao terço médio do transverso, cessar a introdução do meio de contraste (pinçando a mangueira do meio de contraste), colocar o paciente em decúbito dorsal horizontal (tirar do Trendelenburg) ou decúbito lateral direito, depois inclinar a mesa ao contrário do Trendelenburg (poucos graus) para contrastar o cólon ascendente e o ceco.
- Pode-se insuflar ar para facilitar a progressão do meio de contraste para o ceco, mas isso pode não funcionar, pois o ar pode passar e o meio de contraste ficar.
- Se o contraste estiver progredindo muito lentamente, aumentar o volume de contraste (um ou dois copos do bário 50%).
- O meio de contraste não deve ultrapassar a válvula íleo cecal; se o meio de contraste chegar ao delgado haverá sobreposição de imagens, prejudicando a interpretação do exame.
- Quando todo o intestino grosso estiver preenchido, fazer uma radiografia "funcional" panorâmica em decúbito dorsal horizontal, em AP (usando um cassete).
- Se o paciente apresentar cólon espástico ou cólicas, administrar Buscopan® IV ou IM, cujas principais contraindicações são: doença cardíaca grave, doença psiquiátrica grave, glaucoma e alergia.

- Abrir a sonda do meio de contraste, colocar o frasco contendo o meio de contraste abaixo do plano do paciente (para facilitar retorno do contraste) e realizar as manobras ao contrário para eliminar o máximo possível de contraste. Pode-se pedir, se estiver demorando, para o paciente evacuar.
- Após a eliminação de boa parte do meio de contraste, pinçar a mangueira do mesmo e introduzir ar (para obtenção do duplo contraste) lentamente, orientando-se pela escopia (para evitar lesões intestinais). Quando o paciente estiver com cólicas, cessar ou reduzir a introdução de ar. Evitar a distensão rápida do reto, que pode causar dor e perda fecal.
- Imagens com duplo contraste: panorâmicas em AP e PA (no cassete), oblíquas localizadas das flexuras esplênica e hepática, perfil do reto (desinsuflar o balão para caracterizá-lo melhor) e axial do retossigmoide. Fazer oblíquas de segmentos onde houver sobreposição.
- Se houver muito meio de contraste remanescente, obter imagens nos segmentos onde o ar chegou com duplo contraste. Realize manobras de mudança de decúbito para fazer o ar e o meio de contraste se movimentarem pelo cólon, transformando em duplo contraste onde havia contraste simples.
- Se houver alguma imagem suspeita, realizar uma ou duas incidências para defini-la melhor. Frente e perfil ou oblíquas. Se necessário, pode-se utilizar compressão localizada da área de interesse.

» *Resumo:* enema opaco (exame normal, sem contraindicações ao duplo contraste):
- Radiografia simples de abdome.
- Radiografia de abdome com contraste simples AP (cólons contrastados, sem ar).
- Após duplo contraste: radiografia de abdome AP, abdome oblíquas OPE e OPD, perfil e axial do reto, oblíquas localizadas (ângulo hepático, ângulo esplênico, cólon sigmoide) e perfil de reto sem a sonda (Figura 20.7).

Figura 20.7 – Imagens ilustrando as principais fases do estudo de enema opaco

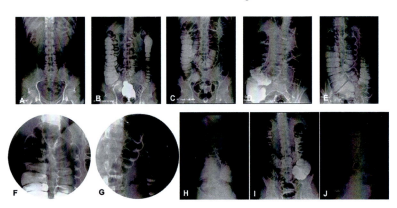

A – radiografia simples em AP. B – radiografia com contraste simples em AP (cólons contrastados, sem ar). C a I – radiografia com duplo contraste (após introdução do ar): C em AP; D oblíqua direita; E oblíqua esquerda; F oblíqua localizada do ângulo hepático; G oblíqua localizada do ângulo esplênico; H perfil do reto; I axial do reto. J – perfil do reto sem a sonda (última etapa).

» Casos especiais:
- Colostomia/ileostomia: não fazer preparo. Não injetar ar (somente contraste simples). Iniciar injetando o meio de contraste pelo acesso mais distal (reto ou boca distal/colostomia) – injetar até preencher toda a alça (quando for somente o coto retal, injetar pouco e devagar, até o paciente referir dor, interrompendo a injeção). Fazer radiografia panorâmica em AP e perfil (também fazer oblíqua, se necessário) com cassete. Em seguida, injetar pelos acessos proximais e obter também radiografias panorâmicas.
  - É importante estudar alças exclusas e afastar estenoses.
  - Se houver dúvida de estenose, aguardar ou dar Buscopan® (pode ser dado no início do exame). Injetar água na sonda de Foley.

- Suspeita de fístula (aguda ou crônica, com coleção intracavitária ou com sepse). Usar contraste hidrossolúvel (iodado). Iniciar o exame pelo segmento com suspeita de fístula. Somente contraste simples (não injetar ar).
- Suspeita de fístula colovaginal: usar bário.
- Suspeita de fístula colovesical: usar iodo.
  - Administrar o meio de contraste pelo reto e opacificar somente até aparecer a fístula ou um pouco após, não havendo necessidade de seguir até o ceco (o excesso de meio de contraste atrapalha a localização da fístula).
- Obstrução: não fazer preparo com laxantes, somente dieta. Se paciente internado, pedir para fazer *fleet*-enema. Administrar o meio de contraste até a estenose. Se obstrução leve, pode-se introduzir ar (duplo contraste). Se moderada a grave, administrar pouco meio de contraste além da estenose para evitar barioma (retenção do meio de contraste baritado).
- Megacólon: utilizar esse protocolo somente se houver megacólon nas imagens obtidas. Se as imagens mostrarem cólon normal ou quase normal, fazer exame habitual.
  - Protocolo: somente contraste simples (não injetar ar). Incidências AP, PA e oblíquas, perfil de reto e axial de retossigmoide. Aumentar a diluição do meio de contraste para 25 a 30%. Se muito dilatado (> 10 cm), introduzir meio de contraste somente até o primeiro segmento de cólon normal.
- Endometriose: estudar inicialmente o retossigmoide com contraste simples e duplo contraste (com injeção de ar) – perfil de reto e axial de retossigmoide com balão desinsuflado; se necessário, fazer oblíquas do retossigmoide. Depois insuflar o balão, introduzir mais meio de contraste e estudar o resto do cólon, prosseguindo com a rotina habitual e injeção de ar para duplo contraste.
- Ânus imperfurado: usar iodo. Colocar o marcador cutâneo (miçanga) no ânus, administrar o meio de contraste iodado a 50% pela boca distal da colostomia, fazer radiografia em perfil verdadeiro para medir a distância entre o coto retal e o ânus (se for fazer na radiografia digital, não dar *zoom*) e AP.

Resumo das principais alterações
» Megacólon: Proposta de classificação, medindo o diâmetro transverso do cólon sigmoide à altura de uma linha imaginária que passa pelas espinhas ilíacas anterossuperiores.
- Grau 1: o eixo transversal mede entre 5 e 9 cm (inclusive).
- Grau 2: o eixo transversal mede entre 9 e 13 cm (inclusive).
- Grau 3: o eixo transversal é > 13 cm.

Histerossalpingografia
Orientações, indicações e contraindicações
» Anamnese dirigida: perguntar qual a razão do exame – infertilidade (questionar se é somente com o parceiro atual, se o parceiro tem filhos etc.), dor pélvica, corrimento vaginal, história conhecida de doença inflamatória pélvica (DIP), miomas uterinos, malformações do sistema reprodutor feminino/urinário/outros, cirurgias prévias (curetagens, ressecção de miomas etc.). A história obstétrica é importante (número de gestações, partos normais, cesárias e abortos). Alergias (verificar alergia ao meio de contraste iodado). Comorbidades.
» O exame é contraindicado na suspeita de gravidez, checar a data da última menstruação (DUM), cervicite e DIP (leucorreia, febre).
» Complicações: reação vagal, sangramento, infecção, opacificação de vasos (não significativa clinicamente).
» Melhor fase para o exame: 7º dia do ciclo menstrual – endométrio proliferativo, baixo risco de gravidez.
» Explicar à paciente como será o exame, que ela poderá sentir cólicas e que é importante não se mexer para não expelir o cateter do útero.
» Meio de contraste: iodado (50 mL).
» Pedir para a paciente retirar eventuais metais, trocar de roupa, vestir o avental com a abertura para trás e calçar os propés.

Exame/documentação
» Preparo:
- Laxativos, Buscopan®, analgésicos.
» Imagens:
- Obter uma radiografia em decúbito dorsal AP como "prévia", para avaliação de eventuais alterações da radiografia simples.

- Fazer a lavagem das mãos, calçar as luvas e realizar o toque vaginal bimanual (para localizar o colo uterino, inferir o tamanho do útero e verificar anomalias anatômicas, além de constatar leucorreia).
- Ligar o foco.
- Preparar o material estéril: espéculo de plástico, pinça Cheron e Pozzi, gazes estéreis, cateter intrauterino (não abri-lo ainda, para evitar contaminação), cuba com meio de contraste iodado, cuba rim com clorexidine, campo estéril não fenestrado, seringa de 10 ou 20 mL (enchê-la com o meio de contraste iodado).
- Colocar a paciente em posição de litotomia.
- Calçar luvas estéreis.
- Fazer antissepsia da vulva, utilizando a pinça Cheron com gazes estéreis embebidas em solução de clorexidine.
- Colocar o campo não fenestrado abaixo das nádegas/pelve da paciente, com cuidado para não se contaminar.
- Introduzir o espéculo de plástico.
- Visualizar o colo uterino.
- Fazer antissepsia da vagina e do colo uterino.
- Somente retirar o cateter intrauterino da embalagem nesse momento (cuidado para não deixar a seringa de 5 mL que vem dentro da embalagem cair), testar o *cuff*, conectar a seringa maior (10 ou 20 mL) já com o contraste aspirado na extremidade azul do cateter e injetar contraste para retirar o ar de dentro, preenchendo seu lúmen.
- Introduzir o cateter no orifício do colo uterino (se necessário, segurando o cateter com a pinça Cheron para facilitar a introdução). Raras vezes pode ser necessário usar a pinça de Pozzi para pinçar o colo e cateterizá-lo.
- Encher o *cuff* do cateter com a seringa de 5 mL (máximo).
- Puxar o cateter levemente para trás, verificar se está locado no interior do canal cervical, visando a reduzir vazamento ao redor do cateter e ao mesmo tempo conseguir visualizar toda a cavidade uterina ser preenchida pelo meio de contraste.
- Peça para o técnico ou colega "escopar" ou, se estiver sozinho, fique com o pedal da escopia dentro da sala e comece a escopar no momento em que inicia a injeção do contraste –

Cuidado! Injetar inicialmente uma quantidade mínima do meio de contraste (cerca de 1 a 3 mL), que já será suficiente para registrar a imagem do "pequeno enchimento" – que consiste no preenchimento inicial e parcial da cavidade uterina pelo meio de contraste, permitindo a avaliação da cavidade, buscando eventuais falhas de enchimento e anomalias estruturais que só podem ser visibilizadas nessa fase (com mínima quantidade do meio de contraste). Além disso, é necessário destacar que a cavidade uterina normal é bastante pequena, sendo que cerca de 3 a 5 mL são suficientes para preenchê-la totalmente ("grande enchimento") e, muitas vezes, pode até extravasar pelas trompas para a cavidade peritoneal.

– Registre o "pequeno enchimento" uterino (em AP) e verifique a posição do *cuff*. Se estiver muito alto (corpo ou fundo), tracione o cateter para reposicioná-lo junto do orifício uterino interno. Caso o balão esteja dentro do canal endocervical, não há problema, desde que a paciente não esteja com dor (caso contrário, esvazie o *cuff*, e puxe o cateter com cuidado um pouco para baixo e reinfle o *cuff*).

– Se o útero estiver muito fletido, pode-se obliquar o tubo para melhor visibilizá-lo.

– Caso a avaliação da morfologia uterina esteja inadequada/prejudicada pela posição, tracione o colo uterino com a pinça Pozzi para realizar todas as imagens do útero. O exame não pode deixar dúvidas quanto a anomalias da morfologia uterina.

– Continue escopando, injetando o meio de contraste vagarosamente (mais 1 a 2 mL) e registre "grande enchimento" – quando toda a cavidade uterina está preenchida pelo meio de contraste.

– Ainda escopando, injete mais um pouco do meio de contraste até que ele contraste as tubas e extravase para a cavidade peritoneal. Obtenha uma imagem (em AP). Pode ser que uma ou ambas as tubas estejam obstruídas, o meio de contraste não irá contrastá-la(s) completamente.

– Caso não haja opacificação das tubas (de nenhum segmento de um ou dos dois lados), para descartar espasmo, dar

Buscopan® IV. Se, mesmo assim, não houver opacificação, provavelmente estão obstruídas (ou ausentes). É muito rara a obstrução tubária na porção intersticial/intramural, a causa mais comum é espasmo nessa localização.
- Com cuidado, e sem retirar o cateter, peça para a paciente girar o quadril devagar de um lado e depois para o outro, para que você obtenha uma imagem em OPD e outra em OPE.
- Em decúbito dorsal, continue escopando, desinsufle o *cuff*, e retire lentamente o cateter, injetando contraste e registrando uma imagem (em AP) desse momento. Essa imagem é importante para avaliação do istmo uterino, bem como da endocérvice (o meio de contraste irá começar a "vazar" pelo canal endocervical) – nos casos de suspeita de insuficiência istmocervical essa imagem será essencial.
- Registre uma imagem do útero após a completa retirada do cateter.
- Fazer oblíquas sempre que necessário ("esticar" tubas, avaliar melhor morfologia uterina, tirar sobreposição óssea).
- Retire o espéculo.
- Há ainda a manobra de Cotte, que deve ser feita se for solicitada no pedido e/ou se houver suspeita de infertilidade e/ou endometriose. Consiste em retirar o cateter e o espéculo e pedir para a paciente deambular por 5 minutos. Depois, obter radiografia em AP (ortostática), para avaliar espalhamento do meio de contraste na cavidade peritoneal. Para isso acontecer, deve haver extravasamento de uma razoável quantidade de contraste na cavidade peritoneal (na paciente nulípara 20 mL são suficientes para todo o exame).
- Orientar a paciente a monitorar sinais infecciosos (corrimento, febre, dor abdominal) e sangramento (caso persista por mais de 24 horas, uma vez que uma pequena quantidade de sangramento < 24h é normal) – orientar para a paciente usar, se possível, um absorvente no primeiro dia após o exame. Orientar abstinência sexual por cinco dias.

» Resumo: veja a Figura 20.8.

- Imagem A: prévia.
- Imagem B: pequeno enchimento (melhor visibilização de falhas de enchimento).
- Imagem C: grande enchimento; visibilização dos contornos uterinos e de falhas de enchimento. No entanto, falhas de enchimento menores muitas vezes só são visibilizadas durante o pequeno enchimento; notar que as tubas já estão opacificadas.
- Imagem D: boa demonstração das porções intersticial, ístmica e ampular de ambas as tubas uterinas.
- Imagem E: demonstração do extravasamento do meio de contraste para a cavidade peritoneal (não há obstrução tubária).

Figura 20.8 – Fases do exame de histerossalpingografia

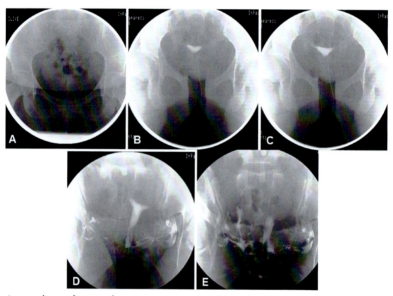

A – radiografia simples; B – pequeno enchimento; C – grande enchimento; D – demonstração das porções intersticial, ístmica e ampular das tubas uterinas e extravasamento do meio de contraste para a cavidade peritoneal; E – prova de Cotte.

Defecograma

Orientações, indicações e contraindicações

- » Exame radiológico dinâmico, em contraposição ao enema opaco, que é mais anatômico.
- » Exame realizado sob fluoroscopia e registrado em DVD.
- » É injetado o meio de contraste pastoso baritado, apenas no reto, e são registradas as cinco etapas do exame: contração, manobra de Valsalva, repouso, evacuação e resíduo pós-evacuatório.
- » Indicações:
    - Constipação: é o exame de escolha nesse caso. Representa 90% dos casos. Há dor, dificuldade na evacuação e redução do ritmo intestinal. A maior parte dos pacientes é do sexo feminino, com faixa etária entre 30 e 60 anos.
    - Incontinência: é menos comum, representa cerca de 9% dos casos.
    - Outras indicações: crianças, anomalia anorretal corrigida etc.

Exame/documentação

- » Preparo:
    - Não é necessário preparo algum, intestinal ou jejum. Manter toda a medicação habitual.
    - Não há problema se houver fezes na ampola retal. É até melhor.
    - O paciente vai ingerir dois copos de bário diluído a 50% duas horas antes da realização do exame.
- » Na sala:
    - Pedir para o paciente colocar o avental com a abertura para trás, tirando calça/saia e a roupa íntima. Pode ficar com blusa leve e sutiã.
    - Verificar que o saco plástico branco de 100 litros esteja cobrindo o assento e que o contraste e a sonda estejam prontos.
    - Obter a história no formulário próprio (envelope modelo de história).
    - Forrar o assento com o saco de 100 litros.
    - Observar que o saco deve ser aberto totalmente e cobrir todo o assento (Figura 20.9).

Figura 20.9 – Assento utilizado no estudo de videodefecograma, adaptado ao aparelho de fluoroscopia

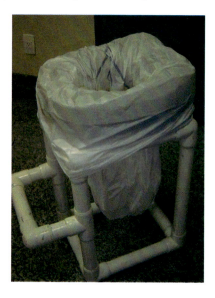

» Exemplos de explicações para o paciente:
- "O médico pediu esse exame para avaliar a dificuldade referida para evacuar."
- "Não é um exame doloroso, mas é estranho, constrangedor."
- "O exame em si é rápido."
- "Vamos colocar uma pasta que vai ser vista no aparelho de raios X e que tem consistência parecida com as fezes."
- "Vamos colocar, então, um assento." (Levantar a mesa e pedir para fazer algumas manobras e então pedir para soltar o contraste, evacuando).
- "Depois do exame, vida normal, pode comer normalmente, tomar bastante água, e, se costumar usar algum tipo de laxante, este pode ser utilizado".

» Realização – injeção do contraste:
- Paciente em decúbito lateral direito.
- Calçar duas luvas na mão que realizará o toque retal e uma na outra mão.

- Realizar inicialmente o toque retal e solicitar, durante o toque, para realizar "força para prender as fezes", sentindo o tônus do esfíncter.
- Injetar o conteúdo de 3 seringas de 60 mL no adulto (180 mL total). Em crianças, injetar apenas o conteúdo de 1 seringa de 60 mL, conectada preferencialmente à sonda 28 (26 opcionalmente), opacificando o reto e o retossigmoide distal.
- Colocar quatro a cinco folhas de papel toalha forrando a mesa para não derramar bário sobre ela.
- Introduzir a sonda no sentido da curvatura retal.
- Solicitar ajuda de auxiliar de enfermagem, técnico ou outro médico, que ajudará a segurar a sonda e trocar as seringas.
- É mais fácil injetar com a seringa em pé, utilizando o peso do corpo e não o antebraço.
- Segurar na conexão, enquanto a pessoa que estiver auxiliando segura a extremidade junto ao ânus. Isso é importante para não haver desconexão ou escape da sonda.
- Na terceira seringa, enquanto os últimos 10 mL são injetados, tracionar a sonda, para opacificar o canal anal – pode vazar um pouco, limpar com papel se isso ocorrer (Figura 20.10).

Figura 20.10 – Procedimento de sondagem retal e administração do meio de contraste baritado

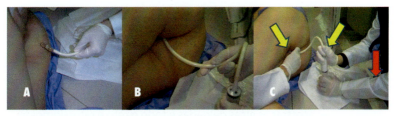

A e B – Imagens sequenciais ilustrando a introdução da sonda no sentido da curvatura retal. C – Imagem ilustrando o trabalho em equipe: uma pessoa segura a extremidade junto ao ânus enquanto a outra segura a conexão da sonda com seringa (importante para não haver desconexão ou escape) e injeta o conteúdo (reparar a seringa em pé, utilizando o peso do corpo para facilitar a administração do meio de contraste).

- » Realização – posicionamento:
  - – Com o paciente deitado em decúbito lateral direito, colocar o assento coberto com o saco branco.
  - – Deslocar a mesa cranialmente e posicionar a estativa na altura da cintura da paciente.
  - – Elevar a mesa até ficar na posição vertical, solicitando ao paciente para ir se ajeitando na cadeira. Quando na posição vertical, dê suporte ao posicionamento do paciente. Reposicione o avental do paciente se estiver se interpondo ao assento.
  - – Deslocar a mesa anteriormente e manter a altura do paciente elevada em relação ao solo (Figura 20.11).

Figura 20.11 – Posicionamento do paciente no aparelho

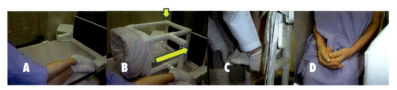

A e B – com o paciente deitado em decúbito lateral direito, o assento, coberto com o saco branco, é posicionado no aparelho. C – paciente sentado, com a mesa já na posição vertical e os pés posicionados sobre o suporte. D – avental ajustado, de maneira a não se interpor entre a paciente e o assento.

- » Iniciar gravação das imagens (DVD ou *hard drive*).
- » Realização – fluoroscopia:
  - – Tomada inicial:
    - - A primeira tomada é para a localização das estruturas.
    - - Mostrar o sacro e a região da sínfise púbica. Geralmente é mais difícil encontrá-la, então, registrar a região púbica.
    - - Mostrar as alças delgadas e todo o reto e retossigmoide.
    - - A imagem preferencial é a borda anorretal no canto inferior esquerdo da tela.
    - - Pode deixar a ampola travada, pois os deslocamentos agora são mínimos.
  - – Contração:
    - - Solicitar ao paciente que faça força para prender as fezes ou simplesmente "prenda as fezes".

- Registre três tomadas desta manobra, a última com o paciente fazendo o máximo de força para prender.
— Valsalva:
  - Peça para fazer força com a barriga ou tossir.
  - Se possível peça ao paciente para não deixar escapar o contraste. (Se houver incontinência antes do exame ou entre a manobra de contração e repouso, não é necessário fazer valsalva, pois já se provou a incontinência. Além de poupar contraste para a fase de evacuação, que é a mais importante).

» Repouso:
  — Essa fase é importante para a seguinte, então, é necessário ter um pouco de paciência.
  — Peça para:
    - "Relaxar".
    - "Fechar os olhos".
    - "Respirar fundo e soltar".
    - "Soltar todo o peso do corpo no bumbum".
  — Verificar se o reto fica em posição mais baixa, sem impressão do puborretal (parede posterior do reto).
  — Alertar ao paciente que não há problema se escapar um pouco do contraste.

» Evacuação:
  — É a fase mais importante do exame. Registrar tudo e certificar-se de que o vídeo esteja gravando.
  — Pedir para fazer força para baixo e soltar tudo, em plena evacuação.
  — Deixe o reto no meio da tela, sem magnificação. Isso serve para não perder eventuais invaginações e prolapso retoanais. Evitar movimentações bruscas no registro dessa fase.
  — Após um bom registro da evacuação, pode momentaneamente correr um pouco o tubo mostrando o retossigmoide e voltar para a borda anorretal.
  — Se o paciente tiver dificuldade para eliminar e informar que realiza alguma manobra para ajudar, peça para que a faça.

» Pós-evacuação:
  — Ao término da evacuação, perguntar se ainda sente vontade de evacuar.

- Posicionar a escada, dar as mãos para o paciente, que deve colocar os dois pés na escada e levantar de uma vez (Figura 20.12). Pode ir ao banheiro para se lavar e se trocar.
- Se o paciente tiver evacuação prolongada ou tiver dificuldade de eliminar o contraste na sala, descer a paciente, ir ao banheiro, evacuar, voltar e registrar o resíduo em pé mesmo, em AP e perfil.

Figura 20.12 – Auxílio ao paciente na saída do aparelho

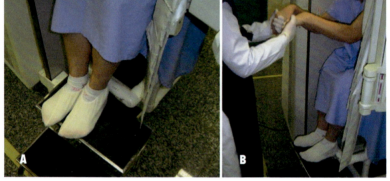

A – escada posicionada. B – mãos são oferecidas para a paciente de maneira a assegurar sua saída segura do aparelho.

Deglutograma

Orientações, indicações e contraindicações
» Exame radiológico dinâmico, destinado à avaliação da mecânica da deglutição.
» Exame realizado sob fluoroscopia e registrado em DVD.
» Ingerido o meio de contraste baritado em três consistências, de maneira a simular a consistência dos alimentos reais.

Exame/documentação
» Preparo:
- Não é necessário.

» Material:
- São três consistências as testadas:
1. Líquida fina: preparar o bário diluído da seguinte maneira: 1 frasco de contraste (150 mL) de bário + 2 medidas de água (300 mL – usar o mesmo frasco do contraste e agitar bem) no copo de acrílico – acrescentar 1 sachê de açúcar e misturar bem com a espátula de madeira. Misturar constantemente a suspensão com a espátula, pois o bário tende a sedimentar no fundo do copo.
    - Para bebês que usam mamadeira: 40 mL de bário puro do frasco + 80 mL do conteúdo original da mamadeira (leite ou água).
2. Pastosa: colocar 50 mL de bário puro (1 copo de plástico de café) + 1 sachê de açúcar no mingau e misturar bem, até ficar bem homogêneo.
    - Como opção, às vezes podemos usar a gelatina, por conta do melhor sabor. Colocar umas três colheres de gelatina pura no copo e misturar meia colher de bário puro.
3. Sólida: pegar pequenos pedaços de pão e deixar de molho em uma pequena quantidade de bário puro, logo no início do período, para que o pão fique embebido com o líquido. Para crianças, colocar pequenos pedaços de biscoito embebidos em bário puro.

» Posicionamento:
- Adultos – mesa em pé:
1. Sem dificuldades de locomoção ou para ficar parados: colocar de pé, com o lado direito para a mesa do aparelho, olhando para frente na maior parte do exame e depois virar para a frente, de costas para a mesa de frente para o tubo para a imagem em AP, ao final do exame.
2. Com dificuldade de ficar em pé, mas suportando as costas: elevar a plataforma e colocar o paciente sentado, em perfil absoluto, e, depois, virar para frente em direção ao tubo para a série em AP, ao final do exame.
3. Com dificuldade de ficar em pé, sem apoio nas costas: tirar o apoio e usar a cadeira azul com espaldar alto. Deixar o paciente sentado e amarrá-lo, com um lençol por baixo dos braços, à cadeira. Encostar a cadeira junto à mesa, para a imagem em perfil, e, posteriormente, virar a cadeira com o

paciente encarando o tubo de frente, para a imagem em AP, ao final do exame.
- Excepcionalmente, para alguns pacientes adultos com neuropatia severa, a opção é fazer o exame em decúbito, em oblíqua.
– Bebês de até 6 meses – mesa deitada, com pequena elevação, em cerca de 5 graus.
1. Fazer o exame em oblíqua, com o rosto virado para o lado direito.
2. Magnificar de acordo com o tamanho da criança.
– Bebês de 7 a 24 meses (ou maior, se a criança couber no bebê-conforto) – mesa em pé, sem o apoio, usando o bebê conforto em cima da mesinha de apoio.
1. Fazer o exame com a criança no bebê-conforto, em perfil, não realizamos PA de rotina nessa faixa etária.
2. Magnificar de acordo com o tamanho da criança.
– Crianças maiores ou que não caibam no bebê-conforto: sentar na plataforma sozinho, igual ao descrito acima para adultos, ou no colo da mãe se ficar com medo. Sentar a mãe de lado – de perfil em relação ao aparelho – e a criança fica na mesma orientação.
1. No colo da mãe, tentar não colocar o avental nela, pois qualquer virada o avental fica em cima da criança.
2. Tentar fazer o protocolo como se fosse adulto. Na hora de fazer a imagem de frente, virar apenas a criança, deixar a mãe na mesma posição.

» Iniciar gravação das imagens (DVD ou *hard drive*).
» Protocolo:
   – Padrão:
     - Perfil:
       → Tomada em repouso: 1 a 3 segundos, só para verificar o posicionamento correto em perfil.
       → Líquido: 3, 5 e 10 mL do bário diluído no copo de plástico de 50 mL (usar a seringa para fracionar – deixar aspirados 18 mL no início do exame). Depois, encher o copo de 50 mL com bário diluído e oferecer para o paciente beber à vontade.

- → Pastoso: oferecer 1 colher de mingau e depois outra colher para tomar.
- → Sólido: oferecer 1 pedaço de pão para mastigar e comer.
- Frente:
  - → Tomada em repouso, com colimação lateral até a mandíbula, para reduzir a radiação secundária e melhorar a qualidade da imagem.
  - → Sólido: oferecer 1 pedaço de pão para mastigar e comer.
  - → Líquido: encher o copo de 50 mL. Pedir para colocar metade na boca e engolir (filmar só a região da faringe) e pedir para colocar o restante e engolir (acompanhar o esôfago, para ver seu esvaziamento).
  - → Oblíqua direita: encher o copo de 50 mL. Pedir para colocar um gole na boca e engolir e acompanhar o esôfago. Repetir uma vez.
  - → Oblíqua esquerda: encher o copo de 50 mL. Pedir para colocar um gole na boca e engolir e acompanhar o esôfago. Repetir uma vez.
- Decúbito:
  - → Realizar tomada em decúbito para pesquisa de refluxo gastroesofágico, quando solicitado (por exemplo, "HD: DRGE") ou se estiver implícito na história.
- Para crianças:
  - Realizar em perfil apenas, não precisa fazer frente.
    - Bebês em amamentação exclusiva: mamadeira à vontade, por cerca de 3 minutos, em gravação contínua. De vez em quando, descer o tubo para ver o esvaziamento esofágico (não precisa fazer frente).
    - Bebês e crianças em amamentação e outros alimentos pastosos: mamadeira à vontade por cerca de 3 minutos, em gravação contínua. Pastoso (usar gelatina se for necessário). Também não precisa fazer frente; durante a mamada, mais ao final, descer o tubo e verificar rapidamente o esôfago.
    - Crianças em amamentação e outros alimentos: mamadeira à vontade por cerca de 3 minutos, em gravação

contínua. Posteriormente, pastoso e sólido, se ela estiver comendo sólidos (pergunte para a mãe). Também não precisa fazer frente e durante a mamada, mas, ao final, descer o tubo e verificar rapidamente o esôfago.
- Crianças maiores: tentar realizar o protocolo padrão.
- A regra é sempre tentar reproduzir o que a criança come usualmente. Não tentar oferecer algo que a criança não esteja acostumada, exceto quando no exame for estritamente indicado e solicitado para testar alguma consistência que o paciente não come.

» Dicas gerais:
- Fluoroscopia:
  - Não colimar (exceto nas incidências finais de frente – nas quais é mandatória e deve ser até o plano da mandíbula – e eventualmente oblíquas).
  - Ajustar a magnificação de acordo com o tamanho do paciente, principalmente bebês e crianças. Melhora a qualidade da imagem e foca apenas na área de interesse, evitando exposição desnecessária do cristalino.
  - Evitar o "ar livre" anterior – tente colocar a coluna cervical no meio, levemente à direita na tela.
  - Para evitar excesso de exposição, acertar o posicionamento com a lâmpada do colimador antes da gravação, sobrando apenas pequenos ajustes.

» Aspiração:
- Tomar cuidado com aspiração. Se você perceber que o paciente está aspirando, há algumas opções:
  - Se for aspiração com o líquido, pedir para engolir o mesmo volume com flexão cervical: dobrando o pescoço, isto é, tentando encostar o queixo no peito.
  - Se funcionar e parar de aspirar, continuar o protocolo dessa maneira com os líquidos. Ao prosseguir com o pastoso, tentar fazer com a cabeça reta inicialmente. Se aspirar, pedir para fletir a cabeça.
  - Se não funcionar ou o paciente não for colaborativo, tentar com o pastoso.
  - Se não funcionar e a aspiração for maciça, interromper o exame – o que era para ser visto já foi visto. Não precisa

realizar maior volume ou tomada de frente e oblíquas ingerindo o contraste.
- Se perceber aspiração, e o paciente não tossir espontaneamente, pedir para que ele tussa, para verificar eficiência do clareamento.
- Se houver muito resíduo na faringe, e isto estiver colaborando com a aspiração, peça para engolir dobrando o pescoço e fazendo força ao mesmo tempo.
- Se houver grande dificuldade na passagem do bolo sólido, não precisa repetir essa consistência se for realizar a tomada de frente.
- O protocolo do exame pode e deve ser adaptado às condições do paciente.
- Em caso de aspiração maciça: deite o paciente na mesa, verifique com a fluoroscopia o lado em que há aspiração e deite-o sobre o lado contrário. Por exemplo: contraste no brônquio-fonte esquerdo, deite-o sobre o lado direito.
- Incline mais a mesa, fazendo um Trendelemburg (de 5 a 10 graus), mas cuidando para que ele não caia da mesa.
- Faça vigorosa tapotagem sobre o lado aspirado (esquerdo no caso acima), por 3 a 5 minutos, sempre pedindo para o paciente tossir nos intervalos.
- Verifique com rápida fluoroscopia que houve o clareamento.

» *Check-list*:
  1. Perfil:
   - Posicionamento:
     - Olhando sempre para a frente.
     - Ombro baixo.
     - Limite superior: palato duro.
     - Foco preferencial na faringe.
     - Segurar o suporte com a mão direita e o copo com a esquerda (sugestão apenas).
     - Ajustar o posicionamento com a luz e o *laser* antes dos raios X. Ajustar a posição da gaveta também.
   - Magnificação correta.
   - Protocolo:
     - Líquido fino:
       → 3 mL.

- → 5 mL.
- → 10 mL.
- → 50 mL em livre demanda.
- Pastoso:
  - → 1 colher cheia (repetir três vezes).
- Sólido:
  - → 1 pedaço de pão.

2. Anteroposterior
- Posicionamento:
  - Olhando sempre para a frente.
  - Levantar um pouco o queixo.
  - Colimação bilateral na altura da mandíbula.
- Magnificação conforme a tomada.
- Protocolo:
  - Sólido (magnificação mínima – sem *zoom*):
    - → 1 pedaço de pão: acompanhar até o esvaziamento esofágico.
  - Líquido fino:
    - → 1/2 copo: parado e focado na faringe, com magnificação máxima (com *zoom*).
    - → 1/2 copo: acompanhando o esôfago, com magnificação mínima (sem *zoom*).
- Fluoroscopar rapidamente brônquios-fonte, traqueia e laringe para verificar resíduos de contraste aspirados.

3. Oblíqua direita e esquerda:
- Posicionamento:
  - Segurar o copo com o braço do lado em que está virado (por exemplo, na oblíqua esquerda, o paciente segura o copo com a mão esquerda e a mão direita o suporte), pois evita que o braço atrapalhe e apareça no campo.
- Colimação lateral ajustada para o esôfago.
- Protocolo:
  - Líquido fino:
    - → Oblíqua esquerda: 2 goles.
    - → Oblíqua direita: 2 goles.

» Pesquisa de refluxo:
- Tomada em decúbito, com manobras posturais e pressóricas, com fluoroscopia intermitente.

- » Encerrado o exame:
  - Anotar na folha de trabalho:
    - Quais as consistências administradas.
    - As impressões que teve do exame.
    - Identificar quem fez o exame.

Urografia excretora

Orientações, indicações e contraindicações

- » Pedido médico/anamnese dirigida: litíase, obstrução urinária, hematúria, avaliação urotelial, anomalias congênitas geniturinárias, doenças vesicais e uretrais. Cirurgias prévias. Alergias (especialmente ao iodo). Comorbidades.
- » Explicar ao paciente como será o exame.
- » Contraindicações: gestação, reações prévias ao meio de contraste, insuficiência renal, mieloma múltiplo (pode ter oligúria transitória pela precipitação de proteínas e meio de contraste nos túbulos renais; se for para fazer um exame contrastado nesses casos, que seja TC ou RM, pois são mais eficazes), desequilíbrio hidroeletrolítico (se severamente desidratado, pode haver oligúria pós-urografia).

Exame/documentação

- » Preparo:
  - Crianças pequenas: suspender a última mamada/refeição antes do exame (pode dar de mamar durante o exame, aguardando as imagens tardias), não dar laxativos.
  - Adultos: laxativo na véspera, restrição hídrica de 8 a 12 horas antes (aumenta a concentração da urina, produz pielograma denso com melhor visibilização das lojas renais), jejum absoluto no dia (evita náuseas e vômitos).
  - Dessensibilização: pesar risco–benefício, se reação grave prévia não realizar o exame.
  - Insuficiência renal: ideal ter dosagem de creatinina sérica recente; se não tiver, checar por anamnese se há risco de nefropatia. Calcular *clearance* estimado (Cockroft ou MDRD).
  - Meio de contraste IV: contraste iodado não iônico de baixa osmolaridade. Dose do contraste de 2 mL/kg – dose máxima de 50 mL.

» Imagens:
- Radiografia simples ("prévia"): observar calcificações, cálculos (se radiopacos, podem ser obscurecidos pelo meio de contraste), massas e outras alterações.
- Planigrafia simples (abdome superior/lojas renais), não é feita de rotina.
- Injeção do meio de contraste IV.
- Planigrafias 1, 2 e 3 minutos (abdome superior/lojas renais). Fase nefrográfica/nefrograma.
- A partir daí, são feitas radiografias seriadas em decúbito dorsal em AP.
  - 5 minutos (com ou sem compressão): se em 5 minutos não aparecer o sistema coletor, verificar se há hipotensão arterial. Fase pielográfica/pielograma.
  - 10 minutos: somente se suspeita de tumor urotelial.
  - 15 minutos.
  - 25 minutos: se suspeita de ptose renal, fazer imagem de 25 minutos em ortostática.
- Oblíquas (D, E): fazer sempre se suspeita de cálculos, estenose baixa ureteral, anomalia de rotação ou rim transplantado.
- Tardias: necessário fazer imagens até se observar redução do meio de contraste nas vias excretoras, em até no máximo 6 horas, sempre de bexiga vazia. Sempre fazer também se houver suspeita de duplicidade.
- Decúbito ventral: aumenta a pressão nos ureteres distais e reduz a pressão no sistema pielocalicial, esvazia cálices e pelve e distende ureteres distais. É contraindicado se houver cólica, trauma renal ou massa.
- Pós-miccional: importante principalmente no homem, para avaliar resíduo.
- Se não aparecer um lado e não houver nefrectomia, fazer retardos.
- Em pacientes com cálculos (exceto se estenose ureteral pós-litotripsia), não há necessidade de retardos.
- Prova de Whitaker: furosemida (1/3 da ampola para crianças e ½ da ampola em adultos) quando bacinete estiver cheio (15 a 25 minutos). Só fazer a prova se solicitado. Há risco de lesão/urinoma.

Uretrocistografia retrógrada e miccional (homens > 11 anos)

Indicações e contraindicações

» Anamnese dirigida: qual a razão do exame: refluxo vesicoureteral, infecções urinárias de repetição, malformações do sistema urinário ou associadas, avaliação pré-operatória, trauma peniano, lesão uretral prévia, cirurgias prévias (prostatectomia, cirurgia para refluxo vesicoureteral, correção de lesão uretral etc.). Alergias (verificar alergia ao meio de contraste iodado). Comorbidades.

» O exame é contraindicado na suspeita de infecção do trato urinário (ITU). Portanto, sempre veja se o paciente tem exame de urina recente e pergunte ao paciente sobre sintomas de ITU antes de iniciar o exame.

» Explicar ao paciente como será o exame.

» Lembre-se: o exame irradia diretamente as gônadas e não tem nenhum exame não invasivo que o substitua; portanto, o paciente que necessitar de controles fará esse exame novamente. Cuidado com radiografias desnecessárias.

Exame/documentação

» Preparo:
- Não é necessário preparo prévio.
- Meio de contraste: iodado.
    - Adultos: 150 mL + 350 mL de soro fisiológico (SF).
    - Crianças: 100 mL + 150 mL SF.
    - Para a fase retrógrada: 50 mL.
- Pedir para o paciente retirar eventuais metais, tirar a roupa e vestir o avental com a abertura para trás e calçar os propés.
- Peça ao paciente para esvaziar a bexiga antes do exame.

» Imagens:
- Registre uma imagem da bacia antes de injetar o contraste ("prévia") – AP em decúbito dorsal horizontal (DDH).
- Vista o avental de chumbo e o protetor de tireoide, bem como o dosímetro.
- Lave as mãos, calce as luvas estéreis, faça antissepsia com gaze estéril e clorexidine da região uretral, glande/pênis e bolsa escrotal do paciente, bem como da raiz das coxas.

- Posicione o paciente em OPD.
- Prenda a garra na base da glande (sulco balanoprepucial) e aperte o máximo possível, de modo que ele fique preso. Quando não puder usar a garra, por indisponibilidade ou dificuldade anatômica, utilize uma gaze para prender o sulco balanoprepucial e o segundo e o terceiro dedo da mão como garra.
- Introduza na uretra o dispositivo com a ponta verde embebida em xilocaína, fixando-o na garra, e encaixe a seringa (já com o meio de contraste e gentamicina aspirados) na parte posterior do dispositivo.
- Posicione o pênis lateralmente, comece a escopar, certificando-se de que todo o pênis está dentro do campo avaliado, e tente posicionar a garra metálica de tal maneira que suas hastes não se sobreponham à uretra peniana (em especial quando a suspeita for de estenose dessa porção da uretra).
- Inicie a injeção do meio de contraste e avise ao técnico ou colega para que comece a escopar. Se estiver sozinho, coloque o pedal dentro da sala e escope ao iniciar a introdução do contraste.
- Adquira uma imagem em OPD que englobe a uretra em toda sua extensão (quando a uretra estiver preenchida pelo meio de contraste) até o mínimo enchimento da bexiga. Não é necessário realizar oblíquas dos dois lados, pois a região tem anatomia simétrica e com contraste simples, seria redundante.
- Se realizar duas imagens da uretra, faça com enchimentos diferentes ou rodando a garra 90° para avaliar as paredes laterais da uretra.
- Se houver dificuldade na passagem do meio de contraste para a bexiga, não force. Um recurso possível é pedir para que o paciente tente relaxar a pelve, relaxando dessa maneira o esfíncter. Se forçar muito pode ocorrer lesão da uretra, que é uma das complicações possíveis do exame.
- Caso já tenha a informação de que o paciente não consegue urinar e se verificar que o paciente está apresentando espasmo esfincteriano à injeção retrógrada, pode-se injetar xilocaína com seringa para anestesiá-lo e forçar seu relaxamento. Não injetar xilocaína se a causa da não progressão for

a estenose. Caso seja solicitada somente uretrocistografia retrógrada, faça um pequeno enchimento da bexiga (100 mL) em AP, depois peça para o paciente urinar tudo no banheiro ou coletor, faça a pós-miccional AP e encerre o exame. Se verificar que o paciente tem indicação de fase miccional e não for solicitada, encha mais a bexiga com a seringa, sem sondar (utilizar contraste diluído) e faça imagens miccionais em oblíqua e pós-miccional, como explicadas a seguir:
- Retire o bloco (garra, dispositivo e a seringa).
- Introduza uma sonda vesical e fixe-a com duas faixas de *micropore* (uma longitudinalmente do pênis à sonda e outra fixando a sonda na coxa do paciente, com o pênis lateralizado). A escolha do calibre da sonda vesical deve ser feita com base na observação subjetiva do calibre da uretra durante a fase retrógrada. Se houver dificuldade, escolha uma menor. Caso esteja difícil a passagem da sonda, e não haja estenose que a justifique, tente com sonda mais calibrosa (que é mais difícil de dobrar).
- Conecte o equipo do soro (SF + meio de contraste + gentamicina) na sonda e abra-o. Adquira uma imagem da pequena repleção da bexiga (logo após abrir o soro).

» Peça ao paciente para avisar quando estiver com muita vontade de urinar. Quando ele avisar, feche o soro e confira o volume injetado. Registre uma imagem da máxima repleção vesical e anote o volume na imagem. Registre também uma imagem da bexiga em OPD e em OPE com máxima repleção para melhor visualização de suas paredes.

» Retire a sonda vesical (somente em pacientes com continência preservada).

» Não retire a sonda vesical se o paciente for incontinente. Pode ser necessário encher a bexiga novamente, faça pelo menos as duas oblíquas durante a micção e saque a sonda. Tente fazer pelo menos uma das oblíquas sem a sonda.

- Coloque a mesa em pé, o paciente em posição ortostática e entregue o saco coletor de urina para ele. Peça para segurar o coletor sempre com a mão que estiver mais próxima da mesa, para que ela não fique na frente da uretra durante a escopia e radiografia.

- Posicione o paciente em OPD e peça para ele urinar e depois em OPE urinando novamente e registre imagens dessas duas posições. Atente para que as imagens englobem a entrada dos ureteres e toda a extensão da uretra para retratar refluxo vesicoureteral (RVU) se houver (a micção aumenta a pressão abdominal) e qualquer lesão ou obstrução uretral durante a micção, respectivamente.
  - Se o foco do exame for RVU, coloque o campo de visão (*field of view* – FOV) mais alto, para englobar a maior extensão possível dos ureteres (idealmente utilize os cassetes para imagens panorâmicas).
- Após terminar a micção registre uma imagem da bexiga vazia e da região dos rins, para verificar se houve refluxo, alternativamente, pode-se fazer uma imagem panorâmica do abdome pós-miccional (ideal). Caso o paciente não consiga esvaziar a bexiga completamente, peça para ele ir ao banheiro, esvaziar e depois registre uma imagem da bexiga para avaliar a presença de resíduo pós-miccional. Caso o paciente não consiga urinar nada, faça imagens com esforço miccional.

Uretrocistografia miccional (mulheres e crianças)
Indicações e contraindicações
» Anamnese dirigida: qual a razão do exame: refluxo vesicoureteral, infecções urinárias de repetição, malformações do sistema urinário ou associadas, avaliação pré-operatória, trauma peniano, lesão uretral prévia, cirurgias prévias (prostatectomia, cirurgia para refluxo vesicoureteral, correção de lesão uretral etc.). Alergias (verificar alergia ao meio de contraste iodado). Comorbidades.

» O exame é contraindicado na suspeita de ITU. Portanto, sempre veja se o paciente tem exame de urina recente e pergunte ao paciente sobre sintomas de ITU antes de iniciar o exame.

» Explicar ao paciente como será o exame.

Exame/documentação
» Preparo:
  - Não é necessário preparo prévio.
  - Meio de contraste: iodado.

- Adultos: 150 mL + 350 mL SF.
- Crianças: 100 mL + 150 mL SF.
– Pedir para o paciente retirar eventuais metais, tirar a roupa e vestir o avental com a abertura para trás e calçar os propés.
– Peça ao paciente para esvaziar a bexiga antes do exame.

» Imagens:
– Registre uma imagem da bacia antes de injetar o contraste.
– Vista o avental de chumbo e o protetor de tireoide, bem como o dosímetro.
– Lave as mãos, calce as luvas estéreis, faça antissepsia com gaze estéril e clorexidine da região uretral/genital e inguinal.
– Introduza uma sonda vesical e fixe-a na região da coxa do paciente.
– Conecte o equipo do soro (SF + meio de contraste + gentamicina) na sonda e abra-o. Adquira uma imagem da pequena repleção da bexiga (logo após abrir o soro).
– Peça ao paciente para avisar quando estiver com muita vontade de urinar. Quando ele avisar, feche o soro e confira o volume injetado. No caso de crianças, peça para o acompanhante avisar quando começar a vazar urina pela uretra. Registre uma imagem da máxima repleção vesical e anote o volume na imagem. Registre também uma imagem da bexiga em OPD e em OPE com máxima repleção, para melhor visualização de suas paredes.
– Retire a sonda vesical.
– Se for mulher, coloque uma cuba embaixo de sua pelve e solicite a ela que, ainda deitada, inicie a micção. Enquanto urina, peça que gire o quadril para OPD e depois para OPE *(antes de pedir para que ela inicie a micção, explique a ela que será solicitada a mudança de posição durante a micção)*, registrando imagens de cada uma dessas posições. Atente para que as imagens englobem a entrada dos ureteres e toda a extensão da uretra para retratar RVU se houver (a micção aumenta a pressão abdominal) e qualquer lesão ou obstrução uretral durante a micção, respectivamente.
– Caso o exame seja de criança/bebê, fique atento, pois provavelmente a micção será iniciada quando a bexiga estiver bem cheia, antes da retirada da sonda. Dessa maneira, explique ao acompanhante que está na sala que avise quando

a micção começar para que você obtenha as imagens em OPD e OPE durante a micção (*explique isso ao acompanhante antes disso ocorrer, ou seja, quando estiver aguardando o grande enchimento da bexiga*). Somente retire a sonda depois de fazer as duas oblíquas miccionais. Se necessário, encha mais de uma vez a bexiga para que tudo seja documentado adequadamente.

– Após terminar a micção, registre uma imagem da bexiga vazia e da região dos rins para verificar se houve refluxo, alternativamente pode-se fazer uma imagem panorâmica do abdome pós-miccional (ideal). Caso a paciente não consiga esvaziar a bexiga completamente peça para ela ir ao banheiro, esvaziar e depois registre uma imagem da bexiga para avaliar a presença de resíduo pós-miccional. Caso a paciente não consiga urinar nada, faça imagens com esforço miccional.

Resumo das principais alterações

» Refluxo: passivo (observado na fase de repleção vesical) ou ativo (apenas durante a micção); grau 1 (até ureter, não dilatado), grau 2 (ureter, pelve e cálices, não dilatados), grau 3 (ureter, pelve e cálices com ligeira dilatação/baqueteamento dos cálices), grau 4 (dilatação do ureter, pelve e cálices) ou grau 5 (dilatação e tortuosidade dos ureteres, dilatação severa do sistema pielocalicinal).

Fistulografia

Orientações, indicações e contraindicações

» Pedido médico/anamnese dirigida: cirurgias prévias, sintomas, aspecto da secreção da fístula etc. Alergias (especialmente ao iodo). Comorbidades.

» Explicar ao paciente como será o exame.

» Avaliar clinicamente a fístula e verificar se há secreção. Se estiver francamente infectada, remarcar (e encaminhar ao pronto-socorro para tratamento). Se não tiver débito nenhum, provavelmente não será demonstrável pelo exame.

» O objetivo do exame é avaliar a origem da fístula, a presença de coleções e a localização (fazer imagens frente e perfil da fístula/coleção).

Se próxima à estrutura óssea, mostrar se a coleção entra no osso ou está em contato.
» Meio de contraste: iodado.

Exame/documentação
» Colocar um marcador metálico (miçanga) adjacente ao orifício externo de saída da fístula.
» Radiografia simples ("prévia") sem curativos (2 incidências ortogonais: AP e perfil, ou 2 oblíquas com 90° de diferença).
» Injetar o meio de contraste iodado (por cateter ou cânula rígida) até o paciente sentir dor ou se houver saída do meio de contraste pela pele. Se o trajeto for grande ou complexo, fazer pequeno, médio e grande enchimento, ou seja, ir injetando aos poucos enquanto se observa pela escopia, e ir obtendo imagens sequenciais do trajeto fistuloso.
» Obter duas radiografias em duas incidências ortogonais (por exemplo, AP e perfil da fístula).
» Se houver dúvidas quanto à localização do trajeto ou das coleções da fístula, pode ser interessante obter imagem(ns) panorâmica(s) (com o cassete), com o objetivo de caracterizar melhor sua topografia em relação às estruturas adjacentes (Figura 20.13).

Colangiografia
Orientações, indicações e contraindicações
» Pedido médico/anamnese dirigida: quando foi a cirurgia, se houve complicações, se fez colangiopancreatografia retrógrada endoscópica (CPRE). Alergias (especialmente ao iodo). Comorbidades.
» Indicações: avaliação anatômica (estenoses, dilatações, variações anatômicas); localização de cálculos.
» Explicar ao paciente como será o exame.
» Meio de contraste: iodado, 50 mL (normalmente será usado volume que não é maior que o de uma seringa de 20 mL).
» Técnicas: introdução do meio de contraste por gravidade (contraste diluído, mais seguro) por seringa (contraste puro, com melhor opacificação e melhor controle dos volumes infundidos). Fazemos geralmente com seringa (de 20 mL).

Figura 20.13 – Fistulografia perianal por contraste iodado

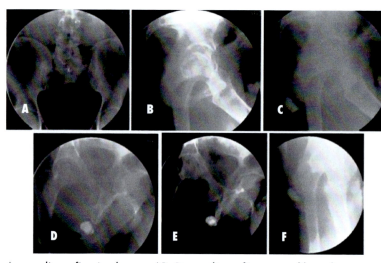

A – radiografia simples em AP. B – radiografia em perfil, onde pequena quantidade de contraste foi utilizada para marcar o orifício de saída na pele. C a F – radiografias sequenciais em perfil (C e F) e oblíquas (D e E) demonstrando o preenchimento de uma cavidade pelo meio de contraste injetado pelo orifício fistuloso.

Exame/documentação

- » Decúbito dorsal horizontal.
- » Radiografia simples ("prévia") em decúbito dorsal horizontal localizada no hipocôndrio direito.
- » Assepsia do dreno de Kehr e da pele adjacente. Colocar o equipo do coletor em um saco com gaze estéril para não contaminá-lo.
- » Seringa com bico facilita a conexão com a maioria dos drenos. Caso não se consiga conectar a seringa no dreno, há um modo "alternativo": pode-se usar a "capa de plástico" que recobre a agulha de um *abocath*, introduzindo-a no dreno e conectando a seringa nela.
- » Após conectado ao dreno de Kher, assegurar de que não há ar na via, pois pode falsear a visibilização de cálculos. Aspire até vir bile e depois injete o contraste.

- » Injetar lentamente o meio de contraste (5 mL – depende do grau de dilatação e extensão do cateter), para a radiografia do pequeno enchimento, na qual haverá opacificação somente do hepatocolédoco e ductos direito e esquerdo.
- » Se necessário, obliquar o paciente (sobreposição do cólon, coluna), para obter imagens melhores. Pode-se angular a ampola de raios X também.
- » Se aparecer cálculo, obliquar paciente e se certificar de que não é uma bolha de gás.
- » Radiografia de grande enchimento (+/- 15 mL – variável, por isso, anotar os volumes e descrever no laudo) – opacificar ductos segmentares (não opacificar ductos muito distais, pois há risco de translocação bacteriana) – obter radiografias em AP e oblíquas.
- » Fechar dreno e fazer imagens de 5 e 15 minutos (AP ou ligeiramente OBL).
- » Resumo:
    - Exame normal: ver Figura 20.14.
    - Exame alterado (estenose distal): ver Figura 20.15.

Figura 20.14 – Colangiografia por contraste iodado, exame normal

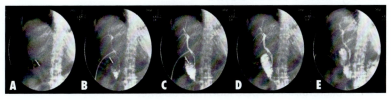

A – radiografia simples em AP, onde observa-se ponta metálica de sonda digestiva (dreno biliar, embora presente, é de difícil caracterização antes da sua opacificação pelo meio de contraste). B – radiografia em AP, pequeno enchimento, já sendo observada progressão do meio de contraste para o duodeno. C e D – radiografias em AP sequenciais demonstrando morfologia habitual da árvore biliar. E – radiografia em AP, tardia, demonstrando clareamento parcial do meio de contraste.

Figura 20.15 – Colangiografia por contraste iodado, exame com sinais de estenose distal e dilatação das vias biliares a montante

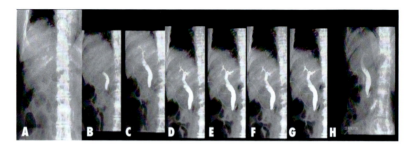

A – radiografia simples em AP, onde já é evidente dreno biliar. B – radiografia em AP, pequeno enchimento. C a G – radiografias sequenciais em AP com enchimento progressivo das vias biliares, mantendo-se redução abrupta de calibre ao nível do colédoco distal. H – radiografia em AP, tardia (15 minutos) evidenciando mínima quantidade de contraste no duodeno.

Outros

Pielografia descendente

» Paciente com sonda de nefrostomia previamente instalada pelo grupo da Urologia.
» Verificar o motivo do exame: suspeita de obstrução ureteral ou avaliação da morfologia do sistema coletor.
» Radiografia prévia em decúbito ventral.
» Se bilateral, iniciar pelo lado mais doente.
» Meio de contraste iodado com gentamicina.
» Pequeno enchimento (5 mL – se extensão longa, pode injetar mais volume).
» Se estiver bem distendido com esse volume, fazer radiografias PA e oblíquas.
» Se não, injetar até sentir dor ou peso.
» Pinçar sonda de nefrostomia.
» Aguardar drenagem ureteral.
» Se necessário, pedir para o paciente deambular por 15 a 20 minutos, para, depois, obter radiografia AP ou PA.

- » Podem ser feitos retardos até 2 horas da administração do meio de contraste. Não são necessários se o motivo do exame for somente avaliação da anatomia do sistema coletor.
- » Após a avaliação da drenagem ureteral, fazer o outro lado se solicitado.
- » Se o paciente estiver com dor com sonda pinçada, soltar a pinça (pode romper o sistema coletor).

Capítulo 21

Tomografia computadorizada

Hugo Costa Carneiro
Pedro Henrique Ramos Quintino da Silva
Raquel Andrade Moreno
Vitor Chiarini Zanetta

Marcelo Straus Takahashi
Lisa Suzuki
Eloisa Maria Mello Santiago Gebrim

Console

O momento do console deve ser encarado pelo médico-residente como uma oportunidade de exercitar, na prática, sob supervisão, o raciocínio para a escolha mais adequada entre os diferentes protocolos de aquisição de imagem, de modo a melhor atender às necessidades do paciente.

O console da tomografia computadorizada (TC) é de responsabilidade direta dos residentes do segundo e terceiro ano, distribuídos de acordo com o estágio em que estão passando (Tabela 21.1).

Tabela 21.1 – Escala de R2 e R3

R3	Manhã (7-13h)	Tórax	Vascular/Genito	Neuro	CEP	Gastro
R3	Tarde (13-19h)	PET	PET	PET	PET	PET
R2	Manhã (7-13h)	Neuro A	Gastro/Genito A	Tórax A/B	MSK A/B	Tórax A
R2	Tarde (13-19h)	MSK A	Neuro B	MSK B	Gastro/genito B	Tórax B

MSK: musculoesquelético; Genito: geniturinário; Neuro: neurológico; CEP: cabeça e pescoço; Gastro: gastrointestinal; PET: medicina nuclear com ênfase em PET-CT.

Suas funções primordiais são:

» R2: orientar o exame de acordo com os protocolos da instituição. É também dever do R2 complementar as informações clínicas colhidas pela equipe de enfermagem, sempre que necessário, visando identificar eventuais contraindicações (especialmente relativas ao uso de contraste iodado) e registrar os antecedentes patológicos pertinentes à posterior avaliação final das imagens. Acompanhar a liberação dos exames na tela pelo R3.

» R3: supervisionar e tirar dúvidas dos R2 na orientação dos protocolos. Liberar os exames realizados na tela da "*work station*", visando identificar eventuais erros técnicos que possam ser corrigidos ainda nesse momento ou que demandem reconvocação, e, principalmente, visando flagrar eventuais achados críticos que exijam atuação médica breve/imediata, seguida da comunicação com o médico-assistente do paciente, em caso de pacientes internados, e/ou do encaminhamento do paciente para o pronto-atendimento, em caso de pacientes externos, documentando esse processo.

» Todos: conduzir o tratamento inicial de extravasamentos do meio de contraste e eventuais reações adversas, acionando os grupos de suporte da instituição quando necessário (códigos azul e amarelo), documentando esse processo. Atribuir *tag* de "prioritário", nos casos em que os relatórios merecem ser priorizados por motivos clínicos.

Dúvidas devem ser resolvidas a qualquer momento, com os R4 e assistentes de cada grupo.

Contraindicações do meio de contraste iodado

» Reações alérgicas prévias ao meio de contraste (leves: ponderar risco–benefício; moderadas e graves: absoluta).
- Observação: via de regra, evitar também o contraste via oral (VO) (discutir em casos que seja muito importante).

» Asma em vigência de crise (e até 1 semana depois).

» Insuficiência renal (exceções terão de ser discutidas com o clínico do paciente). Calcular o *clearance* estimado de creatinina:
- Menor que 30 mL/min: não administrar.
- Entre 30 e 45 mL/min: avaliar risco–benefício do uso do contraste e orientar ativamente a hidratação antes e depois do exame.
- Maior que 45 mL/min: administrar contraste caso haja indicação.

» Neoplasias malignas da tireoide (folicular e papilífera): exceto se houver certeza de que não haverá necessidade de exames/tratamento com iodo radioativo em um futuro próximo (confirmar com o clínico solicitante).

» Tireoidites (observação: hipotireoidismo não contraindica).

» Hipertireoidismo/doença de Graves tratados e controlados (contraindicação relativa): ponderar risco–benefício.

» Uso de hipoglicemiantes orais do grupo da metformina (contraindicação relativa): suspender o hipoglicemiante nas 48 horas seguintes ao exame e se assegurar de que o paciente não está em insuficiência renal (em caso afirmativo, considerar contraindicação absoluta).

» Insuficiência cardíaca congestiva (ICC) grave (contraindicação relativa): restrição com relação ao volume.

» *Myasthenia gravis* (contraindicação relativa): risco de exacerbação dos sintomas (controverso). Assegurar suporte clínico, orientar o paciente quanto à necessidade de procurar atendimento médico imediato, caso apresente sinais de piora do quadro miastênico, ponderar risco–benefício.

» Feocromocitoma (contraindicação relativa): assegurar suporte clínico contra crise hipertensiva, ponderar risco–benefício.

» Mieloma múltiplo (contraindicação relativa): assegurar função renal adequada e proteção renal (hidratação).

» Gestantes: apenas com autorização de médico-assistente da Radiologia e da clínica solicitante (para a TC e para o contraste, se necessário).
» ***Observação:*** pós-transplante de medula óssea (TMO) não é contraindicação, deve-se apenas avaliar a presença de disfunção renal.

Indicações e protocolos
Cabeça e pescoço – CEP (Figura 21.1)

Figura 21.1 – Reconstrução coronal de tomografia computadorizada de face com contraste intravenoso, exibindo rânula mergulhante como achado principal

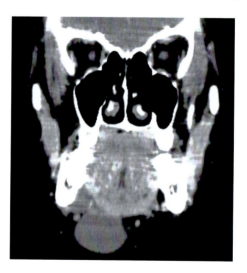

Orientações gerais
» Volume de contraste iodado intravenoso: 1,5 mL/kg (limite máximo de 140 mL).
» Manobras: ver Tabela 21.2.

Tabela 21.2 – Manobras

Local da lesão	Manobra	Extensão da aquisição
Língua oral (2/3 anteriores)	Boca aberta com a língua para fora	Cavidade oral
Bochecha, gengiva	Boca aberta Bochechas distendidas	Cavidade oral
Trígono retromolar	Boca aberta Bochecha distendida	Cavidade oral
Palato	Boca aberta – não encostar a língua no céu da boca	Cavidade oral
Laringe	Valsalva modificada	Corpo da mandíbula até final da cartilagem cricoide
Hipofaringe	Valsalva modificada	Corpo da mandíbula até final da cartilagem cricoide
Parótida	Boca aberta (se há suspeita de cálculo, também bochecha distendida)	Corpo da mandíbula até final da cartilagem cricoide

Atenção: as manobras devem ser sempre realizadas após a obtenção de uma série realizada em respiração tranquila (sem as manobras).
Controles oncológicos: perguntar ao R4 da CEP se é necessário a realização de manobras.
Pacientes com muitas restaurações dentárias: fazer boca aberta, principalmente quando a lesão primária for de cabeça e pescoço.

Indicações e protocolos (Tabelas 21.3 a 21.7)
Ossos temporais

Tabela 21.3 – Protocolo ossos temporais

Indicações	Contraste	Protocolo	Observações
Processo inflamatório crônico não agudizado (otite média crônica, colesteatoma)	SEM	Ossos temporais	
Processo inflamatório crônico agudizado (abscesso retroauricular, intracraniano, trombose do seio sigmoide)	COM	Ossos temporais	
Tumores (neurinoma, glômus, CEC e outros)	COM	Ossos temporais	
Paralisia facial adquirida	COM	Ossos temporais	
Trauma	SEM	Ossos temporais	
Otosclerose	SEM	Ossos temporais	
Malformação	SEM	Ossos temporais	
Pré-implante coclear	SEM	Ossos temporais	
Otite externa maligna	SEM	Ossos temporais	Incluir: ossos temporais até o hioide

CEC: carcinoma espinocelular.

Liberação no console:
1. Verificar se foi coberta toda a extensão dos ossos temporais.
2. Verificar se o paciente não se movimentou.

Órbitas

» Na avaliação de doenças orbitárias, utilize o protocolo *órbita*.
» Em casos de trauma orbitário, utilizar o protocolo *face*.

Tabela 21.4 – Protocolo órbitas

Indicações	Contraste	Protocolo	Observações
Processos infecciosos e/ou inflamatórios (celulite, abscesso, pseudotumor)	COM	Órbita	
Alterações vasculares	SEM e COM (nos controles: fazer direto com contraste)	Fase pré-contraste + órbita *manobras S/N	Fases adicionais: • Suspeita de varizes: fazer manobra de Valsalva (sempre após a fase sem manobra) • Suspeita de hemangioma: fazer fase tardia
Tumores Leucocoria	SEM e COM (nos controles: fazer direto com contraste)	Fase pré-contraste + órbita	
Trauma	SEM	Face	
Doença de Graves	SEM	Órbita	

S/N: *se necessárias.*

» *Atenção:* as manobras devem sempre ser realizadas após a obtenção de uma série sem manobras.

Face

Tabela 21.5 – Protocolo face

Indicações	Contraste	Protocolo	Observações
Abscesso	COM (nos controles: fazer direto com contraste)	Face e pescoço	
Deformidades faciais congênitas	SEM	Face	Fazer reconstrução 3D
Tumores	SEM (só na lesão) e COM (nos controles: fazer direto com contraste)	Face e pescoço (vide observações)	CBC: não precisa fazer o pescoço CEC, tumores malignos glandulares: fazer também pescoço
Tumor cavidade oral	SEM (na lesão) e COM (nos controles: fazer direto com contraste)	Face e pescoço + manobras S/N	Manobras: - Bochechas insufladas: tumores da mucosa jugal ou língua oral - Boca aberta: tumores de língua oral com restaurações dentárias metálicas adjacentes

(Continua)

Tabela 21.5 – Protocolo face (continuação)

Indicações	Contraste	Protocolo	Observações
Lesões vasculares: hemangioma, linfangioma	SEM e COM (nos controles: fazer direto com contraste)	Face	Fazer uma fase tardia
Lesões fibro-ósseas	SEM	Face	Injetar contraste se a lesão apresentar componente de partes moles
Glândulas parótidas	SEM (só nas parótidas) e COM (nos controles de lesões: fazer direto com contraste)	Fazer os segmentos solicitados (face ou face + pescoço), dependerá da suspeita (lesão benigna/maligna)	

CBC: carcinoma basocelular; CEC: carcinoma espinocelular; S/N: se necessárias.

» Liberação no console:
- Verificar se o paciente não se movimentou durante a aquisição da imagem (deglutiu, falou etc.).

Seios paranasais

Tabela 21.6 – Protocolo seios paranasais

Indicações	Contraste	Protocolo	Observações
Sinusite crônica	SEM	Seios da face	
Granulomatose de Wegener	SEM	Seios da face	
Sinusite complicada: abscesso orbitário ou cerebral, empiema etc.	COM	Seios da face	
Polipose	SEM	Seios da face	
Fístula liquórica	SEM IV Caso seja solicitado contraste intratecal: fazer sempre o protocolo Sinusite antes da injeção do contraste não iônico	Seios da face TC cisternografia Seios da face sem + seios da face pós-contraste não iônico autorizado para administração intratecal (adquirir as imagens no plano coronal com o paciente em decúbito ventral, mudando a posição no console também)	A TC cisternografia só deve ser realizada após discussão da indicação com um assistente do grupo da cabeça e pescoço Ideal que o exame seja feito no período de atividade da fístula
Tumores	SEM apenas no local da lesão referida e COM em tudo (nos controles: fazer direto com contraste)	Seios face	Em caso de CEC e tumor glandular maligno fazer também TC pescoço
Atresia de coanas	SEM	Seios da face	

Pescoço

Tabela 21.7 – Protocolo pescoço

Indicações	Contraste	Protocolo	Observações
Tumores de faringe	COM	Face e pescoço com contraste	CEC de hipofaringe + Valsalva modificada
Tumores de laringe	COM	Pescoço com contraste em respiração tranquila. As imagens devem ser adquiridas desde a base do crânio até o ápice pulmonar	Manobra de Valsalva modificada (do osso hioide até a cartilagem cricoide) Deve ser sempre realizada
Estadiamento de tumores de outros locais (tórax/abdome) ou linfoma	COM	Pescoço	
Tumor primário desconhecido	COM	Face e pescoço com contraste	Fazer manobra de Valsalva (do palato até o fim da cartilagem cricoide)

(Continua)

Tabela 21.7 – Protocolo pescoço (continuação)

Indicações	Contraste	Protocolo	Observações
Lipoma	SEM (vide observações)	Pescoço	Se a lesão for bem circunscrita, com atenuação de gordura e homogênea, não é necessário injetar contraste. Caso contrário, injetar
Paralisia de cordas vocais	COM	Pescoço Desde a base do crânio até a carina – respiração tranquila	Valsalva modificada
Estenose de vias aéreas superiores	SEM	Pescoço Desde a base do crânio até a carina – respiração tranquila	Caso a estenose seja no segmento intratorácico da traqueia, fazer o protocolo árvore traqueo-brônquica
Cisto tireoglosso	SEM (na região do abaulamento) e COM		

(Continua)

Tabela 21.7 – Protocolo pescoço (continuação)

Indicações	Contraste	Protocolo	Observações
Hiperpara-tireoidismo primário (em > 50 anos)	SEM e COM	• Sem (corpo mandibular à fúrcula esternal) • Arterial 30 s (base do crânio à carina) • Tardia 60 s (base do crânio à carina)	• Deixar os ombros rebaixados • *Scalp* 18 ou 20 no MS; 75 mL contraste iodado + 25 mL SF, com velocidade 4 mL/s
Hiperpara-tireoidismo secundário (em > 50 anos)	SEM e COM	• Sem (corpo mandibular à fúrcula esternal) • Arterial (base do crânio à carina) *bolus track* na croça aórtica, começar a cortar da carina para a base do crânio • Tardia (base do crânio à carina) 30 s após término da fase arterial	• Deixar os ombros rebaixados; • *Scalp* 18 ou 20 no MS ou MI; 75 mL contraste iodado + 25 mL SF, com velocidade 4 mL/s

CEC: carcinoma espinocelular; MI: membro inferior; MS: membro superior; SF: soro fisiológico.

» Liberação no console:
1. Verificar se foi coberta toda a extensão da base do crânio até os ápices pulmonares, descer até a carina (exceto na paralisia de corda vocal).

2. Verificar se o paciente não se movimentou durante a aquisição (deglutiu, falou etc.) e se as manobras estão corretas.

Protocolos diversos
Dental scan
- » Utilizar o protocolo *Dental scan* – sem contraste.
- » Verificar se está sendo solicitado o exame da maxila, mandíbula ou ambos. Adquirir sequências separadas para cada região, sem angular, deixando o maior eixo do osso paralelo ao "*gantry*".
- » Colocar uma seringa estéril na boca do paciente para separar a mandíbula da maxila durante a aquisição dos cortes.
- » Verificar se o paciente não se movimentou durante a aquisição de imagens.

Articulação temporomandibular
- » Protocolo ATM: sem contraste.

Abdome

Figura 21.2 – Reconstrução coronal de tomografia computadorizada de abdome e pelve com contraste endovenoso, exibindo grande lesão expansiva hepática como achado principal

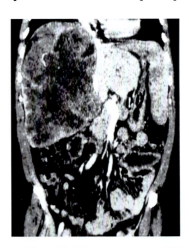

Orientações gerais

» Volume de contraste iodado endovenoso: 1,5 mL/kg (limite máximo de 140 mL). Nos pacientes com < 50 kg – 2,0 mL/kg.

» Preparo do contraste iodado por via oral: 50 mL + 1.500 mL de água; via oral (VO) – 1 copo de 10/10 minutos (até 60 minutos); via oral prolongada (VOP) – 1 copo de 15/15 minutos (até 90 minutos).

» Preparo do contraste iodado por via retal: 25 mL + 250 mL de soro fisiológico.

» Sempre olhar no PACS (*Picture Archiving and Communication System* – Sistema de Comunicação e Arquivamento de Imagens) os exames anteriores do paciente, principalmente nos casos internados. Isso ajudará muito na decisão do protocolo adequado, evitando que o exame seja incompleto e ineficaz para o diagnóstico.

» Sempre se pergunte o que você está procurando, tendo em vista o quadro clínico do paciente.

» Em casos de dúvida de exames da enfermaria, não hesite em perguntar e ligar para o médico do paciente.

» Doenças que envolvam o sistema coletor exigem fase excretora.

» Quando houver mais de uma hipótese, considerar o protocolo mais completo (por exemplo, hematúria: fazer protocolo de lesão renal em vez de pesquisa de litíase, exceto se o pedido for explícito "sem" contraste).

» As complicações devem ser comunicadas. Se o paciente estiver internado, avisar na enfermaria. Caso seja paciente ambulatorial, encaminhá-lo ao pronto-socorro para avaliação (passar o caso para o plantonista que avaliará o paciente).

» Todos os casos de pós-operatório abdominal devem ser avaliados pelo R3 do console, e os achados críticos (principalmente pós-transplante) devem ser relatados a algum R4 do abdome.

» O que avaliar ao liberar o exame na tela:
- O exame incluiu tudo o que foi pedido? Faltou o tórax? Faltou um pedaço do fígado?
- Precisa de fase de equilíbrio ou mais tardia? Por exemplo, fígado com distúrbio perfusional na fase portal, veias hepáticas não contrastadas, lesão focal hepática indeterminada, dúvida de trombose venosa, coleção que pode ser urinária etc.
- Via oral (VO) e via retal (VR) na sala ajudam? Por exemplo: pós-operatórios que envolvam alças e coleções.

– Há algum achado crítico que deva ser comunicado? Tromboembolismo pulmonar (TEP), pneumoperitôneo, coleções, sangramento, tromboses etc.

Indicações e protocolos (Tabelas 21.8 e 21.9)
Gastrointestinal

Tabela 21.8 – Protocolo gastrointestinal

Indicações		Contraste/protocolo	Observações
Fígado	Lesões hepáticas focais, hepatopatias difusas ou volumetria hepática	Água pura na sala SEM (abdome superior) Arterial (abdome superior) Portal (abdome superior e pelve) Equilíbrio (abdome superior)	
	Angiotomografia hepática – doador hepático, após transplante hepático	Água pura na sala SEM (abdome superior) Angiográfica (abdome superior) Portal (abdome superior e pelve) Equilíbrio (abdome superior)	
Pâncreas e vias biliares – pancreatites, estadiamento de tumores pancreáticos, periampulares, icterícia obstrutiva		Água pura na sala SEM (abdome superior) Arterial (abdome superior) Portal (abdome superior e pelve) Equilíbrio (abdome superior)	No pós-operatório recente, fazer contraste iodado VO

(Continua)

Tabela 21.8 – Protocolo gastrointestinal (continuação)

Indicações		Contraste/protocolo	Observações
Esôfago – estadiamento de tumores, processos inflamatórios, pós-operatório		Água pura na sala Arterial (abdome superior) Portal (abdome superior e pelve) Tórax COM	No pós--operatório recente, fazer contraste iodado VO, lembrar de dar contraste na sala também
Estômago	Estadiamento de tumores	Água pura na sala Arterial (abdome superior) Portal (abdome superior e pelve)	Checar se o estômago distendeu Pós-operatório recente: contraste iodado VO
	Protocolo volumetria gástrica	• 3 copos de contraste VO, sendo 1 copo a cada 10 min, por 30 min • Mais 3 copos de contraste VO na sala SEM (abdome e pelve)	
Cólon e reto – estadiamento de tumores, processos inflamatórios		Água pura Portal (abdome e pelve)	
Isquemia mesentérica		SEM (abdome superior e pelve) Arterial (abdome superior e pelve) Portal (abdome superior e pelve) Equilíbrio (abdome superior e pelve)	Não fazer contraste iodado VO

(Continua)

Tabela 21.8 – Protocolo gastrointestinal (continuação)

Indicações	Contraste/protocolo	Observações
Pós-operatório abdominal recente (que não se encaixe em outros protocolos)	VO SEM (abdome superior e pelve) Portal (abdome superior e pelve)	Se manipulação urinária, acrescentar excretora Se manipulação vascular, acrescentar arterial
Pesquisa de abscesso no pós-operatório de víscera oca Pesquisa de fístula intestinal	VO SEM (abdome superior e pelve) Portal (abdome superior e pelve)	
Linfoma Estadiamento de tumor de testículo Processos inflamatórios abdominais	Água pura Portal (abdome superior e pelve)	Atenção: no caso de linfoma gástrico, usar protocolo estômago
Pesquisa de tumor primário Estadiamento de neoplasias (que não se enquadrem em outros grupos)	Água pura Arterial (abdome superior) Portal (abdome superior e pelve)	Atenção: estadiamento de neoplasias de mama, tumores neuroendócrinos, sarcomas, melanomas, coriocarcinoma ou GIST (ver próximo item)

(Continua)

Tabela 21.8 – Protocolo gastrointestinal (continuação)

Indicações	Contraste/protocolo	Observações
Tumores neuroendócrinos do trato digestivo – pesquisa, estadiamento, controle pós-operatório	Água pura por 1 h SEM (abdome superior e pelve) Arterial (abdome superior e pelve) Portal (abdome superior e pelve)	1 Copo de água pura a cada 10 min durante 1 h Atenção: fazer esse protocolo para os pacientes com diarreia crônica sem causa conhecida
Estadiamento de tumores hipervascularizados (mama, sarcomas, melanoma, coriocarcinoma, GIST)	Água pura na sala SEM (abdome superior) Arterial (abdome superior e pelve) Portal (abdome superior e pelve)	
Hérnias de parede abdominal	Água pura Se hérnia inguinal: SEM (no local da hérnia) Sem com manobra de Valsalva (abdome superior e pelve) Demais hérnias de parede abdominal: SEM com manobra de Valsalva (abdome superior e pelve) Observação: o protocolo de hérnia incisional tem orientações específicas (ver a seguir)	FOV que inclua toda a parede abdominal Atenção: pedidos combinados (por exemplo, hérnia e infecção, hérnia e massa abdominal), prevalece o protocolo mais completo

(Continua)

Tabela 21.8 – Protocolo gastrointestinal (continuação)

Indicações	Contraste/protocolo	Observações
Fistulografia por TC	SEM (área da fístula) COM contraste injetado na fístula (área da fístula) Portal (abdome superior e pelve)	Contraste diluído na fístula (10%) Se houver necessidade de contraste iodado VO, fazer após a fase COM contraste na fístula
Trauma	SEM (abdome superior e pelve) Arterial (abdome superior e pelve) Portal (abdome superior e pelve) Excretora (rins e bexiga)	Fechar sonda vesical Atenção: quando houver suspeita de trauma torácico, fazer arterial no tórax
Queixas inespecíficas (dor abdominal)	Água pura Portal (abdome superior e pelve)	Atenção: antes de fazer esse protocolo, esgotar os outros dados: • História clínica (fazer a anamnese novamente) • Verificar todos os exames do paciente • Ligar para o médico

(Continua)

Tabela 21.8 – Protocolo gastrointestinal (continuação)

Indicações	Contraste/protocolo	Observações
Protocolo gordura abdominal	Sem (abdome e pelve) – cortar somente de 14 a 15, com FOV máximo que inclua todo o tecido subcutâneo	Esse exame visa comparar a quantidade de gordura intra e extra-abdominal. Assim, todo o tecido subcutâneo deve ser incluído
Enterografia por TC (entero-TC) Indicações: • Doença inflamatória intestinal • Doença celíaca • Neoplasia de intestino delgado (tumor neuroendócrino, metástases de melanoma, linfoma) • Hemorragia digestiva • Avaliação de diarreia crônica Observação: tem de constar no pedido entero-TC. Caso não conste e haja indicação, entre em contato com o médico, explique a situação e peça para que ele altere o pedido, caso concorde	Preparo (já consta na orientação para a enfermagem): 0 min: 4 copos do MCN (ingerir consecutivamente) 10 min: 1 copo de MCN e administrar metade da dose do Buscopan® IV lentamente 20 min: 1 copo de MCN 30 min: 1 copo de MCN 40 min: 1 copo de MCN e colocar o paciente na sala de exame Na sala de exame: administrar a outra metade do Buscopan® IV 50 min: adquirir o exame Se, excepcionalmente, houver atraso na entrada do paciente na sala de exame, continuar oferecendo 1 copo de água pura a cada 10 min	MCN: 3 frascos de PEG diluídos em 1,5 L de água 1 Ampola de Buscopan® (20 mg) diluída em 20 mL de SF Se o paciente vomitar, administrar zofran 1 ampola de 16 mg diluída em 20 mL de SF Se o paciente não tolerar o MCN, administrar água pura no mesmo intervalo

(Continua)

Tabela 21.8 – Protocolo gastrointestinal (continuação)

Indicações	Contraste/protocolo	Observações

	Estudo com aquisição única após duplo fracionamento do meio de contraste (é preciso anotar na orientação) Se paciente pesar até 70 kg:
	- Injetar 60 mL
	- Aguardar 30 segundos
	- Injetar o restante conforme técnica de *bolus triggering*, descrita a seguir
	
	Se paciente pesar > 71 kg:
	- Injetar 70 mL
	- Aguardar 30 segundos
	- Injetar o restante conforme técnica de *bolus triggering*, descrita a seguir
	
	Bolus triggering (técnica):
	- Monitorar aorta abdominal
	- Início da aquisição:
	  - Se 100 kVp: 250 UH
	  - Se 120 kVp: 200 UH
	
	Velocidade de injeção: 4,0 mL/s
	- Espessura de corte: 2,0 ou 2,5 mm
	- Reconstrução: 1,5 mm
	- Voltagem do tubo:
	  - Até 65 kg: 100 kVp
	  - Acima de 65 kg: 120 kVp
		Contraindicações do Buscopan®: alergia, *Myasthenia gravis*, megacólon e retenção urinária Contraindicações do PEG: obstrução intestinal de alto grau e suspeita de perfuração intestinal
		
		Em caso de dúvida, perguntar ao R4 do abdome

FOV: field of view (campo de visão); GIST: tumores do estroma gastrointestinal; MCN: meio de contraste neutro; PEG: polietilenoglicol; SF: soro fisiológico; VO: via oral.

Geniturinário

» Regras gerais:
- Bexiga moderadamente cheia. Não urinar 1 hora antes do estudo/fechar a sonda 30 minutos antes.
- Usar contraste positivo VO somente se o índice de massa corporal (IMC) for muito baixo (< 20) ou se houver manipulação de alças.

Tabela 21.9 – Protocolo geniturinário

Indicações	Contraste/protocolo	Observações
Protocolo lesão renal - Avaliação de lesões focais renais (sólidas ou císticas) - Trauma renal	SEM (abdome superior e pelve) ARTERIAL (abdome superior) NEFROGRÁFICA (abdome superior e pelve) EXCRETORA (abdome e pelve)	No TRAUMA: adicionar a pelve na fase arterial
Protocolo urotomografia Indicações: - Hematúria - Avaliação de lesão na bexiga - Estadiamento ou suspeita de tumor de células transicionais - Malformações urinárias - Avaliação de infecção (pielonefrites)	250 mL de SF IV – iniciar antes de o paciente entrar na sala de exame SEM (abdome superior e pelve) NEFROGRÁFICA (abdome e pelve) EXCRETORA (abdome e pelve) **ATENÇÃO: Não fazer contraste iodado VO!**	Bexiga moderadamente cheia (paciente sondado: fechar a sonda 30 min antes do exame) (paciente externo: não urinar 1h antes do exame) Na EXCRETORA, girar o paciente na mesa para homogeneizar o contraste na bexiga Se necessário, adquirir uma série mais tardia da pelve, para avaliar a bexiga opacificada

(Continua)

Tabela 21.9 – Protocolo geniturinário (continuação)

Indicações	Contraste/protocolo	Observações
Pós-transplante renal	SEM (abdome e pelve) ANGIOGRÁFICA (pelve) NEFROGRÁFICA (abdome e pelve) EXCRETORA (pelve)	Fazer a fase excretora um pouco mais tardia – 10 a 15 min **Não esquecer que as fases arterial e excretora são na pelve**
Protocolo litíase urinária	SEM (abdome superior e pelve) (CORTES FINOS)	Bexiga moderadamente cheia (paciente sondado: fechar a sonda antes do exame) Se cálculo na topografia da junção ureterovesical, fazer decúbito ventral da pelve
Bexiga "cistotomografia" Utilizar esse protocolo para pesquisa de fístulas VESICAIS (por exemplo, doença de Crohn, diverticulite etc.) Observação: para suspeita de fístula urinária alta, incluindo fístula ureteral usar o protocolo de urotomografia (ver protocolo)	Antes de injetar contraste na bexiga: SEM (pelve) Injetar contraste na bexiga: SEM (pelve) (observar, caso a caso, a necessidade de aquisição do abdome superior ou a obtenção de imagens com contraste IV)	Preparação da solução para injeção (meio de contraste iodado): - Adultos: 50 mL + 250 mL SF - Crianças: 25 mL + 125 mL SF Método para injeção via sonda vesical: Conecte o equipo com a solução e avise ao paciente para falar quando estiver com dor ou muita vontade de urinar – nesse momento, interrompa a injeção da solução

(Continua)

Tabela 21.9 – Protocolo geniturinário (continuação)

Indicações	Contraste/protocolo	Observações
Adrenal (TODOS os exames)	SEM (abdome superior) ARTERIAL (abdome superior) PORTAL (abdome superior e pelve) TARDIA (15 minutos)	Esse protocolo deverá ser realizado em TODOS os exames para avaliação de adrenal Não precisa VO **Importante: sempre escrever na orientação e frisar para o técnico na hora da liberação que é necessário o envio de uma reconstrução com cortes finos (1 mm) da fase PORTAL**
Protocolo doador renal	SEM (abdome e pelve) INJETAR EM 3 TEMPOS: - 30 mL de contraste IV a 2 mL/s e esperar 7 min - 30 mL de contraste IV a 1,5 mL/s e esperar 20 s - 80 mL de contraste IV a 3 mL/s (*tracker* na aorta acima das renais e *threshold* de 150 UH) COM (abdome e pelve) Nota: Se o paciente pesar < 60 kg – injetar 70 mL na última fase Se o paciente pesar > 100 kg – injetar 90 mL na última fase	Técnica de "*split bolus*": 250 mL SF 0,9% antes do paciente entrar na sala + 1/2 ampola de furosemida diluída em 10 mL de água destilada na mesa de exame Bexiga moderadamente cheia Apenas fazer uma única fase pós-contraste Não repetir, mesmo que a fase excretora não seja adequada

(Continua)

Tabela 21.9 – Protocolo geniturinário (continuação)

Indicações	Contraste/protocolo	Observações
Útero	PORTAL (abdome superior e pelve) EXCRETORA (rins à bexiga)	Bexiga moderadamente cheia
Ovários	PORTAL (abdome superior e pelve) EXCRETORA (rins à bexiga)	Bexiga moderadamente cheia Se coriocarcinoma, fazer TRIFÁSICO (= fígado)
Próstata	PORTAL (abdome superior e pelve) EXCRETORA (abdome superior e pelve)	Bexiga moderadamente cheia
Trauma	SEM (abdome superior e pelve) ARTERIAL (abdome superior e pelve) PORTAL (abdome superior e pelve) EXCRETORA (rins à bexiga)	Fechar sonda vesical **ATENÇÃO: quando houver suspeita de trauma torácico, fazer ARTERIAL no tórax**

IV: intravenosa; SF: soro fisiológico; VO: via oral.

Vascular (Figura 21.3)

Figura 21.3 – Reconstrução coronal de angiotomografia computadorizada da aorta torácica, exibindo extensa dissecção mediointimal aórtica como achado principal

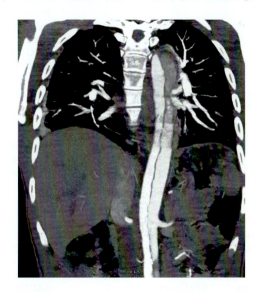

Orientações gerais
» Volume de contraste IV: 2 mL/kg (salvo exceções: angio-TC de membros inferiores: 140 mL; e angio-TC para desfiladeiro torácico – 60 mL).
» Sempre fazer *"flush"* de SF após administração do meio de contraste.
» Fluxo do contraste: 4,0 a 5,0 mL/s. Se isso não for possível, não haverá prejuízo na avaliação de grandes vasos.
» Fazer o segmento que foi solicitado (se for pedido angio de aorta, fazer sempre aorta torácica e abdominal, mesmo que seja sabido que o aneurisma se encontra na aorta abdominal, por exemplo).
» Sempre olhar os exames anteriores.
» Sempre que for feita a fase sem contraste, avaliá-la antes da administração do meio de contraste.

Indicações e protocolos (Tabela 21.10)

Tabela 21.10 – Protocolo vascular

Indicações	Contraste/protocolo	Observações
ANGIO DE AORTA – dor torácica aguda	SEM contraste + fase ANGIOGRÁFICA – cortes finos	Fazer o segmento solicitado (Se for pedido ANGIO DE AORTA, fazer sempre AORTA TORÁCICA E ABDOMINAL) O objetivo seria descartar doenças agudas da aorta – aneurisma instável, dissecção, úlcera, hematoma
ANGIO DE AORTA – ANEURISMA Diagnóstico inicial/pré-tratamento **Observação: Se for controle (checar se já existe estudo prévio com fase SEM no sistema), e não houve tratamento no intervalo, fazer direto angiográfica**	SEM contraste + fase ANGIOGRÁFICA – cortes finos	Fazer o segmento solicitado (Se for pedido ANGIO DE AORTA fazer sempre AORTA TORÁCICA E ABDOMINAL) Caso exista aneurisma grande, orientar também: - *Tracker* após o aneurisma - *Threshold* 100 UH - Fluxo de 3,5 mL
ANGIO DE AORTA – ANEURISMA Controle após colocação de endoprótese	SEM contraste + fase ANGIOGRÁFICA – cortes finos Fase TARDIA – 3 min (somente na endoprótese)	Fazer o segmento solicitado (Se for pedido ANGIO DE AORTA fazer sempre AORTA TORÁCICA E ABDOMINAL)

(Continua)

Tabela 21.10 – Protocolo vascular (continuação)

Indicações	Contraste/protocolo	Observações
ANGIO DE AORTA – ANEURISMA Após tratamento SEM colocação de endoprótese	SEM contraste + fase ANGIOGRÁFICA – cortes finos	Fazer o segmento solicitado (Se for pedido ANGIO DE AORTA fazer sempre AORTA TORÁCICA E ABDOMINAL)
ANGIO DE AORTA – ANEURISMA Controle após tratamento SOLICITAÇÃO SEM CONTRASTE	SEM	Fazer aquisição da aorta TORACOABDOMINAL sem contraste em bloco único
ANGIO DE MEMBROS INFERIORES	Fase ANGIOGRÁFICA (do tronco celíaco até a ponta dos dedos dos pés) – cortes finos Fase de RETORNO (da ponta dos dedos dos pés até a altura dos joelhos) 140 mL de contraste, salvo pacientes extremos (crianças ou adultos de muito baixo peso – fazer 2 mL/kg)	ANEURISMA POPLÍTEO – se após a segunda aquisição, não houver opacificação das artérias caudais ao aneurisma será preciso REPETIR a aquisição da perna Mesmo se a solicitação for de MMII iniciar SEMPRE pouco acima do tronco celíaco
ANGIO DE ARTÉRIAS RENAIS	Fase ANGIOGRÁFICA (abdome superior e pelve) – cortes finos	FOV 1,0 cm após as extremidades laterais dos rins

(Continua)

Tabela 21.10 – Protocolo vascular (continuação)

Indicações	Contraste/protocolo	Observações
ANGIOVENOSA PARA ACESSO VENOSO	Fase VENOSA do(s) segmento(s) solicitados, com *delays* de: - Pescoço: *delay* 60 s (braços para BAIXO, quando solicitado apenas pescoço) - Pescoço e tórax: *delay* 60 s (braços para CIMA) – adquirir de cima para baixo - Abdome: *delay* 90 s - Pelve e coxas: *delay* 3 min	
ANGIO PARA SÍNDROME DE COCKETT (MAY-THURNER) (compressão da veia ilíaca comum esquerda pela artéria ilíaca comum direita)	Fase ANGIOGRÁFICA (abdome e pelve) – cortes finos Fase VENOSA – 90 s (abdome e pelve) – cortes finos	FOV amplo SEM cortar a pele – permitir avaliação de possíveis varizes na parede abdominal
ANGIO PARA DESFILADEIRO TORÁCICO	Extensão: transição cérvico-torácica até a metade superior do tórax *Tracker*: aorta ascendente com *threshold* de 180 UH - Fase 1: 60 mL de contraste com *flush* de SF (60 mL)/ braços para CIMA e cabeça voltada PARA O LADO SINTOMÁTICO ou mais sintomático (se bilateral) – adquirir de baixo para cima – ARTERIAL E VENOSA - Fase 2: nova injeção de contraste: 60 mL de contraste com *flush* de SF (60 mL) braços para BAIXO e cabeça na posição NEUTRA – ARTERIAL E VENOSA	Acesso venoso no membro superior não acometido Se bilateral, acesso venoso no membro superior MENOS acometido ou, preferencialmente, no membro inferior

(Continua)

Tabela 21.10 – Protocolo vascular (continuação)

Indicações	Contraste/protocolo	Observações
ANGIO ABDOME – PROTOCOLO DOADOR HEPÁTICO	Água pura SEM (abdome superior) Fase ANGIOGRÁFICA (abdome superior) – cortes finos PORTAL (abdome superior e pelve) EQUILÍBRIO (abdome superior)	
ANGIO ABDOME – PROTOCOLO DOADOR RENAL 250 mL SF 0,9% antes do paciente entrar na sala + 1/2 ampola de Furosemida diluída em 10 mL de água destilada na mesa de exame	SEM (abdome e pelve) INJETAR EM 3 TEMPOS: - 30 mL de contraste IV a 2 mL/s e esperar 7 min - 30 mL de contraste IV a 1,5 mL/s e esperar 20 s - 80 mL de contraste IV a 3 mL/s (*tracker* na aorta acima das renais e *threshold* de 150 UH) COM (abdome e pelve) Nota: Se o paciente pesar < 60 kg – injetar 70 mL na última fase Se o paciente pesar > 100 kg – injetar 90 mL na última fase	Bexiga moderadamente cheia Apenas fazer uma única fase pós-contraste Não repetir, mesmo que a fase excretora não seja adequada
ANGIO ABDOME – PROTOCOLO RECEPTOR RENAL	Fase ANGIOGRÁFICA (abdome superior e pelve) – cortes finos Fase VENOSA – 3 min (abdome e pelve)	Interesse principal: avaliar os vasos ilíacos

(Continua)

Tabela 21.10 – Protocolo vascular (continuação)

Indicações	Contraste/protocolo	Observações
ANGIO ABDOME – APÓS TRANSPLANTE HEPÁTICO	SEM (abdome superior e pelve) Fase ANGIOGRÁFICA (abdome superior) – cortes finos PORTAL (abdome superior e pelve) EQUILÍBRIO (abdome superior)	
ANGIO ABDOME – APÓS TRANSPLANTE RENAL	SEM (abdome e pelve) Fase ANGIOGRÁFICA (pelve) – cortes finos NEFROGRÁFICA (abdome e pelve) – cortes finos EXCRETORA (pelve)	Fazer a fase excretora um pouco mais tardia – 10 a 15 min
ANGIO ABDOME – APÓS TRANSPLANTE PÂNCREAS	SEM (abdome e pelve) Fase ANGIOGRÁFICA (pelve) – cortes finos VENOSA – 90 s (abdome e pelve) – cortes finos	
ANGIO DE ABDOME – ISQUEMIA MESENTÉRICA	SEM (abdome superior e pelve) Fase ANGIOGRÁFICA (abdome e pelve) – cortes finos PORTAL (abdome e pelve)	NÃO fazer contraste positivo VO
MORTE ENCEFÁLICA (ANGIO INTRACRANIANA)	ANGIO ARTERIAL (20 s) ANGIO TARDIA (60 s) Adquirir acima do plano da vértebra C2	Não precisa fazer fase SEM Escrever na prescrição: "ANGIO-TC PROTOCOLO MORTE ENCEFÁLICA"

(Continua)

Tabela 21.10 – Protocolo vascular (continuação)

Indicações	Contraste/protocolo	Observações
ANGIO PARA SÍNDROME NUTCRACKER (impressão da veia renal pela artéria mesentérica superior)	Fase ANGIOGRÁFICA ARTERIAL – cortes finos Fase ANGIOGRÁFICA Fase VENOSA – cortes finos	Incluir bolsa escrotal no FOV se for do sexo masculino
ANGIO ARTERIAL DE MEMBRO SUPERIOR	BRAÇOS PARA CIMA Fase ANGIOGRÁFICA (do arco aórtico até a ponta dos dedos da mão) – cortes finos Fase de RETORNO (da ponta dos dedos da mão até a altura do cotovelo) – cortes finos VOLUME: 2 mL/kg (máximo 140 mL)	

FOV: field of view *(campo de visão)*; MMII: *membros inferiores.*

Musculoesquelético (Figura 21.4)

Figura 21.4 – Reconstrução sagital de tomografia computadorizada da coluna cervical, exibindo espondilolistese traumática como achado principal

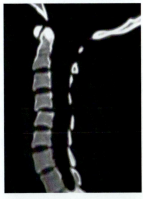

Orientações gerais

» Atentar-se àquilo que foi solicitado no pedido médico.
» Sempre focar, ao máximo, a aquisição à área de interesse. Evitar exames como "TC dos membros inferiores". Caso haja dúvida, entrar em contato com o médico solicitante e discutir a possibilidade de aquisição apenas do local sintomático. Se for necessário estudar segmentos extensos, fazer aquisição com cortes grossos; caso seja detectada alguma anormalidade focal na tela do console, repetir com FOV (*field of view* – campo de visão) menor e aquisição volumétrica apenas na área de interesse.
» Aquisições com cortes finos (volumétricas) pré e pós-contraste são quase sempre desnecessárias. Observar os protocolos específicos.
» Volume de contraste e tempo de aquisição: 1,5 mL/kg com tempo de aquisição de 180 segundos. Nos casos em que outras partes (tórax/abdome) serão estudadas, não é necessário reforço para a aquisição da parte de musculoesquelético (MSK). Quando forem realizados exames de tórax ou abdome com exames de bacia ou coluna, não é necessário fazer nova aquisição. Fazer retrorreconstrução a partir das imagens-fonte com filtro e FOV corretos.
» Pacientes com material metálico:
– Fazer protocolo GSI/MARS nos seguintes casos:
- Endoprótese metálica.
- Fixação interna metálica (placas, hastes, parafusos).
- Pós-operatório de coluna com material metálico.
- Ferimento por arma de fogo (FAF) na coluna ou extremidades.
– NÃO precisa fazer GSI/MARS nos seguintes casos:
- Fixadores externos.
- Pós-operatórios sem material metálico.
» Liberação na tela do console:
– Avaliar posicionamento correto, de preferência com a área de interesse longe de órgãos sensíveis à radiação. Evitar aquisições com as articulações fletidas ou em angulações atípicas.
– O estudo englobou todo o segmento patológico/solicitado?
– O estudo ficou com artefatos de movimentação (especialmente em pequenas articulações)?
– É necessária injeção do contraste intravenoso? (ver indicações na Tabela 21.11)
– Solicitar sempre que as imagens-fonte sejam enviadas com filtros ósseo de partes moles.

Indicações e protocolos (Tabela 21.11)

Tabela 21.11 – Protocolo musculoesquelético

Indicações		Contraste/protocolo
Tumores de partes moles (mesmo que sabidamente benignos)		COM CONTRASTE - Somente fase pós-contraste CORTES FINOS
Tumores ósseos (primário ou metástase)	Com componente de partes moles detectável (tela do console ou em exame prévio no sistema)	COM CONTRASTE - Pré-contraste CORTES FINOS do segmento solicitado - Pós-contraste CORTES FINOS SOMENTE NA LESÃO Observação: Se o tumor for muito volumoso, pode fazer o pré-contraste com cortes grossos
	Sem componente de partes moles associado	SEM CONTRASTE CORTES FINOS do segmento solicitado
Infecção – Se suspeita de fístula, é essencial colocar um MARCADOR (não metálico) na pele junto ao seu orifício externo de drenagem		COM CONTRASTE - Somente fase pós-contraste CORTES FINOS
Pós-operatório de coluna	Suspeita de infecção ou de tumor com componente de partes moles	COM CONTRASTE - Somente fase pós-contraste CORTES FINOS
	Caso não haja as suspeitas anteriores, não injetar, sobretudo se pós-operatório recente ou imediato, pois, nesses casos, é feita somente para avaliação da posição dos parafusos	SEM CONTRASTE

(Continua)

Tabela 21.11 – Protocolo musculoesquelético (continuação)

Indicações		Contraste/protocolo
Artropatias inflamatórias	Com atividade inflamatória ATUAL (edema, calor, rubor evidentes ao exame clínico)	COM CONTRASTE - Somente fase pós-contraste CORTES FINOS
	Casos crônicos (dor crônica, mas sem processo inflamatório evidente)	SEM CONTRASTE
Artropatia por cristais/gota		SEM CONTRASTE Não é mais necessário fazer o *Gemstone Spectral Imaging* (GSI) (dupla energia)
Medida TAGT		SEM CONTRASTE Exame dos joelhos para avaliar a distância entre a tuberosidade anterior da tíbia e o sulco ("Groove") da tróclea femoral (TAGT) Fazer aquisição volumétrica englobando toda a tróclea e a tuberosidade da tíbia, com o joelho em extensão Quando solicitada aquisição em flexão, repetir com cortes grossos (12/12 mm) com o joelho em 30° de flexão. Pode fazer com os dois joelhos no mesmo FOV, caso seja solicitado estudo bilateral Não são mais necessárias aquisições em flexão de rotina ou aquisições em 15°
Anteversão do colo femoral		SEM CONTRASTE Adquirir 2 blocos (quadril e joelho) Obrigatoriamente as imagens devem ter o MESMO FOV e o MESMO ISOCENTRO. Pode-se adquirir apenas com cortes grossos (6/6 mm)
Torção tibial		SEM CONTRASTE Adquirir 2 blocos (joelho e tornozelo) Obrigatoriamente as imagens devem ter o MESMO FOV e o MESMO ISOCENTRO. Pode-se adquirir apenas com cortes grossos (6/6 mm)

(Continua)

Tabela 21.11 – Protocolo musculoesquelético (continuação)

Indicações	Contraste/protocolo
Paralisia obstétrica	SEM CONTRASTE Fazer sempre aquisição dos dois ombros no mesmo FOV Escrever no pedido qual é o ombro acometido
Protocolo secção transversa da coxa	SEM CONTRASTE Cortes de 2,5 mm. Encontrar o meio da coxa (medindo no scout a partir do trocânter maior) e incluir na aquisição 5 cm para cima e 5 cm para baixo Só é necessário filtro de PARTES MOLES
Protocolo instabilidade glenoumeral	SEM CONTRASTE Protocolo de ombro normal, o importante é garantir que foi reconstruído o sagital oblíquo com os cortes paralelos à superfície articular da glenoide

Neurorradiologia (Figura 21.5)

Figura 21.5 – Imagem axial de tomografia computadorizada de crânio, exibindo artéria cerebral média hiperdensa como achado principal

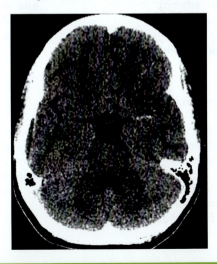

Orientações gerais

» Volume de contraste iodado intravenoso: 1,0 mL/kg para exames que só incluírem o tórax (1,5 mL/kg, se houver outros estudos). No caso de estudo angiográfico, ver a Tabela 21.12.

Indicações e protocolos (Tabela 21.12)

Tabela 21.12 – Protocolo neurorradiologia

Indicações	Contraste/protocolo	Observações
CRÂNIO - AVCi ou AVCh/HSA - Cefaleia - Hipertensão intracraniana - Controle de derivação ventricular - Hidrocefalia - Craniossinostose (fazer aquisição volumétrica) - Epilepsia - Convulsão isolada (injetar se tiver edema) - Demência/Doença de Alzheimer - Malformação congênita - Trauma (TCE)	SEM (crânio)	Avaliar se existe edema, apagamento focal de sulco ou lesão expansiva, pois nesses casos é preciso injetar contraste **(cuidado principalmente nos casos de convulsão de início tardio)**
CRÂNIO - Tumores primários/metástases - Infecção (Aids, cisticercose, abscesso, meningite complicada etc.) - MAV, controle de clipagem de aneurisma (quando não for pedido angio)	SEM (crânio) COM (crânio) Volume de contraste: 1,0 mL/kg	As indicações de injeção de contraste são mantidas em casos de esterotaxia

(Continua)

Tabela 21.12 – Protocolo neurorradiologia (continuação)

Indicações	Contraste/ protocolo	Observações
SELA TURCA - Tumores selares - Alteração hormonal hipofisária/baixa estatura/puberdade precoce - Apoplexia hipofisária	SEM (crânio) COM DINÂMICO (hipófise) - 25 s - 60 s - 90 s Volume de contraste: 1,0 mL/kg	Se o pedido solicitar a avaliação de calcificações, e o paciente já tiver feito RM, fazer APENAS CRÂNIO SEM volumétrico e reconstruir com FOV de hipófise
ANGIO ARTERIAL DE CRÂNIO (ou vasos intracranianos) Fazer + subtração	SEM (crânio) ARTERIAL (da base do crânio até o topo da cabeça) *Tracker* na aorta descendente com *threshold* de 180 UH Volume de contraste: 1,5 mL/kg	Adquirir o segmento solicitado pelo médico Principalmente em casos de: - Aneurisma - MAV - Fístula dural Adquirir de baixo para cima

(Continua)

Tabela 21.12 – Protocolo neurorradiologia (continuação)

Indicações	Contraste/protocolo	Observações
ANGIO ARTERIAL CERVICAL (ou carótidas e vertebrais ou vasos extracranianos) Fazer + subtração	ARTERIAL (da borda inferior do arco aórtico até a base do crânio) *Tracker* na aorta descendente com *threshold* de 180 UH Volume de contraste: 60 a 80 mL + 40 mL de SF	Adquirir o segmento solicitado pelo médico Adquirir de cima para baixo 1,5 mL/kg
ANGIO ARTERIAL INTRA E EXTRACRANIANA Fazer + subtração	SEM (crânio) ARTERIAL (da borda inferior do arco aórtico até o topo da cabeça) *Tracker* na aorta descendente com *threshold* de 180 UH Volume de contraste: 1,5 mL/kg	Adquirir o segmento solicitado pelo médico Adquirir de baixo para cima

(Continua)

Tabela 21.12 – Protocolo neurorradiologia (continuação)

Indicações	Contraste/ protocolo	Observações
ANGIOVENOSA INTRACRANIANA	SEM (crânio) VENOSA (crânio) Volume de contraste: 1,5 mL/kg	
ANGIOVENOSA INTRACRANIANA – suspeita de trombose de seio cavernoso	SEM (crânio) VENOSA DINÂMICA (crânio): - 30 s - 45 s - 60 s Volume de contraste: 1,5 mL/kg	Quando for explicitado pelo médico ou quando houver quadro clínico sugestivo
MORTE ENCEFÁLICA (ANGIO INTRACRANIANA)	ANGIO ARTERIAL (20 s) ANGIO TARDIA (60s) Adquirir acima do plano da vértebra C2	Não precisa fazer fase SEM Escrever na prescrição: "ANGIO TC PROTOCOLO MORTE ENCEFÁLICA"

AVCI: acidente vascular cerebral isquêmico; AVCH: acidente vascular cerebral hemorrágico; HSA: hemorragia subaracnoide; TCE: trauma cranioencefálico; MAV: malformação arteriovenosa cerebral; RM: ressonância magnética; FOV: field of view – campo de visão; SF: soro fisiológico.

Tórax (Figura 21.6)

Figura 21.6 – Reconstrução coronal de tomografia computadorizada de tórax, exibindo microlitíase alveolar como achado principal

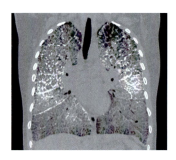

Orientações gerais
» *Checklist* para liberação dos exames:
1. O tórax inteiro foi estudado? Repetir apenas a porção faltante.
2. Houve artefatos de movimentação respiratória? Repetir a aquisição caso haja possibilidade clínica, orientando novamente o paciente quanto à apneia.
3. Há necessidade de fase expiratória? Pedido médico, doença pulmonar obstrutiva crônica (DPOC) (enfisema, asma, bronquites, segundo informações colhidas – SIC), bronquiectasias, malácia (TC árvore brônquica), padrão em mosaico, após transplante de medula óssea (TMO) e após transplante de pulmão.
4. Há necessidade de decúbito ventral? Colagenoses, fibrose, opacidades decúbito dependentes exuberantes.
5. Há necessidade de injeção do contraste? Caso seja detectada alguma das indicações indicadas a seguir.

Indicações e protocolos
Tórax padrão
» Quando usar contraste intravenoso:
- Tumores primários torácicos (por exemplo, mama, pulmão, linfoma).
- Doenças pleurais (por exemplo, empiema, derrame loculado, tumor).

- Investigação de hemoptise (fazer protocolo tromboembolismo pulmonar – TEP).
- Vasculites e granulomatoses (por exemplo, Wegener, Churg-Strauss, Behçet).
- Estudos vasculares (protocolo TEP, angio-TCs).
- Todos os pacientes que fizerem, na mesma ocasião, outros exames que necessitem o contraste.
- *Observação:* mesmo que o pedido médico especifique "Tórax com contraste" a injeção do contraste vai depender das indicações descritas anteriormente, a critério do radiologista.

» Uso do contraste intravenoso:
- Segue as mesmas contraindicações gerais.
- Dose de 1 mL/kg, para exames que só incluírem o tórax; 1,5 mL/kg, se houver outros estudos).
- Velocidade de infusão (2 a 3 mL/s).
- O tempo de contrastação ideal para o tórax (exceto nas angios) é o "portal" tardio (cerca de 90 segundos).

» Quando fazer expiração:
- Em doenças de vias aéreas, para avaliar aprisionamento aéreo (sinal indireto de acometimento de pequenas vias aéreas).
- Pedido médico.
- Pacientes com história de "chiado no peito".
- Asma.
- DPOC, como enfisema, bronquite e bronquiolite.
- Bronquiectasias.
- Perfusão em mosaico.
- Após TMO (> 100 dias) e transplante de pulmão.
- A expiração deve ser realizada como uma aquisição adicional (cortes com incremento de 10 mm).

» Quando fazer decúbito ventral:
- Distinguir opacidades decúbito dependentes nas regiões posteriores dos pulmões de doença parenquimatosa verdadeira.
- Colagenoses (lúpus, artrite reumatoide, esclerodermia, doença mista do tecido conjuntivo – DMTC – etc.).
- Intersticiopatias pulmonares (fibrose pulmonar).
- O decúbito ventral deve ser realizado como a única aquisição do exame.
- Não é preciso fazer decúbito ventral em sarcoidose.

- » *Multislice* de 64 canais:
    - – Resolução: *standard*.
    - – Colimação: 64 × 0,75.
    - – Espessura: 0,625 mm.
    - – Incremento: 0,625 mm.
    - – Matriz: 512 × 512.

Protocolo TEP

- » Quando utilizar:
    - – Hemoptise.
    - – TEP agudo.
    - – TEP crônico.
    - – Fístulas arteriovenosas.
    - – Anomalias da artéria pulmonar.
- » Orientações:
  1. Orientar a fazer o exame no aparelho Discovery GE.
  2. Adquirir caudocranial.
  3. Adquirir em inspiração máxima.
  4. Fluxo de injeção de contraste: 4 mL/s.
  5. Volume de contraste: até 70 kg – 80 mL, mais de 70 kg –100 mL; em todos os casos, acrescentar 30 mL de SF após a injeção de contraste.
  6. Utilizar a técnica "*bolus tracking*", posicionando o ROI (*region of interest*) no tronco da artéria pulmonar e disparando quando atingir 120 UH.
      - – Se houver qualquer dúvida na orientação, perguntar a um assistente ou R4 do tórax.

Protocolo score de cálcio

- » Incluir todo o coração.
- » Frequência cardíaca < 100 bpm.
- » Cortes de 3 mm.

Protocolo árvore brônquica

- » Quando utilizar:
    - – Traqueobroncomalácia.
    - – Estenoses (se a estenose for de laringe/traqueia alta, preferir o protocolo de pescoço).
    - – Anomalias congênitas.

- Policondrite recidivante.
- Endopróteses traqueobrônquicas.

» Aquisição:
- Sem contraste IV.
- 1/1 mm.
- Fase inspiratória: aquisição única da orofaringe até o final do tórax.
- Fase expiratória: sequência dinâmica em expiração do início da traqueia até 5 cm abaixo da carina.
  - Na sequência dinâmica em expiração, o paciente vai soltando o ar, aos poucos, pela boca durante a aquisição.
- Reconstruções incluindo reconstrução multiplanar (MPR) sagital e coronal da coluna aérea, *minimum intensity projection* (MinIP) e *volume rendering* da árvore traqueobrônquica.

Protocolo rastreamento (screening)
» Quando utilizar:
- Quando constar na solicitação médica rastreamento ou *screening*.
- Os protocolos estão definidos nos aparelhos.
- A orientação segue o padrão de tórax.
- Sem contraste.
» Em caso de dúvida, chamar R4 ou assistentes do tórax.

Protocolos de TC do Instituto da Criança (ICr) do HCFMUSP (Figura 21.7)

Figura 21.7 – Imagem axial de tomografia computadorizada de abdome, exibindo formação expansiva hepática (hepatoblastoma) como achado principal

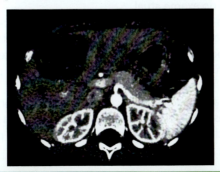

Protocolo de dessensibilização (ICr)

Quadro 21.1 – Protocolo de dessensibilização (ICr)

- Preferencial: prednisona 0,5 a 0,7 mg/kg, VO (até 50 mg), em 3 doses antes do exame (13 horas, 7 horas e 1 hora antes)
- Em caso de urgência: prednisona 2,0 mg/kg, IV, 30 minutos antes do exame

+

- Hixizine® 0,5 a 1,0 mg/kg VO, 1 hora antes do exame.

OU

- Benadryl® 1,25 mg/kg VO ou IV (até 50 mg), 1 hora antes do exame

» Caso o paciente tenha algum grau de insuficiência renal:
— Estimar *clearance* de creatinina pela fórmula "*Bedside Schwartz*".

eGFR (*estimated glomerular filtration rate*) = 41,3 x (altura em metros/creatinina sérica)

— Menor que 30 mL/min: não injetar.
— Entre 30 e 60 mL/min: ponderar risco–benefício.
— Maior que 60 mL/min injetar, se necessário.

» Diálise:
— Paciente anúrico: injetar, de preferência, a menor dose possível (sobrecarga de volume).
— Paciente oligúrico: solicitar autorização do médico solicitante.

Cabeça e pescoço (faixa etária pediátrica)

» Sempre olhar exames anteriores do paciente, para melhor ajustar o protocolo do exame atual.
» Atentar ao que foi solicitado no pedido médico e, caso haja dúvida, entrar em contato com o médico solicitante (ver Tabelas 21.13 a 21.18).
» Sempre focar, ao máximo, a aquisição à área de interesse.
» Quando houver mais de uma hipótese, fazer o protocolo mais completo.
» Caso haja algum achado crítico/complicação sempre comunicar ao médico responsável e ao assistente responsável da radiologia.
» Volume do contraste: exames de cabeça e pescoço (CEP): 1,5 mL/kg (limite máximo de 140 mL).

Tabela 21.13 – Resumo das manobras

Local da lesão	Manobra	Extensão da aquisição
Língua oral (2/3 anteriores)	Boca aberta com língua para fora	Cavidade oral
Bochecha, gengiva	Boca aberta Bochechas distendidas	Cavidade oral
Trígono retromolar	Boca aberta Bochecha distendida	Cavidade oral
Palato	Boca aberta – não encostar a língua no céu da boca	Cavidade oral
Laringe ou paralisia de cordas vocais	Valsalva modificada (apenas se necessário distender os seios piriformes)	Corpo da mandíbula até final da cartilagem cricoide
Hipofaringe	Valsalva	Corpo da mandíbula até final da cartilagem cricoide
Parótida	Boca aberta (se suspeita de cálculo, também bochecha distendida)	Corpo da mandíbula até final da cartilagem cricoide

ATENÇÃO: as manobras devem ser sempre realizadas após a obtenção de uma série sem as manobras.

Crianças pequenas/Não colaborativas: NÃO FAZER manobras (menor radiação).

Ossos temporais

Tabela 21.14 – Protocolo ossos temporais

Indicações	Contraste	Protocolo	Observações
Processos inflamatórios crônicos não agudizados (OMC, colesteatoma)	SEM	Ossos temporais	
Processos inflamatórios crônicos agudizados (abscesso retroauricular, intracraniano, trombose seio sigmoide)	COM	Ossos temporais	
Tumores (neurinoma, glômus, CEC, outros)	COM	Ossos temporais	
Paralisia facial adquirida	COM	Ossos temporais	
Trauma	SEM	Ossos temporais	
Otosclerose	SEM	Ossos temporais	
Malformação	SEM	Ossos temporais	
Pré-implante coclear	SEM	Ossos temporais	
Otite externa maligna	COM	Ossos temporais	Incluir cortes dos ossos temporais até o osso hioide

CEC: carcinoma espinocelular; OMC: otite média crônica.

Órbitas

» Na avaliação de doenças orbitárias, utilizar o protocolo *órbitas* (Tabela 21.15).
» Em casos de trauma orbitário, utilizar o protocolo *face* (Tabela 21.16).

Tabela 21.15 – Protocolo órbitas

Indicação	Contraste	Protocolo	Observações
Processos infecciosos e/ou inflamatórios (celulite, abscesso, pseudotumor)	COM	Órbita	
Alterações vasculares	COM	Órbita	Suspeita de hemangioma: fazer fase tardia
Tumores/leucocoria	COM	Órbita	
Trauma	SEM	Face	
Doença de Graves	SEM	Orbita	

Face

Tabela 21.16 – Protocolo face

Indicações	Contraste	Protocolo	Observações
Abscesso	COM	Face e pescoço	
Deformidades faciais congênitas	SEM	Face	Com reconstrução 3D
Tumores	COM	Face e pescoço	CBC: não precisa fazer o pescoço CEC, tumores malignos glandulares: fazer também pescoço

(Continua)

Tabela 21.16 – Protocolo face (continuação)

Indicações	Contraste	Protocolo	Observações
Tumor cavidade oral	COM	Face e pescoço + manobras S/N	Manobras: - Bochechas insufladas: tumores da mucosa jugal ou língua oral - Boca aberta: tumores de língua oral com restaurações dentárias metálicas
Lesões vasculares: hemangioma, linfangioma	COM	Face	Fazer uma fase TARDIA
Lesões fibro-ósseas	SEM	Face	Injetar contraste, se a lesão tiver componente de partes moles
Parótidas	COM	Fazer os segmentos solicitados (face ou face + pescoço) Dependerá da suspeita (lesão benigna/maligna)	

CBC: carcinoma basocelular; CEC: carcinoma espinocelular; S/N: se necessárias.

Seios paranasais

Tabela 21.17 – Protocolo seios paranasais

Indicações	Contraste	Protocolo	Observações
Sinusite crônica	SEM	Seios da face	
Granulomatose de Wegener	SEM	Seios da face	
Sinusite complicada: abscesso orbitário ou cerebral, empiema etc.	COM	Seios da face	
Polipose	SEM	Seios da face	
Tumores	COM	Seios da face	Em caso de CEC e tumor glandular maligno, fazer também TC pescoço
Atresia de coanas	SEM	Seios da face	

CEC: carcinoma espinocelular; TC: tomografia computadorizada.

Pescoço

Tabela 21.18 – Protocolo pescoço

Indicações	Contraste	Protocolo	Observações
Tumores de faringe	COM	Face e pescoço COM CONTRASTE	CEC HIPOFARINGE: + VALSALVA MODIFICADA
Tumores de laringe	COM	FACE E PESCOÇO COM CONTRASTE em respiração tranquila + MANOBRA DE VALSALVA MODIFICADA	MANOBRA DE FONAÇÃO E VALSALVA MODIFICADA (só entre o osso hioide e a cartilagem cricoide)

(Continua)

Tabela 21.18 – Protocolo pescoço (continuação)

Indicações	Contraste	Protocolo	Observações
Estadiamento de tumores de outros locais (tórax/abdome) ou linfoma	COM	PESCOÇO	
Tumor primário desconhecido	COM	FACE E PESCOÇO COM CONTRASTE	FAZER MANOBRA DE VALSALVA (do palato até o fim da cartilagem cricoide)
Lipoma	SEM	PESCOÇO	Se a lesão for bem circunscrita, com atenuação de gordura e homogênea não é necessário injetar contraste, caso contrário injetar
Paralisia de cordas vocais	COM	PESCOÇO: DESDE A BASE DO CRÂNIO ATÉ A CARINA – respiração tranquila	Manobra de Valsalva modificada, se for necessário distender os seios piriformes
Estenose de vias aéreas superiores	SEM	PESCOÇO: DESDE A BASE DO CRÂNIO ATÉ A CARINA – respiração tranquila	Caso a estenose seja no segmento intratorácico da traqueia, fazer o protocolo ÁRVORE TRAQUEO-BRÔNQUICA

(Continua)

Tabela 21.18 – Protocolo pescoço (continuação)

Indicações	Contraste	Protocolo	Observações
Cisto tireoglosso	COM	PESCOÇO	
Avaliação de paratireoides	SEM E COM (Protocolo 4D) somente se paciente > 50 anos; se < 50 anos, discutir a indicação (vide observações)	- SEM (base do crânio à carina) - ARTERIAL 30 s (base do crânio à carina) - PORTAL 60 s (base do crânio à carina)	Conversar com assistente do grupo CEP a respeito da indicação e com o médico solicitante (em decorrência da alta dose de radiação, discutir antes a relação risco-benefício do protocolo em pacientes < 50 anos)

Abdome (faixa etária pediátrica)

» Volume do contraste intravenoso nos exames dos tratos gastrointestinal e geniturinário (TGI/TGU):
  - < 50 kg ⇒ 2 mL/kg.
  - > 50 kg ⇒ 1,5 mL/kg.
» Preparo do contraste positivo por via oral/retal:
  - 300 - 20 mL + 1.000 mL de água/suco.
  - ⇒ 25 mL/kg.
» Volume do contraste via oral nos exames dos TGI/TGU:
  - VO: fracionar em 1 hora, sendo a última dose na sala.
  - VOP (prolongada): fracionar em 1,5 hora, sendo a última dose na sala.
» Contraste neutro via oral:
  - Água pura, 1 copo na sala.

Gastrointestinal (Tabela 21.19)

Tabela 21.19 – Protocolo gastrointestinal

Indicações		Contraste	Observações
FÍGADO	Lesão hepática focal sem estudo/exame anterior	Água pura na sala Arterial (abdome superior) Portal (abdome e pelve) Equilíbrio (abdome superior)	
	ANGIOTO-MOGRAFIA HEPÁTICA – Doador hepático	Água pura na sala SEM (abdome superior) ANGIOGRÁFICA (abdome superior) PORTAL (abdome superior e pelve) EQUILÍBRIO (abdome superior)	
	Demais (hepatopatia, hepatomegalias, infecções etc.)	Água pura na sala PORTAL (abdome e pelve)	
PÂNCREAS E VIAS BILIARES – Pancreatites, estadiamento de tumores pancreáticos, icterícia obstrutiva etc.		Água pura na sala PORTAL (abdome superior e pelve)	
ESÔFAGO – Estadiamento de tumores, processos inflamatórios, pós-operatório		Água pura na sala PORTAL (abdome superior e pelve)	No pós-operatório recente, fazer contraste iodado VO, lembrar de dar contraste na sala também
ESTÔMAGO – Estadiamento de tumores		Água pura na sala PORTAL (abdome superior e pelve)	Pós-operatório recente: contraste iodado VO

(Continua)

Tabela 21.19 – Protocolo gastrointestinal (continuação)

Indicações	Contraste	Observações
CÓLON E RETO – estadiamento de tumores, processos inflamatórios	Água pura em 1 h PORTAL (abdome e pelve)	
ISQUEMIA MESENTÉRICA	SEM (abdome superior e pelve) ARTERIAL (abdome superior e pelve) PORTAL (abdome superior e pelve) EQUILÍBRIO (abdome superior e pelve)	NÃO fazer contraste iodado VO
PÓS-OPERATÓRIO ABDOMINAL RECENTE (que não se encaixe em outros protocolos)	VO PORTAL (abdome superior e pelve)	Se manipulação urinária, acrescentar EXCRETORA Se manipulação vascular, acrescentar ARTERIAL
PESQUISA DE ABSCESSO NO PÓS-OPERATÓRIO DE VÍSCERA OCA PESQUISA DE FÍSTULA INTESTINAL	VO PORTAL (abdome superior e pelve)	
LINFOMA ESTADIAMENTO DE TUMOR DE TESTÍCULO PROCESSOS INFLAMATÓRIOS ABDOMINAIS	Água pura em 1 hora PORTAL (abdome superior e pelve)	

(Continua)

Tabela 21.19 – Protocolo gastrointestinal (continuação)

Indicações	Contraste	Observações
PESQUISA DE TUMOR PRIMÁRIO ESTADIAMENTO DE NEOPLASIAS (que não se enquadrem nos outros grupos)	Água pura em 1 h PORTAL (abdome superior e pelve)	
HÉRNIAS DE PAREDE ABDOMINAL	Água pura em 1 hora SEM com manobra de Valsalva (no local da hérnia)	FOV que inclua toda a parede abdominal **ATENÇÃO: em pedidos combinados (p. ex., hérnia e infecção, hérnia e massa abdominal), prevalece o protocolo mais completo**
TRAUMA	SEM (abdome superior e pelve) ARTERIAL (abdome superior e pelve) PORTAL (abdome superior e pelve) EXCRETORA (rins a bexiga)	Fechar sonda vesical **ATENÇÃO: quando houver suspeita de trauma torácico, fazer ARTERIAL no tórax**
QUEIXAS INESPECÍFICAS (dor abdominal)	Água pura em 1 h PORTAL (abdome superior e pelve)	**ATENÇÃO: antes de fazer esse protocolo, esgotar os outros dados:** - história clínica (fazer a anamnese novamente) - verificar todos os exames do paciente - ligar para o médico

(Continua)

Tabela 21.19 – Protocolo gastrointestinal (continuação)

Indicações	Contraste	Observações
ENTERO-TC Indicações: - Doença inflamatória intestinal - Doença celíaca - Neoplasia de intestino delgado (tumor neuroendócrino, metástases de melanoma, linfoma) - Hemorragia digestiva - Avaliação de diarreia crônica Observação: mesmo que não seja solicitada entero-TC, pedidos para avaliação do delgado ou qualquer uma das indicações de entero (doença inflamatória intestinal, doença celíaca, neoplasia de delgado, hemorragia digestiva, diarreia crônica)	Preparo: Até 40 kg: - 50 g de PEG em 750 mL de água + 250 mL agua pura (1 litro no total) Administrar 25 mL/kg: - Metade do preparo 40 min antes - Metade do preparo 20 min antes - 250 mL de agua pura hora do exame Acima de 40 kg: - 70 g de PEG em 1.000 mL de água + 350 mL de água pura (1.350 mL total): - Metade do preparo 40 min antes - Metade do preparo 20 min antes - 250 mL de água pura no exame Fase: PORTAL (abdome + pelve)	Contraindicações do PEG: obstrução intestinal de alto grau e suspeita de perfuração intestinal

PEG: polietilenoglicol.

» Em caso de dúvida, entrar em contato com o assistente responsável da radiologia do ICr.

Geniturinário (Tabela 21.20)

Tabela 21.20 – Protocolo geniturinário

Indicações	Contraste	Observações
PROTOCOLO RIM - Tumores, infecção etc.	NEFROGRÁFICA (abdome superior e pelve)	Avaliar a necessidade de EXCRETORA (dilatação, hidronefrose etc.): EXCRETORA (rins a bexiga)
TRAUMA RENAL	SEM (abdome superior e pelve) ARTERIAL (abdome superior) NEFROGRÁFICA (abdome superior e pelve) EXCRETORA (abdome e pelve)	
PROTOCOLO UROTOMOGRAFIA ("SPLIT DOSE") Indicações: - Hematúria - Avaliação de lesão na bexiga - Estadiamento ou suspeita de tumor de células transicionais - Malformações urinárias - Avaliação de infecção (pielonefrites)	Dose do contraste: 2 mL/kg 1º - 30% da dose 15 min antes do paciente iniciar o exame 2º - hidratar o paciente com soro fisiológico (10 mL/kg) 3º - após 15 min, posicionar paciente em decúbito ventral 4º - antes de iniciar o exame, administrar furosemida (1 mg/kg, máximo de 20 mg) 5º - exame em decúbito ventral, administrar o restante (70%) da dose **Não fazer contraste iodado VO!**	Bexiga moderadamente cheia (paciente sondado: fechar a sonda antes do exame) Se necessário, adquirir uma série mais tardia da pelve, para avaliar a bexiga opacificada

(Continua)

Tabela 21.20 – Protocolo geniturinário (continuação)

Indicações	Contraste	Observações
PÓS-TRANSPLANTE RENAL	SEM (abdome e pelve) ANGIOGRÁFICA (pelve) NEFROGRÁFICA (abdome e pelve) EXCRETORA (pelve)	Fazer a fase excretora um pouco mais tardia – 10 min **Não esquecer que as fases arterial e excretora são na pelve!**
PROTOCOLO LITÍASE URINÁRIA	SEM (abdome superior e pelve) (CORTES FINOS)	Bexiga moderadamente cheia (paciente sondado: fechar a sonda antes do exame) Se cálculo na topografia da junção ureterovesical, fazer decúbito ventral da pelve
BEXIGA "CISTOTOMOGRAFIA" Utilizar esse protocolo para pesquisa de fístulas vesicais, por exemplo, doença de Crohn, diverticulite etc.	Antes de injetar contraste na bexiga: SEM (pelve) Injetar contraste na bexiga: SEM (pelve) (observar caso a caso a necessidade de aquisição do abdome superior ou obtenção de imagens com contraste IV)	Preparação da solução para injeção (meio de contraste iodado): 25 mL + 125 mL SF Método para injeção via sonda vesical: conecte o equipo com a solução acima e oriente o paciente para avisar quando estiver com dor ou muita vontade de urinar – nesse momento, interrompa a injeção da solução

(Continua)

Tabela 21.20 – Protocolo geniturinário (continuação)

Indicações		Contraste	Observações
ADRENAIS	Neoplasia	PORTAL (abdome e pelve)	
	Avaliação de nódulo com WASH OUT	SEM (abdome superior) PORTAL (abdome superior e pelve) TARDIA (15 min)	Apenas se o médico solicitante pedir explicitamente o protocolo completo!
PROTOCOLO DOADOR RENAL		SEM (abdome e pelve) INJETAR EM 3 TEMPOS: - 30 mL de contraste IV a 2 mL/s e esperar 7 min - 30 mL de contraste IV a 1,5 mL/s e esperar 20 s - 80 mL de contraste IV a 3 mL/s (*tracker* na aorta acima das renais e threshold de 150 UH) COM (abdome e pelve) Nota: Se o paciente pesar < 60 kg – injetar 70 mL na última fase Se o paciente pesar > 100 kg – injetar 90 mL na última fase	Técnica de "*split dose*": 250 mL SF 0,9% antes do paciente entrar na sala + 1/2 ampola de Furosemida diluída em 10 mL de água destilada na mesa de exame Bexiga moderadamente cheia Apenas fazer uma única fase pós-contraste Não repetir, mesmo que a fase excretora não seja adequada

(Continua)

Tabela 21.20 – Protocolo geniturinário (continuação)

Indicações	Contraste	Observações
Útero	Contraste iodado VOP PORTAL (abdome superior e pelve)	Bexiga moderadamente cheia Se sinais de obstrução urinária: EXCRETORA (rins a bexiga)
Ovários	Contraste iodado VOP PORTAL (abdome superior e pelve)	Bexiga moderadamente cheia Se sinais de obstrução urinária: EXCRETORA (rins a bexiga)
Próstata	VOP PORTAL (abdome superior e pelve)	Bexiga moderadamente cheia Se sinais de obstrução urinária: EXCRETORA (rins a bexiga)
Pós-operatório abdominal (que não se encaixe em outros protocolos)	VO PORTAL (abdome superior e pelve)	Se manipulação urinária, acrescentar EXCRETORA Se manipulação vascular, acrescentar ARTERIAL

SF: soro fisiológico; VO: via oral; VOP: via oral (prolongada).

» Em caso de dúvida, entrar em contato com o assistente responsável da radiologia do ICr.

Vascular (faixa etária pediátrica) – Tabela 21.21

Tabela 21.21 – Protocolo vascular (faixa etária pediátrica)

Indicações	Contraste	Observações
Angio de aorta	ANGIOGRÁFICA – cortes finos	Fazer o segmento solicitado (se for pedido ANGIO DE AORTA, fazer sempre AORTA TORÁCICA E ABDOMINAL)
Angio de membros inferiores	ANGIOGRÁFICA (do tronco celíaco até a ponta dos dedos dos pés) – cortes finos RETORNO (da ponta dos dedos dos pés até a altura dos joelhos) Dose: 2 mL/kg	
Angio de artérias renais	ANGIOGRÁFICA (abdome superior e pelve) – cortes finos	FOV 1,0 cm após as extremidades laterais dos rins.
Angiovenosa para acesso venoso	VENOSA do(s) segmento(s) solicitados, com *delays* de: - Pescoço: delay 60 s (braços para BAIXO, quando solicitado apenas pescoço) - Pescoço e tórax: *delay* 60 s (braços para CIMA) – adquirir de cima para baixo - Abdome: *delay* 90 s - Pelve e coxas: *delay* 3 min	

(Continua)

Tabela 21.21 – Protocolo vascular (faixa etária pediátrica) (continuação)

Indicações	Contraste	Observações
Angio para síndrome DE Cockett (May-Thurner) (compressão da veia ilíaca comum esquerda pela artéria ilíaca comum direita)	Fase ANGIOGRÁFICA (abdome e pelve) – cortes finos Fase VENOSA – 70 s (abdome e pelve) – cortes finos	FOV amplo SEM cortar a pele – permitir avaliação de possíveis varizes na parede abdominal
Angio para desfiladeiro torácico	Extensão: transição cervicotorácica até a metade superior do tórax *Tracker*: aorta ascendente com *threshold* de 180 UH - Fase 1: 60 mL de contraste com *flush* de SF (60 mL) braços para CIMA e cabeça voltada PARA O LADO SINTOMÁTICO ou mais sintomático (se bilateral) – adquirir de baixo para cima – ARTERIAL E VENOSA - Fase 2: Nova injeção de contraste: 60 mL de contraste com *flush* de SF (60 mL) braços para BAIXO e cabeça na posição NEUTRA – ARTERIAL E VENOSA	Acesso venoso no membro superior não acometido Se bilateral, acesso venoso no membro superior MENOS acometido ou preferencialmente no membro inferior

(Continua)

Tabela 21.21 – Protocolo vascular (faixa etária pediátrica) (continuação)

Indicações	Contraste	Observações
Angio abdome – protocolo doador renal 250 mL SF 0,9% antes do paciente entrar na sala + 1/2 ampola de furosemida diluída em 10 mL de água destilada na mesa de exame	SEM (abdome e pelve) INJETAR EM 3 TEMPOS: - 30 mL de contraste IV a 2 mL/s e esperar 7 min - 30 mL de contraste IV a 1,5 mL/s e esperar 20 s - 80 mL de contraste IV a 3 mL/s (*tracker* na aorta acima das renais e *threshold* de 150 UH) COM (abdome e pelve) Nota: Se o paciente pesar < 60 kg – injetar 70 mL na última fase Se o paciente pesar > 100 kg – injetar 90 mL na última fase	Bexiga moderadamente cheia Apenas fazer uma única fase pós-contraste Não repetir, mesmo que a fase excretora não seja adequada
Angio abdome – protocolo receptor renal	ANGIOGRÁFICA (abdome superior e pelve) – cortes finos VENOSA – 3 min (abdome e pelve)	Interesse principal: avaliar os vasos ilíacos
Angio abdome – após transplante renal	SEM (abdome e pelve) ANGIOGRÁFICA (pelve) – cortes finos NEFROGRÁFICA (abdome e pelve) – cortes finos EXCRETORA (pelve)	Fazer a fase excretora um pouco mais tardia – 10 a 15 min

(Continua)

Tabela 21.21 – Protocolo vascular (faixa etária pediátrica) (continuação)

Indicações	Contraste	Observações
Angio abdome – após transplante pâncreas	SEM (abdome e pelve) ANGIOGRÁFICA (pelve) – cortes finos VENOSA – 90 s (abdome e pelve) – cortes finos	
Angio de abdome – isquemia mesentérica	SEM (abdome superior e pelve) ANGIOGRÁFICA (abdome e pelve) – cortes finos PORTAL (abdome e pelve)	NÃO fazer contraste positivo VO
Morte encefálica (angio intracraniana)	ANGIO ARTERIAL (20 s) ANGIO TARDIA (60 s) Adquirir acima do plano da vértebra C2	Não precisa fazer fase SEM Escrever na prescrição: "Angio-TC protocolo morte encefálica"
Angio para síndrome de Nutcracker (Impressão da veia renal pela AMS)	ANGIOGRÁFICA ARTERIAL – cortes finos ANGIOGRÁFICA VENOSA – cortes finos	Incluir bolsa escrotal no FOV se for do sexo masculino

AMS: artéria mesentérica superior; FOV: field of view (campo de visão); SF: soro fisiológico; VO: via oral.

Musculoesquelético (faixa etária pediátrica)

» Observar os protocolos específicos (Tabela 21.22).
» Contraste: iopromida 623 mg/mL.
» Volume de contraste e tempo de aquisição: 2,0 mL/kg (máximo de 140 mL), com tempo de aquisição de 90 segundos.
» Nos casos em que outras partes (tórax/abdome) serão estudadas, não é necessário reforço para a aquisição da parte de músculo.

Quando forem realizados exames de tórax ou abdome com exames da bacia ou de coluna, não é necessário fazer nova aquisição. Fazer reconstrução a partir das imagens-fonte com o filtro e FOV corretos.

Tabela 21.22 – Protocolo musculoesquelético (faixa etária pediátrica)

Indicação		Protocolo
Tumores de partes moles (mesmo se sabidamente benigno)		COM CONTRASTE - Somente fase pós-contraste CORTES FINOS
Tumores ósseos (primário ou metástase)	Com componente de partes moles detectável (observado na tela do console ou em exame prévio no sistema)	COM CONTRASTE - Pré-contraste CORTES FINOS do segmento solicitado - Pós-contraste CORTES FINOS SOMENTE NA LESÃO **Observação: Se o tumor for muito volumoso, pode fazer o pré-contraste com cortes grossos**
	Sem componente de partes moles associado	SEM CONTRASTE
Infecção	Se suspeita de fístula, é essencial colocar um MARCADOR (não metálico) na pele junto ao orifício externo de drenagem.	DIRETO COM CONTRASTE

(Continua)

Tabela 21.22 – Protocolo musculoesquelético (faixa etária pediátrica) (continuação)

Indicação	Protocolo	
Pós-operatório de coluna	Suspeita de infecção ou de tumor com componente de partes moles	DIRETO COM CONTRASTE
	Caso não haja as suspeitas citadas, não injetar, sobretudo se pós-operatório recente ou imediato, pois, nesses casos, é somente para avaliação da posição dos parafusos	SEM CONTRASTE
Artropatias inflamatórias	Com atividade inflamatória ATUAL (edema, calor, rubor, evidentes ao exame clínico)	DIRETO COM CONTRASTE
	Casos crônicos (dor crônica, mas sem processo inflamatório evidente)	SEM CONTRASTE
Artropatia por cristais/gota	SEM CONTRASTE	

(Continua)

Tabela 21.22 – Protocolo musculoesquelético (faixa etária pediátrica) (continuação)

Indicação	Protocolo
Medida TAGT	**SEM CONTRASTE** Exame dos joelhos para avaliar a distância TAGT, entre a tuberosidade anterior da tíbia e o sulco ("groove") da tróclea femoral Fazer aquisição volumétrica englobando toda a tróclea e a tuberosidade da tíbia, com o joelho em extensão Quando solicitada aquisição em flexão, repetir com cortes grossos (12/12 mm) com o joelho em 30° de flexão. Pode-se fazer com os dois joelhos no mesmo FOV, caso seja solicitado estudo bilateral Não são mais necessárias aquisições em flexão de rotina ou aquisições em 15°
Anteversão do colo femoral	**SEM CONTRASTE** Adquirir 2 blocos (quadril e joelho) Obrigatoriamente as imagens devem ter o MESMO FOV e devem ter o MESMO ISOCENTRO. Pode-se adquirir apenas com cortes grossos (6/6 mm)
Torção tibial	**SEM CONTRASTE** Adquirir 2 blocos (joelho e tornozelo) Obrigatoriamente, as imagens devem ter o MESMO FOV e o MESMO ISOCENTRO Pode-se adquirir apenas com cortes grossos (6/6 mm)
Paralisia obstétrica	**SEM CONTRASTE** Fazer sempre aquisição dos dois ombros no mesmo FOV Escrever no pedido qual o ombro acometido

FOV: field of view (campo de visão); TAGT: distância entre a tuberosidade anterior da tíbia e o sulco ("groove"); da tróclea femoral.

Neurorradiologia (faixa etária pediátrica) (Tabela 21.23)

» Volume do contraste:
- Exames de *neuro*: 1,0 mL/kg (limite máximo de 140 mL).
- Exames de *angio*: 1,5 mL/kg (limite máximo de 140 mL).

Tabela 21.23 – Protocolo neurorradiologia

Indicação	Protocolo	Observações
CRÂNIO - AVCI ou AVCH/HSA - Cefaleia - Hipertensão intracraniana - Controle de derivação ventricular - Hidrocefalia - Craniossinostose (fazer aquisição volumétrica e reconstrução 3D) - Epilepsia - Convulsão isolada (injetar se tiver edema) - Malformação congênita - Trauma (TCE)	SEM (crânio)	Avaliar se existe edema, apagamento focal de sulco ou lesão expansiva: nesses casos injetar contraste **Cuidado, principalmente, nos casos de convulsão de início tardio**
CRÂNIO - Tumores primários/metástases - Infecção (HIV, cisticercose, abscesso, meningite complicada etc.) - MAV, controle de clipagem de aneurisma (quando não for pedido angio)	SEM (crânio) COM (crânio)	As indicações de injeção de contraste são mantidas em casos de estereotaxia

(Continua)

Tabela 21.23 – Protocolo neurorradiologia (continuação)

Indicação	Protocolo	Observações
SELA TURCA Sempre conversar com o assistente para avaliar necessidade de injeção ou possibilidade de substituir exame por RM . Tumores selares . Alteração hormonal hipofisária/baixa estatura/puberdade precoce . Apoplexia hipofisária	SEM (crânio) COM DINÂMICO (hipófise) - 25 s - 60 s - 90 s Volume de contraste: 1,0 mL/kg	Se no pedido for solicitada a avaliação de calcificações, e o paciente já tiver feito RM, fazer APENAS CRÂNIO SEM volumétrico e reconstruir com FOV de hipófise
ANGIO ARTERIAL DE CRÂNIO (ou vasos intracranianos)	SEM (crânio) ARTERIAL (da base do crânio até o topo da cabeça) Disparo manual: - Observar o plano das artérias carótidas comuns - Disparar quando começar a contrastar as carótidas Volume de contraste: 1,5 mL/kg	Adquirir o segmento solicitado pelo médico Principalmente em casos de: - Aneurisma - MAV - Fístula dural Adquirir de baixo para cima
ANGIO ARTERIAL CERVICAL (ou artérias carótidas e vertebrais ou vasos extracranianos)	ARTERIAL (da borda inferior do arco aórtico até a base do crânio) Disparo manual: - Observar o plano do arco aórtico - Disparar quando começar a contrastar o arco Volume de contraste: 1,5 mL/kg	Adquirir o segmento solicitado pelo médico Adquirir de baixo para cima

(Continua)

Tabela 21.23 – Protocolo neurorradiologia (continuação)

Indicação	Protocolo	Observações
ANGIO ARTERIAL INTRA E EXTRACRANIANA	SEM (crânio) ARTERIAL (da borda inferior do arco aórtico até o topo da cabeça) Disparo manual: - Observar o plano do arco aórtico - Disparar quando começar a contrastar o arco Volume de contraste: 1,5 mL/kg	Adquirir o segmento solicitado pelo médico Adquirir de baixo para cima
ANGIOVENOSA INTRACRANIANA	SEM (crânio) VENOSA (crânio) Volume de contraste: 1,5 mL/kg	
ANGIOVENOSA INTRACRANIANA – suspeita de trombose de seio cavernoso Sempre conversar com o assistente para avaliar necessidade de injeção ou possibilidade de substituir exame por RM	SEM (crânio) VENOSA DINÂMICA (crânio) - 30 s - 45 s - 60 s Volume de contraste: 1,5 mL/kg	Quando for explicitado pelo médico ou houver quadro clínico sugestivo

AVCI: acidente vascular cerebral isquêmico; AVCH: acidente vascular cerebral hemorrágico; HSA: hemorragia subaracnoide; FOV: field of view (campo de visão); RM: ressonância magnética; TCE: trauma cranioencefálico.

» Em caso de dúvida, entrar em contato com o assistente responsável da radiologia do ICr.

Tórax (faixa etária pediátrica) (Tabela 21.24)
Resumo das manobras
- » Expiração:
  - Utilizada em doenças das vias aéreas para avaliar aprisionamento.
  - Indicações:
    - Asma e sibilância.
    - Bronquiectasias.
    - Pós-TMO.
    - Perfusão em mosaico.
    - Bronquiolite obliterante.
    - Por solicitação no pedido médico.
  - Se o paciente colabora:
    - Durante expiração:
      → Cortes axiais com espaçamento de 1,5 cm entre cortes.
  - Se criança pequena/não colabora:
    - Decúbito lateral (fazer direito e esquerdo):
      → Cortes axiais, com espaçamento de 3 a 4 cm entre os cortes de cada lado.
- » Decúbito ventral:
  - Realizar a aquisição inteira em decúbito ventral (não fazer duas aquisições).
  - Indicações:
    - Colagenoses.
    - Intersticiopatias.

Tabela 21.24 – Protocolo tórax (faixa etária pediátrica)

Indicações	Contraste	Observações
Tumor primário do tórax (linfoma, neuroblastoma, pulmão, mediastino)	COM	
Doenças pleurais (derrame complicado, tumor)	COM	
Pneumonias	SEM: Se sem suspeita de complicações COM: Se suspeita de complicações, pneumonias de repetição	Avaliar radiografia antes
Malformações da caixa torácica	SEM	
Parênquima (pequenas vias aéreas, broncodisplasia, asma, fibrose cística, bronquiolite)	SEM	Verificar se há necessidade de expiração
Pré-TMO	SEM	

(Continua)

Tabela 21.24 – Protocolo tórax (faixa etária pediátrica) (continuação)

Indicações	Contraste	Observações
Pós-TMO/ investigação de infecção fúngica	SEM	SEMPRE FAZER EXPIRAÇÃO. Avaliar radiografia antes e caso haja suspeita de pneumonia complicada/derrame pleural, radiografia COM
Protocolo TEP	COM. Volume: 1,5 mL/kg (máximo de 140 mL). *Tracker* no tronco da artéria pulmonar (caso seja difícil individualizar, colocar no átrio direito). *Treshold*: 140 UH. *Flush*: 10 a 20 mL soro fisiológico. Adquirir no sentido caudocranial	Sempre que possível utilizar a bomba de infusão. Quanto maior o fluxo melhor o exame (preferencialmente entre 2 e 4 mL/s)
Vasculites	COM	
Pesquisa de malformações congênitas	COM	

SF: soro fisiológico; TEP: tromboembolismo pulmonar; TMO: transplante de medula óssea.

Referência consultada

American College of Radiology (ACR). ACR manual on contrast media. Reston: American College of Radiology; 2017. version 10.3.

Capítulo 22

Ressonância magnética

Hugo Costa Carneiro
Pedro Henrique Ramos Quintino da Silva
Raquel Andrade Moreno
Vitor Chiarini Zanetta
Gabriela Montezel Frigério
Mariana Yumi Baba
Mériellem Galvão Masseli

Andre Vieira Bezerra
Renata Della Torre Avanzi
Leila Lima Barros
Evandra Lucia da Cruz Souza
Carla de Souza Campos
Rosana Maureli
Leandro Tavares Lucato

Protocolo de ressonância magnética (RM) cabeça e pescoço

Administração de contraste:
» Todos os protocolos de Cabeça e Pescoço precisam da injeção de contraste, independente da hipótese diagnóstica, exceto nos exames da articulação temporomandibular (ATM) e da sialo-RM. Porém, se houver a hipótese diagnóstica de tumor, estes também precisam da administração do meio de contraste;
» Todos os protocolos são revistos periodicamente para atualização.

Órbitas

» Protocolo RM órbitas:
» Sagital 3D Flair FAT.
- Coronal T2 FAT.
- Coronal T1.
- Axial T2 FAT.
- Axial T1.

- Axial DWI Propeller.
- Axial 3D FIESTA.
- Axial 3D FSPGR Gd.
- Axial T1 FAT Gd.
- Coronal T1 FAT Gd.
- Opcionais (hipótese diagnóstica tumor): axial Masc e axial permeabilidade.

Ossos temporais

» Protocolo RM ossos temporais rotina:
- Sagital 3D Flair FAT.
- Coronal T2 FAT 3 mm.
- Axial T2 FAT 3 mm.
- Axial T1 3 mm.
- Axial DWI Propeller.
- Axial 3D FSPGR Gd.
- Axial cóclea 3D FIESTA.
- Axial T1 FAT 3 mm Gd.
- Coronal T1 FAT 3 mm Gd.
- Opcionais (hipótese diagnóstica tumor): axial Masc e axial permeabilidade.

» Protocolo RM ossos temporais implante coclear:
- Sagital 3D Flair FAT.
- Axial T2 FAT 3 mm.
- Axial T1 3 mm.
- Axial DWI Propeller.
- Axial cóclea 3D FSE.
- Axial 3D FSPGR Gd.
- Axial cóclea 3D FIESTA.
- Axial T1 FAT 3 mm Gd.

Articulação temporomandibular (ATM)

» Protocolo ATM:
- Localizador boca fechada (BF) axial.
- Axial T2 bilateral FAT.
- Sagital T1 bilateral.
- Sagital PD FAT bilateral.
- Coronal PD FAT bilateral.
- Localizador axial boca aberta (BA).

- Sagital PD FAT bilateral.
- Coronal PD FAT bilateral.

» Axial: programar a sequência sobre o plano sagital e coronal, mantendo simetria, usando como referência o disco articular (Figura 22.1).

Figura 22.1 – Programação para aquisição das imagens axiais das articulações temporomandibulares

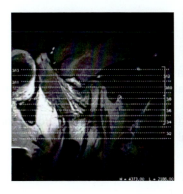
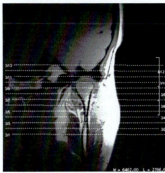

» Coronal: programar a sequência sobre o plano axial paralelamente à cabeça da mandíbula e no plano sagital deixar paralelamente ao ramo da mandíbula (Figura 22.2).

Figura 22.2 – Programação para aquisição das imagens coronais das articulações temporomandibulares

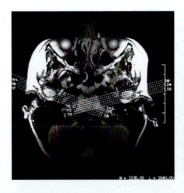
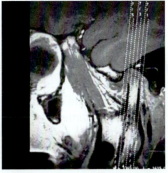

Face

» Protocolo RM face:
- Axial T1.
- Axial T2 FAT.
- Axial difusão.
- Coronal T1.
- Coronal T1 FAT.
- Axial 3D FSPGR Gd.
- Axial T1 FAT Gd.
- Coronal T1 FAT Gd.
- Opcionais:
  - Em caso de tumor: Masc e permeabilidade.
  - *Tricks* face (plano axial em caso de má formação arteriovenosa – MAV).
  - Hipótese diagnóstica (HD) de fístula liquórica e/ou meningocele: axial e coronal FIESTA.

Pescoço

» Protocolo RM pescoço:
- Sagital T1.
- Axial T1.
- Axial T2 FAT-SAT.
- Axial difusão.
- Coronal T2 FAT-SAT.
- Axial FSPGR Gd.
- Axial T1 FAT Gd.
- Coronal T1 FAT-SAT Gd.
- Opcionais em caso de hipótese diagnóstica de tumor: masc e permeabilidade.

Sialo-RM

» Instruções:
- O paciente deve beber 1 L de água uma hora antes de realizar o exame.
- No dia do agendamento do exame, o paciente deve ser instruído a trazer um limão de casa (sialogogo).

- Na fase sialo pós-sialogogo, o paciente bebe o suco de limão (pouco diluído em água) para estimular as glândulas salivares. Evitar que o paciente saia do posicionamento inicial.
- O protocolo de sialo-RM deve ser feito para cada glândula salivar a ser estudada.
- A hipótese diagnóstica mais comum é Síndrome de Sjôgren;

» Protocolo sialo-RM:
  - Axial T2 FAT-SAT (bilateral).
  - Axial T1 (bilateral).
  - Axial 3D (bilateral).
  - Sagital sialo D.
  - Sagital sialo E.
  - Axial sialo (bilateral).
  - Axial sialo 3D (bilateral).

» Pós-suco de limão:
  - Axial sialo FSE (bilateral).
  - Sagital sialo D.
  - Sagital sialo E.
  - Axial 3D sialo (bilateral).

» Sagital: programar a sequência no plano axial, angulando paralelamente ao processo zigomático (Figura 22.3).

Figura 22.3 – Programação para aquisição das imagens sagitais na sialorressonância

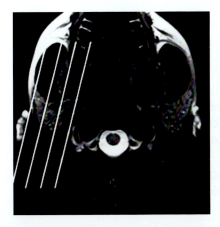
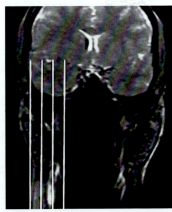

» Axial: programar a sequência sobre os planos sagital e coronal, mantendo a simetria e abrangendo toda a glândula estudada (Figura 22.4).

Figura 22.4 – Programação para aquisição das imagens axiais na sialorressonância

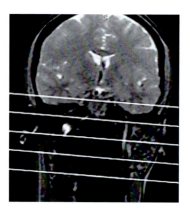
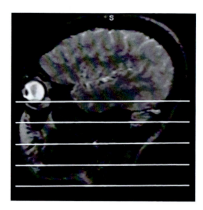

Protocolo tórax
Rotina tórax
» Contraste à base de gadolínio 10 mL (*clearance* > 60 mL/s).
- Axial Difusão B1000.
- Axial T2 com FAT-SAT.
- Coronal T2 sem FAT-SAT.
- Axial FIESTA T2.
- Axial Dual IN-OUT.
- Axial LAVA T1 sem FAT-SAT.
- Axial LAVA T1 pré-contraste com FAT-SAT.
- Axial LAVA T1 pós-contraste com FAT-SAT.
- Coronal LAVA T1 pós-contraste com FAT-SAT.
- Sagital LAVA T1 pós-contraste com FAT-SAT.

Angio-RM tórax (tromboembolismo pulmonar)
» Contraste à base de gadolínio 10 mL (*clearance* > 60 mL/s).
- Axial T2 com FAT-SAT.

- Coronal T2 sem FAT-SAT.
- Axial FIESTA T2 axial LAVA T1 sem FAT-SAT.
- Axial LAVA T1 pré-contraste com FAT-SAT.
- Coronal angiográfica pós-contraste (dinâmico).
- Axial LAVA T1 pós-contraste com FAT-SAT.
- Coronal LAVA T1 pós-contraste com FAT-SAT.
- Sagital LAVA T1 pós-contraste com FAT-SAT.
- Neste protocolo não precisa realizar a sequência de difusão.

Protocolo de abdome

Preparo para exame de abdome

» Na véspera do exame:
   1. Tomar 1 comprimido de laxante às 8h e um às 14h.
   2. Manter dieta sem resíduos 24 horas antes do exame.
» No dia do exame:
   - Jejum de 4 horas (incluindo de água).
   - Buscopan®: 1 ampola IV, assim que entrar na sala, exceto em entero-RM (nesse caso, faz-se o Buscopan® ao injetar o contraste).
   - Quando abdome total, é importante que os cortes do abdome superior sobreponham os cortes da pelve. Se necessário, realizar cortes intermediários.
» Pós-processamento:
   - Difusão: realizar Mapa ADC B 700.
   - Subtrações fase dinâmica = pós-contraste – pré-contraste.
   - Reconstrução colangio-RM sequência coronal 3D.
   - Reformatar sequência volumétrica para filme.

Rotina de abdome

» Axial T2 TE160.
» Difusão B 700.
» Difusão B 100.
» Coronal FIESTA FAT-SAT.
» Coronal SS-FSE.
» Axial IN-OUT.
» Axial LAVA pré.
» Contraste.
» Axial dinâmico (duplo arterial – portal).

- » Coronal LAVA.
- » Axial LAVA equilíbrio.

Colangio RM
- » Axial T2 TE160.
- » Coronal colangio 3D.
- » Difusão B 700.
- » Difusão B 50.
- » Coronal SSFSE.
- » Axial IN-OUT.
- » Coronal radial.
- » Axial LAVA pré.
- » Contraste.
- » Axial dinâmico (duplo arterial – portal).
- » Coronal LAVA.
- » Axial LAVA equilíbrio.
- » Coronal 3D: programar os cortes sobre o plano sagital e axial, abrangendo toda a anatomia do pâncreas, vesícula biliar e árvore biliar. A programação pode ser oblíqua ou reta no axial (Figura 22.5).

Figura 22.5 – Programação da área a ser estudada na colangio-RM 3D

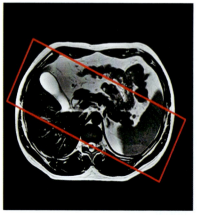
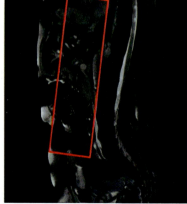

» Coronal radiada: programar os cortes sobre o plano sagital e axial, abrangendo toda a anatomia do pâncreas, ductos e vesícula biliar. O ponto comum entre os raios deve ser colocado sobre a cabeça do pâncreas, e o número de raios é variável de acordo com a anatomia do paciente (Figura 22.6). A aquisição de cada corte deve ter intervalo de 3 a 5 segundos entre uma apneia e outra.

Figura 22.6 – Orientação para aquisição das imagens coronais radiadas na colangio-RM 3D. O ponto comum entre os raios deve ser colocado sobre a cabeça do pâncreas e o número de raios é variável de acordo com a anatomia do paciente

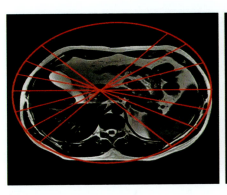
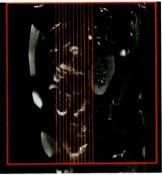

Fígado e rins
» Axial T2 FAT fígado e rins 7 mm.
» Axial T2 rins 5 mm.
» Difusão B800 5 mm.
» Coronal SS-FSE.
» Axial IN-OUT rins e adrenais.
» Coronal IN-OUT rins e adrenais.
» Axial T1 (adrenais).
» Axial pré.
» Contraste.
» (Rins) coronal dinâmico arterial e portal (fluoro).

- » Axial LAVA pós.
- » Coronal LAVA pós.

Adrenais

- » Axial T2 FAT fígado e rins 7 mm.
- » Axial T2 rins 5 mm.
- » Difusão B800 5 mm.
- » Coronal SS-FSE.
- » Axial IN-OUT rins e adrenais.
- » Coronal IN-OUT rins e adrenais.
- » Axial T1 (adrenais).
- » Axial pré.
- » Contraste.
- » Adrenais: axial dinâmico (duplo arterial, portal).
- » Coronal LAVA.
- » Axial LAVA equilíbrio.

Hemocromatose

- » Axial T2 TE160.
- » Difusão B 700.
- » Difusão B100.
- » Coronal FIESTA FAT-SAT.
- » Coronal SSFSE.
- » Axial T1 OUT *body coil*.
- » Axial T1 IN *body coil*.
- » Axial T2 *body coil*.
- » Axial T2* *body coil*.
- » Axial T2** *body coil* (19 ms).
- » Axial ferro hepático TE 13 12 eco.
- » Axial IN-OUT.
- » Axial LAVA pré.
- » Contraste.
- » Axial dinâmico (duplo arterial, portal).
- » Coronal LAVA.
- » Axial LAVA equilíbrio.

Enterorressonância

» Preparo: jejum de 4 horas, não precisa de gel vaginal ou retal. O Buscopan® e o contraste devem ser feitos conforme o formulário "Quest. para realização de RM-ABDOME-PELVE-ENTERO-DEFECO-URORM-TÓRAX".

» Indicações: doença de Crohn, doenças inflamatórias intestinais crônicas.

» Antes de entrar em sala, o paciente deve tomar 1 L de solução hiper-osmolar (PEG). No início tomar quatro copos, depois um copo a cada 10 minutos. Ingerir em 40 minutos e realizar o exame logo em seguida.

» A utilização do contraste oral antes do início do exame serve para aumentar o sinal do lúmen intestinal nas sequências ponderadas em T2 e diminuir artefatos dissipando o ar intraluminal. Preparo realizado pela enfermagem.

» Na primeira aquisição, verificar se cólon ascendente está preenchido pelo PEG.

» Coronal cine: sequência que avalia o peristaltismo das alças intestinais. Realizar os cortes no plano coronal englobando a região do intestino, procurando garantir uma varredura completa das alças (Figura 22.7).

Figura 22.7 – Coronal cine da enterorressonância: sequência que avalia o peristaltismo das alças intestinais

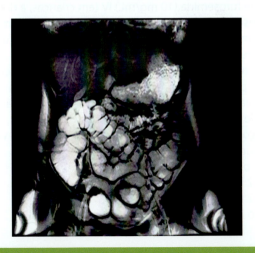

- » Coronal FIESTA FAT-SAT.
- » Coronal T2 SS-FSE.
- » Coronal T2 SS-FSE FAT-SAT.
- » Axial FIESTA sup.
- » Axial FIESTA inf.
- » Axial SS-FSE sup.
- » Axial SS-FSE inf.
- » Axial SS-FSE FAT sup.
- » Axial SS-FSE FAT inf.
- » Coronal cine FIESTA.
- » Coronal LAVA pré.
- » Fazer Buscopan®.
- » Dinâmico.
- » Coronal LAVA arterial.
- » Coronal LAVA portal (após 70 s da administração do contraste).
- » Axial LAVA sup.
- » Axial LAVA inf.
- » Coronal LAVA tardio.

Urorressonância

- » Preparo: não precisa de gel vaginal ou retal. O Buscopan®, preparado em sala, deve ser feito um frasco de soro fisiológico de 100 mL lento (1 mL/s) ao longo do exame. Antes do contraste, 1 ampola de 2 mL de furosemida (10 mg/mL) IV (em crianças, a dose é de 1 mg de furosemida por kg de peso corporal, até um máximo de 20 mg). Administrar logo antes do início do exame. A bexiga deve estar em média repleção antes do início do exame.
- » Contraindicações ao uso da furosemida: insuficiência renal com anúria, pré-coma e coma hepático, hipopotassemia severa, hiponatremia severa, hipovolemia com ou sem hipotensão, hipersensibilidade à furosemida ou sulfonamidas.
- » Indicações: insuficiência urinária, tumor de bexiga, via excretora, hematúria.
- » Abd sup.
- » Axial T2 FAT fígado e rins 7 mm.
- » Axial T2 Rins 5 mm.
- » Difusão B800 5 mm.

- » Pelve.
- » Corona cube.
- » Axial T2.
- » Difusão.
- » Não tem LAVA pré da pelve.
- » Axial IN-OUT.
- » Abd sup apneia.
- » Coronal SS-FSE.
- » Axial IN-OUT rins e adrenais.
- » Coronal IN-OUT rins e adrenais.
- » Axial pré (fazer laxis) furosemida.
- » Coronal dinâmico pré-arterial – portal (pega rins até a bexiga).
- » Axial pós-abd sup.
- » Axial pós-int.
- » Axial pós-pelve.
- » Coronal tardio, rins até bexiga.

Abdome Primovist®

- » Preparo: jejum de 4 horas, Buscopan® em sala, contraste (Primovist®);
- » Observação: fístula biliar (biloma) axial LAVA tardio entre 2 e 3 horas após administração do meio de contraste.
- » Primovist®: cerca de 50% da dose administrada é absorvida pelo hepatócito. Contraste específico para o fígado, que permite avaliar e identificar doenças relacionadas ao órgão com maior propriedade, aumentando a sensibilidade para a detecção de lesões precoces, permitindo o diagnóstico precoce. Eliminação dupla, pela via biliar e renal.
- » O que muda no protocolo:
    - – Fase hepatobiliar: é o tempo que o hepatócito demora para captar e absorver o contraste a nível intracelular, o tempo estimado é de 10 a 20 minutos, exceto em fístula biliar (de 2 a 3 horas). Seguir protocolo do abdome superior, respeitando a ordem das sequências do protocolo. Iniciar com sequência em apneia, administrar o contraste, fazer sequências "trigadas" até o *delay* de 10 minutos, fazer sequência hetoespecífica.
- » Coronal LAVA hepatoespecífico: sequência realizada após 10 minutos da administração do contraste hepatobiliar.

- » Axial LAVA hepatoespecífico: sequência realizada após 10 minutos da administração do contraste hepatobiliar.
- » Coronal SS-FSE.
- » Axial IN-OUT.
- » Axial LAVA pré.
- » Contraste.
- » Axial dinâmico (duplo arterial, portal).
- » Coronal LAVA.
- » Axial LAVA equilíbrio.
- » Axial T2 TE160.
- » Coronal colangio 03D (quando fístula biliar).
- » Difusão B 700.
- » Difusão B50.
- » Coronal LAVA hepatoespecífico 10 minutos (repetir a critério médico).
- » Axial LAVA hepatoespecífico 10 minutos (repetir a critério médico).

PROTOCOLO MAMA

Rotina de mama (Figura 22.8)

- » Colocar marcadores nos mamilos em todos os exames.

Figura 22.8 – A programação da área a ser estudada com cortes axiais da RM de mama é realizada no plano sagital

1º corte

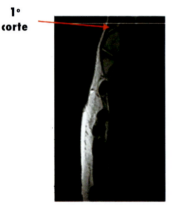
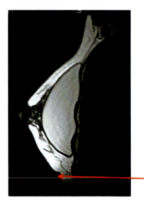

Último corte

- » Axial T1 sem FAT-SAT;
- » Axial T2 ideal;
- » Axial difusão (b0 e b750);
- » Axial *Vibrant* dinâmico (uma fase pré e quatro fases pós-contraste).

Avaliação de implante mamário

- » Axial T2 ideal.
- » Axial STIR.
- » Sagital mama D + E com FAT-SAT.
- » Sagital mama D + E com WATER-SAT.
- » Colocar marcadores nos mamilos em todos os exames.
- » Orientações para implante de silicone (Figura 22.9):
  - – Sequências WATER-SAT: centrar no pico do silicone.
  - – Sequências FAT-SAT: centrar no pico da água.
  - – Sequências STIR: centrar no pico do silicone.

Figura 22.9 – Orientações para aquisição das principais sequências utilizadas na avaliação de implantes de silicone por RM

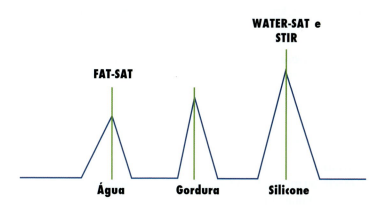

Implante + Lesões
- » Axial T2 ideal.
- » Axial STIR.
- » Axial *Vibrant* dinâmico (1 fase pré e 4 fases pós-contraste).

Mamotomia/agulhamento
- » O procedimento é orientado pelo radiologista que realiza o procedimento médico, podendo haver mudança no protocolo.
- » As programações são as mesmas do protocolo habitual:
  - Sagital 3D (1 fase pré + 2 fases pós-contraste).
  - Axial 3D pré-biópsia.
  - Axial 3 D após a localização do *trocater*.
  - Axial 3 D pós-biópsia.
  - Axial 3 D controle final.
- » Administração do meio de contraste:
  - Dose:
    - Calcular a dose de acordo com o peso do paciente (0,2 mL/kg), em pacientes com valor de *clearance* igual ou acima de 60 mL/min.
    - Calcular a dose de acordo com o peso do paciente (0,1 mL/kg), em pacientes com *clearance* abaixo de 30 e 60 mL/min.
    - Fluxo de administração de contraste: 2,5 mL/s.
    - ***Observação:*** se houver contraindicação ao uso do contraste, discutir com o grupo da mama sobre o caso.
    - Estudo para avaliação de implante mamário não é necessário uso de gadolínio.

Protocolo neuro
Hipófise
- » Macro ou microadenomas, *deficits* visuais, anomalias endócrinas.
  - Sagital T1 FAT.
  - Sagital T2.
  - Coronal T1.
  - Coronal T2.
  - Dinâmico.

- Sagital T1 Gd.
- Coronal T1 Gd.
- Coronal 3D Gd.

» Se macroadenoma > 2 cm:
- Não precisa fazer dinâmico.

» Coronal: Programar a sequência sobre os planos axial (mantendo simetria) e sagital (angulado perpendicular ao maior eixo anteroposterior da hipófise).

» Coronal dinâmico: são realizados cortes cobrindo toda e somente a glândula (Figura 22.10).

Figura 22.10 – Programação para aquisições coronais da hipófise (pré-contraste, durante injeção dinâmica e pós-contraste)

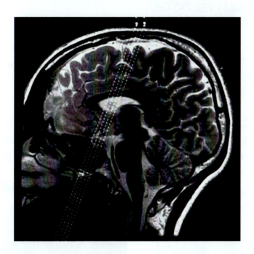

» Pineal:
- Axial difusão.
- Axial FLAIR.
- Axial T1 SE.
- Axial T2 FAT FSE.
- Axial 3D *SWAN/PRESTO*.
- Coronal T2 FSE FAT.

- Na pineal: sagital T1 3 mm, sagital T2 3 mm, sagital FIESTA.
- Sagital 3D FSPGR Gd.
- Sagital T1 FSE FAT Gd 3 mm (na região da pineal).
- Se não, injetar sagital 3D FSPGR.

» Lesão meníngea:
- Meningite, carcinomatose meníngea, sarcoidose, granulomatose de Wegener, TB, KPC.
- Axial difusão.
- Axial FLAIR.
- Axial T1 SE.
- Axial T2 FAT FSE.
- Axial 3D *SWAN/PRESTO*.
- Coronal T2 FSE FAT.
- Sagital 3D FSPGR Gd.
- Axial T1 FSE FAT Gd.
- Axial FLAIR Gd.

Encéfalo – rotina

» Axial: programar a sequência sobre o plano sagital, angulando pela orientação da AC_PC (Figura 22.11).

Figura 22.11 – Orientação adequada para aquisição das imagens axiais do crânio: angulação de acordo com a linha de intersecção entre as comissuras anterior e posterior

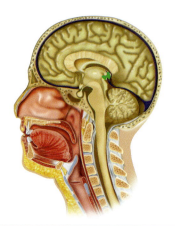
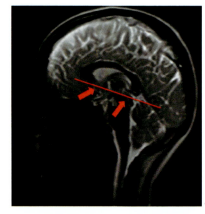

- » Programar a sequência sobre o plano coronal mantendo a simetria da região de interesse no estudo (por exemplo: 1. nervos cranianos/TU tronco – conduto auditivo; 2. lesão supratentorial – foice inter-hemisférica).
- » Cefaleia crônica, retardo/atraso no desenvolvimento neuropsicomotor (DNPM), distúrbios psíquicos, trauma, acidente vascular cerebral (AVC) crônico:
    - Axial difusão.
    - Axial FLAIR.
    - Axial T1 SE.
    - Axial T2 FAT FSE.
    - Axial 3D *SWAN/PRESTO*.
    - Coronal T2 FSE FAT.
    - Sagital 3D FSPGR.
- » Neuroinfecção, vasculite, vasoconstrição cerebral reversível, imunológicas ou lesão.
    - Sagital 3D FSPGR Gd.
    - Axial T1 FSE FAT Gd.
- » Tonturas ou cisticercose.
    - Adicionar FIESTA (chamar residente, se necessário).
- » AVC agudo:
    - Axial difusão.
    - Axial FLAIR.
    - Axial T1 SE.
    - Axial T2 FAT *FSE*.
    - Axial 3D *SWAN/PRESTO*.
    - Axial T1 perfusão Gd (= perfusão).
    - Angio 3D-TOF 1 *slab* centralizado no polígono.
- » Angio intracraniana:
    - Axial difusão.
    - Axial FLAIR.
    - Axial 3D *SWAN/PRESTO*.
    - Axial 3D TOF.
- » Angio intra/extracraniana:
    - Axial difusão.
    - Axial FLAIR.
    - Axial 3D *SWAN/PRESTO*.
    - Axial 3D TOF intracraniana.

- SE 3T: coronal vista sem Gd.
- SE 1,5T: axial T1 FAT sem Gd.
- Coronal 3D carótidas Gd.
- Sagital 3D *FSPGR* Gd.

» Angio extracraniana:
- SE 3T: coronal vista sem Gd.
- SE 1,5T: axial T1 FAT sem Gd.
- Coronal 3D carótidas Gd.

» Angio venosa:
- Axial difusão.
- Axial FLAIR.
- Axial 3D *SWAN/PRESTO*.
- Coronal 3D Gd.
- Sagital 3D *FSPGR* Gd.

» Vessel Wall (3T):
- Coronal T1 vista.
- Coronal T1 vista Gd.

Encéfalo – criança

» Cranioanestésia em crianças até 2 anos:
- Axial difusão.
- Axial T1 SE.
- Axial 3D *SWAN/PRESTO*.
- Axial T2 FAT.
- Coronal T2.
- Sagital 3D FSPGR com resolução maior.
- Se hidrocefalia: sagital FIESTA.
- Se malformação: DTI_8_128.
- Se contraste: sagital 3D FSPGR Gd.
- Axial T1 FSE FAT Gd.

» Criança maior que 2 anos:
- Axial difusão.
- Axial FLAIR.
- Axial T1 SE.
- Axial 3D *SWAN/PRESTO*.
- Sagital 3D CUBE T2.
- Sagital 3D FSPGR com resolução maior.
- Se hidrocefalia: sagital FIESTA (aqueduto).

- Se malformação (Chiari I, II e III, Dandy-Walker, holoprosencefalia, displasia septo-óptica, disgenesia do corpo caloso, encefalocele, paquigiria, polimicrogiria, heterotopia, hemimegalencefalia): DTI_8_128.
- Se precisar injetar ou facomatoses (esclerose tuberosa, Sturge Weber, Von Hippel Lindau):
  - Axial T1 FSE FAT Gd.
  - Sagital 3D FSPGR Gd.

Encéfalo – epilepsia

» Epilepsia e malformação adulto: convulsões, esclerose mesial temporal, síndrome de West, Lennox-Gastaut:
  - Axial difusão.
  - Axial T1 SE.
  - Axial T2 FAT FSE.
  - 3D FLAIR.
  - Axial 3D *SWAN/PRESTO*.
  - Coronal T2 FSE FAT 3 mm (hipocampo).
  - Sagital 3D FSPGR.
» Se início recente ou suspeita de associação com infecção ou neoplasia:
  - Sagital 3D FSPGR Gd (só faz o pós).
    - Axial T1 FSE FAT Gd.
  - Tumores (primeiro exame):
    - Axial difusão.
    - Axial FLAIR.
    - Axial T1 SE.
    - Axial T2 FAT FSE.
    - Axial 3D *SWAN/PRESTO*.
    - Coronal T2 FSE FAT.
    - MASC permeabilidade.
    - Permeabilidade T1 Gd.
    - Axial perfusão Gd.
    - Axial T1 perfusão Gd (= perfusão).
    - Sagital 3D FSPGR Gd.
    - Axial T1 FSE FAT Gd.

- » Tumores (controle e espectro):
    - − Axial difusão.
    - − Controle de tumores com exames anteriores, não precisa fazer permeabilidade.
    - − Axial FLAIR.
    - − Axial T1 SE.
    - − Axial T2 FAT FSE.
    - − Axial 3D *SWAN/PRESTO*.
- » Fazer esse protocolo em pedidos de tumores com espectroscopia:
    - − Coronal T2 FSE FAT.
    - − Axial perfusão Gd.
    - − Axial T1 perfusão Gd (= perfusão).
    - − Sagital 3D FSPGR Gd.
    - − Axial T1 FSE FAT Gd.
- » Crânio radiocirurgia:
    - − Axial difusão.
    - − Axial FLAIR.
    - − Axial T1 SE.
    - − Axial T2 FAT FSE.
    - − Axial 3D *SWAN/PRESTO*.
    - − 3D FIESTA matriz quadrada.
    - − 3D volume Gd matriz quadrada.
    - − Axial T1 FSE FAT Gd.
- » Se 1º exame no sistema for neoplasia, deve-se adicionar perfusão;
- » Demência: *deficit* cognitivo, Alzheimer, demência vascular:
    - − Axial difusão.
    - − Axial FLAIR.
    - − Axial T1 SE.
    - − Axial T2 FAT FSE.
    - − Axial 3D *SWAN/PRESTO*.
    - − Coronal T2 FSE FAT 3 mm (hipocampo).
    - − Sagital 3D FSPGR SEM contraste.
- » ELA e ELP: esclerose lateral amiotrófica e doença do neurônio motor superior:
    - − Axial difusão.
    - − Axial FLAIR.
    - − Axial T1 com MTC.
    - − Axial T2 FAT FSE.

- Axial 3D *SWAN/PRESTO*.
- Coronal T2 FSE FAT.
- Sagital 3D FSPGR S/C.
- Se o exame for com contraste:
  - Sagital 3D FSPGR Gd.
  - Axial T1 MTC Gd.

» Extrapiramidais: Parkinson, Parkinson-plus (atrofia de múltiplos sistemas), PSP (paralisia supranuclear progressiva), síndrome de Steele-Richardson-Olszewski, degeneração corticobasal, doença de Wilson, distúrbio de movimento, ataxia, mioclonia, coreia, exposição ao mercúrio, distonia:
- Axial difusão.
- Axial FLAIR.
- Axial T1 SE.
- Axial T2 verdadeiro (*spin echo*).
- Axial 3D *SWAN/PRESTO*.
- Coronal T2 FSE FAT.
- Sagital 3D FSPGR sem contraste.
- Se protocolo DBS, injetar:
  - Sagital 3D FSPGR Gd.

» Fluxo liquórico/hidrocefalia: hidrocefalias obstrutivas ou HPN (hidrocefalia de pressão normal):
- Axial difusão.
- Axial FLAIR.
- Axial T1 SE.
- Axial T2 FAT FSE.
- Axial 3D *SWAN/PRESTO*.
- Coronal T2 FSE FAT 3 mm.
- Sagital FIESTA (aqueduto).
- Sagital 3D FSPGR sem contraste.
- Se estenose de aqueduto:
  - Sagital VENC 5 E VENC 10.
- Se HPN:
  - Sagital E Axial SÓ VENC 10.

Encéfalo desmielinizante

» Desmielinizantes (rotina): esclerose múltipla, ADEM, LEMP:
- NMO sagital 3D FLAIR.
- Axial difusão.
- Axial FLAIR.
- Axial T1 SE.
- Axial T2 FAT FSE.
- Axial 3D *SWAN/PRESTO*.
- Coronal T2 FSE FAT.
- Sagital 3D FSPGR Gd.
- Axial T1 FSE FAT Gd.
- Se não injetar:
  - Sagital 3D FSPGR.

» Desmielinizantes (controle): se, e *somente* se, paciente ambulatorial, controle, sem sintomas novos e com exames anteriores no sistema:
- Sagital VBM/IR.
- Injetar:
  - FLAIR 3D.
  - Sagital T2 3D.
  - Difusão.
  - SWI.
  - AXI T1 SPIR Gd.

» Neurite óptica: todos os pacientes com neurite óptica aguda (internados e PS):
- 3D T2 CUBE.
- 3D FLAIR FAT.
- Coronal T2 FAT órbitas.
- Axial T2 FAT órbitas.
- PROPELLER.
- 3D FLAIR FAT Gd.
- 3D FSPGR Gd.
- Realizar no 1,5 T:
  - Axial T1 FAT Gd.
  - Coronal T1 FAT Gd.

Espectroscopia
» Leucodistrofias, doença de Krabbe, doença de Canavan, doença de Alexander, adrenoleucodistrofia, leucodistrofia metacromática, golpe de sabre, doença metabólica cerebral, esclerose tuberosa:
   – STEAM 30 SBPO.
   – STEAM 30 SCPO.
   – STEAM 30 SBF.
   – PRESS 135 SBPO.

Figura 22.12 – Localização do ROI (*region of interest*) para espectroscopia nos estudos de leucodistrofias, esclerose tuberosa e algumas doenças metabólicas. O ROI deve ser posicionado sobre a substância cinzenta occipital, sem incluir o corpo caloso, bem como na substância branca das regiões parieto-occipital e frontal

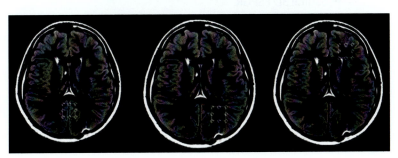

Outros protocolos espectroscopia
» Espectro: mitocondriopatia – ventrículo:
   – *PRESS* 144 NB.
   – *PRESS* 144 VVLL.
   – *PRESS* 144 SBPO.
   – *PRESS* 144 SCPO.
» Espectro – tumor:
   – Lesão: *SINGLE* TE curto e longo na lesão.
   – Contralateral: *SINGLE* TE curto contralateral.
» Espectro – mitocondriopatia – núcleo base:
   – SV_*PRESS* 144 NB.

- » ESPECTRO – demência – cíngulo posterior:
  - SV_*PRESS*_35.

Pares cranianos
- » Axial difusão.
- » Axial FLAIR.
- » Axial T1 SE.
- » Axial T2 FAT 3 mm.
- » Axial 3D *SWAN/PRESTO*.
- » Coronal T2 FSE FAT 3 mm.
- » Sagital 3D volume Gd.
- » Axial T1 FAT Gd 3 mm.
- » Coronal T1 FAT Gd 3 mm.
- » Axial FIESTA Gd.
- » Se não injetar:
  - Sagital 3D FSPGR.
- » Transição craniocervical
  - Axial T2 FAT fino (3 mm).
  - Axial T1 fino (3 mm).
  - Coronal T2 fino (3 mm).
  - Coronal T1 fino (3 mm).
  - Sagital 3D SPGR crânio.
- » Se contraste sagital 3D FSPGR Gd (só faz o pós):
  - Axial T1 FAT fino Gd.
  - Coronal T1 FAT fino Gd.

Neuroeixo
- » Crânio: realizar de acordo com a indicação médica, vide protocolos.
- » Colunas (cervical, dorsal, lombar): programação de coluna rotina, com protocolos axiais reduzidos.
- » Sagital superior.
- » Sagital inferior.
- » Axial.

Neurofetal (Figura 22.13)
- » Coronal materno.
- » Axial feto.

- » Coronal feto.
- » Sagital feto.

Figura 22.13 – Angulações para aquisições nos planos axial (A), sagital (B) e coronais (C e D) do feto na RM fetal

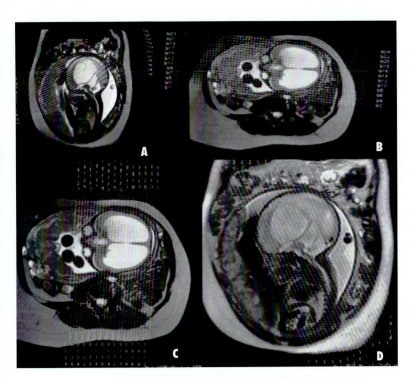

DTI – Tractografia GE
- » Programar sobre plano sagital paralelamente ao corpo caloso. Caso o número de cortes seja insuficiente, englobar mais a região cortical ou da lesão.
- » Sempre realizar um volume (FSPGR) do crânio para sua utilização no pós-processamento da tractografia.
- » DTI 28 direções.

DTI – Tractografia
- » Programação RETA (axial PURO).
- » Sempre realizar um volumétrico do crânio (3D T1), para que possa ser utilizado no pós-processamento da tractografia.
- » DTI 32 direções.

Protocolo geniturinário
Pelve
- » Preparo:
    - – Na véspera do exame:
    1. Tomar 1 comprimido de laxante às 8h e um às 14h.
    2. Manter dieta sem resíduos 24 horas antes do exame.
    - – No dia do exame:
        - – Jejum de 4 horas.
- » Administração de Contraste:
    - – Cálculo do *clearance* para os protocolos:
        - – Valor maior que 60 mL/min: 15 mL.
        - – Valor intermediário 60 e 30 mL/min: 7 mL.
            - → Observação: Avaliar a necessidade de dose plena para exames específicos.
        - – Valor inferior a 30 mL/min: não injetar contraste.
- » Buscopan®: 1 ampola IV, assim que entrar na sala.
- » Bexiga: seguir as orientações dos protocolo específicos.
- » Bobina e posicionamento: decúbito dorsal, *feet first* ou *head first*, bobina de superfície.
- » Lembrando que o posicionamento correto é essencial para um bom exame.
- » Contraste: gestante – não administrar contraste.
- » Gel vaginal ou retal: gel 60 mL/gel retal 200 mL em sala.

Pelve feminina
- » Preparo:
    - – Buscopan® 1 amp/10 mL SF.
    - – Gel vaginal: 60 mL.
    - – Bexiga média repleção.

- » Coronal cube T2 volumétrico.
- » Sagital T2.
- » Axial T2.
- » Difusão b1000.
- » Axial IN-OUT.
- » Axial LAVA pré.
- » Sagital LAVA dinâmico (pré-arterial – portal).
- » Axial LAVA pós.

Colo de útero

- » Axial: programar os cortes sobre o plano coronal e sagital, com ângulo perpendicular ao colo uterino; não é preciso englobar todo o corpo do útero (Figura 22.14).

Figura 22.14 – Programação dos cortes axiais do colo uterino

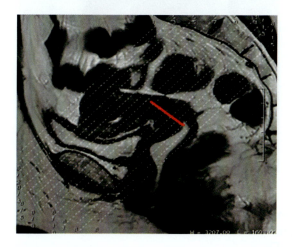

- » Coronal cube T2 volumétrico.
- » Sagital T2.
- » Axial T2.
- » Axial T2 fino angulado com colo do útero.
- » Difusão b1000.

- » Axial IN-OUT.
- » Axial LAVA pré.
- » Sagital LAVA dinâmico (pré-arterial – portal).
- » Axial LAVA pós.

Tumor útero

- » Axial: programar os cortes sobre o plano coronal e sagital, com ângulo perpendicular ao corpo do útero/axial do útero (Figura 22.15).

Figura 22.15 – Aquisição de imagens axiais do corpo uterino. Programar os cortes sobre o plano coronal e sagital, angulando perpendicular ao corpo do útero

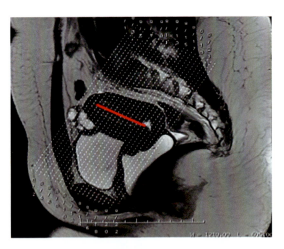

- » Coronal cube T2 volumétrico.
- » Sagital T2.
- » Axial T2.
- » Axial T2 fino angulado com corpo do útero.
- » Difusão b1000.
- » Axial IN-OUT.
- » Axial LAVA pré.
- » Sagital LAVA dinâmico (pré-arterial – portal).
- » Axial LAVA pós.

Tumor bexiga
- » Preparo:
  - – Buscopan®: 1 ampola/10 mL SF.
  - – Bexiga cheia.
- » Coronal cube T2 volumétrico.
- » Sagital T2 bexiga.
- » Axial T2 bexiga.
- » Axial T1 bexiga.
- » Difusão b1000.
- » Axil IN-OUT.
- » Axial LAVA dinâmico (pré-arterial – portal).
- » Sagital LAVA pós.

Pelve masculina
- » Coronal cube T2 volumétrico.
- » Sagital T2 FSE.
- » Axial T2 FSE.
- » Difusão.
- » Axial FSGRE IN-OUT.
- » Axial dinâmico (pré-arterial – portal): a pelve toda.
- » Sagital LAVA pós.
- » Coronal LAVA pós.

Próstata (Figura 22.16)
- » Preparo:
  - – Buscopan®: 1 ampola/10 mL SF.
  - – Bexiga vazia.
- » Axial dual.
- » Axial FSE T2 FAT.
- » Sagital FSE T2 próstata (pegar toda vesícula seminal).
- » Coronal cube T2 volumétrico.
- » Axial T2 fino alta resolução (angulado com fáscia reto vesical, parede anterior do reto somente próstata).
- » Difusão (angulado com a fáscia reto vesical).
- » Dinâmico máscara.
- » Axial LAVA pelve toda.

- » Axial T2 e difusão: programar a sequência sobre o plano coronal e sagital. Os cortes devem ser angulados perpendiculares à zona periférica, abrangendo a vesícula seminal até a loja prostática. Na ausência da próstata, sem angulação.

Figura 22.16 – Angulação dos cortes axial T2, axial dinâmico e difusão da próstata: perpendicular à zona periférica, abrangendo a vesícula seminal e toda a loja prostática

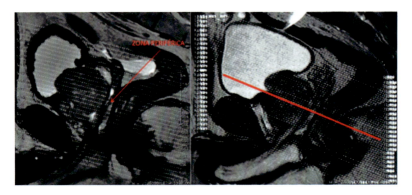

Testículo – pênis
- » Coronal cube T2 volumétrico.
- » Axial FSE T2.
- » Axial FSE T2 FAT.
- » Sagital FSE T2 FAT.
- » Difusão.
- » Axial IN-OUT.
- » Axial dinâmico (pré-arterial – portal).
- » Sagital LAVA pós.

Fístula perianal
- » Preparo:
    - Buscopan®: 1 ampola/10 mL SF.
    - Sem gel vaginal e retal.

- Bexiga média repleção.
- Se fístula retovaginal, fazer gel vaginal.
» Coronal cube T2 volumétrico.
» Sagital T2 FSE.
» Axial T2 fino perianal (angulado com o canal anal).
» Axial T2 FAT fino perianal (angulado com o canal anal).
» Difusão.
» Axial dinâmico (pré-arterial-portal) pelve toda.
» Sagital LAVA pós.
» Coronal LAVA pós.

Reto (Figura 22.17)
» Preparo:
- Buscopan®: 1 ampola/10 mL SF.
- Sem gel vaginal e retal e Gd.
- Bexiga média repleção.
» Coronal do tumor: realizado somente em caso de tumor de reto baixo, em ângulo paralelo ao canal anal.
» Axial do tumor: programar os cortes sobre o plano coronal e sagital, em ângulo perpendicular à lesão. Caso o tumor esteja em duas angulações, deve-se programar sequências axiais nas duas angulações.
» Sagital T2 fino reto.
» Axial FSE T2 pelve toda.
» Difusão pelve toda.
» Coronal cube T2 volumétrico.
» Axial T2 fino angulado com o tumor seguindo todo o tumor, reto baixo médio e alto.
» Coronal T2 fino angulado com o canal anal (somente se tiver tumor de canal anal).
» Axial IN-OUT.
» Se necessário:
- Axial dinâmico (pré-arterial-portal) pelve toda.
» Sagital LAVA pós.

Figura 22.17 – Cortes axiais do tumor no caso de lesões de reto baixo (A), reto médio (B), reto alto (C) ou em duas angulações (D)

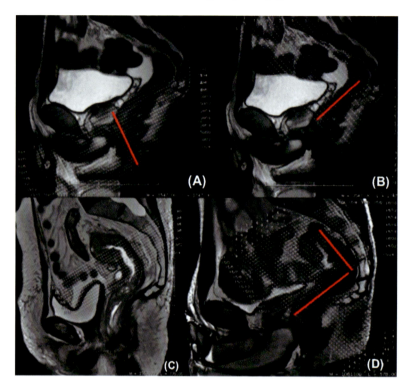

Assoalho pélvico
» Preparo:
- Buscopan®: 1 ampola/10 mL SF.
- SEM gel retal COM gel vaginal.
- Bexiga cheia.
» Coronal cube T2 volumétrico.
» Sagital FSE T2.
» Axial FSE T2.
» Axial IN-OUT.

- » Axial dinâmico (pré-arterial – portal).
- » Sagital LAVA pós.
- » Sagital FIESTA Valsalva: pedir para o paciente fazer força, como se estivesse evacuando, por 10 segundos e soltar. Repetir até acabar a sequência.
- » Axial FIESTA Valsalva: pedir para o paciente fazer força, como se estivesse evacuando, por 10 segundos e soltar. Repetir até acabar a sequência.

Defecorressonância (Figura 22.18)

- » Preparo:
  - ‒ Buscopan®: 1 ampola/10 mL SF.
  - ‒ Gel vaginal 60 mL e retal (aproximadamente 200 mL).
  - ‒ Bexiga cheia.
- » Sagital FIESTA repouso (1 corte): programar os cortes sobre o plano coronal e axial seguindo reto, uretra "vagina", soltar livre.
- » Sequência com tempo médio de 50 segundos.
- » Sagital FIESTA Valsalva/pinça (3 cortes): programar os cortes sobre o plano coronal e axial seguindo reto, uretra "vagina", pedir ao paciente contrair o esfíncter anal, como se fosse segurar evacuação por 10 a 15 segundos, e depois pedir relaxar por 10 a 15 segundos. Sequência tem o tempo em média de 50 segundos.

Figura 22.18 – Imagem adquirida de defecorressonância

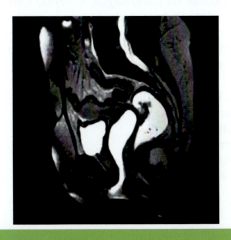

- » Coronal cube T2 volumétrico 1,3 mm 256×256.
- » Sagital FSE T2 5 mm 1 mm 512×256 te 140.
- » Axial FSE T2 5 mm 1 mm 512×256 te 140.
- » Axial IN-OUT 5 mm.
- » Sagital LAVA pós.
- » Sagital FIESTA repouso 192 256 5 mm 20 (segurando evacuação).
- » Orientar paciente a segurar evacuação.
- » Axial FIESTA repouso (segurando evacuação).
- » Sagital FIESTA evacuação (orientar a evacuar).

Placenta
- » Coronal SS-FSE materno.
- » Axial 2D FIESTA placenta.
- » Sagital 2D FIESTA placenta.
- » Axial SS-FSE placenta.
- » Coronal SS-FSE placenta.
- » Sagital SS-FSE placenta.
- » Axial LAVA s/Gd.
- » Sagital LAVA s/Gd.

Protocolo musculoesquelético
Coluna cervical (Figura 22.19)
- » Coronal T1 (InRad) e T2 sem FAT (IOT): programar cortes paralelos ao canal medular no plano sagital, incluindo toda a musculatura paravertebral até abranger todos os corpos vertebrais/discos intervertebrais da coluna cervical; e no plano axial cortes perpendiculares mantendo a simetria entre os corpos vertebrais e os processos espinhosos.
- » Coronal T2 sem FAT.
- » Sagital T1, T2 e T2 FAT (STIR).
- » Axial T2 sem FAT.
- » Axial 2D MERGE.
- » Sem contraste.
- » Axial T1 FAT pós-Gd.
- » Sagital T1 FAT pós-Gd.

Figura 22.19 – Orientações dos eixos de programação para aquisição das imagens da coluna cervical

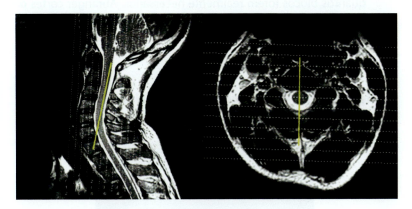

Coluna torácica ou dorsal
- » Coronal T2.
- » Sagital T1, T2 e T2 FAT.
- » Axial T2.
- » Sem contraste.
- » Axial T1 FAT pós-Gd.
- » Sagital T1 FAT pós-Gd.

Coluna lombar
- » Coronal T2 FAT.
- » Sagital T1, T2 e T2 FAT.
- » Axial T2.
- » Axial T1 inferior.
- » Sem contraste.
- » Axial T1 FAT pós-Gd.
- » Sagital T1 FAT pós-Gd.

Escoliose
- » Se solicitado RM coluna total escoliose, realizar protocolo RM coluna cervical e o protocolo escoliose (RM coluna torácica e RM coluna lombar) – Figura 22.20.

- » Axial T2: no plano coronal e sagital, realizar cortes paralelos à angulação dos discos intervertebrais. Por isso, não hesitar em realizar quantos blocos forem realmente necessários. Abranger cortes da vértebra C7 a S2.
- » Coronal CUBE.
- » Sagital T1, T2 e T2 FAT (ou STIR).
- » Axial T2.

Figura 22.20 – Orientação para aquisição das imagens axiais nos casos de escoliose

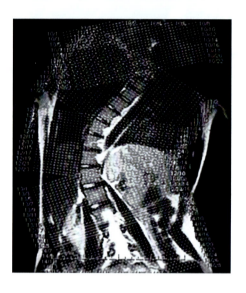

Esterno
- » Coronal T1 e T2 FAT (ou STIR).
- » Sagital T2 FAT (ou STIR).
- » Axial T1 e T2 FAT (ou STIR).
- » Sem contraste.
- » Axial T1 FAT pós-Gd.
- » Sagital T1 ou coronal T1 FAT Gd.

Clavícula
- » Coronal T1 ou T2 FAT (ou STIR).
- » Axial T1 e T2 FAT (ou STIR).
- » Parede torácica/arcos costais:
  - – Coronal T1 ou T2 FAT (ou STIR).
  - – Axial T1 e T2 FAT (ou STIR).
- » Esse exame deve ser sempre acompanhado por um médico, para direcionar o protocolo de acordo com a região específica de interesse.

Escápula
- » Coronal T2 FAT (ou STIR).
- » Sagital T1 e STIR.
- » Axial T1 e STIR.

Ombro
- » Axial T2 FAT.
- » Coronal T2 e T2 FAT.
- » Sagital T2 FAT e T1.
- » Posicionamento neutro: estender o braço do paciente ao lado do corpo, com o cotovelo voltado para baixo e a palma da mão voltada para a coxa. Checar se a goteira intertubercular está na posição 12 horas.

Figura 22.21 – Posicionamento neutro do ombro

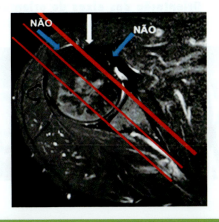

Braço
- » Axial T1 e T2 FAT.
- » Coronal T1 e STIR.
- » Sagital STIR.
- » Sagital T1: realizar em casos de osteomielite crônica (OMC), necrose e tumor.

Cotovelo
- » Axial T1 e T2 FAT.
- » Coronal T1 e T2 FAT.
- » Sagital T2 FAT.
- » Sagital T1: realizar em casos de OMC, necrose e tumor.

Antebraço
- » Axial T1 e T2 FAT.
- » Coronal T1 e STIR.
- » Sagital STIR.
- » Sagital T1: realizar em casos de OMC, necrose e tumor.

Punho (Figura 22.22)
- » Axial T1 e T2 FAT.
- » Coronal T1 e T2 FAT.
- » Sagital T2 FAT.

Figura 22.22 – Orientação dos eixos de orientação do punho para aquisição de imagens axiais (A), sagitais (B e C)

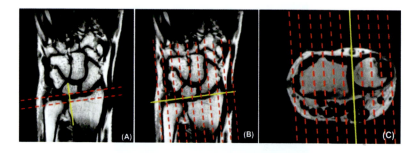

» Axial T1 e T2 FAT: programar sobre o plano coronal, paralelamente aos processos estiloides do rádio e da ulna, e à anatomia do punho; no plano sagital, paralelamente à articulação radiocarpal. Abranger desde articulação radioulnar distal até as bases dos metacarpos.

Mão
» Axial T1 e T2 FAT.
» Coronal T1 e T2 FAT.
» Sagital T2 FAT.
» Sagital T1: realizar em casos de OMC, necrose e tumor.

Dedo mão
» Axial T2 FAT e T1.
» Coronal T1 e T2 FAT.
» Sagital T2 FAT.
» Sagital T1: realizar em casos de OMC, necrose e tumor.

Plexo braquial
» Sagital DP.
» Axial difusão.
» Axial T2 e FIESTA.
» Coronal ideal OU STIR.
» Sagital T1 e STIR unilateral.

Desfiladeiro torácico
» Sagital DP bilateral.
» Sagital T1 unilateral.
» Coronal STIR.
» Sagital STIR unilateral.
» Axial difusão.
» TRICKS coronal.
» Em caso de acometimento bilateral, priorizar o lado de maior comprometimento:
  – Sagital STIR unilateral.
  – Axial difusão.
  – TRICKS coronal.
» Sagital DP (repouso): sagital "verdadeiro".

- » Axial difusão (repouso).
- » Sagital T1 e STIR unilateral (repouso).
- » Coronal STIR (repouso).
- » Sagital STIR (abdução).
- » Axial difusão (abdução).

Plexo lombossacro
- » Axial CUBE.
- » Difusão STIR axial.
- » Difusão STIR.
- » Se pedido de coluna lombar:
    - – Sagital T2 da coluna lombar.
    - – Axial T2 coluna lombar.

Bacia
- » Axial T1 e STIR.
- » Coronal T1 e STIR.
- » Sacroilíacas.
- » Coronal T1 e T2 FAT.
- » Sagital T2 FAT.
- » Axial T1 e T2 FAT.
- » Sínfise púbica.
- » Axial STIR (bacia).
- » Coronal T1 e T2 FAT.
- » Axial T1 e T2 FAT.
- » Sagital T2 FAT.

Quadril
- » Axial T1 e T2 FAT.
- » Coronal T1 e T2 FAT.
- » Sagital T2 FAT.
- » Sagital T1: realizar em casos de OMC, necrose e tumor.
- » Axial oblíquo T2 FAT.

Coxa
- » Axial T1 e T2 FAT.
- » Coronal T1 e STIR.

- » Sagital STIR.
- » Sagital T1: realizar em casos de OMC, necrose e tumor.

Joelho
- » Sagital T2 e T2 FAT.
- » Coronal T1 e T2 FAT.
- » Axial T2 FAT.
- » Axial T1.
- » Perna.
- » Axial T1 e T2 FAT.
- » Coronal T1 e STIR.
- » Sagital STIR.
- » Sagital T1: realizar em casos de OMC, necrose e tumor.

Tornozelo (Figura 22.23)
- » Sagital T1 e T2 FAT.
- » Coronal T2 FAT.
- » Axial T1 e T2 FAT.

Figura 22.23 – Aquisição dos planos sagitais do tornozelo, programados no plano coronal, com orientação perpendicular à articulação tibiotalar e, no plano axial, paralelo ao eixo longo do pé

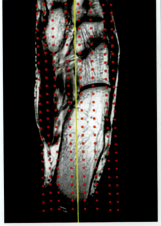
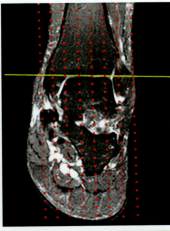

- » Sagital T1 e T2 FAT: no plano coronal, programar perpendicular à articulação tibiotalar; e no plano axial, programar paralelo ao eixo longo do pé. Abranger todo o tornozelo até a articulação tarsometatársica (articulação de Lisfranc).
- » Axial T1 e T2 FAT: incluir desde os ligamentos tibiofibular anterior e posterior até a fáscia plantar, incluindo o quinto metatarso.
- » Axial DP oblíquo: mediopé.
- » Axial T1 e T2 FAT (eixo curto).
- » Coronal T1 e T2 FAT (eixo longo).
- » Sagital T2 FAT.

Antepé

- » Sagital T2 FAT.
- » Sagital T2 FAT hálux.
- » Sagital T1: sagital "verdadeiro" do antepé. Realizar sequência apenas quando: pé diabético, TU, infecções, OMC.
- » Axial T1 e T2 FAT (eixo curto).
- » Coronal T1 e T2 FAT (eixo longo).

Protocolo de angio

angio de aorta torácica e abdominal

- » Axial 3D SS-FSE.
- » Axial LAVA pré-Gd.
- » Axial LAVA pós-Gd.
- » Se dissecção:
  - – Sagital FIESTA Cine.
  - – Observação: necessário uso do PPU/ECG (Figura 22.24).
  - – Angio com Gd: programar em coronal, varrendo todo o trajeto aórtico e coração (Figura 22.25).

Figura 22.24 – Programação e imagem sagital da aorta nos casos de dissecção

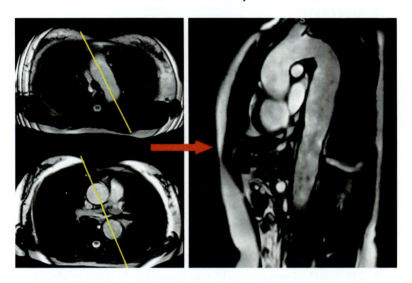

Figura 22.25 – Programação coronal da angio-RM de aorta com gadolínio. Varrer todo o trajeto aórtico e coração

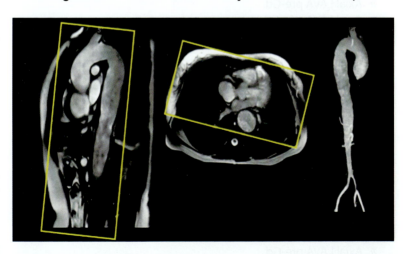

Angio de aorta torácica SEM contraste
- » Axial 3D SS-FSE.
- » Axial FIESTA.
- » Axial LAVA.
- » Coronal FIESTA.
- » Coronal LAVA.
- » Double IR.

Angio de aorta abdominal SEM contraste
- » Axial 3D SS-FSE.
- » Axial FIESTA.
- » Axial LAVA.
- » Coronal FIESTA.
- » Coronal LAVA.
- » Double IR.

Angio de artérias renais
- » Coronal SS-FSE.
- » IFIR: principal sequência, deve-se assegurar de que a qualidade da aquisição esteja boa; programar varrendo os rins.
- » Axial IN-OUT: incluir as glândulas adrenais.
- » Axial LAVA pré-Gd.
- » Axial LAVA pós-Gd.
- » A programação das sequências LAVA é igual à rotina de abdome superior.
- » Angio (3 fases – pré, arterial e venosa): programar em coronal, varrendo aorta e rins.

Angio ilíacas
- » Axial LAVA pré-Gd/Axial LAVA pós-Gd: angio coronal (3 fases – pré, arterial e venosa).

Angio de veias mesentéricas
- » Coronal SS-FSE.
- » IFIR (principal sequência, assegurar que a qualidade da mesma esteja boa).
- » Axial LAVA pré-Gd.

- » Angio (3 fases – pré, arterial e venosa).
- » Axial LAVA pós-Gd.

Angio de veia porta e cava
- » Axial FIESTA.
- » Coronal FIESTA.
- » Axial LAVA pré-Gd.
- » Coronal LAVA dinâmico (3 fases – pré, arterial – 70 segundos, equilíbrio – 120 segundos).
- » Axial LAVA tardio.

Angio de membros superiores
- » Axial LAVA pré-Gd.
- » TRICKS coronal (24 fases).
- » Axial LAVA pós-Gd.
- » Se MAV, hemangioma:
    - Axial T2 com FAT na lesão.
    - Angio de mão.
    - Coronal T2 FAT.
    - Axial T2 FAT.
    - Axial T1.
    - Axial LAVA pré-Gd.
    - TRICKS coronal.
    - Axial LAVA pós-Gd.

Angio de membros inferiores
- » Perna:
    - Axial T2 sem FAT dos joelhos (incluir todo o músculo gastrocnêmio).
    - Axial LAVA pré-Gd.
    - TRICKS coronal (24 fases).
    - Axial LAVA pós-Gd.
- » Coxa (incluir a bifurcação das artérias ilíacas):
    - Axial LAVA pré-Gd.
    - TRICKS coronal (24 fases).
    - Axial LAVA pós-Gd.
- » Abdome: rotina de angio de abdome.

Síndrome de Cockett
- » Axial FIESTA.
- » Axial LAVA pré-Gd.
- » Coronal TRICKS (20 fases – adquirir imediatamente após o início da injeção).
- » Axial LAVA pós-Gd.

Parte 10

Estágios

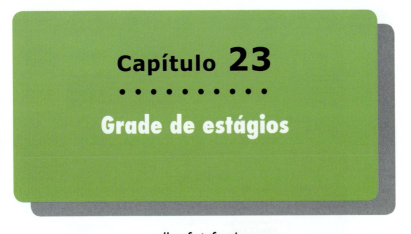

Capítulo 23

Grade de estágios

Hugo Costa Carneiro
Pedro Henrique Ramos Quintino da Silva
Raquel Andrade Moreno
Vitor Chiarini Zanetta
Márcio Valente Yamada Sawamura
Regina Lúcia Elia Gomes

O Programa de Residência Médica em Radiologia da Faculdade de Medicina da Universidade de São Paulo (FMUSP) conta atualmente com 24 médicos-residentes em cada ano (R1, R2 e R3), que passam pelos estágios nos diversos Institutos do Complexo Hospital da Clínicas (HC) da FMUSP, conforme a grade a seguir.

Tendo em vista o maior entrosamento entre os residentes, a grade foi formulada de modo que não haja pares fixos durante os estágios, muito pelo contrário, que a cada estágio os pares sejam trocados, possibilitando uma maior convivência com vários colegas ao longo dos anos. Em cada estágio há uma tabela com orientações sobre os períodos de liberação das prévias dos laudos dos exames e os períodos para sua execução e os assistentes responsáveis em cada período.

GRAU R1	MAR	ABR	MAI	JUN	JUL	AGO
1	MSK	GASTRO	MAMA ICESP/FÉRIAS	USG 1	TÓRAX	MAMA INRAD
2	PEDIATRIA/MED NUCLEAR	MSK	GASTRO	MAMA ICESP/FÉRIAS	USG 1	TÓRAX
3	USG 2	PEDIATRIA/MED NUCLEAR	MSK	GASTRO	MAMA ICESP/FÉRIAS	USG 1
4	GENITO	USG 2	PEDIATRIA/MED NUCLEAR	MSK	GASTRO	MAMA ICESP/FÉRIAS
5	FÉRIAS/MAMA ICESP	GENITO	USG 2	PEDIATRIA/MED NUCLEAR	MSK	GASTRO
6	CEP/PS	FÉRIAS/MAMA ICESP	GENITO	USG 2	PEDIATRIA/MED NUCLEAR	MSK
7	NEURO/CEP	CEP/PS	FÉRIAS/MAMA ICESP	GENITO	USG 2	PEDIATRIA/MED NUCLEAR
8	MAMA INRAD	NEURO/CEP	CEP/PS	FÉRIAS/MAMA ICESP	GENITO	USG 2
9	TÓRAX	MAMA INRAD	NEURO/CEP	CEP/PS	FÉRIAS/MAMA ICESP	GENITO
10	USG 1	TÓRAX	MAMA INRAD	NEURO/CEP	CEP/PS	FÉRIAS/MAMA ICESP
11	MAMA ICESP/FÉRIAS	USG 1	TÓRAX	MAMA INRAD	NEURO/CEP	CEP/PS
12	GASTRO	MAMA ICESP/FÉRIAS	USG 1	TÓRAX	MAMA INRAD	NEURO/CEP
13	PEDIATRIA/MED NUCLEAR	USG 2	GENITO	FÉRIAS/MAMA ICESP	PS/CEP	CEP/NEURO
14	USG 2	GENITO	FÉRIAS/MAMA ICESP	PS/CEP	CEP/NEURO	MAMA INRAD
15	GENITO	FÉRIAS/MAMA ICESP	PS/CEP	CEP/NEURO	MAMA INRAD	TÓRAX

SET	OUT	NOV	DEZ	JAN	FEV
NEURO/CEP	CEP/PS	FÉRIAS/MAMA ICESP	GENITO	USG 2	PEDIATRIA/MED NUCLEAR
MAMA INRAD	NEURO/CEP	CEP/PS	FÉRIAS/MAMA ICESP	GENITO	USG 2
TÓRAX	MAMA INRAD	NEURO/CEP	CEP/PS	FÉRIAS/MAMA ICESP	GENITO
USG 1	TÓRAX	MAMA INRAD	NEURO/CEP	CEP/PS	FÉRIAS/MAMA ICESP
MAMA ICESP/FÉRIAS	USG 1	TÓRAX	MAMA INRAD	NEURO/CEP	CEP/PS
GASTRO	MAMA ICESP/FÉRIAS	USG 1	TÓRAX	MAMA INRAD	NEURO/CEP
MSK	GASTRO	MAMA ICESP/FÉRIAS	USG 1	TÓRAX	MAMA INRAD
PEDIATRIA/MED NUCLEAR	MSK	GASTRO	MAMA ICESP/FÉRIAS	USG 1	TÓRAX
USG 2	PEDIATRIA/MED NUCLEAR	MSK	GASTRO	MAMA ICESP/FÉRIAS	USG 1
GENITO	USG 2	PEDIATRIA/MED NUCLEAR	MSK	GASTRO	MAMA ICESP/FÉRIAS
FÉRIAS/MAMA ICESP	GENITO	USG 2	PEDIATRIA/MED NUCLEAR	MSK	GASTRO
CEP/PS	FÉRIAS/MAMA ICESP	GENITO	USG 2	PEDIATRIA/MED NUCLEAR	MSK
MAMA INRAD	TÓRAX	USG 1	MAMA ICESP/FÉRIAS	GASTRO	MSK
TÓRAX	USG 1	MAMA ICESP/FÉRIAS	GASTRO	MSK	PEDIATRIA/MED NUCLEAR
USG 1	MAMA ICESP/FÉRIAS	GASTRO	MSK	PEDIATRIA/MED NUCLEAR	USG 2

(Continua)

PARTE 10 – ESTÁGIOS

GRAU R1	MAR	ABR	MAI	JUN	JUL	AGO
16	FÉRIAS/ MAMA ICESP	PS/CEP	CEP/NEURO	MAMA INRAD	TÓRAX	USG 1
17	PS/CEP	CEP/NEURO	MAMA INRAD	TÓRAX	USG 1	MAMA ICESP/ FÉRIAS
18	CEP/NEURO	MAMA INRAD	TÓRAX	USG 1	MAMA ICESP/ FÉRIAS	GASTRO
19	MAMA INRAD	TÓRAX	USG 1	MAMA ICESP/ FÉRIAS	GASTRO	MSK
20	TÓRAX	USG 1	MAMA ICESP/ FÉRIAS	GASTRO	MSK	PEDIATRIA/ MED NUCLEAR
21	USG 1	MAMA ICESP/FÉRIAS	GASTRO	MSK	PEDIATRIA/ MED NUCLEAR	USG 2
22	MAMA ICESP/FÉRIAS	GASTRO	MSK	PEDIATRIA/ MED NUCLEAR	USG 2	GENITO
23	GASTRO	MSK	PEDIATRIA/ MED NUCLEAR	USG 2	GENITO	FÉRIAS/ MAMA ICESP
24	MSK	PEDIATRIA/ MED NUCLEAR	USG 2	GENITO	FÉRIAS/ MAMA ICESP	PS/CEP

SET	OUT	NOV	DEZ	JAN	FEV
MAMA ICESP/ FÉRIAS	GASTRO	MSK	PEDIATRIA/ MED NUCLEAR	USG 2	GENITO
GASTRO	MSK	PEDIATRIA/ MED NUCLEAR	USG 2	GENITO	FÉRIAS/MAMA ICESP
MSK	PEDIATRIA/ MED NUCLEAR	USG 2	GENITO	FÉRIAS/ MAMA ICESP	PS/CEP
PEDIATRIA/ MED NUCLEAR	USG 2	GENITO	FÉRIAS/ MAMA ICESP	PS/CEP	CEP/NEURO
USG 2	GENITO	FÉRIAS/ MAMA ICESP	PS/CEP	CEP/NEURO	MAMA INRAD
GENITO	FÉRIAS/ MAMA ICESP	PS/CEP	CEP/NEURO	MAMA INRAD	TÓRAX
FÉRIAS/ MAMA ICESP	PS/CEP	CEP/ NEURO	MAMA INRAD	TÓRAX	USG 1
PS/CEP	CEP/NEURO	MAMA INRAD	TÓRAX	USG 1	MAMA ICESP/ FÉRIAS
CEP/NEURO	MAMA INRAD	TÓRAX	USG 1	MAMA ICESP/ FÉRIAS	GASTRO

PARTE 10 – ESTÁGIOS

GRAU R2	MAR	ABR	MAI	JUN	JUL	AGO
1	USG 1	NEURO	MAMA	TÓRAX	PEDIATRIA	CEP/FÉRIAS
2	FÉRIAS/USG ICESP	USG 1	NEURO	MAMA	TÓRAX	PEDIATRIA
3	PS	FÉRIAS/USG ICESP	USG 1	NEURO	MAMA	TÓRAX
4	MSK	PS	FÉRIAS/USG ICESP	USG 1	NEURO	MAMA
5	DOPPLER	MSK	PS	FÉRIAS/USG ICESP	USG 1	NEURO
6	GASTRO/GENITO	DOPPLER	MSK	PS	FÉRIAS/USG ICESP	USG 1
7	USG 2	GASTRO/GENITO	DOPPLER	MSK	PS	FÉRIAS/USG ICESP
8	CEP/FÉRIAS	USG 2	GASTRO/GENITO	DOPPLER	MSK	PS
9	PEDIATRIA	CEP/FÉRIAS	USG 2	GASTRO/GENITO	DOPPLER	MSK
10	TÓRAX	PEDIATRIA	CEP/FÉRIAS	USG 2	GASTRO/GENITO	DOPPLER
11	MAMA	TÓRAX	PEDIATRIA	CEP/FÉRIAS	USG 2	GASTRO/GENITO
12	NEURO	MAMA	TÓRAX	PEDIATRIA	CEP/FÉRIAS	USG 2
13	USG ICESP/FÉRIAS	PS (USG E TC/BX)	MSK	DOPPLER	GASTRO/GENITO	USG 2
14	PS	MSK	DOPPLER	GASTRO/GENITO	USG 2	FÉRIAS/CEP
15	MSK	DOPPLER	GASTRO/GENITO	USG 2	FÉRIAS/CEP	PEDIATRIA
16	DOPPLER	GASTRO/GENITO	USG 2	FÉRIAS/CEP	PEDIATRIA	TÓRAX
17	GASTRO/GENITO	USG 2	FÉRIAS/CEP	PEDIATRIA	TÓRAX	MAMA
18	USG 2	FÉRIAS/CEP	PEDIATRIA	TÓRAX	MAMA	NEURO
19	FÉRIAS/CEP	PEDIATRIA	TÓRAX	MAMA	NEURO	USG 1
20	PEDIATRIA	TÓRAX	MAMA	NEURO	USG 1	USG ICESP/FÉRIAS
21	TÓRAX	MAMA	NEURO	USG 1	USG ICESP/FÉRIAS	PS
22	MAMA	NEURO	USG 1	USG ICESP/FÉRIAS	PS	MSK
23	NEURO	USG 1	USG ICESP/FÉRIAS	PS	MSK	DOPPLER
24	USG 1	USG ICESP/FÉRIAS	PS	MSK	DOPPLER	GASTRO/GENITO

SET	OUT	NOV	DEZ	JAN	FEV
USG 2	GASTRO/GENITO	DOPPLER	MSK	PS	FÉRIAS/USG ICESP
CEP/FÉRIAS	USG 2	GASTRO/GENITO	DOPPLER	MSK	PS
PEDIATRIA	FÉRIAS/CEP	USG 2	GASTRO/GENITO	DOPPLER	MSK
TÓRAX	PEDIATRIA	CEP/FÉRIAS	USG 2	GASTRO/GENITO	DOPPLER
MAMA	TÓRAX	PEDIATRIA	CEP/FÉRIAS	USG 2	GASTRO/GENITO
NEURO	MAMA	TÓRAX	PEDIATRIA	CEP/FÉRIAS	USG 2
USG 1	NEURO	MAMA	TÓRAX	PEDIATRIA	CEP/FÉRIAS
FÉRIAS/USG ICESP	USG 1	NEURO	MAMA	TÓRAX	PEDIATRIA
PS	FÉRIAS/USG ICESP	USG 1	NEURO	MAMA	TÓRAX
MSK	PS	FÉRIAS/USG ICESP	USG 1	NEURO	MAMA
DOPPLER	MSK	PS	FÉRIAS/USG ICESP	USG 1	NEURO
GASTRO/GENITO	DOPPLER	MSK	PS	FÉRIAS/USG ICESP	USG 1
FÉRIAS/CEP	PEDIATRIA	TÓRAX	MAMA	NEURO	USG 1
PEDIATRIA	TÓRAX	MAMA	NEURO	USG 1	USG ICESP/FÉRIAS
TÓRAX	MAMA	NEURO	USG 1	USG ICESP/FÉRIAS	PS
MAMA	NEURO	USG 1	USG ICESP/FÉRIAS	PS	MSK
NEURO	USG 1	USG ICESP/FÉRIAS	PS	MSK	DOPPLER
USG 1	USG ICESP/FÉRIAS	PS	MSK	DOPPLER	GASTRO/GENITO
USG ICESP/FÉRIAS	PS	MSK	DOPPLER	GASTRO/GENITO	USG 2
PS	MSK	DOPPLER	GASTRO/GENITO	USG 2	FÉRIAS/CEP
MSK	DOPPLER	GASTRO/GENITO	USG 2	FÉRIAS/CEP	PEDIATRIA
DOPPLER	GASTRO/GENITO	USG 2	CEP/FÉRIAS	PEDIATRIA	TÓRAX
GASTRO/GENITO	USG 2	FÉRIAS/CEP	PEDIATRIA	TÓRAX	MAMA
USG 2	CEP/FÉRIAS	PEDIATRIA	TÓRAX	MAMA	NEURO

PARTE 10 – ESTÁGIOS

GRAU R3	MAR	ABR	MAI	JUN	JUL	AGO
1	CEP	GASTRO	PS	FÉRIAS/MSK	TÓRAX	NEURO
2	NEURO INRAD/ NEURO ICESP	CEP	GASTRO	PS	FÉRIAS/MSK	TÓRAX
3	MSK	NEURO INRAD/ NEURO ICESP	CEP	GASTRO	PS	FÉRIAS/MSK
4	PET/FÉRIAS	MSK	NEURO INRAD/ NEURO ICESP	CEP	GASTRO	PS
5	DOPPLER	PET/FÉRIAS	MSK	NEURO INRAD/ NEURO ICESP	CEP	GASTRO
6	ONCO/ INTERVENÇÃO	DOPPLER	PET/FÉRIAS	MSK	NEURO INRAD/ NEURO ICESP	CEP
7	GENITO/ ANGIO	ONCO/ INTERVENÇÃO	DOPPLER	PET/FÉRIAS	MSK	NEURO INRAD/ NEURO ICESP
8	NEURO	GENITO/ ANGIO	ONCO/ INTERVENÇÃO	DOPPLER	PET/FÉRIAS	MSK
9	TÓRAX	NEURO	GENITO/ ANGIO	ONCO/ INTERVENÇÃO	DOPPLER	PET/FÉRIAS
10	FÉRIAS/MSK	TÓRAX	NEURO	GENITO/ ANGIO	ONCO/ INTERVENÇÃO	DOPPLER
11	PS	FÉRIAS/MSK	TÓRAX	NEURO	GENITO/ ANGIO	ONCO/ INTERVENÇÃO
12	GASTRO	PS	FÉRIAS/MSK	TÓRAX	NEURO	GENITO/ ANGIO
13	NEURO	MSK	MSK/FÉRIAS	DOPPLER	ONCO/ INTERVENÇÃO	GENITO/ ANGIO
14	MSK	MSK/FÉRIAS	DOPPLER	ONCO/ INTERVENÇÃO	GENITO/ ANGIO	NEURO ICESP/ NEURO INRAD
15	MSK/FÉRIAS	DOPPLER	ONCO/ INTERVENÇÃO	GENITO/ ANGIO	NEURO ICESP/ NEURO INRAD	TÓRAX

SET	OUT	NOV	DEZ	JAN	FEV
GENITO/ANGIO	ONCO/INTERVENÇÃO	DOPPLER	PET/FÉRIAS	MSK	NEURO INRAD/NEURO ICESP
NEURO	GENITO/ANGIO	ONCO/INTERVENÇÃO	DOPPLER	PET/FÉRIAS	MSK
TÓRAX	NEURO	GENITO/ANGIO	ONCO/INTERVENÇÃO	DOPPLER	PET/FÉRIAS
FÉRIAS/MSK	TÓRAX	NEURO	GENITO/ANGIO	ONCO/INTERVENÇÃO	DOPPLER
PS	FÉRIAS/MSK	TÓRAX	NEURO	GENITO/ANGIO	ONCO/INTERVENÇÃO
GASTRO	PS	FÉRIAS/MSK	TÓRAX	NEURO	GENITO/ANGIO
CEP	GASTRO	PS	FÉRIAS/MSK	TÓRAX	NEURO
NEURO INRAD/NEURO ICESP	CEP	GASTRO	PS	FÉRIAS/MSK	TÓRAX
MSK	NEURO INRAD/NEURO ICESP	CEP	GASTRO	PS	FÉRIAS/MSK
PET/FÉRIAS	MSK	NEURO INRAD/NEURO ICESP	CEP	GASTRO	PS
DOPPLER	PET/FÉRIAS	MSK	NEURO INRAD/NEURO ICESP	CEP	GASTRO
ONCO/INTERVENÇÃO	DOPPLER	PET/FÉRIAS	MSK	NEURO INRAD/NEURO ICESP	CEP
NEURO ICESP/NEURO INRAD	TÓRAX	FÉRIAS/PET	PS	GASTRO	CEP
TÓRAX	FÉRIAS/PET	PS	GASTRO	CEP	NEURO
FÉRIAS/PET	PS	GASTRO	CEP	NEURO	MSK

(Continua)

GRAU R3	MAR	ABR	MAI	JUN	JUL	AGO
16	DOPPLER	ONCO/INTERVENÇÃO	GENITO/ANGIO	NEURO ICESP/NEURO INRAD	TÓRAX	FÉRIAS/PET
17	ONCO/INTERVENÇÃO	GENITO/ANGIO	NEURO ICESP/NEURO INRAD	TÓRAX	FÉRIAS/PET	PS
18	GENITO/ANGIO	NEURO ICESP/NEURO INRAD	TÓRAX	FÉRIAS/PET	PS	GASTRO
19	NEURO ICESP/NEURO INRAD	TÓRAX	FÉRIAS/PET	PS	GASTRO	CEP
20	TÓRAX	FÉRIAS/PET	PS	GASTRO	CEP	NEURO
21	FÉRIAS/PET	PS	GASTRO	CEP	NEURO	MSK
22	PS	GASTRO	CEP	NEURO	MSK	MSK/FÉRIAS
23	GASTRO	CEP	NEURO	MSK	MSK/FÉRIAS	DOPPLER
24	CEP	NEURO	MSK	MSK/FÉRIAS	DOPPLER	ONCO/INTERVENÇÃO

SET	OUT	NOV	DEZ	JAN	FEV
PS	GASTRO	CEP	NEURO	MSK	MSK/FÉRIAS
GASTRO	CEP	NEURO	MSK	MSK/FÉRIAS	DOPPLER
CEP	NEURO	MSK	MSK/FÉRIAS	DOPPLER	ONCO/INTERVENÇÃO
NEURO	MSK	MSK/FÉRIAS	DOPPLER	ONCO/INTERVENÇÃO	GENITO/ANGIO
MSK	MSK/FÉRIAS	DOPPLER	ONCO/INTERVENÇÃO	GENITO/ANGIO	NEURO ICESP/NEURO INRAD
MSK/FÉRIAS	DOPPLER	ONCO/INTERVENÇÃO	GENITO/ANGIO	NEURO ICESP/NEURO INRAD	TÓRAX
DOPPLER	ONCO/INTERVENÇÃO	GENITO/ANGIO	NEURO ICESP/NEURO INRAD	TÓRAX	FÉRIAS/PET
ONCO/INTERVENÇÃO	GENITO/ANGIO	NEURO ICESP/NEURO INRAD	TÓRAX	FÉRIAS/PET	PS
GENITO/ANGIO	NEURO ICESP/NEURO INRAD	TÓRAX	FÉRIAS/PET	PS	GASTRO

MSK: musculoesquelético; Med. nuclear: medicina nuclear; USG: ultrassonografia modo-B; Genito: geniturinário; Neuro: neurológico; CEP: cabeça e pescoço; PS: pronto-socorro; Gastro: gastrointestinal; Doppler: ultrassonografia modo Doppler; PET: medicina nuclear com ênfase em PET-CT.

Capítulo 24

Abdome, gastrointestinal e vascular

Hugo Costa Carneiro
Cinthia Denise Ortega
Hilton Leão Filho
Ralph Tavares
André Scatigno Neto
Manoel de Souza Rocha

Locais em que o estágio é realizado

» R1 a R3: Instituto de Radiologia (InRad) (Quadro 24.1).

No caso dos R1, as liberações das radiografias contrastadas são realizadas com médico-assistente, nas manhãs de segunda, terça, quarta e quinta-feira.

Os R4 do abdome também estão disponíveis para liberação de exames de tomografia computadorizada nos períodos da tarde.

Quadro 24.1 – Escala de liberação com os assistentes

	Segunda	Terça	Quarta	Quinta	Sexta
Manhã	Gastro – Assistente 1 Assistente 2 Assistente 3 Vascular – Período de prévias	Gastro – Assistente 3 Assistente 7 Assistente 8 Vascular – Período de prévias	Gastro – Assistente 1 Vascular – Assistente 2	Gastro – Assistente 1 Assistente 3 Vascular – Período de prévias	Gastro – Assistente 1 Assistente 3 Vascular – Assistente 2
Tarde	Gastro – Assistente 4 Assistente 5 Assistente 6 Vascular – Assistente 1	Gastro – Período de prévias Vascular – Período de prévias	Gastro – Assistente 2 Vascular – Período de prévias	Gastro – Assistente 4 Vascular – Período de prévias	Gastro – Assistente 5 Vascular – Assistente 1

Reuniões

» Reunião semanal de casos do departamento (InRad): são apresentados os casos mais interessantes vistos na semana. Ocorre às segundas-feiras, às 12h, na sala multimídia (estações de trabalho) do 1º andar do prédio administrativo.

» Reunião do grupo de vias biliares (R3): ocorre às quintas-feiras, às 8h15, no 6º andar do Instituto do Câncer do Estado São Paulo (Icesp).

» Reunião do grupo de fígado (R3): ocorre às terças-feiras, às 7h, no 6º andar do Icesp.

» Reunião do grupo de cirurgia vascular (R3 – vascular): ocorre às quintas-feiras, às 8h, no 6º andar do Prédio dos Ambulatórios (PAMB) (Secretaria do Departamento de Cirurgia Vascular).

» Reunião semanal didática do grupo de abdome do Icesp: são discutidos temas teóricos, previamente divulgados, por meio de casos reais. Ocorre às quintas-feiras, às 10 h, na sala de laudos do 1º subsolo do Icesp.

Competências mínimas

R1

» Contrastados: esofagograma. Radiografia contrastada do esôfago, estômago e duodeno (EED). Trânsito intestinal. Esvaziamento gástrico. Enema opaco.
» Tomografia computadorizada: anatomia. Principais variações anatômicas. Lesões hepáticas benignas. Achados críticos.

R2 e R3 (gastro)

» Tomografia computadorizada:
- Entendimento dos protocolos utilizados nas principais doenças;
- Laudo para estadiamento das principais neoplasias (fígado, pâncreas, cólon, estômago, linfoma).
- Laudo para hepatopatia crônica.
- Pancreatite aguda e complicações.
- Complicações pós-operatórias.
- Complicações de transplante hepático.
- Doenças das vias biliares.
- Lesões císticas pancreáticas.

R3 (gastro)

» Ressonância magnética:
- Entendimento das principais indicações.
- Doenças das vias biliares.

R3 (vascular)

» Tomografia computadorizada: anatomia normal do coração e vasos; principais variações anatômicas com relevância clínico-cirúrgica; síndrome aórtica aguda; aneurisma de aorta; doença arterial obstrutiva periférica; síndromes compressivas; vasculites; doença renovascular.

» Ressonância magnética: Protocolos utilizados na avaliação vascular incluindo avaliação dinâmica; malformações vasculares de partes moles.

Elaboração de laudos – metas
» R1: contrastados realizados + 10 laudos (TC).
» R2: 100 laudos (TC).
» R3: 200 laudos (TC e RM).

Avaliação (desempenho cognitivo-comportamental)
» Prova teórica, abordando os temas relativos a cada ano.
» Avaliação da assiduidade, número de prévias, participação em discussões e reuniões, responsabilidades em relação a achados críticos e comportamento na sala de laudos.

Responsabilidades

R1
» Console de tomografia – InCor.
» Realizar e laudar os exames de radiografias contrastadas, organizando o encaixe de eventuais pedidos de enfermaria, administrando as prioridades.
» Demonstrar estudo independente usando vários recursos, incluindo artigos, arquivos de ensino e outros recursos na internet.

R2 e R3
» Console de tomografia – InRad.
» Auxiliar os R1 na realização dos exames contrastados.
» **Notificar adequadamente o médico de referência, se houver descobertas urgentes ou inesperadas (achados críticos), e documentar o processo.**
» Organizar e laudar a pilha de tomografias computadorizadas a serem laudadas, administrando as prioridades, em especial os pacientes internados.
» Demonstrar estudo independente usando várias fontes, incluindo artigos, arquivos de ensino e outros recursos na internet.

Leitura sugerida

R1

Livros

Cerri GG, Leite CC, Rocha MS (eds). Tratado de radiologia. Barueri: Manole; 2017. v.2. p. 462-1104.

Protocolo das Radiografias Contrastadas do InRad - Ver capítulo específico neste Manual.

Artigos

Anderson SW1, Kruskal JB, Kane RA. Benign hepatic tumors and iatrogenic pseudotumors. RadioGraphics. 2009;29(1):211-29.

Berland LL, Silverman SG, Gore RM, Mayo-Smith WW, Megibow AJ, Yee J et al. Managing incidental findings on abdominal CT: white paper of the ACR incidental findings committee. J Am Coll Radiol. 2010 Oct;7(10):754-73.

Levine MS, Rubesin SE. Diseases of the esophagus: diagnosis with esophagography. Radiology. 2005;237(2):414-27.

Smithuis R. CT contrast injection and protocols. Radiology assistant. [Internet]. 2014. [Acesso 2018 mar 15]. Disponível em: http://radiologyassistant.nl.

Stoker J, van Randen A, Laméris W, Boermeester MA. Imaging patients with acute abdominal pain. Radiology. 2009 Oct;253(1):31-46.

Tirkes T, Sandrasegaran K, Patel AA, Hollar MA, Tejada JG, Tann M et al. Peritoneal and retroperitoneal anatomy and its relevance for cross-sectional imaging. Radiographics. 2012 Mar-Apr;32(2):437-51.

R2

Livro

Rocha M, Ortega C, Yamauchi F. 100 Coisas a Mais para Aprender na Residência de Radiologia-Abdome – Digestivo. [e-book] 2012.

Cerri GG, Leite CC, Rocha MS. Tratado de radiologia. Barueri: Manole; 2017. v.2. p.462-1104.

Artigos

Chung YE, Kim MJ, Park YN, Choi JY, Pyo JY, Kim YC. Varying appearances of cholangiocarcinoma: radiologic-pathologic correlation. RadioGraphics. 2009;29(3):683-700.

da Rocha EL, Pedrassa BC, Bormann RL, Kierszenbaum ML1, Torres LR, D'Ippolito G. Abdominal tuberculosis: a radiological review with emphasis on computed tomography and magnetic resonance imaging findings. Radiol Bras. 2015;48(3):181-9.

Fernandes T, Oliveira MI, Castro R, Araújo B, Viamonte B, Cunha R. Bowel wall thickening at CT: simplifying the diagnosis. Insights Imaging. 2014;5(2):195-208.

Foster BR, Jensen KK, Bakis G, Shaaban AM, Coakley FV. Revised Atlanta classification for acute pancreatitis: a pictorial essay. RadioGraphics. 2016;36(3):675-87.

Low G, Panu A, Millo N, Leen E. Multimodality imaging of neoplastic and nonneoplastic solid lesions of the pancreas. RadioGraphics. 2011;31(4):993-1015.

Megibow AJ, Baker ME, Morgan DE, Kamel IR, Sahani DV, Newman E. Management of incidental pancreatic cysts: a white paper of the acr incidental findings committee. J Am Coll Radiol. 2017 Jul;14(7):911-23.

O'Connor OJ, O'Neill S, Maher MM. Imaging of biliary tract disease. AJR. 2011;196(4):W355-66.

Ramos-Andrade D, Andrade L, Ruivo C, Portilha MA, Caseiro-Alves F, Curvo-Semedo L. Imaging the postoperative patient: long-term complications of gastrointestinal surgery. Insights Imaging. 2016;7(1):7-20.

Sahani DV, Kadavigere R, Saokar A, Fernandez-del Castillo C, Brugge WR, Hahn PF. Cystic pancreatic lesions: a simple imaging-based classification system for guidingmanagement.Radiographics. 2005 Nov-Dec;25(6):1471-84.

Sangster GP, Previgliano CH, Nader M, Chwoschtschinsky E, Heldmann MG. MDCT Imaging findings of liver cirrhosis: spectrum of hepatic and extrahepatic abdominal complications. HPB Surg. 2013;129396.

Singh AK, Cronin CG, Verma HA, Boland GW, Saini S, Mueller PR et al. Imaging of preoperative liver transplantation in adults: what radiologists should know. RadioGraphics. 2011;31(4):1017-30.

Singh AK, Nachiappan AC, Verma HA, Uppot RN, Blake MA, Saini S et al. Postoperative imaging in liver transplantation: what radiologists should know. RadioGraphics. 2010;30(2):339-51.

R3

Gastro livro
Cerri GG, Leite CC, Rocha MS. Tratado de radiologia. Barueri: Manole; 2017. v.2. p.462-1104.

Artigos
Brancatelli G, Federle MP, Vilgrain V, Vullierme MP, Marin D, Lagalla R. Fibropolycystic liver disease: CT and MR imaging findings. RadioGraphics. 2005;25(3):659-70.

Choi JY, Lee JM, Sirlin CB. CT and MR imaging diagnosis and staging of hepatocellular carcinoma: Part I. Development, growth, and spread: key pathologic and imaging aspects. Radiology. 2014;272(3):635-54.

Choi JY, Lee JM, Sirlin CB. CT and MR imaging diagnosis and staging of hepatocellular carcinoma. Part II. Extracellular agents, hepatobiliary agents, and ancillary imaging features. Radiology. 2014;273(1):30-50.

Hussain SM, Reinhold C, Mitchell DG. Cirrhosis and lesion characterization at MR imaging. RadioGraphics. 2009;29(6):1637-52.

Kalb B, Sarmiento JM, Kooby DA, Adsay NV, Martin DR. MR Imaging of cystic lesions of the pancreas. RadioGraphics. 2009;29(6):1749-65.

Khanna M, Ramanathan S, Fasih N, Schieda N, Virmani V, McInnes MD. Current updates on the molecular genetics and magnetic resonance imaging of focal nodular hyperplasia and hepatocellular adenoma. Insights Imaging. 2015;6(3):347-62.

Maturen KE, Feng MU, Wasnik AP, Azar SF, Appelman HD, Francis IR et al. Imaging effects of radiation therapy in the abdomen and pelvis: evaluating "innocent bystander" tissues. RadioGraphics. 2013;33(2):599-619.

Nougaret S, Reinhold C, Mikhael HW, Rouanet P, Bibeau F, Brown G. The use of MR imaging in treatment planning for patients with rectal carcinoma: have you checked the "DISTANCE"?. Radiology. 2013;268(2):330-44.

Santiago I, Loureiro R, Curvo-Semedo L, Marques C, Tardáguila F, Matos C. Congenital cystic lesions of the biliary tree. AJR. 2012;198(4):825-35.

Sureka B, Rastogi A, Bihari C, Bharathy KGS, Sood V, Alam S. Imaging in ductal plate malformations. Indian J Radiol Imaging. 2017;27(1):6-12.

Viswanathan C, Truong MT, Sagebiel TL, Bronstein Y, Vikram R, Patnana M. Abdominal and pelvic complications of nonoperative oncologic therapy. RadioGraphics. 2014;34(4):941-61.

Watanabe Y, Nagayama M, Okumura A, Amoh Y, Katsube T, Suga T et al. MR Imaging of acute biliary disorders. RadioGraphics. 2007;27(2):477-95.

Yeh BM, Liu PS, Soto JA, Corvera CA, Hussain HK. MR Imaging and CT of the biliary tract. RadioGraphics. 2009;29(6):1669-88.

Vascular livros
Cerri GG, Leite CC, Rocha MS. Tratado de radiologia. Barueri: Manole; 2017. v.2. p.462-1104.

Artigos

Brancatelli G, Federle MP, Vilgrain V, Vullierme MP, Marin D, Lagalla R. Fibropolycystic liver disease: CT and MR imaging findings. RadioGraphics. 2005;25(3):659-70.

Choi JY, Lee JM, Sirlin CB. CT and MR imaging diagnosis and staging of hepatocellular carcinoma: Part I. Development, growth, and spread: key pathologic and imaging aspects. Radiology. 2014;272(3):635-54.

Choi JY, Lee JM, Sirlin CB. CT and MR imaging diagnosis and staging of hepatocellular carcinoma. Part II. Extracellular agents, hepatobiliary agents, and ancillary imaging features. Radiology. 2014;273(1):30-50.

Hussain SM, Reinhold C, Mitchell DG. Cirrhosis and lesion characterization at MR imaging. RadioGraphics. 2009;29(6):1637-52.

Kalb B, Sarmiento JM, Kooby DA, Adsay NV, Martin DR. MR Imaging of cystic lesions of the pancreas. RadioGraphics. 2009;29(6):1749-65.

Khanna M, Ramanathan S, Fasih N, Schieda N, Virmani V, McInnes MD. Current updates on the molecular genetics and magnetic resonance imaging of focal nodular hyperplasia and hepatocellular adenoma. Insights Imaging. 2015;6(3):347-62.

Maturen KE, Feng MU, Wasnik AP, Azar SF, Appelman HD, Francis IR et al. Imaging effects of radiation therapy in the abdomen and pelvis: evaluating "innocent bystander" tissues. RadioGraphics. 2013;33(2):599-619.

Nougaret S, Reinhold C, Mikhael HW, Rouanet P, Bibeau F, Brown G. The use of MR imaging in treatment planning for patients with rectal carcinoma: have you checked the "DISTANCE"?. Radiology. 2013;268(2):330-44.

Santiago I, Loureiro R, Curvo-Semedo L, Marques C, Tardáguila F, Matos C. Congenital cystic lesions of the biliary tree. AJR. 2012;198(4):825-35.

Sureka B, Rastogi A, Bihari C, Bharathy KGS, Sood V, Alam S. Imaging in ductal plate malformations. Indian J Radiol Imaging. 2017;27(1):6-12.

Viswanathan C, Truong MT, Sagebiel TL, Bronstein Y, Vikram R, Patnana M. Abdominal and pelvic complications of nonoperative oncologic therapy. RadioGraphics. 2014;34(4):941-61.

Watanabe Y1, Nagayama M, Okumura A, Amoh Y, Katsube T, Suga T et al. MR Imaging of acute biliary disorders. RadioGraphics. 2007;27(2):477-95.

Yeh BM, Liu PS, Soto JA, Corvera CA, Hussain HK. MR Imaging and CT of the biliary tract. RadioGraphics. 2009;29(6):1669-88.

Anexo

Aorta: pequeno tutorial prático do InRad

1. Anatomia da aorta torácica com pontos de medida recomendados: (A) região dos seios de Valsalva (parte da raiz da aorta); (B) junção sinotubular; (C) terço médio da aorta ascendente; (D) limite superior da aorta ascendente/joelho anterior da croça aórtica; (E) segmento transverso da croça aórtica; (F) região do ducto arterioso/joelho posterior da croça aórtica; (G e H) terços médio e inferior do segmento descendente (Figura 24.1).

Figura 24.1 – Anatomia da aorta torácica com pontos de medida recomendados

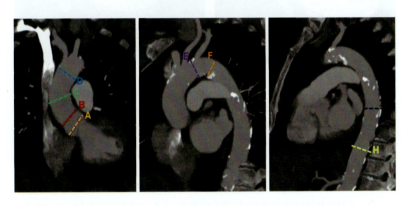

2. Mensuração correta de aneurismas da aorta: deve-se sempre orientar o plano de maneira a obedecer o eixo perpendicular verdadeiro do vaso, conforme identificado pela linha pontilhada em (A) e incluir o componente de trombo mural, conforme demonstrado em (B) (Figura 24.2).

Figura 24.2 – Mensuração correta de aneurismas da aorta

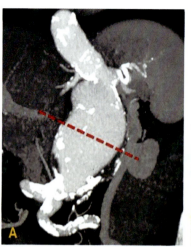 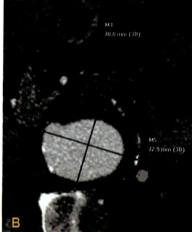

3. Avaliação pré-operatória da aorta (Figura 24.3). Observar as principais medidas necessárias para se solicitar uma endoprótese autoexpansiva da aorta: mensuração de calibre e extensão (em preto e verde, respectivamente) do colo proximal, que é o segmento da aorta interposto entre o aneurisma e a emergência do ramo principal imediatamente anterior, nesse caso, a artéria subclávia esquerda; medida do colo distal (em vermelho, nesse caso, relacionado ao tronco celíaco), e as medidas do aneurisma (em azul), particularmente o comprimento. A caracterização da morfologia do colo proximal e a presença de placas ateromatosas nesse segmento é importante para verificar as condições de fixação da endoprótese. No caso de aneurismas da aorta abdominal infrarrenal, é necessário, ainda, informar os calibres, extensão e perviedade das artérias ilíacas comuns e os calibres e perviedade das artérias ilíacas externas, já que, muitas vezes, estas configuram os pontos de fixação distais.

Figura 24.3 – Avaliação pré-operatória da aorta

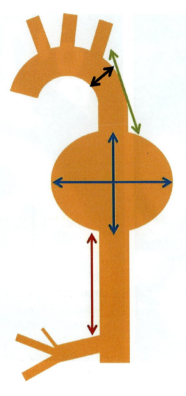

4. Dissecção aórtica: medidas importantes a se incluir no relatório de dissecção do tipo B de aorta, quando o intuito é o tratamento endovascular. Observar que a medida do diâmetro da principal área de ruptura intimal (A) deve ser incluída, assim como sua distância em relação aos principais vasos supra-aórticos, notadamente a artéria subclávia esquerda (B). Outras medidas importantes são o diâmetro da aorta dissecada e os aspectos do ponto de ancoragem da prótese, dados semelhantes ao descrito para os aneurismas (Figura 24.4).

Figura 24.4 – Dissecção aórtica

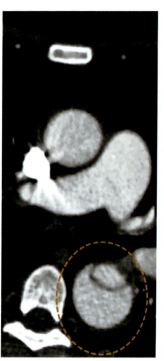
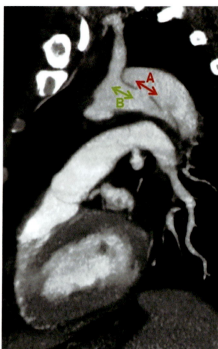

Capítulo 25

Abdome e geniturinário

Hugo Costa Carneiro
Fernando Yamauchi
Públio Viana

Locais em que o estágio é realizado:
» R1 a R3: Instituto de Radiologia (InRad) e Instituto do Câncer do Estado de São Paulo (Icesp) (Quadro 25.1).

Quadro 25.1 – Escala de liberação com os assistentes

	Segunda	Terça	Quarta	Quinta	Sexta
Manhã	Assistente 1 (Icesp)	Período de prévias	Assistente 3 Assistente 4 (InRad)	Assistente 3 (InRad)	Assistente 3 (InRad)
Tarde	Período de prévias	Assistente 2 (InRad)	Assistente 4 (InRad)	Assistente 4 (InRad)	Período de prévias

No caso dos R1, as liberações das radiografias contrastadas são realizadas com médico-assistente, nas manhãs de segunda, terça, quarta e quinta-feira.

Os R4 do abdome também estão disponíveis para liberação de exames de tomografia computadorizada nos períodos da manhã.

Reuniões

- » Reunião semanal conjunta intervenção-abdome (Icesp): a cada semana um assunto de radiologia abdominal é apresentado por um R4, de acordo com cronograma anual. São, ainda, apresentados e discutidos casos interessantes de radiologia abdominal. Ocorre nas terças-feiras, às 10h, no 6º andar do Icesp.
- » Reunião semanal de casos de abdome Icesp; pronto atendimento: casos interessantes vistos pelo R4 de plantão durante o fim de semana são apresentados, seguidos de discussão. Ocorre às segundas-feiras, às 7h, na sala de laudos do 1º subsolo do Icesp.
- » Reunião semanal do InRad: alternando a cada semana, são apresentados os painéis diagnósticos (pormenorizados a seguir) desenvolvidos pelos residentes, e discutidos artigos relativos à radiologia geniturinária. Ocorre às quartas-feiras, às 10h, na sala multimídia (estação de trabalho) do 2º andar do prédio administrativo.
- » Reunião semanal com a Urologia: discussão de casos urológicos. Ocorre às quintas-feiras, às 7h30, no auditório do Centro de Estudos Berilo Langer (5º andar do Instituto Central do Hospital das Clínicas – ICHC).
- » Reunião semanal com o grupo de Adrenal da Endocrinologia (R3): discussão de casos de pacientes internados com o grupo de Adrenal da Endocrinologia. Ocorre às quintas-feiras, às 10h, na Enfermaria de Endocrinologia.
- » Reunião mensal com o grupo de Desordens do Desenvolvimento Sexual da Endocrinologia: são apresentados casos de desordem do desenvolvimento sexual, com discussão dos aspectos clínicos e de imagem. Ocorre na última quinta-feira do mês, às 11h, na sala de Laudos do 3º andar do InRad.

Competências mínimas

R1
- » Contrastados: técnicas de exame (uretrocistografia retrógrada e miccional/urografia excretora/histerossalpingografia); anatomia; trauma de pênis e uretra; estenoses uretrais; principais malformações do trato geniturinário; refluxo vesicoureteral; infertilidade feminina.
- » Tomografia computadorizada: técnicas de exame (noções básicas); anatomia dos órgãos do sistema urinário e reprodutor e do retroperitônio.

R2
- » Tomografia computadorizada: técnicas de exame; variações anatômicas; malformações renais e do trato urinário; doenças císticas renais; nefrourolitíase; nefrocalcinose; adrenal (lesões sólidas, císticas e manejo de achados incidentais); doenças parenquimatosas renais; neoplasias renais e uroteliais; emergências urológicas e ginecológicas.

R3
- » Tomografia computadorizada: retroperitônio (espaços e patologias); transplante renal.
- » Ressonância magnética: próstata; vesículas seminais; testículos/escroto; lesões uretrais e periuretrais; neoplasias ginecológicas; noções básicas de desordens do desenvolvimento sexual e de avaliação placentária.

Elaboração de laudos – metas
- » R1: contrastados realizados + 10 laudos (TC).
- » R2: 100 laudos (TC).
- » R3: 200 laudos (TC e RM).

Avaliação (desempenho cognitivo-comportamental)
- » Prova teórica, abordando os temas relativos a cada ano.
- » Qualidade dos painéis diagnósticos apresentados quinzenalmente.

» Avaliação da assiduidade, número de prévias, participação nas discussões de artigo, responsabilidade e comportamento na sala de laudos.

Responsabilidades

R1

» Console de tomografia – Instituto do Coração (InCor): realizar e laudar os exames de radiografias contrastadas, organizando o encaixe de eventuais pedidos de enfermaria, administrando as prioridades.

R2 e R3

» Console de tomografia – InRad:
  – Auxiliar os R1 na realização dos exames contrastados.
  – Organizar e laudar a pilha de tomografias computadorizadas a serem laudadas, administrando as prioridades, em especial os pacientes internados.

Leitura sugerida

Todos

» Painéis diagnósticos: os painéis desenvolvidos pelos próprios residentes passam a fazer parte de um acervo em construção contínua, acessível via Google Drive, no qual são abordados diversos temas, por meio da apresentação de casos reais com a história clínica pertinente, os principais achados de imagem e uma breve discussão.

R1

Livros

Manual – Capítulo 20: "Atividades práticas: radiografias contrastadas".

Cerri GG, Leite CC, Rocha MS (eds). Tratado de radiologia. Barueri: Manole; 2017. v.2. p. 1106-477.

Artigos

Fernbach SK, Feinstein KA, Schmidt MB. Pediatric voiding cystourethrography: a pictorial guide. Radiographics. 2000 Jan-Feb;20(1):155-68; discussion 168-71.

Smithuis R. CT contrast injection and protocols. Radiology assistant. [Internet]. 2014. [Acesso 2018 mar 15]. Disponível em: http://radiologyassistant.nl.

Tirkes T, Sandrasegaran K, Patel AA, Hollar MA, Tejada JG, Tann M et al. Peritoneal and retroperitoneal anatomy and its relevance for cross-sectional imaging. Radiographics. 2012 Mar-Apr;32(2):437-51.

R2

Livro

Cerri GG, Leite CC, Rocha MS (eds). Tratado de radiologia. Barueri: Manole; 2017. v.2. p. 1106-477.

Artigos

Avery LL, Scheinfeld MH. Imaging of penile and scrotal emergencies. Radiographics. 2013 May;33(3):721-40.

Dyer R, DiSantis DJ, McClennan BL. Simplified imaging approach for evaluation of the solid renal mass in adults. Radiology. 2008 May;247(2):331-43.

Johnson PT, Horton KM, Fishman EK. Adrenal mass imaging with multidetector CT: pathologic conditions, pearls, and pitfalls. Radiographics. 2009 Sep-Oct;29(5):1333-51.

Langer JE, Oliver ER, Lev-Toaff AS, Coleman BG. Imaging of the female pelvis through the life cycle. Radiographics. 2012 Oct;32(6):1575-97.

Lattin GE Jr, Sturgill ED, Tujo CA, Marko J, Sanchez-Maldonado KW, Craig WD. From the radiologic pathology archives: adrenal tumors and tumor-like conditions in the adult: radiologic-pathologic correlation. Radiographics. 2014 May-Jun;34(3):805-29.

Lin EP, Bhatt S, Dogra VS. Diagnostic clues to ectopic pregnancy. Radiographics. 2008 Oct;28(6):1661-71.

Sellmyer MA, Desser TS, Maturen KE, Jeffrey RB Jr, Kamaya A. Physiologic, histologic, and imaging features of retained products of conception. Radiographics. 2013 May;33(3):781-96.

Wong A, Dhingra S, Surabhi VR. AIRP Best Cases in radiologic-pathologic correlation: genitourinary tuberculosis. Radiographics. 2012 May-Jun;32(3):839-44.

R3

Livro

Cerri GG, Leite CC, Rocha MS (eds). Tratado de radiologia. Barueri: Manole; 2017. v.2. p. 1106-477.

Artigos

Behr SC, Courtier JL, Qayyum A. Imaging of Müllerian duct anomalies. Radiographics. 2012 Oct;32(6):E233-50.

Coursey Moreno C, Small WC, Camacho JC, Master V, Kokabi N, Lewis M et al. Testicular tumors: what radiologists need to know: differential diagnosis, staging, and management. Radiographics. 2015 Mar-Apr;35(2):400-15.

Deshmukh SP, Gonsalves CF, Guglielmo FF, Mitchell DG. Role of MR imaging of uterine leiomyomas before and after embolization. Radiographics. 2012 Oct;32(6):E251-81.

Hosseinzadeh K, Heller MT, Houshmand G. Imaging of the female perineum in adults. Radiographics. 2012 Jul-Aug;32(4):E129-68.

Mohaghegh P, Rockall AG. Imaging strategy for early ovarian cancer: characterization of adnexal masses with conventional and advanced imaging techniques. Radiographics. 2012 Oct;32(6):1751-73.

Noël P, Dubé M, Plante M, St-Laurent G. Early cervical carcinoma and fertility-sparing treatment options: MR imaging as a tool in patient selection and a follow-up modality. Radiographics. 2014 Jul-Aug;34(4):1099-119.

Nougaret S, Addley HC, Colombo PE, Fujii S, Al Sharif SS, Tirumani S et al. Ovarian carcinomatosis: how the radiologist can help plan the surgical approach. Radiographics. 2012 Oct;32(6):1775-800; discussion 1800-3.

Paño B, Sebastià C, Ripoll E, Paredes P, Salvador R, Buñesch L et al. Pathways of lymphatic spread in gynecologic malignancies. Radiographics. 2015 May-Jun;35(3):916-45.

Parker RA 3rd, Menias CO, Quazi R, Hara AK, Verma S, Shaaban A. MR Imaging of the penis and scrotum. Radiographics. 2015 Jul-Aug;35(4):1033-50.

Rauch GM, Kaur H, Choi H, Ernst RD, Klopp AH, Boonsirikamchai P et al. Optimization of MR imaging for pretreatment evaluation of patients with endometrial and cervical cancer. Radiographics. 2014 Jul-Aug;34(4):1082-98.

Siegelman ES, Oliver ER. MR Imaging of endometriosis: ten imaging pearls. Radiographics. 2012 Oct;32(6):1675-91.

Spalluto LB, Woodfield CA, DeBenedectis CM, Lazarus E. MR Imaging evaluation of abdominal pain during pregnancy: appendicitis and other nonobstetric causes. Radiographics. 2012 Mar-Apr;32(2):317-34.

Verma S, Rajesh A, Prasad SR, Gaitonde K, Lall CG, Mouraviev V et al. Urinary bladder cancer: role of MR imaging. Radiographics. 2012 Mar-Apr;32(2):371-87.

Capítulo 26

Cabeça e pescoço

Raquel Andrade Moreno
Laís Fajardo
Maíra de Oliveira Sarpi
Bruno Casola Olivetti
Rodrigo Watanabe Murakoshi

Carlos Toyama
Regina Lúcia Elia Gomes
Márcio Ricardo Taveira Garcia
Eloisa Maria Mello Santiago Gebrim

Objetivos

Capacitação dos residentes para diagnóstico das principais afecções clínicas e cirúrgicas que acometem a cabeça e o pescoço, por meio da tomografia computadorizada (TC) e da ressonância magnética (RM). Envolve o treinamento das seguintes habilidades:

» Avaliação das imagens, visando à elaboração dos principais diagnósticos diferenciais.
» Notificação imediata do resultado ao médico solicitante, por meio de relatórios e/ou de comunicação verbal, nos casos em que os achados sejam críticos.
» Discussão dos casos com as equipes cirúrgicas e clínicas.
» Colaboração na orientação aos residentes do console de tomografia, em relação aos protocolos de aquisição de imagens, técnicas operacionais e realização de manobras direcionadas durante a realização dos exames, conforme a hipótese diagnóstica.

Locais em que o estágio é realizado

Os residentes elaboram e liberam os laudos na sala de laudos do 3º andar do Instituto de Radiologia (InRad). Os residentes não desempenham atividade de console nesse estágio.

Reuniões

» Reunião quinzenal com os residentes do Departamento de Cirurgia de Cabeça e Pescoço: discussão dos aspectos cirúrgicos e radiológicos de casos trazidos pela preceptoria e por residentes da equipe de Cirurgia de Cabeça e Pescoço. Ocorre às segundas-feiras, a cada duas semanas, às 14h, na sala de reuniões do prédio administrativo do InRad.

» Reunião semanal do Departamento de Cirurgia da Cabeça e Pescoço: discussão clínico-cirúrgica e radiológica dos casos apresentados pelos residentes da equipe de Cirurgia de Cabeça e Pescoço. Ocorre às quartas-feiras, às 10h30, no anfiteatro do departamento de Cirurgia de Cabeça e Pescoço, localizado no 8º andar do Instituto Central do Hospital das Clínicas (ICHC). A presença é opcional.

» Reunião mensal da Cabeça e Pescoço: apresentação, pelos residentes, dos casos mais interessantes do mês, preferencialmente com confirmação diagnóstica. Ocorre na segunda sexta-feira do mês, das 7 às 8h na sala de *workstations* (*hands-on*) 1 ou 2 do prédio administrativo do InRad.

» Reunião dos casos didáticos do mês com os assistentes: os assistentes fazem uma discussão com os R1, R2 e R3 de 10 casos didáticos do serviço, abordando desde a propedêutica radiológica ao conteúdo teórico. Ocorre na última semana do mês, com dia e horário variados, na sala de laudos do InRad.

» Reunião semanal interdisciplinar das equipes de Oncologia em Cabeça e Pescoço: discussão clínica, cirúrgica, oncológica e radiológica dos casos mais duvidosos e/ou interessantes, trazidos pelos residentes das equipes de oncologia em Cabeça e Pescoço. Ocorre às segundas-feiras, às 18h30, no auditório do Icesp (6º andar).

» Reunião semanal da Cabeça e Pescoço: apresentações dos casos de cabeça e pescoço mais interessantes e/ou duvidosos vistos na semana, trazidos pelos R4 de imagem em oncologia. Ocorre às sextas-feiras, às 14h, na sala de laudos do Icesp no 1º subsolo.

» Grupo de estudos em cabeça e pescoço (Gecape-SPR): evento realizado pela Sociedade Paulista de Radiologia (SPR), no qual os R4 de cada serviço da cidade de São Paulo apresentam os casos mais interessantes do mês, seguidos por uma breve discussão sobre o conteúdo teórico. Ocorre às terças-feiras, a cada dois meses, no hotel Golden Tulip. A participação é opcional.

Atividades e duração dos estágios

» R1: estágio realizado integralmente no InRad, com duração de 15 dias. São responsáveis pelos laudos de tomografia de seios da face e ossos temporais, priorizando os exames dos pacientes internados, seguidos dos ambulatoriais.

» R2: estágio realizado integralmente no InRad, com duração de 15 dias. São responsáveis pelos laudos de tomografia de pescoço, órbitas, ossos temporais e seios da face, bem como pelas angiotomografias cervicais, priorizando os exames dos pacientes internados, seguidos dos ambulatoriais.

» R3: estágio realizado no InRad com duração de 30 dias. São responsáveis pelos laudos de ressonância magnética de face, órbitas, cavidades paranasais, base do crânio, ossos temporais, articulações temporomandibulares e pescoço, bem como angiorressonância cervical, priorizando os exames dos pacientes internados, seguidos dos ambulatoriais.

Liberações com os assistentes

Em todos os períodos, há assistentes escalados para liberar os exames com o grupo de residentes do mês, participando desde o R1 até o R4.

Os R4 ensinam anatomia e, no segundo semestre, podem liberar os exames de TC dos seios paranasais dos R1 que não tiverem dúvida, deixando os demais para o assistente liberar.

Os exames são assinados conforme as prioridades, na seguinte ordem: enfermarias, ambulatórios-prioridades e ambulatórios-rotina, sempre tentando fazer um rodízio dos diferentes níveis e discutindo o conteúdo teórico dos casos (Quadro 26.1).

Quadro 26.1 – Modelo de escala de liberação dos exames com os assistentes InRad

	Segunda	Terça	Quarta	Quinta	Sexta
Manhã	Assistente 1 Assistente 2	Assistente 3 Assistente 4	Assistente 1 Assistente 2 Assistente 3 Assistente 6	Assistente 3 Assistente 5	Assistente 1 Assistente 3 Assistente 4 Assistente 6
Tarde	Assistente 1 Assistente 2	Assistente 5	Assistente 1 Assistente 6 Assistente 7	Assistente 4 Assistente 8	Assistente 4 Assistente 6

Responsabilidades dos residentes

» Prioridades para elaboração e liberação dos exames: dar preferência às enfermarias do mês vigente, seguidas dos exames ambulatoriais, começando dos mais antigos para os mais recentes.

» Organização dos pedidos dos exames: certificar-se de que os laudos dos exames estão sendo elaborados e liberados, de acordo com a lista de prioridades fornecida pela secretaria.

» Arquivo didático: anotar os casos interessantes e didáticos no formulário eletrônico.

Competências mínimas

R1

» Seios paranasais: anatomia e suas variantes, processos inflamatórios, infecciosos, neoplasias benignas.

» Ossos temporais: anatomia e suas variantes; processos inflamatórios e infecciosos, fraturas e suas complicações.

R2

» Face: trauma, processos inflamatórios e infecciosos.

» Seios paranasais: anatomia e suas variantes, processos inflamatórios, infecciosos, neoplasias benignas, anomalias congênitas e tumores.

» Base do crânio: anatomia e suas variantes; principais processos inflamatórios e infecciosos, trauma.

- » Espaços cervicais: anatomia e suas variantes; principais doenças de cada espaço; conceito de lesão transespacial e multiespacial.
- » Ossos temporais: anatomia e suas variantes; más-formações; processos inflamatórios e infecciosos, trauma, tumores benignos e malignos, alterações pós-tratamento.
- » Cavidade oral e orofaringe: anatomia e suas variantes; lesões congênitas; trauma, processos inflamatórios e infecciosos, tumores.
- » Glândulas salivares: anatomia e suas variantes, processos inflamatórios e infecciosos.
- » Glândulas tireoide e paratireoides: anatomia e suas variantes, processos inflamatórios e infecciosos, tumores.
- » Órbitas: anatomia e suas variantes, processos inflamatórios e infecciosos, oftalmopatia endócrina, trauma, tumores.
- » Maxila e mandíbula: anatomia e suas variantes, processos inflamatórios e infecciosos; dentes (anatomia e principais doenças odontológicas).
- » Aplicação dos protocolos de TC.

R3

- » Base do crânio: anomalias congênitas e neoplasias (benignas e malignas).
- » Órbitas: processos inflamatórios e vasculares dos nervos ópticos, anomalias congênitas, lesões inflamatórias, más-formações vasculares, tumores.
- » Cavidade oral e orofaringe: tumores.
- » Glândulas salivares: tumores.
- » Glândula tireoide: tumores.
- » Faringe e laringe: tumores.
- » Linfonodos cervicais: níveis cervicais, sinais de comprometimento linfonodal e extensão extranodal, estadiamento.
- » Pescoço: lesões cervicais congênitas, estadiamento de lesões da face e de lesões cervicais.
- » Maxila e mandíbula: tumores, dentes (anatomia e principais doenças odontológicas), disfunção das articulações temporomandibulares (ATM).
- » Aplicação dos protocolos de RM, incluindo difusão e permeabilidade.

Avaliação
Prova
- » A prova do estágio é composta por testes de múltipla escolha e aborda o conteúdo teórico, baseando-se nos casos clínicos mais frequentes.
- » Ocorre sempre no último dia do estágio.
- » Há uma discussão das questões e dos temas abordados (*feed-back*) após a prova.

Desempenho cognitivo-comportamental
- » Avaliação da pontualidade, assiduidade, número de prévias, participação e comportamento na sala de laudos e nas reuniões.
- » Não há uma meta mínima de laudos para os residentes desse estágio, sendo valorizada sua participação nas discussões e nas atividades teórico-práticas que variam a cada mês.

Bibliografia sugerida
Livros
Cerri GG, Leite CC, Rocha MS (eds). Tratado de radiologia. Barueri: Manole; 2017. v.1.

Gebrim EMS, Chammas MC, Gomes RLE. Radiologia e diagnóstico por imagem: cabeça e pescoço. Rio de Janeiro: Grupo Gen-Guanabara Koogan; 2010.

Paes Jr AJO, Haetinger RG. CBR – Cabeça e Pescoço. São Paulo: Elsevier; 2017.

Sites
www.stadx.com.

Manobras na aquisição de imagens
Henrot P, Blum A, Toussaint B, Troufleau P, Stines J, Roland J. Dynamic maneuvers in local staging of head and neck malignancies with current imaging techniques: principles and clinical applications. Radiographics. 2003 Sep-Oct;23(5):1201-13.

Cavidades paranasais

Beale TJ, Madani G, Morley SJ. Imaging of the paranasal sinuses and nasal cavity: normal anatomy and clinically relevant anatomical variants. Semin Ultrasound CT MR. 2009 Feb;30(1):2-16.

Daniels DL, Mafee MF, Smith MM, Smith TL, Naidich TP, Brown WD et al. The frontal sinus drainage pathway and related structures. AJNR Am J Neuroradiol. 2003 Sep;24(8):1618-27.

Huang BY, Lloyd KM, DelGaudio JM, Jablonowski E, Hudgins PA. Failed endoscopic sinus surgery: spectrum of CT findings in the frontal recess. Radiographics. 2009 Jan-Feb;29(1):177-95.

Madani G, Beale TJ, Lund VJ. Imaging of sinonasal tumors. Semin Ultrasound CT MR. 2009 Feb;30(1):25-38.

Madani G, Beale TJ. Sinonasal inflammatory disease. Semin Ultrasound CT MR. 2009 Feb;30(1):17-24.

Face

Dreizin D, Nam AJ, Tirada N, Levin MD, Stein DM, Bodanapally UK et al. Multidetector CT of mandibular fractures, reductions, and complications: a clinically relevant primer for the radiologist. Radiographics. 2016 Sep-Oct;36(5):1539-64.

Hutto JR, Vattoth S. A practical review of the muscles of facial mimicry with special emphasis on the superficial musculoaponeurotic system. AJR Am J Roentgenol. 2015 Jan;204(1):W19-26.

Lowe LH, Booth TN, Joglar JM, Rollins NK. Midface anomalies in children. Radiographics. 2000 Jul-Aug;20(4):907-22.

Ramson ZR, Peacock ZS, Cohen HL, Choudhri AF. Radiology of cleft lip and palate: imaging for the prenatal period and throughout life. Radiographics. 2015 Nov-Dec;35(7):2053-63.

Rhea JT, Novelline RA. How to simplify the CT diagnosis of Le Fort fractures. AJR Am J Roentgenol. 2005 May;184(5):1700-5.

Ossos temporais

Abele TA, Wiggins RH 3rd. Imaging of the temporal bone. Radiol Clin North Am. 2015 Jan;53(1):15-36.

Adamo DA, Fender QA, Hyde BJ, Carlson ML, Koeller K, Lane JI. A pictorial essay of middle ear pathology correlating temporal bone CT and MRI with archived otoscopic photographs. Neurographics. 2017;7(2):76-87.

- Ahuja AT, Yuen HY, Wong KT, Yue V, van Hasselt AC. Computed tomography imaging of the temporal bone – normal anatomy. Clin Radiol. 2003 Sep;58(9):681-6.
- Baráth K, Huber AM, Stämpfli P, Varga Z, Kollias S. Neuroradiology of cholesteatomas. AJNR Am J Neuroradiol. 2011 Feb;32(2):221-9.
- Huang BY, Zdanski C, Castillo M. Pediatric sensorineural hearing loss, part 1: practical aspects for neuroradiologists. AJNR Am J Neuroradiol. 2012 Feb;33(2):211-7.
- Huang BY, Zdanski C, Castillo M. Pediatric sensorineural hearing loss, part 2: syndromic and acquired causes. AJNR Am J Neuroradiol. 2012 Mar;33(3):399-406.
- Wagner JS, Sakala MD, Chen MY, Kirse DJ, Williams DW, Zapadka ME. Imaging Evaluation for Cochlear Implantation. Neurographics. 2016;6(5):297-316.
- Joshi VM, Navlekar SK, Kishore GR, Reddy KJ, Kumar EC. CT and MR imaging of the inner ear and brain in children with congenital sensorineural hearing loss. Radiographics. 2012 May-Jun;32(3):683-98.
- Juliano AF, Ginat DT, Moonis G. Imaging review of the temporal bone: part I. Anatomy and inflammatory and neoplastic processes. Radiology. 2013 Oct;269(1):17-33.
- Juliano AF, Ginat DT, Moonis G. Imaging review of the temporal bone: part II. Traumatic, postoperative, and noninflammatory nonneoplastic conditions. Radiology. 2015 Sep;276(3):655-72.
- Phillips GS, LoGerfo SE, Richardson ML, Anzai Y. Interactive web-based learning module on CT of the temporal bone: anatomy and pathology. Radiographics. 2012 May-Jun;32(3):E85-105.
- Purcell D, Johnson J, Fischbein N, Lalwani AK. Establishment of normative cochlear and vestibular measurements to aid in the diagnosis of inner ear malformations. Otolaryngol Head Neck Surg. 2003 Jan;128(1):78-87.
- Razek AA, Huang BY. Lesions of the petrous apex: classification and findings at CT and MR imaging. Radiographics. 2012 Jan-Feb;32(1):151-73.
- Stone JA, Mukherji SK, Jewett BS, Carrasco VN, Castillo M. CT evaluation of prosthetic ossicular reconstruction procedures: what the otologist needs to know. Radiographics. 2000 May-Jun;20(3):593-605.
- Veillon F, Stierle JL, Dussaix J, Ramos-Taboada L, Riehm S. Imagerie de l'otospongiose: confrontation clinique et imagerie. J Radiol. 2006 Nov;87(11 Pt 2):1756-64.

Órbitas

Chung EM, Specht CS, Schroeder JW. Pediatric orbit tumors and tumorlike lesions: neuroepithelial lesions of the ocular globe and optic nerve. Radiographics. 2007 Jul-Aug;27(4):1159-86.

Imaging Characteristics of Common Postoperative Orbital Devices. Neurographics. 2016;6(6):404-15.

Meltzer DE. Orbital Imaging. Radiol Clin North Am. 2015 Jan;53(1):37-80.

Nguyen VD, Singh AK, Altmeyer WB, Tantiwongkosi B. Demystifying orbital emergencies: a pictorial review. Radiographics. 2017;37(3):947-62.

Tailor TD, Gupta D, Dalley RW, Keene CD, Anzai Y. Orbital neoplasms in adults: clinical, radiologic, and pathologic review. Radiographics. 2013 Oct;33(6):1739-58.

The Current Embryology of the Orbit. Neurographics. 2017;7(4):309-33.

Base do crânio e rinofaringe

Adams ME, Linn J, Yousry I. Pathology of the ocular motor nerves III, IV, and VI. Neuroimaging Clin N Am. 2008 May;18(2):261-82.

Badger D, Aygun N. Imaging of perineural spread in head and neck cancer. Radiol Clin North Am. 2017 Jan;55(1):139-149.

Borges A. Imaging of the central skull base. Neuroimaging Clinics of North America. 2009;19(4): 669-96.

Casselman J, Mermuys K, Delanote J, Ghekiere J, Coenegrachts K. MRI of the cranial nerves – more than meets the eye: technical considerations and advanced anatomy. Neuroimaging Clin N Am. 2008 May;18(2):197-231, preceding x.

Castillo M. Imaging of the upper cranial nerves I, III–VIII, and the cavernous sinuses. Magn Reson Imaging Clin N Am. 2002 Aug;10(3):415-31.

Chong VF, Khoo JB, Fan YF. Imaging of the nasopharynx and skull base. Neuroimag Clinic N Am. 2004;14(4): 695-719.

Iida E, Anzai Y. Imaging of paranasal sinuses and anterior skull base and relevant anatomic variations. Radiol Clin North Am. 2017 Jan;55(1):31-52.

Job J, Branstetter BF 4th. Imaging of the posterior skull base. Radiol Clin North Am. 2017 Jan;55(1):103-121.

Policeni BA, Smoker WR. Pathologic conditions of the lower cranial nerves IX, X, XI, and XII. Neuroimaging Clin N Am. 2008 May;18(2):347-68, xi.

Veillon F, Taboada LR, Eid MA, Riehm S, Debry C, Schultz P et al. Pathology of the facial nerve. Neuroimaging Clin N Am. 2008 May;18(2):309-20.

Espaços cervicais

Becker M, Mhawech P. The infrahyoid neck: CT and MR imaging Versus Histopathology. In: Gourtsoyiannis NC, Ros PR (eds). Radiologic-Pathologic Correlations from Head to Toe. New York: Springer; 2005. p.89-132.

Embryology, Variations, and Innervations of the Human Neck Muscles. Neurographics. 2017; 7(3):215-42.

Gamss C, Gupta A, Chazen JL, Phillips CD. Imaging evaluation of the suprahyoid neck. Radiol Clin North Am. 2015 Jan;53(1):133-44.

Kim HC, Han MH, Moon MH, Kim JH, Kim IO, Chang KH. CT and MR imaging of the buccal space: normal anatomy and abnormalities. Korean J Radiol. 2005 Jan-Mar;6(1):22-30.

Mills MK, Shah LM. Imaging of the perivertebral space. Radiol Clin North Am. 2015 Jan;53(1):163-80.

Shin JH, Lee HK, Kim SY, Choi CG, Suh DC. Imaging of parapharyngeal space lesions: focus on the prestyloid compartment. AJR Am J Roentgenol. 2001 Dec;177(6):1465-70.

Warshafsky D, Goldenberg D, Kanekar SG. Imaging anatomy of deep neck spaces. Otolaryngol Clin North Am. 2012 Dec;45(6):1203-21.

Cavidade oral e orofaringe

Garcia MR, Passos UL, Ezzedine TA, Zuppani HB, Gomes RL, Gebrim EM. Postsurgical imaging of the oral cavity and oropharynx: what radiologists need to know. Radiographics. 2015;35(3):804-18.

Law CP, Chandra RV, Hoang JK, Phal PM. Imaging the oral cavity: key concepts for the radiologist. Br J Radiol. 2011 Oct;84(1006):944-57.

Meesa IR, Srinivasan A. Imaging of the oral cavity. Radiol Clin North Am. 2015 Jan;53(1):99-114.

Laringe e hipofaringe

Becker M, Burkhardt K, Dulguerov P, Allal A. Imaging of the larynx and hypopharynx. Eur J Radiol. 2008;66(3):460-79.

Becker M, Zbären P, Casselman JW, Kohler R, Dulguerov P, Becker CD. Neoplastic invasion of laryngeal cartilage: reassessment of criteria for diagnosis at MR imaging. Radiology. 2008 Nov;249(2):551-9.

Ferreiro-Argüelles C1, Jiménez-Juan L, Martínez-Salazar JM, Cervera-Rodilla JL, Martínez-Pérez MM, Cubero-Carralero J et al. CT findings after laryngectomy. Radiographics. 2008 May-Jun;28(3):869-82.

Vocal Cord Paralysis: Review of Imaging Appearance and Etiologies. Neurographics. 2017;7(2):92-100.

Linfonodos

Eisenmenger LB, Wiggins RH 3rd. Imaging of head and neck lymph nodes. Radiol Clin North Am. 2015 Jan;53(1):115-32.

Hoang JK, Vanka J, Ludwig BJ, Glastonbury CM. Evaluation of cervical lymph nodes in head and neck cancer with CT and MRI: tips, traps, and a systematic approach. AJR Am J Roentgenol. 2013 Jan;200(1):W17-25.

Dentes/mandíbula/maxila

Boeddinghaus R, Whyte A. Current concepts in maxillofacial imaging. Eur J Radiol. 2008;66(3):396-418.

Chapman MN, Nadgir RN, Akman AS, Saito N, Sekiya K, Kaneda T et al. Periapical lucency around the tooth: radiologic evaluation and differential diagnosis. Radiographics. 2013;33(1):E15-32.

Curé JK, Vattoth S, Shah R. Radiopaque jaw lesions: an approach to the differential diagnosis. Radiographics. 2012;32(7):1909-25.

Dunfee BL, Sakai O, Pistey R, Gohel A. Radiologic and pathologic characteristics of benign and malignant lesions of the mandible. Radiographics. 2006;26(6):1751-68.

Scheinfeld MH, Shifteh K, Avery LL, Dym H, Dym RJ. Teeth: what radiologists should know. Radiographics. 2012;32(7):1927-44.

Glândulas tireoide e paratireoides

Bahl M, Sepahdari AR, Sosa JA, Hoang JK. Parathyroid adenomas and hyperplasia on four-dimensional CT scans: three patterns of enhancement relative to the thyroid gland justify a three-phase protocol. Radiology. 2015 Nov;277(2):454-62.

Hoang JK, Sosa JA, Nguyen XV, Galvin PL, Oldan JD. Imaging thyroid disease: updates, imaging approach, and management pearls. Radiol Clin North Am. 2015;53(1):145-61.

Hoang JK, Sung WK, Bahl M, Phillips CD. How to perform parathyroid 4D CT: tips and traps for technique and interpretation. Radiology. 2014 Jan;270(1):15-24.

Nachiappan AC, Metwalli ZA, Hailey BS, Patel RA, Ostrowski ML, Wynne DM. The thyroid: review of imaging features and biopsy techniques with radiologic-pathologic correlation. Radiographics. 2014 Mar-Apr;34(2):276-93.

Zander DA, Smoker WR. Imaging of ectopic thyroid tissue and thyroglossal duct cysts. Radiographics. 2014 Jan-Feb;34(1):37-50.

Glândulas salivares

Espinoza S, Halimi P. Interpretation pearls for MR imaging of parotid gland tumor. Eur Ann Otorhinolaryngol Head Neck Dis. 2013 Feb;130(1):30-5.

Lee YY, Wong KT, King AD, Ahuja AT. Imaging of salivary gland tumours. Eur J Radiol. 2008 Jun;66(3):419-36.

Rastogi R, Bhargava S, Mallarajapatna GJ, Singh SK. Pictorial essay: Salivary gland imaging. Indian J Radiol Imaging. 2012;22(4):325-33.

Articulações temporomandibulares

Petscavage-Thomas JM, Walker EA. Unlocking the jaw: advanced imaging of the temporomandibular joint. AJR Am J Roentgenol. 2014 Nov;203(5):1047-58.

Tomas X, Pomes J, Berenguer J, Quinto L, Nicolau C, Mercader JM et al. MR imaging of temporomandibular joint dysfunction: a pictorial review. Radiographics. 2006 May-Jun;26(3):765-81.

Oncologia em cabeça e pescoço

Amin MB, Greene FL, Edge SB, Compton CC, Gershenwald JE, Brookland R et al. The Eighth Edition AJCC Cancer Staging Manual: Continuing to build a bridge from a population-based to a more "personalized" approach to cancer staging. CA Cancer J Clin. 2017;67(2):93-99.

Landry D, Glastonbury CM. Squamous cell carcinoma of the upper aerodigestive tract: a review. Radiol Clin North Am. 2015;53(1):81-97.

Lydiatt WM, Patel SG, O'Sullivan B, Brandwein MS, Ridge JA, Migliacci JC et al. Head and neck cancers – major changes in the American Joint Committee on cancer eighth edition cancer staging manual. CA Cancer J Clin. 2017 Mar;67(2):122-137.

Razek AA, Huang BY. Soft tissue tumors of the head and neck: imaging-based review of the WHO classification. Radiographics. 2011;31(7):1923-54.

Saito N, Nadgir RN, Nakahira M, Takahashi M, Uchino A, Kimura F et al. Posttreatment CT and MR imaging in head and neck cancer: what the radiologist needs to know. Radiographics. 2012 Sep-Oct;32(5):1261-82.

Vandecaveye V, De Keyzer F, Nuyts S, Deraedt K, Dirix P, Hamaekers P et al. DW-MRI of postradiotherapeutic head and neck tumor recurrence. Int J Radiat Oncol Biol Phys. 2007;67(4):960-71.

Miscelânea

Capps EF, Kinsella JJ, Gupta M, Bhatki AM, Opatowsky MJ. Emergency imaging assessment of acute, nontraumatic conditions of the head and neck. Radiographics. 2010;30(5):1335-52.

Fujita A, Sakai O, Chapman MN, Sugimoto H. IgG4-related disease of the head and neck: CT and MR imaging manifestations. Radiographics. 2012 Nov-Dec;32(7):1945-58.

Griauzde J, Srinivasan A. Imaging of vascular lesions of the head and neck. Radiol Clin North Am. 2015;53(1):197-213.

LaPlante JK, Pierson NS, Hedlund GL. Common pediatric head and neck congenital/developmental anomalies. Radiol Clin North Am. 2015 Jan;53(1):181-96.

Capítulo 27
Radiologia oncológica – Medicina Interna

Hugo Costa Carneiro
Regis O. F. Bezerra
Andréa Badra
Márcio Ricardo Taveira Garcia

Locais em que o estágio é realizado
» R3:
   – Icesp.

Os assistentes do abdome disponíveis para liberação de exames se dividem nos seguintes grupos:
» Ensino/revisão: o assistente deverá liberar os exames previados do Centro de Atendimento de Intercorrências Oncológicas (CAIO), Unidade de Terapia Intensiva (UTI) e Enfermaria, e, depois de zerados, deverá passar para os casos de ambulatório. Residentes devem acompanhar a liberação dos exames urgentes e procurar o assistente designado no período. Os exames urgentes previados serão liberados no mesmo período.
» Urgências: o assistente laudará os exames urgentes sem prévias e será responsável pelo controle da pilha ao final do período. Após essa atividade, continuará laudando os exames previados urgentes e, depois, os ambulatoriais.

» Observação: os exames triplos (tórax + abdome + pelve) deverão, preferencialmente, ser laudados em conjunto.
» A escala de liberação com os assistentes consta no Quadro 27.1.

Quadro 27.1 – Escala de liberação com os assistentes

Abdome	Segunda	Terça	Quarta	Quinta	Sexta
Manhã	Assistente 1 Assistente 2 Assistente 3 Assistente 4 Assistente 5	Assistente 5 Assistente 7 Assistente 8 Assistente 9	Assistente 1 Assistente 7 Assistente 3 Assistente 9 Assistente 10 Assistente 11 Assistente 8	Assistente 7 Assistente 8 Assistente 10 Assistente 11 Assistente 6	Assistente 9 Assistente 7 Assistente 10
Tarde	Assistente 1 Assistente 5 Assistente 4 Assistente 6	Assistente 2 Assistente 5 Assistente 4	Assistente 1 Assistente 2 Assistente 11 Assistente 8	Assistente 6 Assistente 3 Assistente 4 Assistente 11 Assistente 2	Assistente 6 Assistente 3

Tórax	Segunda	Terça	Quarta	Quinta	Sexta
Manhã	Assistente 1			Assistente 2 Assistente 1	Assistente 1 Assistente 3
Tarde	Assistente 2	Assistente 1 Assistente 3	Assistente 2	Assistente 3 Assistente 2	Assistente 3

Reuniões

» Reunião semanal de casos do Icesp: casos interessantes são apresentados, seguidos de breve revisão da literatura sobre o tema. A reunião semanal ocorre às segundas-feiras, às 11h, na sala de laudos do 1º subsolo do Icesp. Na última semana do mês, a reunião é conjunta com o Hospital de Barretos, por meio de videoconferência, e é realizada no auditório do 6º andar do Icesp.
» Reunião semanal de casos de abdome do pronto atendimento: casos interessantes vistos pelo R4 de plantão durante o fim de semana são apresentados, seguidos de discussão. A reunião ocorre às segundas-feiras, às 7h, na sala de laudos do 1º subsolo do Icesp;

- » Reunião semanal de casos do abdome-gastrointestinal: casos interessantes de radiologia do sistema gastrointestinal são discutidos. A reunião ocorre às terças-feiras, às 7h, na sala de laudos do 1º subsolo do Icesp.
- » Reunião semanal conjunta intervenção-abdome Icesp: a cada semana um assunto de radiologia abdominal é apresentado por um R4, de acordo com cronograma anual. São ainda apresentados e discutidos casos interessantes de radiologia abdominal. A reunião ocorre às terças-feiras, às 10h, no 6º andar do Icesp.
- » Reunião semanal do grupo de tórax Icesp: ocorre nas quintas-feiras, às 7h, na sala de laudos do 1º subsolo do Icesp.
- » Reunião semanal didática do grupo de abdome Icesp: são discutidos temas teóricos, previamente divulgados, por meio de casos reais. A reunião ocorre às quintas-feiras, às 10h, na sala de laudos do 1º subsolo do Icesp.

Competências mínimas

R3

- » Tomografia computadorizada (TC): emergências oncológicas. Diagnóstico, estadiamento e acompanhamento pós-tratamento de neoplasias diversas, destacando-se: pulmão e alças intestinais.
- » Ressonância magnética (RM): diagnóstico, estadiamento e acompanhamento pós-tratamento de neoplasias diversas, destacando-se: tumores hepáticos, vias biliares e pancreáticos, tumores neuroendócrinos, retais, ginecológicos, trato urinário e próstata, sarcomas.

Elaboração de laudos – metas

- » R3 - 75 laudos (TC e RM).

Avaliação (desempenho cognitivo-comportamental)

Prova teórica e prática avaliando os temas supracitados. Avaliação da assiduidade, número de prévias, participação, responsabilidade e comportamento na sala de laudos.

Responsabilidades

R3

- » Consoles de tomografia e de ressonância magnética, de acordo com escala combinada com os R4 do Icesp. Nesse momento, deverão ainda efetuar o pré-laudo dos exames do pronto-socorro (CAIO), UTI e enfermarias, e solicitar sua liberação junto aos assistentes por meio do grupo do WhatsApp®. É responsabilidade do médico do console a orientação de todos os exames de urgência, assim como o aviso dos achados críticos diretamente aos médicos-assistentes por meio do telefone e, também, formalização no sistema Tasy.
- » Organizar e laudar a pilha de TC e RM a serem laudadas, administrando as prioridades, em especial os pacientes do CAIO, UTI e enfermarias.
- » Frequentar as reuniões científicas.
- » Previar exames ambulatoriais de RM relativos às doenças mais prevalentes no Instituto.

Leitura sugerida

R3

Livro

Cerri GG, Leite CC, Rocha MS. Tratado de radiologia. Barueri: Manole; 2017. v. 2. p. 186-207; 655-67; 767-85; 838-47.

Artigos

Al-Hawary MM, Francis IR, Chari ST, Fishman EK, Hough DM, Lu DS et al. Pancreatic ductal adenocarcinoma radiology reporting template: consensus statement of the Society of Abdominal Radiology and the American Pancreatic Association. Radiology. 2014 Jan;270(1):248-60.

Choi JY, Lee JM, Sirlin CB. CT and MR imaging diagnosis and staging of hepatocellular carcinoma: part I. Development, growth, and spread: key pathologic and imaging aspects. Radiology. 2014 Sep;272(3):635-54.

Choi JY, Lee JM, Sirlin CB. CT and MR imaging diagnosis and staging of hepatocellular carcinoma. Part II. Extracellular agents, hepatobiliary agents, and ancillary imaging features. Radiology. 2014 Oct;273(1):30-50.

Detterbeck FC, Boffa DJ, Kim AW, Tanoue LT. The eighth edition lung cancer stage classification. Chest. 2017 Jan;151(1):193-203.

Goldstraw P, Chansky K, Crowley J, Rami-Porta R, Asamura H, Eberhardt WE et al. The IASLC lung cancer staging project: proposals for revision of the TNM stage groupings in the forthcoming (eighth) edition of the TNM classification for lung cancer. J Thorac Oncol. 2016 Jan;11(1):39-51.

Pedrosa I, Sun MR, Spencer M, Genega EM, Olumi AF, Dewolf WC et al. MR Imaging of renal masses: correlation with findings at surgery and pathologic analysis. Radiographics. 2008 Jul-Aug;28(4):985-1003.

Rusch VW, Asamura H, Watanabe H, Giroux DJ, Rami-Porta R, Goldstraw P. The IASLC lung cancer staging project: a proposal for a new international lymph node map in the forthcoming seventh edition of the TNM classification for lung cancer. J Thorac Oncol. 2009 May;4(5):568-77.

Seale MK, Catalano OA, Saini S, Hahn PF, Sahani DV. Hepatobiliary-specific MR contrast agents: role in imaging the liver and biliary tree. Radiographics. 2009 Oct;29(6):1725-48.

Seo JB, Im JG, Goo JM, Chung MJ, Kim M. Atypical pulmonary metastases: spectrum of radiologic findings. Radiographics. 2001 Mar-Apr;21(2):403-17.

Taylor FG, Swift RI, Blomqvist L, Brown G. A Systematic approach to the interpretation of preoperative staging MRI for rectal cancer. AJR Am J Roentgenol. 2008 Dec;191(6):1827-35.

Tirumani SH, Kim KW, Nishino M, Howard SA, Krajewski KM, Jagannathan JP et al. Update on the role of imaging in management of metastatic colorectal cancer. Radiographics. 2014 Nov-Dec;34(7):1908-28.

Torrisi JM, Schwartz LH, Gollub MJ, Ginsberg MS, Bosl GJ, Hricak H. CT Findings of chemotherapy induced toxicity: what radiologists need to know about the clinical and radiologic manifestations of chemotherapy toxicity. Radiology. 2011 Jan;258(1):41-56.

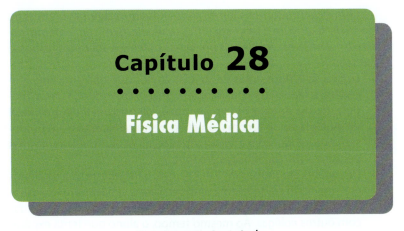

Capítulo 28
Física Médica

Maria Concepción García Otaduy
Khallil Taverna Chaim
Miguel José Francisco Neto
Raquel Andrade Moreno

Neste capítulo, discorremos sobre como deve ser abordada a Física que o residente de Radiologia precisa dominar para lidar, de maneira confiante e competente, com as diversas técnicas de diagnóstico por imagem. Assim, o conteúdo desse estágio pode ser dividido em três grandes temas: ultrassonografia, raios X/tomografia computadorizada (TC) e ressonância magnética (RM), sendo que cada tema é dividido em vários módulos conforme descrito nas páginas a seguir. Mas, antes de começar com a descrição técnica, gostaríamos de dedicar alguns parágrafos para relatar nossa experiência dando aula sobre esse assunto.

O termo da disciplina "Física Médica" é assustador para a maioria dos residentes, por isso utilizamos uma abordagem teórico-prática, com utilização de exemplos radiológicos práticos e ilustrativos. A apresentação de equações é minimizada, sendo mostrados exemplos de causa e efeito: "O que acontece se aumentamos ou diminuímos tal parâmetro?". Evitamos cobrar conceitos e respostas decoradas nas provas, priorizando o raciocínio físico conceitual, garantindo que o residente possa aplicar, de maneira mais coerente, o conteúdo à prática na residência.

Com esse intuito, nos últimos anos, utilizamos algumas práticas do método de *Team-Based Learning* (TBL), aprendizagem com enfoque colaborativo e base em equipe. Os principais conceitos aplicados no nosso curso são:

- » Leitura de artigos antes da aula: os alunos se preparam com antecedência, lendo individualmente a bibliografia indicada para o módulo. No dia da aula, logo no início, é aplicado um teste individual de múltipla escolha, com o objetivo mensurar quanto o aluno conseguiu aprender com a leitura. Após recolher esse teste, as mesmas perguntas são trabalhadas em grupo.
- » Discussões em grupos de 5 a 7 alunos: isso garante que os alunos com maior dificuldade em entender alguns conceitos mais abstratos tenham oportunidade suficiente de esclarecer suas dúvidas com outros colegas. Ao mesmo tempo, o aluno que tenta explicar um conceito para seu par consegue consolidar sua linha de raciocínio e assimilar melhor os novos conhecimentos adquiridos.
- » Cada equipe tem de chegar a um consenso sobre as respostas de cada pergunta, e todas as equipes apresentam a resposta ao mesmo tempo. A ideia é que, com o trabalho em grupo, o conhecimento seja aprofundado, e que o aluno perceba e consiga mensurar quanto seu desempenho melhorou no teste por meio do trabalho em equipe. As respostas dadas pelos grupos são imediatamente corrigidas pelo professor, que aproveitará o momento para esclarecer dúvidas. Nesse teste, as perguntas são, intencionalmente, um pouco ambíguas, para que surjam discussões e situações nas quais um grupo possa "apelar" para que sua resposta também seja considerada correta. Esse tipo de discussão é desejado e altamente enriquecedor para sala de aula. O professor deverá mostrar habilidade para explorar ao máximo esse tipo de situação.

Por sugestão dos nossos alunos ao longo dos anos, o trabalho em sala de aula se inicia com uma palestra do professor sobre conceitos fundamentais acerca do tema, antes de o aluno ler a bibliografia e fazer os testes. Dada a dificuldade do entendimento da Física, os alunos alegam que o grau de aproveitamento da leitura da bibliografia sugerida é muito baixo, sem antes haver alguma aula sobre o tema.

Portanto, a estrutura do curso para determinado módulo (por exemplo, "Bases Físicas dos Raios X") seguiria, então, a dinâmica ilustrada no Quadro 28.1.

Quadro 28.1 – Esquema da dinâmica seguida para cada módulo da Física de Diagnóstico por Imagem

Apresentação do conteúdo do módulo (60-90 minutos)	Preparação antes do teste	Verificação do preparo (60-90 minutos)	Aplicação dos conceitos aprendidos (estágio prático)
Aula teórica	Estudo individual	1. Teste individual 2. Teste por equipe 3. Discussão com o professor	Atividades práticas

O Quadro 28.2 resume a dinâmica utilizada para cada módulo. As duas aulas de cada módulo serão dadas, de preferência, na mesma semana.

Por último, é importante ressaltar que a cada ano da residência são oferecidos diferentes módulos da Física Médica. Para garantir o sucesso da abordagem teórico-prática, os conceitos teóricos sobre determinado módulo devem ser introduzidos durante o estágio prático do residente nessa técnica. Por esse motivo, sugerimos a seguinte divisão, que poderá ser modificada de acordo com a estrutura de estágio de cada serviço:

» R1: ultrassonografia, raios X e conceitos básicos de TC.
» R2: conceitos básicos e avançados de TC e conceitos básicos de RM.
» R3: conceitos básicos e avançados de RM.

Quadro 28.2 – Dinâmica seguida no curso para cada módulo da Física Médica

Aula 1* (teórica)	Aula expositiva do professor Leitura individual da bibliografia sugerida para o módulo (deve ser indicada uma leitura mínima, compatível com o prazo, e bibliografia adicional, para quem quiser se aprofundar no assunto)
Aula 2* (teórica-prática)	Teste individual e teste em equipe, com orientação do professor e discussão
Durante o estágio	Aplicação dos conceitos adquiridos na rotina clínica da residência. Nesse processo, é essencial contar com a colaboração dos preceptores, radiologistas, físicos, biomédicos, técnicos ou tecnólogos do serviço, que deverão se mostrar acessíveis e solícitos para esclarecer dúvidas pontuais do residente durante todo o estágio
Final do curso	Prova final, que terá o maior peso na nota do aluno. Essa prova será feita individualmente, ao término do curso inteiro, e, dessa vez, as perguntas não poderão ser ambíguas. O tipo de pergunta deverá seguir o modelo das provas de Física para o título de Especialista do Colégio Brasileiro de Radiologia

*de preferência as aulas 1 e 2 deverão ser ministradas na mesma semana.

A seguir, será descrito o conteúdo que deve ser incluído em cada módulo.

Ultrassonografia

Bases físicas do modo-B

» Geração da onda:
- Conceito de onda.
- Propriedade fundamental da onda: transmitir energia sem transmitir matéria.

- Classificação das ondas: mecânicas *versus* eletromagnéticas.
- Conceito de onda sonora.
- Estudo matemático da onda: conceitos de frequência, período e comprimento de onda.
- Classificação do som conforme a frequência.
- Geração do ultrassom: efeito piezoelétrico.
- Funcionamento dos transdutores.

» Formação da imagem: interação da onda sonora com o meio:
  - Propagação e reflexão do som nas diversas estruturas do organismo.
  - Impedância acústica (Z) = velocidade × densidade.
  - Reflexão: relacionada com impedância (Z) e com o seno do ângulo formado entre o feixe sonoro e a interface refletora.
  - Reflexão especular.
  - Reflexão não especular.
  - Refração.
  - Atenuação: velocidade de propagação nos diversos tecidos.

» Nomenclatura da imagem e sua relação com os conceitos físicos:
  - Estruturas anecoicas: não refletem.
  - Ecogênicas: refletem o feixe de ultrassom.

» Tipos de transdutores.
» Modo A, B e M.
» Qualidade da imagem:
  - Resolução axial e lateral.
  - Relação com a frequência.

» Artefatos:
  - Artefatos de propagação.
  - Artefatos de reflexão: reverberação, cauda de cometa, *ring down*, imagem em espelho.
  - Interferência.
  - Refração.
  - Atenuação:
    - Sombra acústica.
    - Reforço acústico.

» Física da harmônica:
  - Pulso invertido.
  - Aplicação da harmônica no contraste por microbolhas.

- » Bibliografia indicada para o módulo de bases físicas da Ultrassonografia do modo-B:
    - Choudhry S, Gorman B, Charboneau JW, Tradup DJ, Beck RJ, Kofler JM et al. Comparison of Tissue Harmonic Imaging with Conventional US in Abdominal Disease. Radiographics. 2000 Jul-Aug;20(4):1127-35.
    - Hangiandreou NJ. AAPM/RSNA Physics Tutorial for Residents: Topics in US B-mode US: Basic Concepts and New Technology. Radiographics. 2003;23:1019-33.
    - Prabhu SJ, Kanal K, Bhargava P. Ultrasound Artifacts Classification, Applied Physics With Illustrations, and Imaging Appearances. Ultrasound Quarterly. 2014;30:145-57.
    - Sites BD, Brull R, Chan VW, Spence BC, Gallagher J, Beach ML et al. Artifacts and Pitfall Errors Associated With Ultrasound-Guided Regional Anesthesia. Part I: Understanding the Basic Principles of Ultrasound Physics and Machine Operations. Reg Anesth Pain Med. 2007 Sep-Oct;32(5):412-8.
    - US Artifacts, Myra K, Feldman MK, Sanjeev Katyal S, Blackwood MS. Radiographics. 2009;29:1179-89.
    - Wilson SR, Burns PN. Liver mass evaluation with ultrasound: the impact of microbubble contrast agents and pulse inversion imaging. Sem Liver Dis. 2001;21:147-59.

Bases físicas da técnica Doppler

- » Física do efeito Doppler:
    - Conceito.
    - Efeito Doppler na prática.
    - Equação Doppler.
    - Onda pulsada *versus* onda contínua.
- » Modos de onda pulsada:
    - Pulso espectral:
        - Conceitos fundamentais: ângulo, frequência de repetição do pulso (PRF), volume de amostra, linha de base, ganho.
        - Parâmetros: índices de resistência e pulsatilidade (cálculos e significado).
    - Colorido: múltiplos *gates* em uma matriz (*box*):
        - Filtro de parede.

- Artefatos de *aliasing*.
- Vantagens e desvantagens.
- Modos duplex e triplex.
- Doppler de potência.
» Padrões de curvas: arterial e venosa.
» Artefatos no Doppler colorido e pulsado:
    - *Aliasing*;
    - Filtro de parede alto.
    - Uso inadequado do ângulo.
    - Artefato em espelho.
    - Artefato *Twinckle* e sua utilidade.
» Bibliografia indicada para o módulo de bases físicas da técnica Doppler:
    - Boote EF. AAPM/RSNA Physics Tutorial for Residents: Topics in US. Doppler US Techniques: Concepts of Blood Flow Detection and Flow Dynamics. Radiographics. 2003;23:1315-27.
    - Campbell SC, Cullinan JA, Rubens DJ. Slow Flow or No Flow? Color and Power Doppler US Pitfalls in the Abdomen and Pelvis. Radiographics. 2004;24:497-506.
    - Francolin PC, Germano MADN, Ventura C et al. Artifacts and pitfalls in Dopplervelocimetry. European Congress of Radiology; 2011.
    - Merritt CR. Doppler US: the basics. Radiographics. 1991; 11:109-19.
    - Rohren EM, Kliewer MA, Carroll BA, Hertzberg BS. A spectrum of Doppler waveforms in the carotid and vertebral arteries. AJR Am J Roentgenol. 2003;181:1695-704.

Raios X e TC

Bases físicas dos raios X

» Conceitos básicos sobre os raios X:
    - Espectro eletromagnético e radiações ionizantes.
    - Conceitos sobre energia dos fótons e ondas eletromagnéticas.
    - Conceitos de atenuação e densidade dos tecidos.
» Geração dos raios X:
    - Geração de fótons de raios X por *Bremsstrahlung*.
    - Conceitos de ânodo e cátodo.

- Detalhes construtivos dos tubos de raios X.
- Diferença de potencial entre ânodo e cátodo (kV).
- Corrente elétrica acelerada entre ânodo e cátodo (mA).
- Espectro típico dos raios X e raios X característicos.
- Efeito fotoelétrico, efeito anódico e ponto focal.

» Formação da Imagem:
- Detalhes construtivos dos equipamentos de raios X.
- Filtros inerentes e adicionais (camada semirredutora).
- Espalhamento Compton.
- Conceito de grades antidifusoras.
- Agentes de contraste.
- Detalhes específicos para mamografia e fluoroscopia.

» Fatores que influenciam a qualidade das imagens:
- Distância paciente-filme (ampliação).
- Lei do inverso do quadrado da distância.
- Tipo de ânodo e filtros adicionais.
- Distorções geométricas.
- Influências do kV e mA no espectro de raios X.
- Radiografia convencional e digital.

» Proteção radiológica:
- Grandezas e unidades radiológicas de dose de radiação.
- Limites de doses.
- Equipamentos de proteção individual (EPI).
- Dosímetros de monitoramento de dose.

» Bibliografia indicada para o módulo de bases físicas dos raios X:
- Barnes GT. Contrast and scatter in x-ray imaging. Radiographics. 1991;11:307-23.
- Bushberg JT. The AAPM/RSNA Physics Tutorial for Residents. X-ray Interactions. Radiographics. 1998;18:457-68.
- Mcketty H. The AAPM/RSNA physics tutorial for residents. X-ray attenuation. Radiographics. 1998;18:151-63.
- Schueler BA. Clinical applications of basic x-ray physics principles. Radiographics. 1998;18:731-44.
- Schueler BA. The AAPM/RSNA Physics Tutorial for Residents. Fluoroscopic Imaging 1. Radiographics. 2000;20:1115-26.
- Villafana T. AAPM Tutorial: Generators, x-ray tubes, and exposure geometry in mammography. Radiographics. 1990; 10:539-54.

Bases físicas da TC

» Formação da imagem:
- Diferentes ângulos de incidência de raios X (projeções).
- Perfil de Atenuação e *Raw Data*.
- Métodos de reconstrução (por exemplo, retroprojeção filtrada).
- Escala de Hounsfield (Número de TC).

» Equipamentos de TC:
- Equipamentos não helicoidais (1ª à 4ª geração).
- Equipamentos helicoidais.
- Evolução dos equipamentos com múltiplas filas de detectores.
- Conceitos de *pitch*.
- Colimação e arranjo de detectores.
- Equipamentos de dupla energia.
- Estratégias para redução de dose.

» Fatores que influenciam a qualidade das imagens:
- Filtros adicionais e inerentes.
- Filtros computacionais (Kernel).
- Influências do kV, mA, *pitch* e Kernel.
- Artefatos (aquisição, reconstrução e instrumentais).
- Agentes de contraste e fluxo de injeção.

» Ferramentas computacionais:
- Predefinições de janelamento na visualização (brilho e contraste).
- Reconstrução multiplanar (MPR).
- Projeção de intensidade máxima (MIP).
- Projeção de intensidade mínima (MinIP).
- Renderização volumétrica (VRT).

» Proteção radiológica:
- Grandezas e unidades radiológicas de dose de radiação.
- Índices de dose na TC (CTDI) e DLP.
- Limites de doses.
- Equipamentos de proteção individual (EPI).
- Dosímetros de monitoramento de dose.

» Bibliografia indicada para o módulo de bases físicas da TC:
- Barrett JF, Keat N. Artifacts in CT: Recognition and Avoidance. Radiographics. 2004;24:1679-91.

- Cody DD. AAPM/RSNA Physics Tutorial for Residents: Topics in CT Image Processing in CT 1. Radiographics. 2002;22:1255-68.
- Detector M. The AAPM/RSNA Physics Tutorial for Residents Search for Isotropic Resolution in CT. Radiographics. 2002;22:949-62.
- Flohr TG, Schaller S, Stierstorfer K et al. Multi-Detector Row CT Systems and Image-Reconstruction Techniques. Radiology. 2005;235;756-73.
- Hallett RL, Fleischmann D. Tools of the Trade for CTA: MDCT Scanners and Contrast Medium Injection Protocols Techniques in Vascular and Interventional. Radiology. 2007;9:134-42.
- McNitt-Gray MF. AAPM/RSNA Physics Tutorial for Residents: Topics in CT Radiation Dose in CT1. Radiographics. 2002;22:1541-53.
- Yu L, Liu X, Leng S et al. Radiation dose reduction in computed tomography: techniques and future perspective. Imaging Med. 2009;1:65-84.

Bases físicas da RM

Geração do sinal de RM

» Propriedades magnéticas do núcleo:
  - Conceito de *spin* magnético nuclear.
  - O hidrogênio em comparação aos outros núcleos magnéticos.
» Campo magnético estático B_0:
  - Tipos de aparelho: supercondutores, magnetos permanentes e de resistência.
  - Força do campo magnético.
  - Interação do campo magnético estático com o *spin* magnético.
  - Frequência de Larmor e magnetização resultante.
» Campo magnético oscilante B_1:
  - Tipos de bobina de radiofrequência transmissoras e receptoras.
  - Efeito de ressonância.
  - Conceito do *flip angle*.

- » Relaxamento dos *spins*:
    - Relaxamento longitudinal (T1).
    - Relaxamento transversal (T2).
    - Conceito de *free induction decay* (FID) – decaimento de indução livre.
    - Relaxamento T2.
- » Conceito de susceptibilidade magnética:
    - Ferromagnetismo.
    - Paramagnetismo.
    - Diamagnetismo.
- » Detecção do sinal de RM:
    - FID ou *spin*-eco.
    - Sequência tipo *spin*-eco (SE).
    - Sequência tipo gradiente-eco (GRE).
- » Bibliografia indicada para o módulo de Geração do Sinal de RM:
    - http://rle.dainf.ct.utfpr.edu.br/hipermidia/images/documentos/Principios_fisicos_da_ressonancia_magnetica.pdf. Páginas: 1-14.
    - Otaduy MCG, Toyama C, Nagae L et al. Técnicas de obtenção das imagens em neurorradiologia. In: Leite CC, Amaro Jr E, Lucato LT (eds). Neurrorradiologia – diagnóstico por imagem das alterações encefálicas. Rio de Janeiro: Guanabara Koogan; 2008. p.1-47.
    - Pooley RA. AAPM/RSNA physics tutorial for residents fundamental physics of MR imaging. Radiographics. 2005;25:1087-99.

Formação da imagem por RM

- » Codificação espacial do sinal de RM:
    - Gradientes e sua ação sobre o campo magnético estático.
    - Seleção de fatia.
    - Codificação de frequência.
    - Codificação de fase.
    - Espaço k.
    - Aquisição 2D *versus* aquisição 3D.
- » Parâmetros de imagem na RM:
    - FOV, matriz, espessura, TE, TR, *flip angle* e NEX.
    - Parâmetros e tempo de aquisição.

- Parâmetros e relação sinal ruído.
- Parâmetros e contraste.
» Manipulação do contraste na RM:
  - Pulso de saturação.
  - Pulso de inversão.
  - Pulso de transferência de magnetização.
  - Injeção de contraste de gadolínio.
» Bibliografia indicada para o módulo de Formação de Imagem por RM:
  - Bitar R, Leung G, Perng R et al. MR pulse sequences: what every radiologist wants to know but is afraid to ask. Radiographics. 2006;26:513-37.
  - http://rle.dainf.ct.utfpr.edu.br/hipermidia/images/documentos/Principios_fisicos_da_ressonancia_magnetica.pdf Páginas 14-42.
  - Otaduy MCG, Toyama C, Nagae L et al. Técnicas de obtenção das imagens em neurorradiologia. In: Leite CC, Amaro Jr E, Lucato LT (eds). Neurorradiologia – diagnóstico por imagem das alterações encefálicas. Rio de Janeiro: Guanabara Koogan; 2008. p.1-47.
  - Westbrook C, Roth CK, Talbot J. Basic Principles. In: Westbrook C, Roth CK, Talbot J (eds). MRI in practice. 4.ed. Hoboken: Wiley-Blackwell; 2011. p.1-20.

Artefatos de RM e sua correção

» Artefatos de movimento:
  - Movimento do paciente.
  - Movimento respiratório.
  - Fluxo vascular e liquórico.
» Artefatos de susceptibilidade magnética.
» Artefatos decorrentes da codificação da imagem:
  - Artefato de *aliasing*.
  - Artefato de *chemical shift*.
  - Artefato de Gibbs *ringing*.
  - Artefatos na seleção da fatia (*cross talk and cross excitation*).
  - Artefatos de aquisição paralela.

- » Artefatos de *spike*.
- » Qualidade das imagens *fast spin echo* (FSE) e *echo planar imaging* (EPI).
- » Bibliografia indicada para o módulo de Artefatos de RM e sua correção:
  - http://rle.dainf.ct.utfpr.edu.br/hipermidia/images/documentos/Principios_fisicos_da_ressonancia_magnetica.pdf. p.51-100.
  - Moreli JN, Runge VM, Ai F et al. An image-based approach to understanding the physics of MR artifacts. Radiographics. 2011;31:849-66.

Aspectos de segurança em RM

Esse módulo é dado *on-line*, pois já faz parte da rotina do nosso serviço de RM que os novos integrantes assistam a uma aula em vídeo e completem individualmente uma prova de múltipla escolha sobre aspectos de segurança de RM.

- » Materiais ferromagnéticos, paramagnéticos e diamagnéticos.
- » Sinalização de segurança dos diferentes ambientes e dos objetos no serviço de RM.
- » Efeito projétil e de torque.
- » Efeito de aquecimento do tecido biológico: *specific absorption rate* (SAR).
- » Queimaduras por indução.
- » Estimulação nervosa pelo gradiente.
- » Proteção auditiva.
- » Reações adversas ao gadolínio.
- » Anamnese do paciente e dos acompanhantes.
- » Bibliografia indicada para o módulo de aspectos de segurança em RM:
  - https://radiology.ucsf.edu/patient-care/patient-safety/mri.
  - https://www.mrisafety.com.

Capítulo 29

Radiologia intervencionista

Daniel Takeshi Setuguti
Felipe Shoiti Urakawa
Marcos Roberto de Menezes

Breve histórico

Por volta da década de 1950, a Radiologia Intervencionista surge como uma subespecialidade da Radiologia Diagnóstica, trazendo a possibilidade de atuar não apenas na investigação diagnóstica, mas também na parte terapêutica. Em 1963, Charles Dotter, considerado o pai da Radiologia Intervencionista, acidentalmente transpôs uma estenose arterial com um cateter, até então utilizado apenas para diagnóstico, e, em 1964, realizou a primeira angioplastia minimamente invasiva. Desde então, com o avanço dos métodos de imagem e com o surgimento de novos materiais, a atuação da radiologia intervencionista vem aumentando a cada dia, oferecendo a possibilidade de procedimentos anteriormente cirúrgicos serem realizados de maneira minimamente invasiva.

No Hospital das Clínicas da Faculdade de Medicina da Universidade de São Paulo (HCFMUSP), a Radiologia Intervencionista não Vascular, mais conhecida como Percutânea, teve seu início nos corredores do Pronto-Socorro do Instituto Central por volta do ano de 2000. Naquela época, a Radiologia de Emergência era coordenada pelo Dr. Marcos Menezes, um entusiasta por inovações, que realizou as primeiras drenagens e biópsias minimamente invasivas na sala de tomografia do pronto-socorro. Desde então, a demanda teve um aumento exponencial e o serviço foi transferido para o atual setor de Radiologia Intervencionista e, posteriormente, ampliado para o Instituto do Câncer do Estado de São Paulo (Icesp) em 2007. Atualmente, a Radiologia Intervencionista Percutânea realiza mais de 4.000 procedimentos ao ano, com cerca de três tratamentos por radiofrequência por semana, além de contar com um ambulatório próprio para avaliação e acompanhamento dos pacientes.

Infraestrutura

A Radiologia Intervencionista está distribuída em dois institutos do complexo hospitalar HCFMUSP.

1. Instituto Central – Departamento de Radiologia (InRad): localizado no InRad, a Radiologia Intervencionista dispõe de um setor dedicado para procedimentos, onde estão instalados um aparelho de tomografia computadorizada (TC), dois aparelhos de angiografia e três aparelhos de ultrassonografia (USG).
2. Instituto do Câncer (Icesp): dedicado para procedimentos percutâneos, o Icesp está dividido em dois andares, sendo o primeiro deles dedicado para procedimentos oncológicos de alta complexidade equipado com aparelho de TC e USG, e o segundo, para procedimentos exclusivamente guiados por USG.

Estágio na radiologia e diagnóstico por imagem

A residência de Radiologia e Diagnóstico por Imagem tem um estágio de 15 dias, durante o terceiro ano de residência (R3), em que o residente tem a oportunidade de vivenciar a rotina de um radiologista intervencionista.

Durante o estágio, o R3 participa de procedimentos no InRad e Icesp, assim como de discussões clínicas e reuniões departamentais.

Estágio de especialização em radiologia intervencionista

O HCFMUSP foi um dos pioneiros na implementação da residência em Radiologia Intervencionista no Brasil, tendo o seu início na década de 1990, sob a direção do Dr. Marcos Roberto Menezes.

- » Prerrequisitos:
    - Residência em radiologia e diagnóstico por imagem.
    - Residência em cirurgia vascular.
- » Duração do curso:
    - Dois anos com dedicação integral.
- » Carga horária:
    - Segunda a sexta, das 7 às 19h.
    - Sobreaviso composto por um R4 e um R5 nos demais horários, incluindo feriados.
- » Cronograma:
    - A residência tem sua carga horária dividida, sendo que cerca de 50% do tempo é dedicado para a intervenção percutânea, e os outros 50% para a intervenção vascular, durante os dois anos de especialização, alternando periodicamente entre esses dois setores.
- » Rodízios:
    - Percutânea:
        - InRad – procedimentos por USG.
        - InRad – procedimentos por TC.
        - Icesp – procedimentos por USG.
        - Icesp – ambulatório.
        - Icesp – procedimentos por TC.
    - Vascular:
        - InRad.
        - InCor.

Reuniões

A Radiologia Intervencionista tem reunião departamental semanal sediada no InRad, com a presença do corpo clínico e dos residentes para discutir temas didáticos por meio de aulas expositivas e artigos científicos. Há, ainda, a discussão de casos clínicos ilustrativos realizados no departamento, assim como de casos complexos para a decisão da melhor conduta diagnóstica e terapêutica.

Competências mínimas

Ao fim do estágio, o residente da Radiologia e Diagnóstico por Imagem deve ter conhecimento das principais indicações, contraindicações, técnicas e achados de imagem relacionados a biópsias, drenagens e terapias termoablativas.

Procedimentos não vasculares

- » Biópsias superficiais e profundas.
- » Biópsias ósseas.
- » Punções aspirativas por agulha fina superficiais e profundas.
- » Drenagem de coleções superficiais e profundas.
- » Terapias ablativas por radiofrequência.
- » Alcoolização hepática e de cistos/linfoceles.
- » Neurólise do plexo celíaco.
- » Cateter tunelizado para drenagem de ascite.
- » Colecistostomia.
- » Gastrostomia.
- » Nefrostomia.
- » Marcação de nódulos.

Bibliografia sugerida

Cerri GG, Leite CC, Rocha MS. Tratado de radiologia. Barueri: Manole; 2017.

Kaufman J, Lee M. Vascular and interventional radiology: the requisites. 2.ed. Philadelphia: Elsevier; 2014.

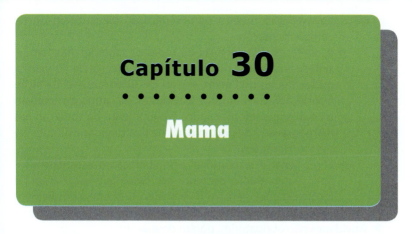

Capítulo 30

Mama

Su Jin Kim Hsieh
Érica Endo
Vitor Chiarini Zanetta
Nestor de Barros
Carlos Shimizu

Barbara H. Bresciani
Flavio Spinola Castro
Marco Antonio Costenaro
Tatiana Cardoso de Mello Tucunduva
Vera C. C. S. Ferreira

Descrição do estágio de imagem da mama

» Duração do estágio: dois períodos de 30 dias (total de 60 dias) no primeiro ano de residência, e 30 dias no segundo ano de residência. A carga horária é integral, das 7 às 18h, com pausa para almoço, de segunda a sexta-feira.
» Local: Centro de Diagnóstico por Imagem das Doenças das Mamas (Cedim) do Instituto de Radiologia (InRad) e do Instituto do Câncer do Estado de São Paulo (Icesp).

Discriminação das atividades R1

No primeiro ano de residência (R1), a ênfase é na mamografia/tomossíntese e nas atividades relacionadas a esse método.

» Atividades obrigatórias:
  – Realização de câmara clara: avaliação das mamografias que estão sendo realizadas naquele momento e que necessitam

de avaliação médica para verificação da necessidade de complementação.
- A confecção das prévias de todas as mamografias/tomossínteses realizadas nos serviços citados (cerca de 70 mamografias diárias no Cedim, e cerca de 30 no Icesp) e liberação (validação), com um dos assistentes do grupo de Imagem mamária dos setores citados. No momento da liberação das mamografias, há oportunidade de tirar dúvidas e discutir casos interessantes.
- O residente é responsável pela liberação desses exames e pela sua condução posterior nos casos que necessitem de reconvocações, pedidos de biópsias ou exames complementares e encaminhamentos ou discussões multidisciplinares.

» Atividades não obrigatórias, porém desejáveis:
- Participação nos procedimentos guiados por estereotaxia/mamografia, como mamotomias e localizações pré-cirúrgicas (com fio ou medicina nuclear), que compreendem cerca de 12 mamotomias e 5 localizações por semana no InRad.

R2

No segundo ano de residência (R2), a ênfase é a ultrassonografia mamária.

» Atividades obrigatórias:
- Realização de ultrassonografias complementares, como a avaliação de mamografias Birads 0 ou ultrassonografias direcionadas pós-ressonância de mamas – RM (ultrassom *second look*).
- Realizam todos os procedimentos guiados por ultrassonografia, como punções por agulha fina (PAAF) de mamas ou axilas, biópsias de fragmentos (*core*), mamotomias e localizações com fio ou com medicina nuclear.
- O número de ultrassonografias é de cerca de 65 por semana, e o de procedimentos é de 27 por semana no InRad.

» Atividades não obrigatórias, porém desejáveis:
- Os R2 têm um período por semana em que são liberados das atividades no ultrassom e podem acompanhar a liberação de exames de RM de mamas ou as biópsias guiadas por RM, que são realizadas às quartas-feiras no setor de RM do InRad. São

convidados, portanto, a realizarem prévias de laudos de RM de mamas para maior aproveitamento durante as liberações.

Atividades didáticas

» Atividades obrigatórias: participação nas reuniões do grupo de mama.
- Reunião quinzenal no InRad (quartas-feiras, das 7 às 8h): reunião de correlação anatomorradiológicas das biópsias percutâneas realizadas no serviço. Essa reunião é preparada em conjunto com o Departamento de Patologia do Hospital das Clínicas da Faculdade de Medicina da Universidade de São Paulo (HCFMUSP) e do Icesp, com a apresentação de imagens radiológicas e de lâminas de patologia. Essa reunião é preparada pelos R4 de mama do serviço, em conjunto com a equipe de patologia, e tem participação de residentes de mastologia do Icesp.
- Reunião semanal no InRad (quartas-feiras das 11 às 12h): apresentação de temas variados, relacionados à mama, assim como artigos relevantes. É preparado pelos R1, R2 e R4 de mama, de maneira pré-programada anualmente.

» Atividades não obrigatórias, porém desejáveis:
- Atividades, como seminários ou aulas com temas específicos, podem ser solicitadas e combinadas com a equipe do Cedim/Icesp.
- Realização de monografias e trabalhos científicos para congressos e publicações.

Metas a serem atingidas com o estágio de mama no Cedim/Icesp

» Aprendizado em (obrigatório):
- Aspectos técnicos de um bom exame de mamografia (qualidade técnica, posicionamento).
- Reconhecimento da necessidade de complementação mamográfica e/ou correlação com outros métodos de imagem (como ultrassom ou RM).

- Aspectos técnicos de um bom exame de ultrassonografia mamária (qualidade técnica, equipamentos, posicionamento, método de exame e correlação com outros métodos).
- Conhecimento dos tipos de incidências adicionais mamográficas.
- Conhecimento técnico de tomossíntese (aspectos técnicos, quando indicar e como interpretar).
- Capacidade de detecção e reconhecimento dos padrões de alterações mamográficas e ultrassonográficas, com uso dos termos do American College of Radiology – *Breast Imaging Reporting and Data System* (ACR – Birads), com manejo e condução do caso.
- Conhecimento de quando indicar biópsias mamárias, com qual método e guiado por qual tipo de exame de imagem.
- Saber fazer a correlação entre o resultado das biópsias percutâneas e o resultado anatomopatológico.
- Desenvolver responsabilidade quanto à realização, liberação e manejo dos casos.
- Desenvolver espírito de trabalho em equipe com respeito e boa integração intra, inter e multidisciplinar.

» Desejável:
- Iniciativa.
- Interesse acadêmico.
- Preparo e apresentação de aulas/seminários.
- Produção científica.

Mecanismos de conferência das metas de aprendizagem

O residente é continuamente avaliado por todos os assistentes durante todo o estágio nos quesitos:

» Responsabilidade.
» Assiduidade.
» Interesse.
» Conhecimento técnico.
» Interesse acadêmico/produção científica.
» Interação com colegas e membros da equipe multidisciplinar e com pessoal de apoio técnico e administrativo.

Conteúdo técnico abordado
Mamografia

A mama, ainda hoje, é o único órgão que dispõe de métodos de imagem para o rastreio de câncer.

A mamografia se consolidou como método de rastreamento e diagnóstico a partir de evidências de múltiplos trabalhos, das décadas de 1970 e 1980, após a melhoria técnica ocorrida com o advento do tubo de raios X específico e dos sistemas de filme e cassete específicos para mama.

A imagem da mama também é pioneira no quesito homogeneização de relatórios, com a padronização da terminologia de descritores dos relatórios e a categorização por níveis de suspeita e recomendação de conduta. Tal padronização é do American College of Radiology – *Breast Imaging Reporting and Data System* (ACR – Birads), lançado em 1992 e, atualmente, na sua quinta edição, de 2013, sendo adotado em praticamente toda a produção científica relevante atual.

É o único método validado para rastreamento do câncer de mama para a população geral, pela comprovação, por diversos estudos de redução da taxa de mortalidade decorrente do câncer de mama entre 16 e 36%.

A ressonância de mama também é utilizada para o rastreamento; porém, somente validada em mulheres com alto risco para o câncer de mama (por exemplo, risco estimado maior ou igual a 25% ao longo da vida).

No ano 2000, houve a aprovação pelo Food and Drug Administration (FDA), órgão norte-americano regulador de assuntos de saúde, da mamografia digital, em que o sistema de captação e registro de imagens se dá por meio de sistemas digitais, sem a necessidade de uso de filmes e reveladores.

Atualmente, o rastreamento mamográfico recomendado para a população geral pelo American Cancer Society é:

» Anual: entre 40 e 44 anos, se a paciente desejar.
» Anual: entre 45 e 54 anos.
» Bianual: a partir dos 55 anos, ou anual, se a paciente desejar.

O rastreamento deverá ser mantido enquanto a paciente estiver com boa saúde e expectativa de vida de 10 anos ou mais.

Pelo Colégio Brasileiro de Radiologia, o rastreamento mamográfico recomendado é:
- » Anual: entre 40 e 69 anos.
- » Individualizado: acima de 70 anos.

Tomossíntese

Evolução do método mamográfico, consiste em uma combinação de imagens obtidas em angulações do tubo de raios X, que podem variar de 10_0 a 15_0 positivos e negativos, em cada incidência, com reconstrução computadorizada em fatias de 1 mm.

A imagem é considerada tomográfica *like*, uma vez que as fatias de imagem não são obtidas diretamente, como nas tomografias computadorizadas.

Aprovada desde 2011, pelo FDA, como método de imagem das mamas.

Ultrassonografia

Método que se baseia em frequências sonoras, é o único método de imagem cuja segurança biológica é comprovada.

No caso de ultrassonografia mamária, é necessário utilizar transdutores lineares de alta frequência (desejável acima de 7,5 a 9 MHz).

Nos primórdios, a ultrassonografia tinha como função principal diferenciar nódulos sólidos de cistos. Com o refinamento dos padrões de imagem, a ultrassonografia foi além, a ponto de discernir nódulos com características benignas e malignas. Obviamente, sobreposições de lesões benignas e malignas persistem, e o advento de novas tecnologias, como a imagem harmônica e a elastografia, além do *Color* Doppler e meio de contraste específico para ultrassonografia (contraste de microbolhas), são meios adicionais para essa avaliação.

O Birads para as alterações ultrassonográficas foi introduzido em 2003, na quarta edição, tendo incorporado a elastografia, embora com controvérsias.

Ressonância magnética

A ressonância magnética (RM) é um método novo, com um salto na aplicação clínica nas mamas na década de 1980, principalmente com o uso do contraste paramagnético intravenoso. O método envolve o uso de radiofrequências e campo magnético, e foi introduzido no Birads de 2003.

A RM é o método de imagem mais sensível de todos, sendo criticado em razão do grande número de falsos-positivos. Porém, com a melhoria técnica e o refinamento dos critérios de avaliação e interpretação, o desempenho da RM, quando bem indicada, tem sido significativo.

As indicações da RM de mamas incluem: rastreamento de pacientes de alto risco, estadiamento pré-tratamento conservador de câncer de mama (principalmente para os carcinomas lobulares invasivos), avaliação de lesões posteriores (para verificar se há invasão de estruturas da parede torácica), avaliação de resposta à quimioterapia neoadjuvante, avaliação de alterações duvidosas na mamografia e ultrassonografia, avaliação de implantes mamários e avaliação de lesões em mamas com implantes mamários.

Lembrar de que na avaliação de implantes mamários, exclusivamente, não há necessidade do uso de contraste paramagnético intravenoso, e que não se usa a categorização e a recomendação finais, pois não é possível descartar malignidade sem o uso do contraste.

O contraste paramagnético intravenoso não é inócuo, havendo descrições recentes de doença renal associada ao seu uso (fibrose nefrogênica sistêmica) e de acúmulo de gadolínio (contraste paramagnético) nos núcleos da base, além de eventuais reações alérgicas, sendo todas de incidência rara.

Intervenção (biópsias percutâneas e localizações pré-cirúrgicas)

Os tipos de intervenções possíveis nas mamas são as punções por agulha fina (PAAF), biópsias de fragmentos, por trocater, ou do inglês *core* biópsia, mamotomias e localizações pré-cirúrgicas. Todos esses procedimentos podem ser guiados por qualquer um dos três principais métodos de imagem – a mamografia ou estereotaxia, ultrassom e RM.

Alguns procedimentos, no entanto, se encontram em desuso, por exemplo, as punções guiadas por estereotaxia, as punções ou *core* biópsias guiadas por RM.

Ainda no rol das intervenções, temos também as ductografias, claramente em desuso após o advento da ultrassonografia de alta resolução e RM.

PAAF

Geralmente se prestam para esvaziamento de cistos ou de nódulos sólidos circunscritos (que, na maioria dos casos, são benignos), guiados por ultrassonogafias. Recomendamos, no entanto, *core* biópsias para nódulos sólidos em vez de PAAF, pois geram menos dúvidas diagnósticas e, no caso de lesões suspeitas – malignas, é necessário fragmentos (e não células) para avaliação de invasão e pesquisa de perfil imuno-histoquímico.

Core biópsias

Prestam-se para diagnóstico histológico para a maioria das lesões, principalmente nódulos. Para nódulos pequenos, sugerem-se mamotomias, pois permitem a colocação de clipes metálicos para posterior localização, em caso de necessidade cirúrgica. Não recomendamos mais *core* biópsias para calcificações, pois está comprovado que a mamotomia é superior para o diagnóstico.

Mamotomias

Indicado para biópsia de calcificações, para lesões pequenas que podem não ser mais visíveis após biópsia, ou lesões em que claramente são necessários grande ou total amostragem para o diagnóstico histológico (por exemplo, distorções arquiteturais e lesões intraductais). Normalmente, é colocado um clipe metálico no local de biópsia, com o intuito de localização posterior, em caso de necessidade de cirurgia (para fins terapêuticos ou diagnósticos).

Localizações pré-cirúrgicas

Consiste na localização pré-cirúrgica de lesões não palpáveis, para biópsias diagnósticas ou tratamento conservador de câncer de mama.

Os métodos para localização consistem na colocação de fios metálicos ou na injeção de radiofármaco no local desejado.

Para a colocação do fio ou para a injeção do radiofármaco, podem ser utilizados qualquer método de imagem, de preferência aquele que melhor o demonstra, ou, se visível por todos os métodos, a ultrassonografia é o método preferencial, por ser o mais rápido, inócuo e confortável para a paciente.

A localização pré-cirúrgica também pode ser utilizada para a pesquisa de linfonodo sentinela, nos casos de tratamento conservador, na qual será abordada a axila (clinicamente negativa). Nesses casos, o procedimento é similar à localização da lesão mamária, mudando-se apenas o tipo de radiofármaco.

Para a localização da lesão mamária (*Radio Occult Lesion localization* – ROLL), utiliza-se o macroagregado de albumina marcado com Tecnésio. Para a pesquisa de linfonodo sentinela (LS) ou a localização da lesão mamária concomitante com a pesquisa de linfonodo sentinela (SNOLL), geralmente se utiliza dextran marcado com tecnésio. A injeção de radiofármaco é geralmente perilesional, no entanto, existe a técnica de injeção peripapilar (no caso, sem a ajuda de métodos de imagem) para a pesquisa de linfonodo sentinela.

Ductografias

Consiste na cateterização de ducto, que apresenta fluxo papilar com a introdução de contraste iodado para contrastação da árvore ductal, e avaliação do ducto secretor.

Para tal, é necessário que o fluxo papilar seja uniductal (ou seja, a secreção precisa estar saindo de um ducto único). São realizadas mamografias sem a injeção de contraste iodado e, em seguida, com pequenas quantidades graduais de injeção de contraste. O volume injetado costuma ser pequeno, recomendando-se o uso de seringas com volume de 1 a 3 mL no máximo, e de preferência de vidro, para que qualquer aumento de resistência à injeção do contraste seja facilmente sentido, a fim de evitar extravasamento de contraste para fora dos ductos. Existem cateteres dedicados para a cateterização de ductos mamários; porém, na falta destes, podem ser utilizadas agulhas do tipo *butterfly* de pequeno calibre com a ponta cortante invertida. É imprescindível não haver bolhas de ar no interior do circuito, a fim de evitar falsos-positivos. A finalidade desse exame é de procurar falhas de enchimento e ductos com paredes irregulares ou obstruídas. Esse exame tem sido sistematicamente substituído por outros métodos, como a ultrassonografia simples, ductografia por ultrassonografia ou mesmo RM de mamas. No caso de exames negativos em outros métodos de imagem e persistência do fluxo papilar, a ductografia ainda é uma opção a ser considerada.

Correlação anatomorradiológica

Após a realização de uma biópsia percutânea de mama (ou também denominada biópsia incisional), o papel de um imaginologista mamário diferenciado não termina. Nesse momento, é imprescindível que, com o resultado da biópsia, haja uma avaliação para determinar se o procedimento foi no local correto, se a amostra foi adequada e se é compatível com o resultado cito-histológico. Havendo dúvidas em qualquer uma dessas etapas, é papel do imaginologista mamário alertar o médico solicitante e a paciente para a necessidade de rebiópsia ou outras alternativas para a resolução do caso.

Também é responsabilidade do imaginologista mamário dar uma recomendação pós-biópsia percutânea. Em caso de procedimento adequado, bem amostrado e concordante com o resultado cito-histológico, geralmente recomendamos um controle imaginológico em seis meses da área biopsiada.

Em casos de discordância da imagem com o resultado cito-histológico, podemos recomendar, na dependência de cada caso, uma rebiópsia com o mesmo método, rebiópsia com um método diferente (geralmente, com calibres maiores de agulha) ou uma biópsia cirúrgica.

Um exemplo de situação de discordância é um nódulo espiculado cujo resultado histológico foi benigno. A recomendação para esse tipo de situação é de sugerir uma rebiópsia, pois esse tipo de lesão apresenta probabilidade maior que 95% de ser maligna. Portanto, a probabilidade de falha de amostragem é maior do que a probabilidade de a lesão ser benigna.

Há casos em que o resultado da biópsia percutânea é *subestimável*, ou seja, apesar de a biópsia ter sido tecnicamente adequada, há ainda a possibilidade de haver lesão mais suspeita histologicamente, pois o patologista precisa avaliar toda a lesão para descartar essa possibilidade, havendo, portanto, a necessidade de maior amostragem. Por exemplo, em caso de biópsia com resultado de hiperplasia ductal com atipias, a recomendação deverá ser biópsia cirúrgica, pois há possibilidade de essa lesão ser, na verdade, um carcinoma ductal *in situ*, que não foi possível confirmar apenas com as amostras da biópsia. Outros exemplos são biópsias de nódulos com resultado de tumor *phyllodes* (em que há necessidade de tirar todo o nódulo para descartar de que haja áreas de malignidade), cicatrizes radiadas (pois podem estar associadas a carcinomas), papilomas com lesão residual (pois podem estar associados a carcinomas), entre outras situações.

Birads – Quadros 30.1 a 30.4 adaptados do Atlas ACR Birads® (5ª edição)

Quadro 30.1 – Mamografia

Composição mamária		• Adiposa • Tecido fibroglandular esparso • Tecido fibroglandular heterogêneo denso, podendo obscurecer pequenos nódulos • Extremamente denso, reduzindo a sensibilidade da mamografia
Nódulos	Forma	Redonda Oval Irregular
	Margem	Circunscrita Obscurecida Indistinta Microlobulada Espiculada
	Densidade	Isodenso Hiperdenso Hipodenso Conteúdo gorduroso
Calcificações	Tipicamente benignas	Pele Vascular Grosseira ou "em pipoca" Anelar Bastão Redonda Leite de cálcio Distrófica Sutura
	Morfologia suspeita	Amorfa Grosseira heterogênea Pleomórfica fina Linear fina
	Distribuição	Difusa Regional Segmentar Agrupada Linear

(Continua)

Quadro 30.1 – Mamografia (continuação)

Distorção arquitetural	
Assimetrias	Assimetria Assimetria global Assimetria focal Assimetria em desenvolvimento
Linfonodo intramamário	
Lesão cutânea	
Ducto solitário isolado	
Achados associados	Retração cutânea Retração da papila Espessamento cutâneo Espessamento do trabeculado Linfadenopatia Distorção arquitetural Calcificações
Localização	Lateralidade Quadrante e hora do relógio Profundidade Distância da papila

Quadro 30.2 – Ultrassom

Composição do tecido (apenas rastreamento)	• Ecotextura homogênea – adiposa • Ecotextura homogênea – fibroglandular • Ecotextura heterogênea de fundo	
Nódulos	Forma	Redonda Oval Irregular
	Orientação	Paralela Não paralela
	Margem	Circunscrita Não circunscrita – Indistinta – Angulada – Microlobulada – Espiculada
	Ecotextura	Anecoico Isoecoico Hipoecoico Hiperecoico Heterogeneous Complexo cístico e sólido

(Continua)

Quadro 30.2 – Ultrassom (continuação)

Nódulos	Ecos posteriores	Sem alteração de ecos posteriores Realce Sombra Padrão combinado
Calcificações	Calcificações dentro do nódulo Calcificações fora do nódulo Calcificações intraductais	
Achados associados	Distorção arquitetural	
	Alterações ductais	
	Alterações cutâneas	- Espessamento de pele - Retração de pele
	Edema	
	Vascularização	- Ausente - Vasos periféricos - Vascularização interna
	Avaliação de elasticidade	- Macio - Intermediário - Duro
Casos especiais	Cisto simples	
	Microcistos agrupados	
	Cisto complicado	
	Nódulo cutâneo	
	Corpos estranhos, incluindo implantes	
	Linfonodos – intramamários	
	Linfonodos – axilares	
	Anormalidades vasaculares	- MAVs (malformações arteriovenosas/ pseudoaneurismas) - Doença de Mondor
	Coleção pós-cirúrgica	
	Necrose gordurosa	

Quadro 30.3 – Ressonância magnética

Quantidade de tecido fibroglandular	a. Adiposa b. Tecido fibroglandular esparso c. Tecido fibroglandular heterogêneo d. Tecido fibroglandular extremamente denso		
Realce do parênquima de fundo	Nível	Mínimo Leve Moderado Acentuado	
	Simetria	Simétrico Assimétrico	
Focos			
Nódulos	Forma	Oval Redondo Irregular	
	Margem	Circunscrito Não circunscrito – Irregular – Espiculado	
	Características de realce interno	Homogêneo Heterogêneo Realce anelar Septos internos escuros	
	Achados associados	Retração papilar Invasão papilar Retração cutânea Espessamento cutâneo	– Invasão direta – Carcinoma inflamatório
		Invasão cutânea	
		Adenopatia axilar Invasão da musculatura peitoral Invasão da parede torácica Distorção arquitetural	
			– Normal – Anormal
	Lesões contendo gordura	Linfonodos Necrose gordurosa Hamartoma Seroma/hematoma pós-cirúrgico	
	Localização	Localização Profundidade	
	Curva cinética Descrição da curva de intensidade de sinal vs. tempo	Fase inicial	– Lenta – Média – Rápida
		Fase tardia	– Persistente – Platô – Washout

(Continua)

Quadro 30.3 – Ressonância magnética (continuação)

Realce não nodular	Distribuição		Focal Linear Segmentar Regional Múltiplas regiões Difuso
	Padrões de realce interno		Homogêneo Heterogêneo Clumped Anel em cluster
		Implante – material e tipo de lúmen	Salina Silicone – Intacto – Rompido Outros materiais de implantes Tipo de lúmen – Único – Duplo – Outro
		Localização do implante	Retroglandular Retropeitoral
		Contorno anormal do implante	Abaulamento focal
Implantes		Achados intracapsulares do silicone	Pregas radiais Linha subcapsular Sinal da fechadura (lágrima invertida, laço) Sinal do Linguini
		Silicone extracapsular	Mama Linfonodos
		Gotículas de água	
		Líquido peri-implante	
Linfonodo intramamário			
Lesão cutânea			
Achados sem realce	Ducto com hipersinal em T1 pré-contraste Cisto Coleções pós-cirúrgicas (hematoma/seroma) Alterações de pele pós-terapia – espessamento de pele e do trabeculado Nódulos sem realce Distorção arquitetural Ausência de sinal de corpos estranhos, clipes etc.		

PARTE 10 – ESTÁGIOS

Quadro 30.4 – Avalição Birads®

Categoria 0	**Mamografia:** incompleta – necessária a avaliação adicional por imagem e/ou exames anteriores, para comparação **Ultrassom e RM:** incompleta – necessária a avaliação adicional por imagem
Categoria 1	Negativo
Categoria 2	Benigno
Categoria 3	Provavelmente benigno (probabilidade de malignidade < 2%)
Categoria 4	Suspeito — Mamografia e ultrassom: Categoria 4A – suspeita baixa para malignidade (entre 2 e 10%) Categoria 4B – suspeita moderada (entre 2 e 50%) Categoria 4C – suspeita alta (entre 50 e 95%)
Categoria 5	Altamente suspeito para malignidade (probabilidade de malignidade > 95%)
Categoria 6	Malignidade conhecida por biópsia

Referências consultadas

D'Orsi C, Sickles EA, Mendelson EB, Morris EA. Breast imaging reporting and data system: ACR BI-RADS Breast Imaging Atlas. 5.ed. Reston: American College of Radiology; 2013.

Cerri GG, Leite CC, Rocha MS. Tratado de radiologia. Barueri: Manole; 2017. v.3.

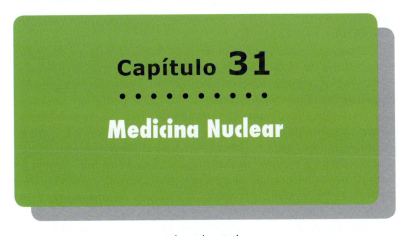

Capítulo 31

Medicina Nuclear

Nelisa Helena Rocha
Marcelo Tatit Sapienza

Medicina Nuclear é a especialidade médica que emprega fontes radioativas não seladas (radioisótopos e radiofármacos), para fins de diagnóstico e terapia.[1] Pioneiro na história da medicina nuclear sul-americana, o serviço de Medicina Nuclear, do Hospital das Clínicas da Faculdade de Medicina da Universidade de São Paulo (HCFMUSP), iniciou suas atividades em 1949, a partir dos esforços dos Professores Tede Eston de Eston e Verônica Rapp de Eston, que criaram o Laboratório de Isótopos da Faculdade de Medicina da USP, com o apoio da Fundação Rockefeller.[2,3] Em razão do aumento das atividades, e objetivando estrutura apropriada para pesquisas, foi então, inaugurado o atual Centro de Medicina Nuclear (CMN), em janeiro de 1959, que, desde seu surgimento, vem contribuindo para o desenvolvimento do emprego de isótopos radioativos em pesquisa e aplicações clínicas, além do ensino das ciências nucleares voltadas para a área médica. Atualmente, conta com cíclotron para produção de radiofármacos e equipamento de imagem PET/CT para pesquisa em pequenos animais. Além de estudos diagnósticos em SPECT e PET/CT, o CMN é o primeiro serviço público nacional a contar com equipamento PET/RM.

O serviço de Medicina Nuclear do HCFMUSP possui um Programa de Residência em Medicina Nuclear credenciado e normatizado pela Comissão Nacional de Residência Médica (CNRM), sendo oferecido pela Comissão de Residência Médica (Coreme) da FMUSP. Conta com seis vagas para residentes no programa de acesso direto, com duração de três anos, além de vagas para ano adicional em métodos híbridos (R4), complementação especializada e médicos estrangeiros. Oferece, para o programa de residência médica em Radiologia e Diagnóstico por Imagem do Instituto de Radiologia (InRad), o estágio com duração de um mês para o primeiro e o terceiro ano, auxiliando na formação de especialistas capazes de compreender os diferentes métodos diagnósticos por imagem.[4]

Seu corpo clínico é composto por 17 médicos especialistas, dos quais 12 têm doutorado ou pós-doutorado na área. Ao lado do grupo médico, uma equipe multiprofissional especializada atua nas áreas de física médica, radiofarmácia, biomedicina e tecnólogos em medicina nuclear. O parque de equipamentos inclui nove câmaras SPECT, quatro PET/CT e um PET/RM; além de cíclotron e PET/CT para pesquisa em pequenos animais.

Estágio na Medicina Nuclear – primeiro ano

O estágio em Medicina Nuclear realizado no primeiro ano da residência médica em Radiologia e Diagnóstico por Imagem ocorre no Centro de Medicina Nuclear (CMN). No período de um mês, o residente aprende os métodos de imagem que empregam fontes radioativas não seladas, suas bases, protocolos de aquisição, além de se familiarizar com os diferentes tipos de exames. Ainda no estágio, o residente é apresentado aos princípios e fundamentos da utilização de radioisótopos, por meio de visita, observação e conhecimento da estrutura física do serviço (equipamentos, radiofarmácia e cíclotron), aquisição e processamento da imagem, e interpretação do exame.

São realizadas duas reuniões clínicas semanais com a supervisão da preceptoria da Medicina Nuclear, quando são discutidos os principais mecanismos fisiológicos envolvidos nos exames rotineiramente realizados no serviço, seguindo os temas de interesse: cintilografia óssea, cintilografias renais, cintilografia pulmonar de perfusão e inalação, linfocintilografias e tomografia por emissão de pósitrons acoplada à tomografia computadorizada (PET/CT); além do estudo dirigido por meio da discussão, revisão e análise crítica de artigos de literatura médica sobre os temas.[4]

Competências mínimas
- » Fundamentos da medicina nuclear.
- » Bases fisiológicas.
- » Princípios da aquisição de imagem.
- » Biodistribuição normal dos radiofármacos usualmente utilizados no serviço.
- » Principais indicações clínicas dos exames diagnósticos.
- » Repercussão dos achados para o paciente.

Estágio na Medicina Nuclear/PET-CT – terceiro ano

No terceiro ano, durante o período de 15 dias, o residente é inserido no serviço de Medicina Nuclear do Instituto do Câncer do Estado de São Paulo (Icesp), o maior hospital público oncológico da América Latina. O serviço de Medicina Nuclear tem ênfase em oncologia, nas áreas de diagnóstico e terapia, contando com dois equipamentos PET/CT e um SPECT/CT, além de cinco leitos de internação. O objetivo principal do estágio é o acompanhamento de atividades relacionadas ao exame de PET/CT – uma modalidade de imagem não invasiva que permite a avaliação de diferentes parâmetros metabólicos *in vivo*.[5] Para estimular o aprendizado em serviço, o residente é orientado a acompanhar as atividades práticas do grupo assistencial, como a liberação de console, a interpretação de exames e a confecção de laudos, além da discussão de casos clínicos de interesse.

Competências mínimas
- » Fundamentos fisiológicos dos exames de PET/CT.
- » Princípios da aquisição de imagem PET/CT.
- » Padrões de biodistribuição fisiológica da glicose marcada com flúor (^{18}F-FDG).
- » Principais indicações dos exames de PET/CT pelo Sistema Único de Saúde (SUS), Agência Nacional de Saúde Suplementar (ANS) e Icesp.

Referências

1. Hironaka F, Ono C, Buchpiguel C, Sapienza M, Lima M. Medicina nuclear: princípios e aplicações. 2.ed. Rio de Janeiro: Atheneu; 2017.
2. Lacaz C. Histórias da Faculdade de Medicina – USP. 2.ed. São Paulo: Atheneu; 1999.
3. Sociedade Brasileira de Biologia, Medicina Nuclear e Imagem Molecular (SBBMN). 50 anos da Sociedade Brasileira de Biologia, Medicina Nuclear e Imagem Molecular. São Paulo: SBBMN; 2011.
4. Colégio Brasileiro de Radiologia e Diagnóstico por Imagem (CBR). Requisitos mínimos do programa básico do curso de aperfeiçoamento em radiologia e diagnóstico por imagem – RDDI. [Acesso 2017 out 17]. Disponível em: https://cbr.org.br/wp-content/uploads/2017/07/REQUISITOS-M-NIMOS-DO-PROGRAMA-DE-APERFEI-OAMENTO-EM-RDDI.pdf.
5. Basu S, Hess S, Nielsen Braad PE et al. The Basic Principles of FDG-PET/CT Imaging. PET Clin. 2014 Oct;9(4):355-70.

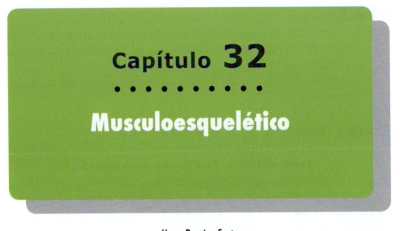

Hugo Pereira Costa
Paulo Victor Partezani Helito
Pedro Henrique Ramos Quintino da Silva
Marcelo Bordalo Rodrigues

Locais em que o estágio é realizado

R1

» Permanecer na sala de laudos do Instituto de Ortopedia e Traumatologia (IOT) o máximo de tempo.
» Ficar na sala de laudos do Instituto de Radiologia (InRad) acompanhando as liberações com o Assistente 19 e previando exames.
» Realizar exames de dacriocistografia, no setor dos contrastados, e exames de sialografia no setor de radiologia intervencionista, com a supervisão do Assistente 19.
» Liberação de densitometria óssea com o assistente 20, na sala administrativa do prédio novo, e acompanhar a realização de densitometria óssea no setor de radiografia do InRad.

R2 e R3

» Estágio realizado integralmente no IOT, onde tem preferência pelo uso dos computadores da sala de laudos sobre os R4. Caso não haja computadores suficientes, devem laudar no InRad.
» Realizam ultrassonografia (USG) direcionada ao sistema musculoesquelético no IOT.

Escalas (Quadros 32.1 a 32.4)

Quadro 32.1 – Escala dos assistentes

	Segunda	Terça	Quarta	Quinta	Sexta
Manhã	Assistente 1 Assistente 2 Assistente 4 Assistente 15	Assistente 1 Assistente 4 Assistente 8 Assistente 20	Assistente 1 Assistente 2 Assistente 3 Assistente 4 Assistente 19 Biópsia – Assistente 7	Assistente 4 Assistente 2 Assistente 17 Assistente 19 Biópsia – Assistente 18	Assistente 1 Assistente 5 Assistente 2 Assistente 3 Assistente 18 Assistente 7 Biópsia – Assistente 14
USG – M	----	Assistente 12	Assistente 11	Assistente 16	Assistente 11
Icesp – M	Assistente 8	----	Biópsia – Assistente 6	Assistente 12	Assistente 12
Tarde	Assistente 19 Assistente 17	Assistente 11	Assistente 8 Assistente 7 Assistente 16 Assistente 17 Assistente 19	Assistente 6 Assistente 19 Assistente 17	Assistente 14 Assistente 10
USG – T	Assistente 13	----	Assistente 13	Assistente 8	Assistente 5
Icesp – T	Assistente 7	Assistente 12*	Assistente 6	Assistente 6*	Assistente 6*

*Fica na sala de laudos do IOT, mas responsável por liberar exames de PS e UTI do Icesp.

Quadro 32.2 – Escala geral dos residentes

	Seg	Ter	Qua	Qui	Sex
Ouvidoria: R4					
MANHÃ					
Console IOT	R4	R4	R4	R3	R3
USG IOT		R2	R2	R3	R2
	R3	R4	R3	R4	R3
LIBERA TC	R4	R4	R4	R4	
LIBERA RX	R4	R4			R4
MUTIRÃO 1		R2/R4	R2/R4		R3/R4
MUTIRÃO 2			R3/R4		R3/R4
TARDE					
Console RM IOT	R3	R3	R4	R3	R4
USG IOT	R2	R3	R2	R3	R2
	R3		R3	R4	R4
LIBERA TC				R4	
MUTIRÃO 1		R2/R4			R3/R4
MUTIRÃO 2		R3/R4			
NOITE				GERME	
Console RM IOT	Todos	Todos	Todos	Todos	Todos

TC: tomografia computadorizada; USG: ultrassonografia; RX: radiografia; RM: ressonância magnética; Germe: Grupo de estudos em radiologia musculoesquelética da Sociedade Paulista de Radiologia; R: residente; 1 a 4: ano que o residente está cursando; Ouvidoria: responsável por laudar exames em atraso; Mutirão: eventualmente, quando os laudos dos exames estão atrasados, organizamos um mutirão, no qual assistentes, junto com os residentes, são cobrados para liberar determinado número de laudos naquele período.

Quadro 32.3 – Escala dos residentes (R1 a R4)

ULTRASSOM:

	Seg	Ter	Qua	Qui	Sex
Manhã	R3	R2+R4	R2+R3	R3+R4	R2+R3
Tarde	R2+R3	R3	R2+R3	R3+R4	R2+R4

CONSOLE RM:

	Seg	Ter	Qua	Qui	Sex
Manhã	R4	R4	R4	R3	R3
Tarde	R3	R3	R4	R3	R4

Quadro 32.4 – Escala de liberação de exames com os assistentes ou R4

LIBERAÇÃO DE RX:

	Seg	Ter	Qua	Qui	Sex
Manhã	R4	R4	Assistente 19	Assistente 19	R4
Tarde	Assistente 19	–	Assistente 19	Assistente 19	–

LIBERAÇÃO DE TC:

	Seg	Ter	Qua	Qui	Sex
Manhã	R4	Assistente 4 + R4	Assistente 4 + R4	R4	–
Tarde	–	–	–	R4	–

Reuniões

» Segundas-feiras (manhã): discussão de artigos com assistente na sala de laudos do IOT.
» Quartas-feiras (final da tarde): discussão de artigos com os assistentes do período na sala de laudos do IOT.

- » Sextas-feiras (7h): reunião semanal com apresentação e discussão de casos interessantes na estação de trabalho do prédio administrativo do InRad.
- » Sextas-feiras (9h): reunião multidisciplinar do grupo de oncologia ortopédica no IOT.
- » Observação: um R3 deverá ficar na sala de laudos se houver algum assistente liberando exames.

Competências mínimas
R1 – residente do primeiro ano
- » Radiografia convencional:
    - Técnica e incidências.
    - Anatomia do esqueleto.
    - Fraturas e luxações: identificação, descrição, complicações e seguimento.
    - Lesões ósseas focais e reação periosteal: identificação, descrição e diagnóstico diferencial.
    - Infeção óssea e de partes moles.
    - Coluna vertebral: alinhamento, desvios, listeses, instabilidade, fraturas.
    - Alterações degenerativas e artrose.
    - Artropatias inflamatórias do esqueleto axial e periférico.
    - Doenças por depósito no esqueleto axial e periférico.
    - Doenças metabólicas ósseas.
    - Próteses: tipos de prótese, posicionamento, soltura e outras complicações.
    - Pós-operatório: normal e complicações.
- » Tomografia computadorizada:
    - Coluna vertebral: alterações degenerativas, fraturas e pós-operatório.
- » Ressonância magnética:
    - Técnicas, protocolos, necessidade de contraste.
    - Coluna vertebral: segmento lombar – alterações degenerativas.
- » Densitometria óssea:
    - Interpretação e laudo.

R2 – residente do segundo ano
- » Radiografia convencional:
  - – Revisar o conhecimento do R1.
  - – Ver os exames de RX dos pacientes que for laudar TC ou RM, com foco em antever os achados e/ou estreitar o diagnóstico diferencial.
- » Ultrassonografia:
  - – Acompanhar e executar exames de musculoesquelético em geral.
- » Tomografia computadorizada:
  - – Técnicas, protocolos, necessidade de contraste, dupla energia;
  - – Coluna vertebral: alterações degenerativas, fraturas, pós--operatório, tumores.
  - – Fraturas: identificar e descrever, acompanhamento e complicações.
  - – Tumores ósseos: identificação, descrição e diagnóstico diferencial.
  - – Artropatias inflamatórias do esqueleto axial e periférico.
  - – Alterações degenerativas e artrose.
  - – Infecção óssea, articular e de partes moles.
  - – Doenças por depósito no esqueleto axial e periférico.
  - – Doenças metabólicas ósseas.
  - – Próteses: posicionamento, soltura e outras complicações.
  - – Pós-operatório: normal e complicações.
- » Ressonância magnética:
  - – Técnicas, protocolos, necessidade de contraste.
  - – Coluna vertebral: alterações degenerativas, fraturas, infecção, pós-operatório, tumores.
  - – Ombro: lesões tendíneas, luxação e capsulite adesiva.
  - – Joelho: lesões ligamentares, tendinopatias, menisco, condropatia.
- » Densitometria óssea:
  - – Interpretação e laudo.

R3 – residente do terceiro ano
- » Radiografia convencional:
  - – Revisar o conhecimento do R1.

- Ver os exames de RX dos pacientes que for laudar RM com foco em antever os achados e/ou estreitar o diagnóstico diferencial.
» Ultrassonografia:
- Acompanhar e executar exames de musculoesquelético em geral.
» Tomografia computadorizada:
- Revisar o conhecimento do R2.
- Ver os exames de TC dos pacientes que for laudar RM com foco em antever os achados e/ou estreitar o diagnóstico diferencial.
» Ressonância magnética:
- Técnicas, protocolos, necessidade de contraste.
- Coluna vertebral: alterações degenerativas, fraturas, infecção, pós-operatório, tumores.
- Fraturas: identificar e descrever, acompanhamento e complicações.
- Tumores ósseos e de partes moles: identificação, descrição e diagnóstico diferencial.
- Articulações em geral: tendinopatias, roturas tendíneas, lesões ligamentares, lesões meniscolabrais, infecção.
- Artropatias inflamatórias do esqueleto axial e periférico;
- Alterações degenerativas e artrose.
- Infecção óssea, articular e de partes moles.
- Doenças por depósito no esqueleto axial e periférico.
- Doenças metabólicas ósseas.
- Próteses: posicionamento, soltura e outras complicações.
- Pós-operatório: normal e complicações.
» Densitometria óssea:
- Interpretação e laudo.

Temas por segmento

Coluna
» Incidências do RX.
» Sequências da RM.
» Uso de contraste na TC e RM.
» Anatomia normal.

- » Escoliose, lordose, listese, balanços sagital e coronal.
- » Transição craniovertebral.
- » Depósito de cristais.
- » Espondiloartropatias.
- » Trauma e fraturas.
- » Fraturas por estresse e insuficiência do sacro.
- » Discopatia degenerativa.
- » Espondilodiscite.
- » Tumores ósseos da coluna.
- » Tumores intradurais e extramedulares, intramedulares e carcinomatose meníngea.
- » Fraturas benignas e malignas.
- » Plexo braquial normal e patológico.
- » Disrafia, medula presa, mielomeningocele.

Ombro e escápula
- » Incidências do RX.
- » Sequências da RM.
- » Uso de contraste na TC e na RM.
- » Anatomia normal.
- » Luxação glenoumeral anterior e posterior, Hill-Sachs e Bankart.
- » Luxação acromioclavicular.
- » Ressalto da escápula.
- » Tendinopatias.
- » Depósito de cristais.
- » Fraturas do úmero, clavícula e escápula.
- » Ligamentos.
- » *Labrum, slap* e variações.
- » Artrose, artropatias inflamatórias, por cristais e neuropática.
- » Osteólise da clavícula.

Cotovelo
- » Incidências do RX.
- » Sequências da RM.
- » Uso de contraste na TC e na RM.
- » Anatomia normal.
- » Fratura do cotovelo infantil.

- » Fraturas e luxações.
- » Tendinopatias, epicondilites.
- » Ligamentos.
- » Nervos e neuropatias do cotovelo.
- » Bursite olecraniana.

Punho e mão
- » Incidências do RX.
- » Sequências da RM.
- » Uso de contraste na TC e na RM.
- » Anatomia normal.
- » Fraturas, necrose avascular escafoide, Kienbock.
- » Artropatias inflamatórias e osteoartrose.
- » Tendinopatias, tenossinovites e roturas tendíneas.
- » Complexo da fibrocartilagem triangular.
- » Lesões ligamentares do punho e dedos; DISI, VISI, SLAC, Stenner etc.
- » Nervos e neuropatias.
- » Cistos artrossinoviais.
- » Tumores de extremidades – ósseos e partes moles; fibromatose palmar.
- » Madelung.

Bacia e quadril
- » Incidências do RX.
- » Sequências da RM.
- » Uso de contraste na TC e na RM.
- » Anatomia normal.
- » Fraturas do anel pélvico, fêmur proximal e acetábulo.
- » Fraturas por estresse.
- » Impactos do quadril.
- » Sacroileítes.
- » Tendinopatias.
- » Avulsões tendíneas.
- » *Labrum*.
- » Artrose, artrite séptica.
- » Osteonecrose, Legg-Calvé-Perthes.
- » Epifisiolistese, displasia do desenvolvimento do quadril.

- » Úlceras de pressão e osteomielite.
- » Próteses.

Coxa

- » Incidências do RX.
- » Sequências da RM.
- » Uso de contraste na TC e na RM.
- » Anatomia normal.
- » Lesões musculares.
- » Dermatomiosite, polimiosite e outras doenças miocutâneas.
- » Fraturas traumáticas e por estresse.

Joelho

- » Incidências do RX.
- » Sequências da RM.
- » Uso de contraste na TC e na RM.
- » Anatomia normal.
- » Condropatias e artrose.
- » Osgood-Schlater, Sinding-Larsen-Johansson.
- » Meniscos.
- » Ligamentos.
- » Tendinopatias.
- » Luxação da patela.
- » Edema ósseo e mecanismo de lesão.
- » Fraturas traumáticas e por estresse.
- » Gota e depósitos de cristais.
- » Hemofilia.
- » Próteses.

Perna

- » Incidências do RX.
- » Sequências da RM.
- » Uso de contraste na TC e na RM.
- » Anatomia normal.
- » Fraturas traumáticas e por estresse.
- » Lesão muscular.
- » Neuropatias, inclusive Hanseníase.

- » Síndrome compartimental crônica.
- » Fasciíte necrotizante.

Tornozelo e antepé

- » Incidências do RX.
- » Sequências da RM.
- » Uso de contraste na TC e na RM.
- » Anatomia normal e variações anatômicas.
- » Tendinopatias e roturas tendínea.
- » Gota e depósitos de cristais.
- » Artropatias inflamatórias e osteoartrose.
- » Ligamentos.
- » Metatarsalgias (neuroma de Morton, fratura de estresse, lesão da placa plantar, bursite intermetatársica, sesamoidite, trombose veia plantar etc.).
- » Hálux valgo e hálux rígido.
- » Coalizão tarsal.
- » Impactos do tornozelo.
- » Haglund.
- » Pé diabético, Charcot, úlcera diabética, osteomielite.
- » Fasciíte e fibromatose plantar.

Tumores

- » Faixa etária.
- » Aspecto por imagem (RX e RM, principalmente).
- » Protocolos específicos e uso de contraste em TC e RM.
- » Reação periosteal.
- » Tumores de partes moles (sarcomas, vasculares, neurais e outros).
- » Tumores ósseos e de superfície.
- » Pseudotumores, lesões benignas, displasias e "*don't touch lesions*".
- » Klippel-Trenaunay, Ollier, Maffuci, Gorham-Stout, fasciíte eosinofílica, histiocitose.
- » Metástases.
- » Difusão e perfusão por RM.
- » Envolvimento neurovascular.
- » Risco de fratura.
- » Indicações, contraindicações e orientação de biópsias.

Doenças inflamatórias e de depósito
- » Protocolos específicos e uso de contraste.
- » Artrite reumatoide.
- » Artrite juvenil.
- » Artrite psoriásica, reativa, enteropática.
- » Espondilite anquilosante.
- » Gota (inclusive TC de dupla energia).
- » Hidroxiapatita.
- » Pirofosfato de cálcio.
- » Sarcoidose, amiloidose etc.

Infecções osteomusculares
- » Artrite séptica.
- » Osteomielite.
- » Osteomielite crônica multifocal recorrente.
- » Espondilodiscite.
- » Sacroileíte infecciosa.
- » Fasciíte necrotizante.
- » Piomiosite e abscessos musculares.
- » Úlceras diabéticas e pé diabético.
- » Escaras de pressão.
- » Infecções relacionadas a injeções estéticas.
- » Infecções piogênicas, micobacterianas e fúngicas.
- » Micetoma.

Metabolismo ósseo
- » Protocolos específicos e uso de contraste.
- » Osteoporose e osteopenia.
- » Raquitismo.
- » Osteodistrofia renal e hiperparatireoidismo.
- » Doença de Paget.
- » *Osteogenesis imperfecta*.
- » Osteopetrose.
- » Gaucher.

Elaboração de laudos – metas

R1
- » Todas as radiografias feitas no InRad no período do estágio.
- » Radiografias do IOT selecionadas pelos R4.
- » Todas as dacriocistografias e sialografias realizadas no estágio.
- » 16 TC ambulatoriais.

R2
- » 60 TC ambulatoriais.
- » 10 RM de coluna (2ª semana); 6 RM de joelho (3ª semana); 6 RM de ombro (4ª semana).

R3
- » 100 RM, priorizando as articulações que serão abordadas na prova semanal.

Avaliação
- » Produtividade e qualidade dos laudos.
- » Provas semanais (questões teórico-práticas).
- » Discussão de casos e conhecimento dos temas abordados.
- » Evolução geral no estágio.
- » Relação médico-paciente e relação com toda a equipe de profissionais do setor.

Temas das provas semanais
- » Semana 1: coluna, ombro/escápula, tumores.
- » Semana 2: joelho, perna, tornozelo e antepé, metabolismo ósseo.
- » Semana 3: bacia/quadris, coxa, infecções osteomusculares.
- » Semana 4: cotovelo, mão/punho, doenças inflamatórias e de depósito.

Orientações e responsabilidades
- » Estudar os casos laudados, englobando patologia, achados de imagem, sintomatologia e tratamento, diagnóstico diferencial.
- » Usar STATdx®, artigos e bibliografia recomendada.
- » Arquivo de casos interessantes no iSite: pastas públicas > musculoesquelético > casos.

R1

- » Console RM IOT noturno (checar escala mensal).
- » Permanecer na sala de laudos do IOT o máximo de tempo – ficar no InRad nas liberações com o Assistente 19 e previando exames.
- » Liberar TC de coluna com os R4 e RM de coluna com assistente.
- » Liberação de RX com os R4 (apenas exames do IOT).
- » Liberação de DO com o Assistente 20.
- » Liberação de RM de coluna lombar com Assistente 6 nas tardes de sexta-feira.

R2

- » Consoles TC InRad.
- » Escala de consoles diurnos na TC deve ser passada ao preceptor.
- » Consoles noturnos de RM no IOT (checar escala mensal).
- » USG no IOT.
- » Ver e/ou realizar todos os exames de USG de urgência do PS/AMB, exceto trombose venosa profunda (TVP).
- » Laudar os exames de USG no mesmo dia e entregar para o assistente.
- » Laudos de TC de convênios são de responsabilidade do R2.
- » Responsável pela organização da pilha de TC – pilha do SUS laudar do mais antigo para o mais recente.
- » Priorizar as liberações de TC com o Assistente 4 pela manhã.
- » Liberar TCs com os R4s nos períodos designados na escala.
- » Enquanto houver assistente na sala de laudos liberando exames, acompanhar a liberação atentamente para aprender e ver casos diferentes.

R3

- » Consoles diurnos na RM do IOT (dividido entre todos os R3 e R4).
- » Checar escala de consoles noturnos.
- » USG no IOT.
- » Ver e/ou realizar todos os exames de USG de urgência do PS/AMB, exceto TVP.
- » Laudar os exames de USG no mesmo dia e entregar para o assistente.
- » Laudos de RM prioritárias, incluindo convênios.

» Laudar no IOT. Priorizar exames de articulação dos temas que serão discutidos e cobrados na prova da semana.
» Pode acompanhar procedimentos intervencionistas guiados, se houver interesse.

Bibliografia sugerida

Cerri GG, Leite CC, Rocha MS. Tratado de radiologia. Barueri: Manole; 2017. v.3.

Hartmann LGC, Rodrigues MB (eds). CBR – Musculoesquelético. São Paulo: Elsevier; 2014.

Fernandes JL, Maciel Jr F (eds). CBR – Coluna vertebral. São Paulo: Elsevier; 2011.

Sernik RA, Cerri GG. Ultrassonografia do sistema musculoesquelético, correlação com ressonância magnética. São Paulo: Revinter; 2009.

Greenspan A, Beltran J. Orthopedic imaging: a practical approach. Philadelphia: Lippincott Williams; 2015.

Stoller DW. Magnetic resonance imaging in orthopaedics and sports medicine. Philadelphia: Lippincott Williams & Wilkins; 2007.

Resnick D, Kang HS, Pretterklieber MS. Internal derangements of joints. Philadelphia: Saunders Elsevier; 2007.

Helms C. Fundamentals of skeletal radiology. Philadelphia: Saunders; 2005.

Fardon DF, Williams AL, Dohring EJ, Murtagh FR, Gabriel Rothman SL, Sze GK. Lumbar disc nomenclature: version 2.0. Spine J. 2014 Nov 1;14(11):2525-45.

Kim SH, Smith SE, Mulligan ME. Hematopoietic tumors and metastases involving bone. Radiol Clin North Am. 2011 Nov;49(6):1163-83.

Rajiah P, Ilaslan H, Sundaram M. Imaging of primary malignant bone tumors (nonhematological). Radiol Clin North Am. 2011 Nov;49(6):1135-61.

Aulas e artigos específicos no *drive* do *e-mail* divulgado aos residentes.

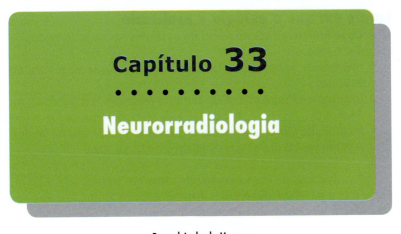

Capítulo 33

Neurorradiologia

Raquel Andrade Moreno
Mateus Rozalem Aranha
Fabiana de Campos Cordeiro Hirata
Márcio Ricardo Taveira Garcia
Leandro Tavares Lucato

Objetivos

Capacitar os residentes para o diagnóstico das principais afecções neuroclínicas e neurocirúrgicas, por meio da tomografia computadorizada (TC) e da ressonância magnética (RM).

Envolve o treinamento das seguintes habilidades:
- » Anamnese do paciente que será submetido ao exame.
- » Conhecimento das principais contraindicações à realização dos exames, especialmente da RM.
- » Orientação dos protocolos de aquisição de imagens, conforme a hipótese diagnóstica.
- » Técnicas operacionais durante a realização dos exames.
- » Avaliação das imagens, visando à elaboração dos principais diagnósticos diferenciais.
- » Notificação imediata do resultado ao médico solicitante, por meio de relatórios e/ou de comunicação verbal nos casos de achados que sejam críticos.
- » Discussão dos casos com as equipes cirúrgicas e clínicas.

Locais em que o estágio é realizado

Os residentes elaboram e liberam os laudos nas salas de laudos de cada instituto, assim localizadas:

» Instituto de Radiologia (InRad): setor de ressonância magnética, no 2º andar.
» Instituto de Psiquiatria (IPQ): setor de ressonância magnética, no 2º andar.
» Instituto do Câncer do Estado de São Paulo (Icesp): sala de laudos, comum para todas as especialidades, no 1º subsolo.

As atividades de consoles são realizadas nos setores de RM do InRad e IPQ, e na TC do InRad, cujas estruturas físicas foram descritas nos capítulos anteriores.

Reuniões

Reunião semanal de casos do departamento

» Apresentados os casos mais interessantes e/ou duvidosos vistos na semana.
» Terças-feiras, às 7h na sala de laudos da Neurorradiologia do InRad.

Reunião mensal da neurorradiologia

» Apresentados os casos mais interessantes do mês, que tenham confirmação diagnóstica.
» Última terça-feira do mês, das 19h30 às 21h, na sala multimídia do prédio administrativo do InRad.

Reunião de casos didáticos do mês com a preceptoria

» Os residentes devem preparar um resumo com o conteúdo teórico sobre algum caso que tenham laudado durante o estágio.
» Penúltimo dia do estágio, às 14h na sala de laudos da Neurorradiologia do InRad.

Reunião da neurorradiologia
» Apresentações de aulas, elaboradas pelos R4, de Diagnóstico por Imagem em Oncologia sobre temas em Neurorradiologia.
» Segunda-feira, às 14h, na sala de laudos do 1º subsolo do Icesp.

Reunião da cabeça e pescoço
» Apresentados os casos de cabeça e pescoço mais interessantes e/ou duvidosos vistos na semana, trazidos pelos R4 de Diagnóstico por Imagem em Oncologia.
» Sexta-feira, às 14h, na sala de laudos do 1º subsolo do Icesp.

Grupo de estudos em neurorradiologia – GENE (SPR)
» Participação opcional.
» Evento realizado pela Sociedade Paulista de Radiologia (SPR), em que os R4 de cada serviço da cidade de São Paulo apresentam os casos mais interessantes do mês, seguidos por uma breve discussão sobre o conteúdo teórico.
» Segunda quinta-feira do mês, das 19h30 às 21h, hotel Golden Tulip.

Atividades e duração dos estágios

R1
» Estágio realizado integralmente no InRad, com duração de três semanas.
» São responsáveis pelos laudos de TC de crânio, priorizando os exames dos pacientes internados, seguidos dos ambulatoriais.
» Participam na escala dos consoles da RM do InRad e do IPQ, bem como da TC do Instituto do Coração (InCor).

R2
» Estágio realizado integralmente no InRad, com duração de um mês.
» São responsáveis pelas prévias dos laudos de angiotomografia e TC de crânio, priorizando os exames dos pacientes internados, seguidos dos ambulatoriais.
» Participam na escala dos consoles da RM do InRad, bem como da TC do InRad.

R3

» Estágio realizado no InRad, IPQ e no Icesp, com duração total de dois meses.
» Ficam durante um mês no InRad em um dos semestres, e, no outro semestre, passam 15 dias no Icesp e mais 15 dias no InRad.
» São responsáveis pelas prévias dos laudos de RM de crânio, angiorressonância intracraniana e cervical, além de RM de hipófise e de coluna. Priorizam exames dos pacientes internados, seguidos dos ambulatoriais.
» Participam na escala dos consoles da RM do InRad e do IPQ, bem como da TC do InRad.

Escala de liberações com os assistentes (Quadros 33.1 e 33.2)

A escala de liberação mensal é elaborada pelo coordenador, Dr. Leandro Lucato.

Em todos os períodos, há algum assistente escalado para liberar, separadamente, com o grupo de residentes de cada nível ou de acordo com o método, da seguinte maneira:

» TC + Angiotomografia: R1 + R2.
» RM: R3 + R4.

Em alguns períodos, os R4 são escalados para liberação de TC com R1 e R2. Sempre há um assistente escalado para ir ao IPQ liberar os exames previados por R3 e/ou R4.

Quadro 33.1 – Modelo de escala de liberações do InRad e IPQ

	Segunda	Terça	Quarta	Quinta	Sexta
Manhã	Assistente 1 Assistente 2 Assistente 3 (IPQ) R4	Assistente 5 (IPQ) Assistente 6 Assistente 7 Assistente 8 (ICR) Assistente 9 (ICR) R4	Assistente 1 (IPQ) Assistente 6 Assistente 12 Assistente 13 R4	Assistente 3 (IPQ) Assistente 5 Assistente 10 Assistente 15 Assistente 16	Assistente 1 Assistente 6 Assistente 8 Assistente 9
Tarde	Assistente 1 Assistente 2 Assistente 4 Assistente 5 (IPQ)	Assistente 1 Assistente 2 Assistente 10 (PISA) Assistente 11 (IPQ)	Assistente 7 Assistente 10 (PISA) Assistente 14 R4	Assistente 4 Assistente 7 Assistente 17	Assistente 1 Assistente 10 (IPQ) Assistente 12 Assistente 8 (ICR)

Quadro 33.2 – Modelo de escala de liberação do Icesp

	Segunda	Terça	Quarta	Quinta	Sexta
Manhã	Assistente 1	Assistente 4	Assistente 1 Assistente 3	Assistente 5	Assistente 5
Tarde	Assistente 1 Assistente 2 Assistente 3	Período de prévias	Assistente 5	Assistente 2	Assistente 2 Assistente 3

Responsabilidades dos residentes

» Prioridades para elaboração e liberação dos exames: dar preferências às enfermarias do mês vigente, seguidas dos exames ambulatoriais, começando dos mais antigos para os mais recentes.
» Organização dos pedidos dos exames na sala de laudos.
» Arquivo: anotar os casos interessantes e didáticos no caderno de casos, que fica na sala de laudos. Sempre que possível, colocá-los, também, no formulário eletrônico;

- » Consoles da RM:
  - – Pontualidade.
  - – História clínica, letra legível e carimbo.
  - – Conferir contraindicações e prescrever contraste.
- » Selecionar os exames de coluna para as equipes de neurorradiologia ou de musculoesquelético.

Quadro 33.3 – Escala semanal dividida entre R1, R2 e R3

Console TC (R2 + R3)

Console RM InRad (R1 + R2 + R3)

Console IPq manhã: 7-8h30 (R1)

Console IPq manhã: 7-13h (R3)

Console IPq tarde: 13-19h (R3)

Elaboração de laudos – metas

R1
- » TC e angiotomografia de crânio: de 60 a 80 prévias/mês.
- » RM de crânio: de 1 a 5 prévias/mês.

R2
- » TC e angiotomografia de crânio: de 80 a 100 prévias/mês.
- » RM de crânio: de 5 a 10 prévias/mês.

R3
- » InRad – RM e angiorressonância de crânio: de 100 a 120 prévias/mês.
- » Icesp – a RM e angiorressonância de crânio: 50 prévias em 15 dias.

Competências mínimas

R1
- » Neuroanatomia.
- » Trauma.
- » Pós-operatório de neurocirurgias.

- » *Blind spots* em neuroimagem.
- » Acidente vascular isquêmico e hemorrágico.
- » Trombose venosa cerebral.
- » Hidrocefalia.

R2

- » Doenças vasculares.
- » Facomatoses.
- » Neuroinfecções.
- » Epilepsia.
- » Lesões císticas do sistema nervoso central.
- » Tumores intra-axiais e extra-axiais.
- » Conceitos básicos em ressonância magnética do crânio.

R3

- » Sequências de ressonância magnética do crânio.
- » Doenças desmielinizantes e dismielinizantes.
- » Tumores intra-axiais.
- » Tumores selares, suprasselares e da glândula pineal.
- » Doenças metabólicas.
- » Malformações congênitas e vasculares.
- » Medula.
- » Demências e doenças degenerativas.
- » Diagnóstico e classificação dos tumores do sistema nervoso central.
- » Diagnóstico e classificação dos tumores da medula espinhal.
- » Métodos avançados em RM.
- » Alterações pós-tratamento de tumores.

Avaliação

- » Prova: a prova do estágio é curta e objetiva, sempre com base em casos clínicos. O residente deve descrever os achados, formular a principal hipótese diagnóstica e elencar diagnósticos diferenciais pertinentes à lesão descrita. Ocorre sempre no último dia do estágio.
- » Desempenho cognitivo-comportamental: avaliação da assiduidade, número de prévias, participação e comportamento na sala de laudos.

Bibliografia sugerida

Livros
Cerri GG, Leite CC, Rocha MS. Tratado de radiologia. Barueri: Manole; 2017. v.1.

Leite CC, Amaro Jr E, Lucato LT. Neurorradiologia – Diagnóstico por imagem das alterações encefálicas. Rio de Janeiro: Guanabara Koogan; 2008.

Osborn AG. Osborn's brain: imaging, pathology, and anatomy. Salt Lake City: Amirsys; 2013.

Rocha AJ, Vedolin L, Mendonça RA. Encéfalo. Série CBR. São Paulo: Elsevier; 2012.

R1

Neuroanatomia
Headneckbrainspine (homepage). [Acesso 2018 Abr 2]. Disponível em: http://headneckbrainspine.com/Brain-MRI.php.

Pixelatedbrain. [homepage]. Module 1. The Skull, the Meninges, CSF and the Cerebral Hemisphere. [Acesso 2018 Abr 2]. Disponível em: http://www.pixelatedbrain.com/Mod_01/%20home.htm.

Smithuis R. Brain Anatomy. [Acesso 2018 Abr 2]. Disponível em: http://www.radiologyassistant.nl/en/p48f4c4ccd9682/brain-anatomy.htmL.

Trauma/cirurgias
Osborn AG. Efeitos primários do trauma no SNC. Osborn's brain: imaging, pathology, and anatomy. Salt Lake City: Amirsys; 2013.

Osborn AG. Efeitos secundários do trauma no SNC. Osborn's brain: imaging, pathology, and anatomy. Salt Lake City: Amirsys; 2013.

Sliker CW. Blunt cerebrovascular injuries: imaging with multidetector CT angiography. Radiographics. 2008;28(6):1689-708.

Sinclair AG, Daniel J. Scoffings. Imaging of the post-operative cranium. Radiographics. 2010;30(2):461-82.

Blind spots *em neuroimagem*
Bahrami S, Yim CS. Quality initiatives: blind spots at brain imaging. Radiographics. 2009;29(7):1877-96.

Jakanani GC, Monsoor A, Balaji R. Basilar artery: another anatomic blind spot at brain imaging. Radiographics. 2010;30(5):1431-2.

AVC

Osborn AG. Osborn's brain: imaging, pathology, and anatomy. Salt Lake City: Amirsys; 2013. cap. 5.

Osborn AG. Osborn's brain: imaging, pathology, and anatomy. Salt Lake City: Amirsys, 2013. cap. 6.

Rovira A, Grive E, Alvarez-Sabin J. Distribution territories and causative mechanisms of ischemic stroke. Eur radiol. 2005;15(3):416-26.

Smithuis R. Brain Ischemia – Vascular territories. [Acesso 2018 Abr 2]. Disponível em: http://www.radiologyassistant.nl/en/p484b8328cb6b2/brain-ischemia-vascular-territories.htmL.

Srinivasan A, Goyal M, Al Azri F, Lum C. State-of-the-art imaging of acute stroke. Radiographics. 2006 Oct;26 Suppl 1:S75-95.

Thurnher M. Brain Ischemia - Imaging in Acute Stroke. [Acesso 2018 Abr 2]. Disponível em: http://www.radiologyassistant.nl/en/p483910a4b6f14/brain-ischemia-imaging-in-acute-stroke.htmL.

Trombose venosa cerebral

Leach JL, Fortuna RB, Jones BV, Gaskill-Shipley MF. Imaging of cerebral venous thrombosis: current techniques, spectrum of findings, and diagnostic pitfalls. Radiographics. 2006 Oct;26 Suppl 1:S19-41; discussion S42-3.

Hidrocefalia

Ishii K, Kanda T, Harada A, Miyamoto N, Kawaguchi T, Shimada K et al. Clinical impact of the callosal angle in the diagnosis of idiopathic normal pressure hydrocephalus. Eur Radiol. 2008 Nov;18(11):2678-83.

Virhammar J, Laurell K, Cesarini KG, Larsson EM. Preoperative prognostic value of MRI findings in 108 patients with idiopathic normal pressure hydrocephalus. AJNR Am J Neuroradiol. 2014 Dec;35(12):2311-8.

R2

Introdução à RM

Mangrum W, Christianson K, Duncan S, Hoang P, Song AW et al. Duke review of MRI principles. Maryland: Mosby; 2012.

Doenças vasculares

Abdel Razek AA, Alvarez H, Bagg S, Refaat S, Castillo M. Imaging spectrum of CNS vasculitis. Radiographics. 2014 Jul-Aug;34(4):873-94.

Allen LM, Hasso AN, Handwerker J, Farid H. Sequence-specific MR imaging findings that are useful in dating ischemic stroke. Radiographics. 2012 Sep-Oct;32(5):1285-97; discussion 1297-9.

Dimmick SJ, Kenneth CF. Normal variants of the cerebral circulation at multidetector CT angiography. Radiographics. 2009;29(4):1027-43.

Hacein-Bey L, Provenzale JM. Current imaging assessment and treatment of intracranial aneurysms. Am J Roentgenol. 2011;196(1):32-44.

Slike W. Blunt cerebrovascular injuries: imaging with multidetector CT angiography. Radiographics. 2008;28(6):1689-708.

Facomatoses

de la Fuente CR. Phakomatoses: what every radiologist should know. I European Congress of Radiology; 2014.

Lin DD, Barker PB. Neuroimaging of phakomatoses. Semin Pediatr Neurol. 2006 Mar;13(1):48-62.

Osborn AG. Osborn's brain: imaging, pathology, and anatomy. Salt Lake City: Amirsys; 2013. caps. 39 e 40.

Infecções

Shih RY, Koeller KK. Bacterial, fungal, and parasitic infections of the central nervous system: radiologic-pathologic correlation and historical perspectives: from the radiologic pathology archives. Radiographics. 2015 Jul-Aug;35(4):1141-69.

Smith AB, Smirniotopoulos JG, Rushing EJ. Central nervous system infections associated with human immunodeficiency virus infection: radiologic-pathologic correlation. Radiographics. 2008;28(7):2033-58.

Osborn AG. Osborn's brain: imaging, pathology, and anatomy. Salt Lake City: Amirsys; 2013. caps. 12 a 14.

Epilepsia

Cocker L, D'Arco F, Demaerel P, Smithuis R. Role of MRI in Epilepsy. [Acesso 2018 Abr 2]. Disponível em: http://www.radiologyassistant.nl/en/p4f53597deae16/role-of-mri-in-epilepsy.htmL.

Lesões císticas de SNC
Epelman M, Daneman A, Blaser SI, Ortiz-Neira C, Konen O, Jarrín J et al. Differential diagnosis of intracranial cystic lesions at head US: correlation with CT and MR imaging. Radiographics. 2006 Jan-Feb;26(1):173-96.

Osborn AG, Preece MT. Intracranial cysts: radiologic-pathologic correlation and imaging approach. Radiology. 2006 Jun;239(3):650-64.

Tumores intra-axiais
Smithuis R, Montanera W. Brain Tumor: systematic approach. [Acesso 2018 Abr 5]. Disponível em: http://www.radiologyassistant.nl/en/p47f86aa182b3a/brain-tumor-systematic-approach.htmL.

Tumores extra-axiais
Smith AB, Horkanyne-Szakaly I, Schroeder JW, Rushing EJ. From the radiologic pathology archives: mass lesions of the dura: beyond meningioma-radiologic-pathologic correlation. Radiographics. 2014 Mar-Apr;34(2):295-312.

Silk PS, Lane JI, Driscoll CL. Surgical approaches to vestibular schwannomas: what the radiologist needs to know. Radiographics. 2009 Nov;29(7):1955-70.

R3
Sequências de RM
Bitar R, Leung G, Perng R, Tadros S, Moody AR, Sarrazin J et al. MR pulse sequences: what every radiologist wants to know but is afraid to ask. Radiographics. 2006 Mar-Apr;26(2):513-37.

Doenças desmielinizantes/dismielinizantes
Osborn AG. Osborn's brain: imaging, pathology, and anatomy. Salt Lake City: Amirsys, 2013. cap. 15.

Ratcliffe M et al. Demyelinating disorders of the adult central nervous system: a pictorial review of MR imaging findings. Neurographics. 2011;(1):17-30.

Tumores intra-axiais
Altman DA, Atkinson DS Jr, Brat DJ. Best cases from the AFIP: glioblastoma multiforme. Radiographics. 2007 May-Jun;27(3):883-8..

Al-Okaili RN, Krejza J, Wang S, Woo JH, Melhem ER. Advanced MR imaging techniques in the diagnosis of intraaxial brain tumors in adults. Radiographics. 2006 Oct;26 Suppl 1:S173-89.

Duart J et al. Intraventricular Neoplasms: Radiologic-Pathologic Correlation. European Congress of Radiology; 2014.

Koeller KK1, Rushing EJ. From the archives of the AFIP: Oligodendroglioma and its variants: radiologic-pathologic correlation. Radiographics. 2005 Nov-Dec;25(6):1669-88.

Plaza MJ, Borja MJ, Altman N, Saigal G. Conventional and advanced MRI features of pediatric intracranial tumors: posterior fossa and suprasellar tumors. AJR Am J Roentgenol. 2013 May;200(5):1115-24.

Tumores selares, suprasselares e da glândula pineal

Kucharczyk W, Hazewinkel M. Sella Turcica and Parasellar Region. [Acesso 2018 Abr 2]. Disponível em: http://www.radiologyassistant.nl/en/p485d7745cc720/sella-turcica-and-parasellar-region.htmL.

Saleem SN, Said AH, Lee DH. Lesions of the hypothalamus: MR imaging diagnostic features. Radiographics. 2007 Jul-Aug;27(4):1087-108.

Smith AB, Rushing EJ, Smirniotopoulos JG. From the archives of the AFIP: lesions of the pineal region: radiologic-pathologic correlation. Radiographics. 2010 Nov;30(7):2001-20.

Doenças metabólicas

Osborn AG. Osborn's brain: imaging, pathology, and anatomy. Salt Lake City: Amirsys; 2013. caps. 31 e 32.

Malformações congênitas

Osborn AG. Osborn's brain: imaging, pathology, and anatomy. Salt Lake City: Amirsys; 2013. caps. 36, 37 e 41.

Malformações vasculares

Geibprasert S, Pongpech S, Jiarakongmun P, Shroff MM, Armstrong DC, Krings T. Radiologic assessment of brain arteriovenous malformations: what clinicians need to know. Radiographics. 2010 Mar;30(2):483-501.

Gandhi D, Chen J, Pearl M, Huang J, Gemmete JJ, Kathuria S. Intracranial dural arteriovenous fistulas: classification, imaging findings, and treatment. AJNR Am J Neuroradiol. 2012 Jun;33(6):1007-13.

Medula
Flanders A. Spine – Cervical injury. [Acesso 2018 Abr 2]. Disponível em: http://www.radiologyassistant.nl/en/p49021535146c5/spine-cervical-injury.html.

Demências e doenças degenerativas
Broski SM, Hunt CH, Johnson GB, Morreale RF, Lowe VJ, Peller Pl. Structural and functional imaging in parkinsonian syndromes. Radiographics. 2014 Sep-Oct;34(5):1273-92.

Guermazi A, Miaux Y, Rovira-Cañellas A, Suhy J, Pauls J, Lopez R et al. Neuroradiological findings in vascular dementia. Neuroradiology. 2007 Jan;49(1):1-22.

Osborn AG. Osborn's brain: imaging, pathology, and anatomy. Salt Lake City: Amirsys, 2013. cap. 33.

Walhovd KB, Fjell AM, Brewer J, McEvoy LK, Fennema-Notestine C, Hagler DJ Jr et al. Combining MR imaging, positron-emission tomography, and CSF biomarkers in the diagnosis and prognosis of Alzheimer disease. AJNR Am J Neuroradiol. 2010 Feb;31(2):347-54.

Programa de estudo neuro-oncologia
Dalesandro MF, Andre JB. Posttreatment evaluation of brain gliomas. Neuroimaging Clin N Am. 2016 Nov;26(4):581-99.

Lacerda S, Law M. Magnetic resonance perfusion and permeability imaging in brain tumors. Neuroimaging Clin N Am. 2009 Nov;19(4):527-57.

Laxer D. Clinical applications of magnetic resonance spectroscopy. Epilepsia. 1997;38 Suppl 4:S13-7.

Louis DN, Perry A, Reifenberger G, von DeimLing A, Figarella-Branger D, Cavenee W et al. The 2016 World Health Organization classification of tumors of the central nervous system: a summary. Acta Neuropathol. 2016 Jun;131(6):803-20.

Raimbault A, Cazals X, Lauvin MA, Destrieux C, Chapet S, Cottier J. Radionecrosis of malignant glioma and cerebral metastasis: a diagnostic challenge in MRI. Diagn Interv Imaging. 2014 Oct;95(10):985-1000.

Shah R, Vattoth S, Jacob R, Manzil FF, O'Malley JP, Borghei P et al. Radiation necrosis in the brain: imaging features and differentiation from tumor recurrence. Radiographics. 2012 Sep-Oct;32(5):1343-59.

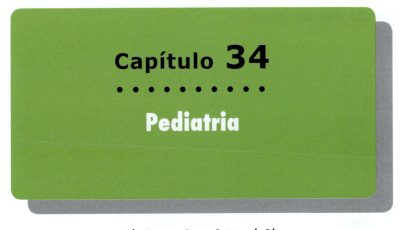

Pedro Henrique Ramos Quintino da Silva
Marcelo Straus Takahashi
Lisa Suzuki

Locais em que o estágio é realizado

R1
» Sala de laudos e ultrassonografia do Instituto da Criança (ICr).

R2
» Sala de laudos e ultrassonografia do ICr.
» Ultrassonografia no CTIN 1 (Centro de Terapia Intensiva Neonatal – Berçário "B10") do Instituto Central.
» Ultrassonografia no CTIN 2 do ICr.
» Ultrassonografia nos leitos de UTI do ICr e eventualmente no Itaci (Instituto de Tratamento do Câncer Infantil).

Escala dos assistentes

Quadro 34.1 – Escala de assistentes

Especialidade	Assistente	SEG	TER	QUA	QUI	SEX
USG	Assistente 1	8-17h	7h30-19h30	-	-	-
USG	Assistente 2	-	7h30-12h30	-	-	-
USG	Assistente 3	-	-	-	9-18h	-
USG	Assistente 4	7-12h	-	-	-	-
USG	Assistente 5	14h30-19h	13h30-19h	-	7h30-12h	13h30-19h
USG	Assistente 6	-	-	7-12h	-	13h30-18h30
USG	Assistente 7	-	-	14-19h	-	7-13h
Tórax	Assistente 8	7h30-10h30	7h30-10h30	7h30-12h30	7h30-10h30	8-11h
Abdome	Assistente 9	14h30-18h30	-	8-18h	-	7h30-12h30
Abdome	Assistente 10	-	-	-	7-12h	-
Neuro	Assistente 11	8-18h	8-18h	8-12h	-	-
Músculo	Assistente 12	-	9-18h	-	-	-
Cabeça e pescoço	Assistente 13	-	-	7-10h	-	-

Reuniões

» GePed - SPR (Grupo de Estudos em Radiologia Pediátrica): última terça-feira do mês, às 20h na sede da SPR:
  – Um residente do primeiro ano e um do segundo ano devem preparar e apresentar um caso cada. Todos os residentes do estágio devem ir.
» Reunião multidisciplinar com a equipe da genética pediátrica: quartas-feiras de manhã no ICr (10 às12h):
  – Residente do primeiro ano que está passando nos laudos de raios X.
» Discussão de casos do pronto-socorro (no SCUT): segundas-feiras (quinzenal) e sextas-feiras (quinzenal) no ICr (10 às 11h):
  – Presença facultativa.
» Reunião clínica com pneumologia: Sextas-feiras (quinzenal) no ICr (7º andar):
  – Presença facultativa.

Competências mínimas

Efeitos da radiação

» Conceito ALARA (*As Low As Reasonable Achievable*).

Pré-natal e neonatal

» Tórax neonatal (membrana hialina, síndrome de aspiração do mecônio, pneumonia neonatal, displasia broncopulmonar).
» Lesões torácicas congênitas (malformação congênita de vias aéreas pulmonares/MAC – malformação adenomatoide "cística", enfisema lobar, sequestros, atresia brônquica, cisto broncogênico, cistos de duplicação, hérnia diafragmática congênita).
» Cardiopatias congênitas e anéis vasculares (tetralogia de Fallot, anomalia de Ebstein, transposição de grandes artérias, retorno venoso pulmonar anômalo total, coarctação de aorta).
» Ultrassonografia transfontanela (malformações, hemorragias da matriz germinativa, encefalopatia hipóxico-isquêmica).
» Displasia de quadril.
» Ultrassonografia geral do neonato.

Cabeça e pescoço, tórax e vias aéreas

- » Cistos (tireoglosso, cisto branquial, higroma cístico).
- » Tonsilas (palatina e faríngea).
- » Crupe.
- » Epiglotite.
- » Nasoangiofibroma juvenil.
- » Adenite.
- » Abscesso retrofaríngeo.
- » Torcicolo congênito/*Fibromatosis colli*.
- » Timo normal e ectópico.
- » Tireoidites.
- » Agenesia brônquica.
- » Aspiração de corpo estranho.
- » Infecções e suas complicações (pneumonias, empiemas, abscessos, fístula broncopleural).
- » Fibrose cística.
- » Imunodeficiências congênitas e adquiridas.
- » Patologias relacionadas ao transplante de medula óssea.

Gastrointestinal

- » Atresia de esôfago.
- » Estenose hipertrófica do piloro.
- » Bezoar.
- » Atresia/membrana duodenal.
- » Vôlvulo gástrico.
- » Atresia das vias biliares.
- » Cistos de colédoco.
- » Hepatopatias crônicas.
- » Tumores hepáticos (hemangioendotelioma, hepatoblastoma, carcinoma hepatocelular).
- » Trombose de veia porta e transformação cavernomatosa.
- » *Rex shunt*.
- » Transplante hepático.
- » Má rotação intestinal e volvo.
- » Invaginação intestinal.
- » Doença inflamatória intestinal.
- » Apendicite.

- » Adenite mesentérica.
- » Divertículo de Meckel.
- » Íleo meconial.
- » Doença de Hirschsprung.

Geniturinário

- » Duplicação do sistema coletor.
- » Refluxo vesicoureteral.
- » Dilatação do sistema coletor.
- » Estenose de JUP/JUV.
- » Válvula de uretra posterior.
- » Síndrome de Prune-Belly.
- » Nefrocalcinose.
- » Doença cística renal.
- » Tumor de Wilms.
- » Neuroblastoma.
- » Rabdomiossarcoma.
- » Puberdade precoce.
- » Transplante renal.
- » Testículo retrátil/ectópico.
- » Hidrocele.
- » Hérnia inguinal.
- » Torção de testículo.
- » Torção de ovário.

Musculoesquelético

- » Idade óssea.
- » Osteonecroses.
- » Raquitismo.
- » Osteogênese imperfeita.
- » Traumas não acidentais.
- » Osteocondrodisplasias.
- » Sarcoma de Ewing.
- » Histiocitose de células de Langerhans.
- » Doenças linfoproliferativas.
- » Osteomielites.
- » Doença de Scheuermann.

- » Fratura Salter-Harris.
- » Artrite juvenil.
- » Tumores benignos (cistos ósseos, defeito fibroso cortical, fibroma não ossificante, osteoma osteoide).
- » Tumores malignos (osteossarcoma).
- » Osteocondroses (Legg-Calvé-Perthes, Kohler, Freiberg, Blount, osteocondrite dissecante).
- » Displasia de quadril.
- » Escoliose.
- » Anemia falciforme.

Neurorradiologia

- » Distúrbios de migração.
- » Holoprosencefalia.
- » Anomalias do corpo caloso.
- » Malformações císticas da fossa posterior.
- » Doença de Chiari.
- » Malformação da veia de Galeno.
- » Infecções TORCH.
- » Neoplasias da fossa posterior (meduloblastoma, ependimoma, glioma tronco, astrocitoma).
- » Neoplasias supratentoriais (tumores da glândula pineal, craniofaringeoma, oligodendroglioma, PNET).
- » Leucodistrofias.
- » Hemorragias e tromboses.
- » Traumas não acidentais.

Elaboração de laudos – metas
R1 A e B

- » Todas as radiografias e contrastados feitos no ICr no período do estágio.
- » Elaborar as prévias dos laudos dos exames de ultrassonografia realizados.
- » Tomografias computadorizadas: elaborar as prévias dos laudos dos exames.
- » Discutir casos com médicos de outras especialidades quando solicitados.

R2 A e B
- » Laudar tomografias computadorizadas e ressonâncias magnéticas das diferentes áreas do conhecimento, com a meta de manter a pilha sem atraso.
- » Laudar todas as ultrassonografias realizadas.
- » Discutir casos com médicos de outras especialidades, quando solicitados.

Avaliação
- » Produtividade e qualidade dos laudos.
- » Prova no final do estágio (questões teórico-práticas).
- » Discussão de casos e conhecimento dos temas abordados.
- » Evolução geral no estágio.
- » Relação médico-paciente e relação com toda a equipe multiprofissional do setor.

Orientações e responsabilidades
Estudar os casos laudados englobando patologia, achados de imagem, sintomatologia e tratamento, diagnóstico diferencial. Usar STATdx®, artigos e bibliografia recomendada.

R1 A e B alternando
- » Estágio pela manhã e medicina nuclear à tarde.
- » 15 dias de prévias e liberação dos laudos dos exames de radiografias simples e contrastadas e de tomografia computadorizada (TC);
- » 15 dias na ultrassonografia.
- » Console de TC e ressonância magnética (RM) pela manhã.
- » Liberação dos laudos dos exames de radiografias simples e contrastadas com assistente.
- » Liberação dos laudos dos exames de TC com os assistentes, conforme escala.
- » Laudar todas as ultrassonografias realizadas com os assistentes.
- » Manter a lista de exames de radiografias sem atrasos.
- » Preparar caso para o GePed.

R2 A e B alternando

- » 15 dias previando e liberando exames de TC e RM.
- » 15 dias na ultrassonografia.
- » Console de TC e RM à tarde.
- » Liberação das prévias de laudos de TC e RM com os assistentes, conforme escala.
- » Responsável pelos exames de ultrassonografia dos pacientes internados e do pronto-atendimento (SCUT).
- » Laudar todas as ultrassonografias realizadas com os assistentes.
- » Manter a lista de exames de TC sem atrasos.
- » Preparar caso para o GePed.

Bibliografia sugerida

Cerri GG, Souza M, Da Costa Leite C (eds). Tratado de radiologia. Barueri: Manole; 2017.

Coley BD. Caffeys Pediatric Diagnostic Imaging. 12.ed. Amsterdam: Elsevier; 2014.

Compêndio de material para residentes do ICr (fornecido por e-mail).

Kirks DR, Griscom NT. Practical Pediatric Imaging: Diagnostic Radiology of Infants and Children. 3.ed. Philadelphia: LWW; 1998.

Lane F Donnelly. Fundamentals of Pediatric Imaging. 2.ed. Amsterdam: Elsevier; 2016.

Oliveira LAND, Suzuki L, Valente M, Rocha SMS. Diagnóstico por imagem – Coleção Pediatria do Instituto da Criança HC-FMUSP. Barueri: Manole; 2012.

Oregon Health & Science University. Pediatric Normal Measurements; 2001. [Accesso 2018 Mar 14]. Disponível em: http://www.ohsu.edu/xd/education/schools/school-of-medicine/departments/clinical-departments/diagnostic-radiology/pediatric-radiology-normal-measurements/.

Rumack C, Wilson S, Charboneau JW. Diagnostic Ultrasound. 4.ed. Amsterdam: Elsevier; 2011.

Smithuis R. The Radiology Assistant. [Acesso 2018 Abr 2]. Disponível em: http://radiologyassistant.nl/.

Staatz G, Honnef D, Piroth W, Radko T. Diagnóstico por imagem. Porto Alegre: Artmed; 2010.

Capítulo 35

Pronto-socorro

Pedro Henrique Ramos Quintino da Silva
Shri Krishna Jayanthi

Locais em que o estágio é realizado (R1, R2 e R3)

Estágio realizado na sala de laudos e salas de ultrassonografia do pronto-socorro (PS) do Instituto Central, no 4º andar. Quando não houver computadores suficientes na sala de laudos do PS, o R2 deverá ir para sala de laudos do 3º andar.

Escala dos assistentes

A divisão é realizada de maneira que sempre haja dois assistentes em cada um dos períodos de dia, e um assistente no início do período da noite e no final de semana. Os R4 fazem a cobertura do restante da noite até a manhã seguinte (Quadro 35.1).

Quadro 35.1 – Escala de assistentes

	Domingo	Segunda	Terça	Quarta	Quinta	Sexta	Sábado
7-13h	Assistente X	Assistente 1 Assistente 2	Assistente 3 Assistente 4	Assistente 5 Assistente 6	Assistente 7 Assistente 8	Assistente 9 Assistente 10	Assistente X
13-19h	Assistente X	Assistente 1 Assistente 2	Assistente 3 Assistente 4	Assistente 5 Assistente 6	Assistente 7 Assistente 8	Assistente 9 Assistente 10	Assistente X
19-23h	Assistente X	Assistente 1 ou Assistente 2	Assistente 3 ou Assistente 4	Assistente 5 ou Assistente 6	Assistente 7 ou Assistente 8	Assistente 9 ou Assistente 10	Assistente X
23-7h	R4	R4	R4	R4	R4	R4	R4

Reuniões

Semanalmente, às terças-feiras, são realizadas reuniões abertas para discussão de casos e eventuais aulas, das 19 às 20h, com participação dos residentes. Na última terça-feira do mês, há uma reunião preparada pelos residentes, mostrando os casos do mês em dois formatos possíveis:

1. Diversos casos: demonstrando achados de doenças diversas, isto é, mostrando com discussão sucinta um grande volume de casos.

2. Casos sobre o mesmo tema: demonstrando alguns casos de doenças semelhantes por etiologia, órgão ou sistema, aprofundando a discussão no tema.

Competências mínimas

» Realizar, interpretar e discutir os estudos no contexto de emergência pelos diferentes métodos: radiografia (RX), ultrassonografia (US) e tomografia computadorizada (TC).

» Detectar achados de exames que necessitam contato imediato e direto com o médico solicitante e comunicar a ele tais achados.

» Discutir, indicar e prescrever qual método ou protocolo é o mais adequado em cada situação apresentada.

» Indicar e prescrever os diferentes meios de contraste utilizados nos exames e saber contraindicá-los, quando necessário, justificando o motivo e apresentando alternativas.

» Mostrar as limitações de cada método e comunicar ao médico solicitante, discutindo alternativas.

» Interagir com a equipe multiprofissional no andamento do serviço.

» Orientar o adequado preenchimento dos formulários e pedidos de exames observados no Instituto de Radiologia (InRad).

Elaboração de laudos – metas

R1

» Realizar e previar todas as ultrassonografias solicitadas no período dos atendimentos e nos leitos do pronto-socorro.

» Laudar exames de tomografia computadorizada, quando não houver pedidos de ultrassonografia.

R2
» Realizar e laudar todas as ultrassonografias solicitadas no período dos atendimentos e nos leitos do pronto-socorro.
» Ajudar o R3 para manter a fila de exames sem atraso.

R3
» Ajudar o R2 nas ultrassonografias.
» Previar a maior quantidade de tomografias computadorizadas de acordo com a demanda e urgência, sempre visando manter a fila de exames sem atraso.

Avaliação

1. Frequência: presença no estágio durante todo o mês. Só serão abonadas faltas por motivos de saúde ou familiar, ou educacionais (congresso e cursos). Neste último caso, tentar uma cobertura para o estágio. Combinar casamento, viagem de férias etc. para depois do estágio.
2. Pontualidade: chegada às 7h e saída às 19h. Horário de almoço flexível, mas não abusivo.
3. Desempenho na condução dos casos, atribuições e atividades práticas: pré-laudos, pilhas de exames, caixinha de pedidos de US em dia, pedidos carimbados.
4. Responsabilidade para com os pacientes e/ou tarefas a seus cuidados: orientações corretas na folha de rosto. Aqui serão avaliadas todas as orientações e formulários errados ou histórias incompletas. Também entrarão quaisquer eventos com manutenção de aparelhos/computadores/impressoras.
5. Participação em visitas médicas, reuniões científicas ou equivalentes: participação nas reuniões, exceto aquele que tem que ficar na cobertura do PS, conforme escala.
6. Assistência didática aos internos, residentes ou outros profissionais da equipe de saúde: relacionamento com os internos, residentes e médicos de outras áreas.
7. Relação médico-paciente: tratar os pacientes com respeito.
8. Relação multiprofissional (recepção, assistente social, nutrição, enfermagem, secretárias, técnicos de radiologia etc.): respeitar os outros profissionais da equipe multidisciplinar.

9. Postura ética (capacidade de administrar conflitos): capacidade de contornar ou resolver situações de conflito dentro da equipe e com outros médicos e profissionais.
10. Evolução do conhecimento ao longo do estágio (final-inicial): avaliação do aprendizado.
11. Prova/Monografia/Trabalho Científico: prova teórico-prática.
12. Nota final: deverá ser maior que 7,0, conforme regras da Comissão de Residência Médica (Coreme).
13. Comentários: anotações pertinentes quanto ao desempenho e ao comportamento do residente durante o estágio.

Orientações e responsabilidades
Gerais
» Indicação e orientação dos exames, incluindo a prescrição de contraste, bem como a realização em algumas modalidades (US e RX contrastado).
» Zelo e a boa manutenção dos equipamentos aos seus cuidados.
» Verificar se os formulários estão adequadamente preenchidos com as orientações clínicas pertinentes. Quando for necessário, recomenda-se a anotação de dados complementares obtidos durante a discussão do caso com o médico solicitante e que não constam no formulário, antes do envio para registro.
» Colocar a prioridade do estudo de 1 a 5, de acordo com os critérios definidos pelo serviço (1- Emergência; 2- Muito Urgente; 3- Urgente; 4- Sem Urgência; 5- Rotina). É a equipe de radiologia que define, a partir dos dados fornecidos pelo médico solicitante, não o próprio. A TC de crânio sem contraste, como não passa pela avaliação da radiologia, automaticamente é considerada como prioridade 3 e lançada como tal pelo oficial administrativo do registro. Havendo necessidade de alteração da prioridade, o médico solicitante pode contatar o médico da radiologia para realizar a alteração.
» O residente que estiver passando no PS de dia (R1, R2 e R3) deverá imprimir e afixar a escala de plantões do mês no quadro de avisos da sala de laudos.

R1

» Fazer os exames de US que surgirem, pedindo sempre para o assistente liberar ou fazer laudos prévios de TC, e liberar com os assistentes ou acompanhar as liberações da TC do R3.
» Autorizar e fazer exames radiográficos contrastados que surgirem, pedindo ajuda conforme a necessidade.
» Ajudar os demais residentes e o assistente, buscando dados clínicos sobre os casos em discussão.
» Acompanhar os R3 nos exames intraoperatórios (eventualmente à noite e aos finais de semana – em horário útil serão realizados pelo R3 da US-Doppler).
» Autorizar e orientar exames de US e TC, com ajuda dos demais residentes.
» Ajudar na busca e posicionamento dos pacientes.
» Está dispensado das 7 às 8h da manhã nos dias de semana, quando houver curso e às quartas-feiras para a reunião geral.
» Nos finais de semana, o horário de chegada ao plantão é às 7h.
» Deve ficar no PS todos os dias até 19h e combinar com os demais residentes qual o melhor horário para o almoço.
» À noite, pode ir embora quando o R3 dispensá-lo.

R2

» Autorizar e fazer os exames de US que surgirem, pedindo para algum dos residentes mais graduados ou assistente liberar o exame.
» Autorizar e orientar exames de TC, sempre esclarecendo as dúvidas que surgirem.
» Realizar prévias de relatórios.
» Ajudar o residente menos graduado em suas funções, se for necessário.
» Está dispensado das 7 às 8h da manhã nos dias de semana, quando houver curso, e às quartas-feiras para a reunião geral.
» Nos finais de semana, o horário de chegada ao plantão é às 7h.
» Deve ficar no PS todos os dias até as 19h e combinar com os demais residentes qual o melhor horário para o almoço.
» À noite pode ir embora quando o R3 dispensá-lo.

R3

- » Autorizar e orientar os exames de TC que surgirem.
- » Elaborar os laudos prévios das TC sempre que possível.
- » Auxiliar nas US do R2 sempre que for solicitado. Pedir ao assistente para que ele libere o seu exame de US.
- » Fazer os exames de US intraoperatórios (eventualmente, quando solicitados à noite e aos finais de semana).
- » Fazer os exames (em geral, Doppler de fígado transplantado) da UTI do ICr nos plantões de final de semana.
- » Deve respeitar os horários do PS, chegando pela manhã às 7h. Um deles pode ser dispensado para assistir às aulas e às reuniões no horário das 7 às 8h da manhã.
- » Dividir o almoço com os demais residentes, nunca deixando o PS descoberto.
- » Nos finais de semana, um dos residentes continua no plantão até o dia seguinte, e o outro pode ser dispensado às 19h.

Bibliografia sugerida

Brooke R, Jeffrey Jr. BJ, Manaster AG, Osborn M (eds). Diagnostic imaging: emergency. Philadelphia: Lippincott: Williams & Wilkins; 2013.

Cerri GG, Souza M, Da Costa Leite C (eds). Tratado de radiologia. Barueri: Manole; 2017. v. 1 a 3.

Morton AM. Radiologia dinâmica do abdome. 4.ed. São Paulo: Revinter; 1999.

Radiopaedia. [homepage]. [Acesso 2018 Abr 2]. Disponível em: https://radiopaedia.org.

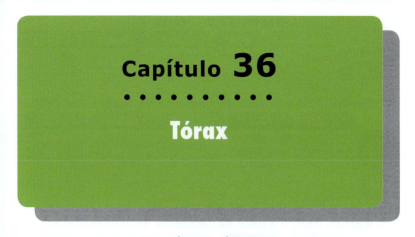

Capítulo 36
Tórax

Márcio Valente Yamada Sawamura
Hugo Costa Carneiro
Ricardo M. Guerrini

Locais em que o estágio é realizado

R1
» Estágio realizado no Instituto de Radiologia (InRad).

R2 e R3
Divisão do tempo entre o InRad e o Instituto do Coração (InCor) de acordo com a seguinte escala (Quadros 36.1 a 36.4).

Quadro 36.1 – Escala R2

	Segunda	Terça	Quarta	Quinta	Sexta
Manhã	InCor	InRad	InRad	InRad	InRad
Tarde	InRad	InRad	InRad	InCor	InRad

Quadro 36.2 – Escala R3

	Segunda	Terça	Quarta	Quinta	Sexta
Manhã	InCor	InCor	Reuniões	InCor	InRad
Tarde	InCor	InCor	InCor	InRad	InRad

Quadro 36.3 – Escala de liberação de laudos (InRad)

	Segunda	Terça	Quarta	Quinta	Sexta
Manhã	Assistente 1	Assistente 1 Assistente 2 Assistente 3	Assistente 1 Assistente 3	Assistente 1 Assistente 4	Assistente 2 Assistente 4
Tarde	R4	Período de prévias	Assistente 1 Assistente 3	R4	Assistente 3

Quadro 36.4 – Escala de liberação de laudos (InCor)

	Segunda	Terça	Quarta	Quinta	Sexta
Manhã	Assistente 5	Assistente 4	Reuniões	Assistente 6	Período de prévias
Tarde	Período de prévias	Assistente 5	Assistente 6	Assistente 5	Assistente 6

Reuniões semanais

» Terças-feiras, às 07:15h na sala de reuniões do prédio administrativo do InRad:
- Reunião de casos da radiologia torácica.
- Reunião do grupo de radiologia torácica do InRad em que são apresentados os casos mais interessantes da semana.

» Quartas-feiras, às 08:15h, na Faculdade de Medicina da Universidade de São Paulo (FMUSP).
- Reunião multidisciplinar de doenças pulmonares intersticiais.
- Reunião multidisciplinar para discussão de diagnóstico e conduta de pacientes com doenças pulmonares intersticiais. A reunião conta com a participação da pneumologia, radiologia torácica e patologia torácica.

» Reunião geral do InCor:
- Reunião multidisciplinar com a presença das equipes da pneumologia, cirurgia torácica, radiologia torácica e patologia torácica. A reunião se inicia com uma aula teórica, se-

guia de discussão do assunto e apresentação de um caso clínico e um caso cirúrgico.

Competências mínimas

Competências gerais

- » Aprender a obter informações clínicas relevantes para o diagnóstico, por meio de entrevista com o paciente ou de busca no prontuário eletrônico.
- » Conhecer as indicações e os protocolos dos exames de tórax.
- » Aprender a comunicar achados críticos e/ou inesperados para o médico solicitante.
- » Aprender a discutir casos com o médico requisitante, sob a supervisão do R4 ou assistente.

R1

- » Radiografia de tórax:
  - Técnicas e indicações da radiografia de tórax.
  - Anatomia normal e variantes da normalidade.
  - Identificação dos principais padrões de alterações e sinais na radiografia de tórax.
  - Identificação e localização de tubos, cateteres e sondas.
- » Tomografia computadorizada:
  - Técnicas e indicações da tomografia computadorizada de tórax.
  - Anatomia normal e variantes da normalidade.
  - Terminologia em tomografia computadorizada de tórax.

R2

- » Tomografia computadorizada:
  - Demonstrar conhecimento da terminologia em tomografia de tórax.
  - Reconhecer os principais sinais na tomografia computadorizada de tórax e seus diagnósticos diferenciais.
  - Tópicos mínimos a serem estudados: infecção, nódulo pulmonar, neoplasias e doenças das vias aéreas.

R3
» Tomografia computadorizada:
- Dominar as competências do R1 e R2.
- Orientar condutas a partir de achados patológicos.
- Noções básicas de angiotomografia de artérias coronárias.
- Tópicos mínimos a serem estudados: doença vascular pulmonar, doenças intersticiais pulmonares, mediastino e pleura, traumas e doenças congênitas.

» Ressonância magnética:
- Indicações e aplicações.
- Protocolos.
- Princípios de diagnóstico.

Responsabilidades
Todos os residentes
» Cumprir a carga horária estabelecida.
» Realizar os consoles da tomografia.
» Estudar a bibliografia mínima.
» Realizar prévias de laudos segundo a meta estabelecida.
» Participar das liberações e das reuniões com os assistentes.

R1
» Organizar e laudar a pilha de radiografias, administrando as prioridades. Os residentes também devem laudar algumas tomografias de tórax ambulatoriais.
» Meta de laudos: cerca de 200 radiografias no estágio.

R2
» Organizar e laudar a pilha de tomografias computadorizadas (TC) do InRad, administrando as prioridades.
» Meta de laudos: cerca de 90 TC no estágio.

R3

» Organizar e laudar as tomografias computadorizadas do InRad, dando atenção especial aos pacientes internados. Organizar e laudar a pilha de tomografias do InCor.

» Meta de laudos: cerca de 120 TC no estágio.

Avaliação (desempenho cognitivo-comportamental)

Prova prática oral (análise de casos reais), abordando os temas relativos a cada ano. Avaliação da assiduidade, número de prévias, participação e comportamento na sala de laudos.

Leitura sugerida

R1

Livros

Cerri GG, Souza M, Da Costa Leite C (eds). Tratado de radiologia. Barueri: Manole; 2017. v.2.

Funari MBG. Diagnóstico por imagem das doenças torácicas. Rio de Janeiro: Guanabara Koogan; 2012.

Goodman LR. Felson: princípios de radiologia do tórax. Rio de Janeiro: Atheneu; 2013.

Artigos

Baron MG. The Cardiac Silhouette. J Thorac Imaging. 2000 Oct;15(4):230-42.

Gibbs JM, Chandrasekhar CA, Ferguson EC, Oldham SA. Lines and stripes: where did they go? – from conventional radiogra-phy to CT. Radiographics. 2007;27(1):33-48.

Godoy MC, Leitman BS, de Groot PM, Vlahos I, Naidich DP. Chest radiography in the ICU: Part 1, Evaluation of airway, ente-ric, and pleural tubes. AJR Am J Roentgenol. 2012 Mar;198(3): 563-71.

Godoy MC, Leitman BS, de Groot PM, Vlahos I, Naidich DP. Chest radiography in the ICU: Part 2, Evaluation of cardiovascular lines and other devices. AJR Am J Roentgenol. 2012 Mar;198(3):572-81.

Gotway MB, Reddy GP, Webb WR, Elicker BM, Leung JW. High-resolution CT of the lung: patterns of disease and differential diagnoses. Radiol Clin North Am. 2005 May;43(3):513-42, viii.

Hansell DM, Bankier AA, MacMahon H, McLoud TC, Müller NL, Remy J. Fleischner society: glossary of terms for thoracic imaging. Radiology. 2008;246(3):697-722.

Silva CIS, Marchiori E, Souza Júnior AS, Müller NL; Comissão de Imagem da Sociedade Brasileira de Pneumologia e Tisiologia. Consenso brasileiro ilustrado sobre a terminologia dos descritores e padrões fundamentais da TC de tórax. J Bras Pneumol. 2010;36(1):99-123.

R2

Livros

Cerri GG, Souza M, Da Costa Leite C (eds). Tratado de radiologia. Barueri: Manole; 2017. v. 2.

Funari MBG. Diagnóstico por imagem das doenças torácicas. Rio de Janeiro: Guanabara Koogan; 2012.

Artigos

Chong S, Lee KS, Yi CA, Chung MJ, Kim TS, Han J. Pulmonary fungal infection: imaging findings in immunocompetent and immunocompromised patients. Eur J Radiol. 2006 Sep;59(3):371-83.

Funari M, Kavakama J, Shikanai-Yasuda MA, Castro LG, Bernard G, Rocha MS, Cerri GG, Müller NL. Chronic pulmonary paracoccidioidomycosis (South America blastomycosis): high resolution CT findings in 41 patients. AJR Am J Roentgenol. 1999 Jul;173(1):59-64.

Godoy MC, Naidich DP. Subsolid pulmonary nodules and the spectrum of peripheral adenocarcinomas of the lung: recommended interim guidelines for assessment and management. Radiology. 2009 Dec;253(3):606-22.

Goo JM, Im JG. CT of tuberculosis and nontuberculous mycobacterial infecctions. Radiol Clin North Am. 2002 Jan;40(1):73-87, viii.

Jagannathan JP, Ramaiya N, Gill RR, Alyea EP 3rd, Ros P. Imaging of complications of hematopoietic cell stem transplantation. Radiol Clin North Am. 2008 Mar;46(2):397-417.

Kligerman S, Abbott G. Radiologic review of the new TNM classification for lung cancer. AJR Am J Roentgenol. 2010 Mar;194(3):562-73.

Larici AR, del Ciello A, Maggi F, Santoro SI, Meduri B, Valentini V et al. Lung abnormalities at multimodality imaging after radiation therapy for non- small cell lung cancer. Radiographics. 2011 May-Jun;31(3):771-89.

MacMahon H, Austin JH, Gamsu G, Herold CJ, Jett JR, Naidich DP, Patz EF Jr, Swensen SJ; Fleischner Society. Guidelines for management of small pulmonary nodules detected on CT scans: a statement from the Fleischner Society. Radiology. 2005 Nov;237(2):395-400.

Munden RF, Swisher SS, Stevens CW, Stewart DJ. Imaging of the patient with non-small cell lung cancer. Radiology. 2005 Dec;237(3):803-18.

Naidich DP, Bankier AA, MacMahon H, Schaefer-Prokop CM, Pistolesi M, Goo JM et al. Recommendations for the management of subsolid pulmonary nodules detected at CT: a statement from the Fleischner Society. Radiology. 2013 Jan;266(1):304-17.

Webb WR. Radiology of obstructive pulmonary disease. AJR Am J Roentgenol. 1997 Sep;169(3):637-47.

R3

Livros

Funari MBG. Diagnóstico por imagem das doenças torácicas. Rio de Janeiro: Guanabara Koogan; 2012.

Cerri GG, Souza M, Da Costa Leite C (eds). Tratado de radiologia. Barueri: Manole; 2017. v.2.

Artigos

Chung MP, Yi CA, Lee HY, Han J, Lee KS. Imaging of pulmonary vasculitis. Radiology. 2010 May;255(2):322-41.

Criado E, Sánchez M, Ramírez J, Arguis P, de Caralt TM, Perea RJ, Xaubet A. Pulmonary sarcoidosis: typical and atypical manifestations at high-resolution CT with pathologic correlation. Radiographics. 2010 Oct;30(6):1567-86.

Hirschmann JV, Pipavath SN, Godwin JD. Hypersensitivity pneumonitis: a historical, clinical, and radiologic review. Radiographics. 2009 Nov;29(7):1921-38.

Kaewlai R, Avery LL, Asrani AV, Novelline RA. Multidetector CT of blunt thoracic trauma. Radiographics. 2008 Oct;28(6):1555-70.

Mueller-Mang C, Grosse C, Schmid K, Stiebellehner L, Bankier AA. What every radiologist should know about idiopathic interstitial pneumonias. Radiographics. 2007 May-Jun;27(3):595-615.

Nishino M, Ashiku SK, Kocher ON, Thurer RL, Boiselle PM, Hatabu H. The thymus: a comprehensive review. Radiographics. 2006 Mar-Apr;26(2):335-48.

Peña E, Dennie C, Veinot J, Muñiz SH. Pulmonary hypertension: how the radiologist can help. Radiographics. 2012 Jan-Feb;32(1):9-32.

Qureshi NR, Gleeson FV. Imaging of pleural disease. Clin Chest Med. 2006 Jun;27(2):193-213.

Whitten CR, Khan S, Munneke GJ, Grubnic S. A diagnostic approach to mediastinal abnormalities. Radiographics. 2007 May-Jun;27(3):657-71.

Wittram C, Maher MM, Yoo AJ, Kalra MK, Shepard JA, McLoud TC. CT angiography of pulmonary embolism: diagnostic criteria and causes of misdiagnosis. Radiographics. 2004 Sep-Oct;24(5):1219-38.

Zylak CJ, Eyler WR, Spizarny DL, Stone CH. Developmental lung anomalies in the adult: radiologic-pathologic correlation. Radiographics. 2002 Oct;22 Spec No:S25-43.

Capítulo 37

Ultrassonografia, Medicina Interna e pequenas partes

Vitor Chiarini Zanetta
Julia Diva Zavariz
Andrea Gomes Cavalanti
Maria Cristina Chammas
Peter Françolin

Ultrassonografia – o serviço
Introdução e organização dos estágios

O serviço de ultrassonografia tem uma parte dedicada ao ensino que compreende residentes da radiologia e aperfeiçoandos em ultrassonografia. Os 72 residentes da radiologia, divididos em R1, R2 e R3, passam no serviço de acordo com as escalas assinaladas a seguir, enquanto dois R4 e três aperfeiçoandos em ultrassonografia, do primeiro ano, e três aperfeiçoandos, do segundo ano, passam no serviço o ano todo. O número de R4 e aperfeiçoandos em ultrassonografia pode variar conforme sejam completadas as vagas, por meio de provas anuais.

Quanto aos residentes do programa de residência, os estágios de ultrassonografia geral estão presentes nos três anos de formação e visam capacitar o residente para a realização dos principais exames de modo-B e Doppler, o que é esperado de um médico radiologista nas áreas de medicina interna, pequenas partes, obstetrícia e ginecologia. Com esse intuito, os residentes são divididos de acordo com seu nível da maneira descrita a seguir.

R1

Ficam dois meses no ultrassonografia (USG), subdivididos em estágios denominados "USG1" e "USG2", com um mês de duração cada. Em ambos, os residentes realizam principalmente exames modo-B ambulatoriais, sendo responsáveis por agendas gerais, principalmente no Instituto de Radiologia (InRad), mas também alguns períodos no Instituto do Coração (InCor), de acordo com suas escalas.

Durante a passagem no USG1, os residentes realizam exames de medicina interna, pequenas partes e ginecologia. Já no estágio de USG2, além desses exames, o residente passa cerca de 3 períodos (1 período = 5 horas) por semana realizando exames em obstetrícia, em um total de cerca de 12 períodos no mês, o que configura o seu estágio em ultrassonografia obstétrica do R1.

USG1 e USG2

» O setor de ultrassonografia do InRad localiza-se no 3º andar do Instituto de Radiologia, com entrada na portaria 2.
» O setor de ultrassonografia do InCor localiza-se no 2º subsolo do Instituto do Coração (InCor), com entrada na portaria central.

R2

Ficam três meses e meio na ultrassonografia, subdivididos em estágios denominados USG1 (1 mês), USG2 (1 mês) USG-Icesp (Instituto de Câncer de São Paulo) (15 dias) e Doppler (1 mês). Nos estágios de USG1, USG2 e USG-Icesp, os residentes realizam exames de modo-B, principalmente de pacientes internados e ambulatoriais, nas áreas de medicina interna, pequenas partes e ginecologia. Além disso, durante o estágio de USG2, os residentes passam cerca de 3 períodos por semana realizando exames morfológicos e Doppler obstétricos, totalizando cerca de 12 períodos por mês, constituindo o estágio de ultrassonografia obstétrica do R2. Também rodam em estágios fora do InRad, como na ginecologia, além de passar em agendas de punção aspirativa por agulha fina (PAAF), tanto no InRad como no Icesp, e na agenda de biópsias hepáticas guiadas por ultrassonografia da gastroenterologia, aprendendo os princípios básicos dos procedimentos.

Já durante o estágio de Doppler, os residentes realizam exames ambulatoriais e internados de membros periféricos, medicina interna e pequenas partes, além dos exames de modo-B à beira do leito.

USG1, USG2 e Doppler

» Principalmente no InRad, no setor de ultrassonografia do InRad, que se localiza no 3º andar do InRad, com entrada pela portaria 2.
» Agenda de biópsias de fígado, realizadas no 5º andar do PAMB, ao lado do ambulatório da gastroenterologia.
» Agendas de ginecologia, realizadas no 6º andar do PAMB, na ginecologia.

USG-Icesp

» Setor de ultrassonografia do Icesp, localizado no 2º andar do Icesp.

R3

Ficam um mês na ultrassonografia do InRad, com prioridade para exames com Doppler mais complexos, tanto de enfermaria quanto ambulatoriais. Passam pelo estágio de biópsia de próstata. São também responsáveis por eventuais exames de intra-operatório e exames Doppler realizados à beira do leito.

Organização dos estágios

Independentemente de onde o residente estiver passando, seja no InRad, no InCor ou no Icesp, em todos os locais o princípio é o mesmo: o residente é responsável pelo primeiro atendimento do paciente, realiza a anamnese, faz e registra um primeiro exame e solicita ao assistente designado que libere o exame, o qual o assistente deverá conferir e avaliar o registro de fotos do residente, e, em seguida, realizar novamente o exame, conferindo os achados patológicos. O residente posteriormente deverá confeccionar o laudo, etapa que será pormenorizada adiante.

Reuniões e curso anual

Reuniões mensais

Apresentados e discutidos os casos mais interessantes e didáticos de Doppler e modo-B em duas reuniões, realizadas na última semana do estágio e antes do início das agendas (entre 7 e 8h). Essas reuniões são organizadas pelo preceptor da ultrassonografia e pelo assistente responsável pelos residentes, sendo fundamental a participação ativa dos residentes na procura de casos e na sua preparação.

Curso anual

É organizado um curso de ultrassonografia realizado ao longo do ano, com aulas marcadas no período da manhã (entre 7 e 8h), que abrange os principais temas em medicina interna, cabeça e pescoço, ginecologia e obstetrícia e musculoesquelético. As aulas são confirmadas todos os meses, com uma escala que é distribuída eletronicamente e disponível afixada no mural da ultrassonografia.

As reuniões ficam salvas em nosso arquivo eletrônico e estão disponíveis para consulta e estudo.

Competências mínimas

R1

» Atribuições:
- Realizar exames modo-B em agendas gerais no InRad e InCor.
- Marcar o exame realizado no MultiMED e previar todos os exames no mesmo dia em que o exame foi realizado.
- Participar ativamente das reuniões setoriais.
- Arquivar casos interessantes.
- Não é obrigatório, mas é desejável, que o residente interrogue ativamente os assistentes sobre trabalhos que possam enviar ao RSNA, JPR, Europeu, Congresso Brasileiro, entre outros.

» Competências mínimas:
- Anatomia ultrassonográfica e protocolo de registro dos exames modo-B: tireoide, cervical, abdome total, pélvico feminino e masculino, exame obstétrico de primeiro e segundo/terceiro trimestre.

- Reconhecer alterações ecográficas e realizar diagnóstico ultrassonográfico das afecções mais prevalentes rotina.
- Dominar física da ultrassonografia modo-B.

R2

» Atribuições:
- Realizar exames modo-B, iniciar-se nos exames Doppler e na PAAF em agendas gerais no InRad e Icesp.
- Marcar o exame realizado no MultiMED e previar todos os exames no mesmo dia em que o exame foi realizado.
- Participar ativamente das reuniões setoriais.
- Arquivar casos interessantes.
- Não é obrigatório, mas é desejável, que o residente interrogue ativamente os assistentes sobre trabalhos que possam enviar ao RSNA, JPR, Europeu, Congresso Brasileiro, entre outros.

» Competências mínimas:
- Anatomia ultrassonográfica e correlação básica com TC e RM.
- Realizar diagnóstico ultrassonográfico das afecções mais prevalentes da rotina, dos internados e das urgências nos exames de modo-B e Doppler.
- Realizar exames gerais de Doppler (sistema vascular e órgãos parenquimatosos).
- Dominar física da ultrassonografia modo-B e noções básicas do Doppler.
- Noções básicas em PAAF.
- Protocolos dos exames ultrassonográficos e Doppler (registro de imagens).

R3/R4

» Atribuições:
- Realizar exames modo-B, exames Doppler e biópsia de próstata em agendas gerais e específicas no InRad.
- Realizar exames intraoperatórios.
- Marcar o exame realizado no MultiMED e previar todos os exames no mesmo dia da liberação.
- Participar ativamente das reuniões setoriais.

- Arquivar casos interessantes.
- Não é obrigatório, mas é desejável, que o residente interrogue ativamente os assistentes sobre trabalhos que possam enviar ao RSNA, JPR, Europeu, Congresso Brasileiro, entre outros.

» Competências mínimas:
- Conhecer padrão ultrassonográfico das afecções e correlação com TC e RM.
- Realizar diagnóstico ultrassonográfico das afecções mais prevalentes da rotina, dos internados, urgências e exames intraoperatórios.
- Realizar exames gerais e específicos de Doppler, inclusive de transplantados.
- Dominar física da ultrassonografia modo-B e do Doppler.
- Noções básicas em biópsia de próstata.
- Protocolos dos exames ultrassonográficos e Doppler (registro de imagens), PAAF e biópsia de próstata.
- Estar familiarizado com achados normais e anormais no pós-operatório dos transplantes hepáticos e renais.

Orientações gerais

Código de ética médica

Esperamos dos residentes e dos aperfeiçoandos que, no exercício de suas funções, tenham uma conduta honesta e digna, em conformidade com as leis, assim como com os padrões éticos da sociedade e da nossa profissão.

Agendas

Salvo raras exceções, todas as agendas liberadas no sistema não podem ser canceladas, pois prevalece o compromisso com os pacientes marcados. Lembrem-se de que a grande maioria espera por meses para conseguir realizar o exame (cerca de 6 meses ou mais), assim, temos de procurar ajudar sempre que possível.

As agendas são organizadas no geral da seguinte maneira: 12 exames pela manhã e 15 exames pela tarde.

Ao realizarem os exames, atentem para o horário. Reservem 10 minutos para vocês realizarem o exame e chamem o assistente logo em seguida, para evitar atrasos. No começo (R1), será difícil terminar um exame em 10 minutos (por exemplo, um abdome total), mas isso é normal e faz parte do treinamento. Por isso, tentem focar em determinado órgão, quando vocês não estiverem rápidos o suficiente, e não se preocupem em bater todas as fotos (os assistentes estão cientes que terão de fazer isso no início do estágio de vocês).

Atendimento ao paciente, pontualidade e vestuário

Antes de qualquer coisa, devemos chamar o paciente pelo nome, nos identificar e informar que vamos realizar o exame. Uma pequena anamnese deve ser feita para repassar ao assistente, assim como a checagem dos exames anteriores.

O atendimento deverá ser pontual, lembrando que muitos pacientes vêm de muito longe, de transporte público, acordando na madrugada e ficando em jejum. Deve-se enfatizar que diversos fatores podem causar atrasos no horário de chegada dos pacientes ao setor (atraso do paciente ou da recepção, erros da enfermagem, atraso do assistente e do residente, entre outros). Logo, sempre que possível, devemos atender aqueles pacientes atrasados, dentro de um contexto plausível.

As agendas da manhã começam às 8h e devem terminar por volta das 12h. As agendas da tarde começam às 13h e devem terminar por volta das 18h.

O uso de jaleco é obrigatório, bem como o do crachá.

Pedido médico

O pedido médico sempre deverá ser checado antes do início do exame, assim como o nome do paciente e a data de nascimento, pois é nesse momento em que devemos detectar não conformidades e providenciar os ajustes necessários.

É importante verificar todas as folhas, atentando para o pedido médico. É fundamental procurar a dúvida clínica e tentar respondê-la, mesmo que não esteja no escopo do exame. Por exemplo, um paciente que esteja com um exame de abdome total marcado, com uma hipótese diagnóstica de hérnia inguinal, devemos, primeiro, tentar contato com o médico solicitante para alteração do pedido. Caso isso não seja possível, devemos procurar incluir no nosso estudo a região de dúvida.

Lembre-se do tempo de espera para realizar um exame e do transtorno que acarreta um exame que não responde a dúvida clínica.

Comportamento na sala de laudos

A sala de laudos é um ambiente de trabalho, de reuniões, de integração e de discussão de casos clínicos. Logo, as conversas entre assistentes, residentes e aperfeiçoandos devem respeitar a seriedade do ambiente de trabalho, evitando discussões calorosas ou assuntos inconvenientes ao setor, devendo-se sempre utilizar o bom senso.

Finalização dos períodos de trabalho/ confecção de laudos

Todos os residentes/aperfeiçoandos devem marcar os exames como "realizados" e confeccionar a prévia do laudo no sistema MultiMED, no mesmo dia em que o exame foi realizado. É fundamental colocar o nome do assistente que liberou o exame no início da prévia. O prazo ideal para o assistente liberar o laudo é de 15 dias, devendo o residente/aperfeiçoando digitar o laudo no mesmo dia, sendo proibido sair do setor com os pedidos médicos dos exames, pois, no caso de perda, o residente/aperfeiçoando será responsabilizado por isso, sendo o maior ônus o do paciente, ficando o residente/aperfeiçoando responsável por reconvocar o paciente junto com o assistente.

O residente também deverá escrever no pedido médico o seu nome e o do assistente que liberou. Após a digitação do laudo, colocar o pedido na respectiva pasta do assistente para aprovação.

Vale ressaltar que o residente/aperfeiçoando é o principal responsável pela finalização do exame, sendo imprescindível o cumprimento das normas descritas nos parágrafos anteriores.

Tais medidas servem para que as secretárias da sala de laudos possam localizar o assistente e o residente que realizaram o exame, nos casos de extravio ou qualquer outro problema na liberação do laudo.

Exames de enfermaria deverão ser laudados no mesmo período (manhã ou tarde), e o pedido do exame deverá ser entregue ao assistente "em mãos", para que libere nesse prazo. Atentar para o horário de saída do assistente.

Conduta e ética multidisciplinar
Equipe de enfermagem

Da mesma maneira que se orienta chamar o paciente pelo nome, olhar nos olhos e ser cortês, é inerente que se tenha o mesmo comportamento com a equipe de enfermagem. Um simples bom-dia, "eu sei que você também existe e que possui um nome", é o mínimo do que se espera. Óbvio que todos no setor têm a obrigação de trabalhar; porém, podemos escolher em ter um caminho mais fácil ou outro mais difícil no dia a dia, sendo esse último representado, muitas vezes, por má vontade ou "preguiça" como reflexo do nosso comportamento.

Em muitos momentos eles estarão trabalhando em número reduzido, e devemos ajudá-los no que for possível.

Vale ressaltar que o contrário também é verdadeiro. A equipe de enfermagem também deve nos tratar de maneira amigável e respeitosa. Se, por ventura existir, qualquer problema ou ocorrência, vocês deverão comunicar ao enfermeiro responsável, ao assistente e ao preceptor, para que a situação seja melhor avaliada e as providências cabíveis sejam tomadas.

Diagnóstico verbal e comentários indevidos

Os residentes/aperfeiçoandos não devem oferecer diagnóstico verbal aos pacientes, sendo essa atitude não desejável. Sempre tenha em mente que o médico solicitante é o profissional mais adequado a oferecer explicações e respostas necessárias a todas as perguntas do paciente.

Da mesma maneira, devemos evitar comentar a respeito da doença do paciente na frente dele, assim como evitar as mais diversas expressões a respeito da gravidade do achado. O momento de discussão com o assistente pode ser postergado para após o término do exame, na sala de laudos, por exemplo.

Atendimento especial e prioridades

Pacientes portadores de necessidades especiais, com dificuldade de locomoção e idosos devem ter atendimento prioritário, que é inerente ao conceito de cidadania. Na dúvida em alguma situação específica, sempre consultar o assistente responsável pela agenda.

Exames com particularidades (transvaginal, mama, pênis, bolsa escrotal etc.)

Devem ser precedidos de explicações adicionais e frases que, na medida do possível, tranquilizem e ofereçam segurança a esses pacientes. O consentimento verbal para realização do exame deve ser sempre obtido, e, no caso de exames transvaginais, é fundamental confirmar que a paciente não é virgem.

Lembrem-se de que a exposição não é nada confortável, sendo as salas em sua maioria ocupadas por mais de um médico ou auxiliar de sala. Logo, deve-se evitar "abrir e fechar" a porta da sala de exame repetidas vezes durante a sua realização.

Ao sair para chamar o assistente, cobrir o paciente e, nos casos de exames transvaginais, subir novamente a maca se for demorar, resguardando a privacidade e deixando o paciente mais confortável.

Avaliação

Constituirá de duas etapas:
1. Análise do cumprimento das normas presentes neste Manual, que envolve pontualidade, participação nas reuniões (incluindo frequência e pontualidade), atenção na confecção dos laudos, assim como na sua entrega, relacionamento com os demais profissionais do setor etc.
2. Prova teórico-prática a ser realizada no final de cada mês, abordando os temas básicos presentes nas reuniões, no arquivo de artigos e nas liberações diárias, constituindo treinamento para a prova de título do Radiologia do CBR.

A média da soma das duas notas constituirá a nota final no estágio.

Ultrassonografia – medicina interna e pequenas partes

Os exames de medicina interna e pequenas partes obedecem aos preceitos gerais descritos na parte introdutória sobre o serviço de ultrassonografia. É notório que, antes de iniciar qualquer exame, é fundamental realizar a anamnese direcionada da queixa explicitada no pedido médico, assim como checar os exames anteriores do paciente, no sistema ou externos, trazidos pelo próprio paciente. Todos os exames realizados no serviço obedecem um manual de protocolos do serviço, que dita como deve ser feito o registro mínimo do exame. Obviamente, exames alterados devem conter fotos adicionais, direcionadas para os achados, sempre que possível em, pelo menos, dois planos (por exemplo, transversal e longitudinal), mostrando de maneira clara as alterações, sendo, inclusive, recomendado que sejam marcadas como "imagens chave" no arquivo digital (PACS). É crucial manter atenção para lateralidade em órgãos duplos, como os rins e os ovários.

Ultrassonografia de abdome total

1. Fígado:
   - Corte longitudinal do lobo esquerdo na linha média, atentando-se para que o corte não inclua o lobo caudado hepático. Medida do diâmetro longitudinal (Figura 37.1).

Figura 37.1 – Corte longitudinal do lobo esquerdo com mensuração do diâmetro longitudinal

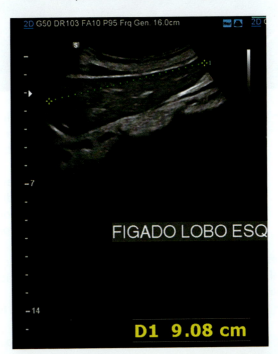

- Corte transversal subcostal com inclinação cranial, demonstrando as veias hepáticas e sua junção com a veia cava inferior (Figura 37.2).

Figura 37.2 – Corte subcostal demonstrando as veias hepáticas – por vezes, a aquisição das veias hepáticas em um único plano não é possível. A divisão de telas deve ser usada neste caso

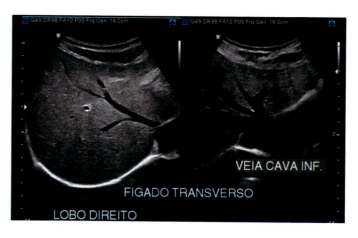

- Corte oblíquo, demonstrando a veia porta no hilo hepático, se possível demonstrando e hepatocolédoco e artéria hepática. Medida do diâmetro da veia porta na entrada do fígado (Figura 37.3).
- Corte sagital do lobo hepático direito, na linha clavicular média ou linha axilar, demonstrando o máximo do domo hepático possível, a borda hepática direita e o ramo portal direito em seu corte transversal. Medida do diâmetro longitudinal do lobo direito (Figura 37.4).
2. Vesícula biliar (Figura 37.5): realizar o exame em decúbito ventral e em decúbito lateral esquerdo, para mobilização de eventuais cálculos:
    - Corte longitudinal, idealmente documentando o fundo, corpo e região infundibular.
    - Corte transversal da vesícula biliar junto ao fundo.

Figura 37.3 – Corte oblíquo, demonstrando a veia porta no hilo hepático. Quando não é possível incluir em um único corte, o ducto biliar pode ser registrado em outro corte

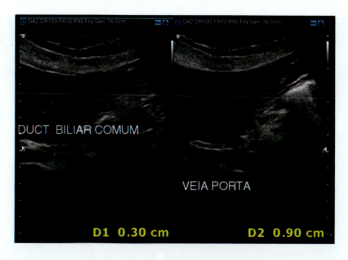

Figura 37.4 – Corte sagital do lobo hepático direito, com mensuração do seu diâmetro longitudinal

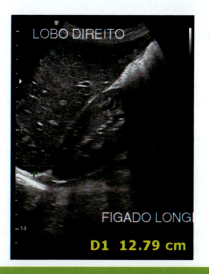

Figura 37.5 – A) Corte longitudinal, idealmente documentando o fundo, corpo e região infundibular. B) Corte transversal da vesícula biliar junto ao fundo

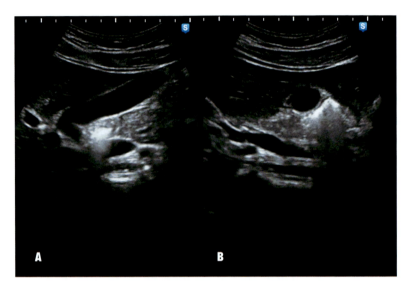

3. Pâncreas (Figura 37.6):
   – Eixo longo do pâncreas, documentando seu corpo e cauda (normalmente plano transverso-oblíquo).
4. Baço, dividido em telas (Figura 37.7):
   – Corte oblíquo intercostal do baço, incluindo polo superior e inferior, ao nível do hilo esplênico. Realizar a medida do eixo longitudinal e ortogonal para cálculo do índice esplênico.
   – Corte transversal, demonstrando o eixo transversal.
5. Aorta abdominal (Figuras 36.8 e 36.9):
   – Corte longitudinal no seu terço médio/distal.
   – Corte transverso no ponto de maior calibre.
6. Rim esquerdo, dividido telas (Figura 37.10):
   – Corte transversal na topografia do seu hilo.
   – Corte longitudinal (se possível, coronal verdadeiro do órgão), com medidas longitudinal e espessura média do parênquima renal.

Figura 37.6 – Pâncreas no seu eixo longitudinal, através da insonação transversa oblíqua no epigástrio. Esquema demonstrando a documentação do eixo longo do pâncreas, que deve incluir documentação do corpo, cauda e cabeça no eixo transversal. Caso não seja possível obtê-los no mesmo plano, mais de uma imagem deverá ser realizada

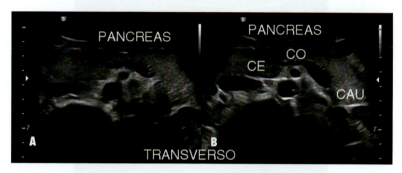

Figura 37.7 – A) Eixo longitudinal do baço, com inclusão do polo superior, do hilo esplênico e do polo inferior. Foram realizadas as medidas do diâmetro longitudinal e seu ortogonal. B) Corte transversal, demonstrando o eixo transversal

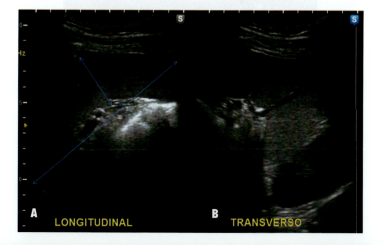

Figura 37.8 – Corte longitudinal da aorta abdominal no seu terço médio/distal

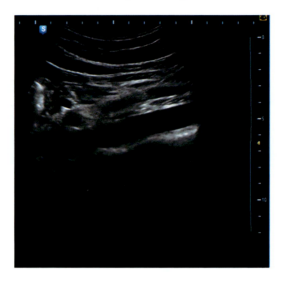

Figura 37.9 – Corte transverso da aorta abdominal no local de maior calibre

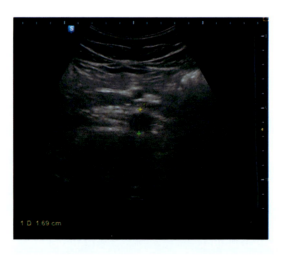

Figura 37.10 – A) Corte transversal na topografia do hilo renal. B) Corte longitudinal (se possível coronal verdadeiro do órgão), com medidas longitudinal e espessura média do parênquima renal

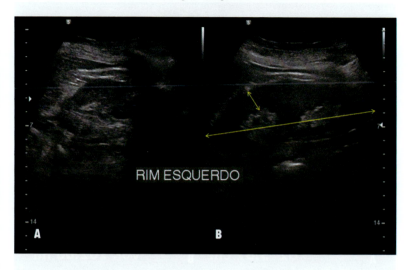

7. Rim direito:
   – Corte transversal na topografia do seu hilo.
   – Corte longitudinal (se possível, coronal verdadeiro do órgão), com medidas longitudinal e espessura média do parênquima renal.
8. Bexiga (Figura 37.11):
   – Corte sagital mediano.
   – Corte transversal no nível dos meatos ureterais.

Ultrassonografia de abdome superior

1. Fígado:
   – Corte longitudinal do lobo esquerdo na linha média, atentando-se para que o corte não inclua o lobo caudado hepático. Medida do diâmetro longitudinal (Figura 37.1).

Figura 37.11 – A) Corte sagital mediano da bexiga. B) Corte transversal no nível dos meatos ureterais da bexiga. O cálculo do volume vesical também foi realizado neste caso

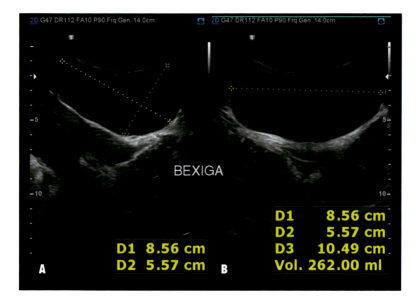

- Corte transversal subcostal com inclinação cranial, demonstrando as veias hepáticas e sua junção com a veia cava inferior (Figura 37.2).
- Corte oblíquo, demonstrando a veia porta no hilo hepático, se possível demonstrando e hepatocolédoco e artéria hepática. Medida do diâmetro da veia porta na entrada do fígado (Figura 37.3).
- Corte sagital do lobo hepático direito, na linha clavicular média ou linha axilar, demonstrando o máximo do domo hepático possível, a borda hepática direita e o ramo portal direito em seu corte transversal. Medida do diâmetro longitudinal do lobo direito (Figura 37.4).

2. Vesícula biliar (Figura 37.5): realizar o exame em decúbito ventral e em decúbito lateral esquerdo, para mobilização de eventuais cálculos:
- Corte longitudinal, idealmente documentando o fundo, corpo e região infundibular.
- Corte transversal da vesícula biliar junto ao fundo.

3. Pâncreas (Figura 37.6):
- Eixo longo do pâncreas, documentando seu corpo e cauda (normalmente plano transverso-oblíquo).

4. Baço, dividido em telas (Figura 37.7):
- Corte oblíquo intercostal do baço, incluindo polo superior e inferior, ao nível do hilo esplênico. Realizar a medida do eixo longitudinal e ortogonal para cálculo do índice esplênico.
- Corte transversal, demonstrando o eixo transversal.

Ultrassonografia com Doppler hepático

Documentar todas as imagens no modo-B, modo Doppler colorido e modo Doppler espectral da área de interesse, com seu traçado espectral correspondente nos seguintes locais:

1. Veia hepática esquerda, aproximadamente 1 cm da VCI.
2. Veia hepática média, aproximadamente 1 cm da VCI.
3. Veia hepática direita, por via direita ou intercostal, a aproximadamente 1 cm da VCI.
4. VCI a 3 cm caudalmente à confluência das veias hepáticas.
5. Artéria hepática comum.
6. Tronco da veia porta.
7. Ramo portal direito.
8. Ramo portal esquerdo.
9. Fissura do ligamento falciforme para excluir veia paraumbilical patente (somente modo-B).
10. Veia esplênica ao nível do corpo do pâncreas (não medir a 90°).
11. Veia esplênica na região do hilo esplênico, procurando varizes (somente modo-B).
12. Imagem sagital ou transversal da junção esofagogástrica procurando por varizes (somente modo-B).

» Observação: em caso de transplante hepático, é necessária a documentação das artérias hepáticas direita e esquerda ou ramos intra-hepáticos.

Ultrassonografia de rins e vias urinárias

1. Rim esquerdo, dividido em telas (Figura 37.10):
   - Corte transversal na topografia do seu hilo.
   - Corte longitudinal (se possível coronal verdadeiro do órgão), com medidas longitudinal e espessura média do parênquima renal.

2. Rim direito:
   - Corte transversal na topografia do seu hilo.
   - Corte longitudinal (se possível, coronal verdadeiro do órgão), com medidas longitudinal e espessura média do parênquima renal.

3. Bexiga (Figura 37.11):
   - Corte sagital mediano.
   - Corte transversal no nível dos meatos ureterais.

Ultrassonografia com Doppler de artérias renais

1. Corte longitudinal do rim direito (se possível coronal verdadeiro do órgão), com medida longitudinal e espessura média do parênquima renal.

2. Corte longitudinal do rim esquerdo (se possível coronal verdadeiro do órgão), com medida longitudinal e espessura média do parênquima renal.

3. Corte sagital da aorta no abdome superior, demonstrando a emergência da AMS.

4. Duplex-Doppler colorido, com traçado espectral da aorta, em nível da emergência das artérias renais.

5. Corte transversal do abdome, mostrando a artéria renal direita na sua emergência (modo-B).

6. Corte transversal do abdome, mostrando a artéria renal esquerda na sua emergência (modo-B).

7. Duplex-Doppler colorido, com traçado espectral da emergência da artéria renal direita.

8. Duplex-Doppler colorido, com traçado espectral da emergência da artéria renal esquerda.
9. Doppler colorido, mostrando todo o trajeto da artéria renal direita, para identificação de áreas de aumento de velocidade.
10. Doppler colorido, mostrando todo o trajeto da artéria renal esquerda, para identificação de áreas de aumento de velocidade.

» Caso não seja possível avaliar toda a extensão das artérias renais prosseguir com medidas indiretas:
- Duplex-Doppler colorido com traçado espectral da artéria segmentar superior direita.
- Duplex-Doppler colorido com traçado espectral da artéria segmentar média direita.
- Duplex-Doppler colorido com traçado espectral da artéria segmentar inferior direita.
- Duplex-Doppler colorido com traçado espectral da artéria segmentar superior esquerda.
- Duplex-Doppler colorido com traçado espectral da artéria segmentar média esquerda.
- Duplex-Doppler colorido com traçado espectral da artéria segmentar inferior esquerda.

Ultrassonografia com Doppler do rim transplantado

1. Corte longitudinal do rim transplantado, com medida longitudinal e espessura média do parênquima renal.
2. Corte longitudinal do rim transplantado, para avaliação com o *Color* Doppler ou Doppler de amplitude do mapeamento vascular dentro do enxerto.
3. Corte longitudinal do rim transplantado, para avaliação com o *Color* Doppler com PRF alto para pesquisa de fístula arteriovenosa dentro do enxerto.
4. Duplex-Doppler colorido, com traçado espectral da artéria ilíaca externa ipsilateral ao enxerto, preferencialmente proximal à anastomose.
5. Duplex-Doppler colorido, com traçado espectral da anastomose arterial.
6. Duplex-Doppler colorido, com traçado espectral das artérias segmentares (superior, média e inferior).

7. Duplex-Doppler colorido, com traçado espectral de uma artéria interlobar.
8. Duplex-Doppler colorido, com traçado espectral de uma artéria arqueada.
9. Duplex-Doppler colorido, com traçado espectral da veia ilíaca externa ipsilateral ao enxerto, preferencialmente em porção à montante.
10. Doppler colorido com traçado espectral da anastomose venosa.
11. Corte transversal da bexiga urinária no seu traçado médio.

» Observações:
- A amostragem das artérias intrarrenais deve ser feita de modo a avaliar os segmentos renais superior, médio e inferior. Em casos de alterações velocimétricas, deve-se examinar as artérias segmentar, interlobar e arqueada da região acometida.
- Avaliar sempre a parede abdominal local, o espaço perirrenal e o recesso retrovesical, com o objetivo de detectar coleções.
- Em caso de dilatação do sistema coletor, deve ser feita a reavaliação após o esvaziamento da bexiga urinária.

Ultrassonografia do retroperitôneo

1. Eixo longo pâncreas, documentando pelo menos sua cabeça e corpo (normalmente plano transverso oblíquo).
2. Corte sagital da cabeça pancreática na topografia da VMS, documentando seu processo uncinado.
3. Corte sagital da aorta ao nível do abdome médio, se estendendo até sua bifurcação.
4. Dividido em telas:
   - Corte sagital da VCI, incluindo porção hepática, do diafragma ao abdome médio.
   - Corte transversal da aorta e VCI, em nível da cabeça pancreática.
5. Corte longitudinal (se possível coronal verdadeiro do órgão) do rim direito.
6. Corte longitudinal (se possível coronal verdadeiro do órgão) do rim esquerdo.

Ultrassonografia de tórax (derrame pleural)
Considerações gerais
1. O paciente deve ser avaliado inicialmente em decúbito dorsal e na posição ereta (sentado), se possível elevando-se o braço correspondente.
2. Avaliação do hemitórax com varreduras longitudinais e transversais na face anterior, lateral e posterior, incluindo ápices.
3. Documentar os hemotórax D/E no eixo longitudinal, ao nível da linha axilar média (corte coronal).

Ultrassonografia da pelve feminina, completa e transabdominal
Avaliar sempre toda a pelve, estendendo-se desde o plano da cicatriz umbilical até as cristas ilíacas.

1. Bexiga:
   - Dividir tela, com corte longitudinal e transversal ao nível dos meatos ureterais.
2. Útero:
   - Corte longitudinal, incluindo o maior comprimento possível, mostrando fundo, corpo, cérvix, fundo de saco posterior. Medidas dos eixos longitudinal e anteroposterior.
   - Corte transversal ao nível do corpo, com sua medida no eixo transversal.
3. Endométrio:
   - Corte longitudinal, medindo espessura endometrial.
4. Ovário direito:
   - Corte longitudinal, com medida do eixo longitudinal.
   - Corte transversal, ao nível de sua porção média, com suas medidas transversal e anteroposterior.
5. Ovário esquerdo:
   - Corte longitudinal com medida do eixo longitudinal.
   - Corte transversal ao nível de sua porção média, com suas medidas transversal e anteroposterior.

» Observação: se folículos ovarianos excederem 10 mm, dividir tela do ovário correspondente e medir o maior eixo do folículo.

Ultrassonografia da pelve feminina (transvaginal)

Avaliar sempre toda a pelve, estendendo-se desde o plano da cicatriz umbilical até as cristas ilíacas. Proceder a ultrassonografia suprapúbica e, após a paciente esvaziar a bexiga, prosseguir com o exame via endovaginal.

1. Útero:
- Corte longitudinal no introito vaginal demonstrando uretra, vagina e reto.
- Corte longitudinal do colo uterino.
- Corte longitudinal, incluindo o maior comprimento possível, mostrando fundo, corpo, cérvix, fundo de saco posterior. Medidas dos eixos longitudinal e anteroposterior.
- Corte transversal ao nível do corpo, com sua medida no eixo transversal.

2. Endométrio:
- Corte longitudinal, medindo espessura endometrial.

3. Ovário direito:
- Corte longitudinal com medida do eixo longitudinal.
- Corte transversal ao nível de sua porção média, com suas medidas transversal e anteroposterior.

4. Ovário esquerdo:
- Corte longitudinal com medida do eixo longitudinal.
- Corte transversal ao nível de sua porção média, com suas medidas transversal e anteroposterior.

» Observação: se folículos ovarianos excederem 10 mm, dividir tela do ovário correspondente e medir o maior eixo do folículo.

Ultrassonografia com Doppler de ovário (massa anexial)

Sempre deve ser realizado como uma complementação do exame pélvico convencional, sendo realizado o protocolo completo do exame pélvico e/ou transvaginal, como foi relatado anteriormente, e as imagens adicionais:

1. Imagem em modo-B da massa sólida /complexa, medida de seu eixo longitudinal.

2. Imagem em modo-B da massa sólida /complexa, medida de seu eixo transversal.

3. Imagem em modo Doppler colorido e Doppler de amplitude da massa sólida/complexa.
4. Traçado espectral do Doppler, demonstrando fluxo arterial no componente sólido da massa.
5. Traçado espectral do Doppler, demonstrando fluxo arterial na parede da massa.

Ultrassonografia de próstata via abdominal

1. Corte sagital mediano da bexiga urinária.
2. Corte transversal da bexiga urinária em nível dos meatos ureterais:
   – Medida do volume vesical inicial do exame e da espessura da parede da bexiga urinária.
3. Corte transversal da próstata no seu terço médio, com sua medida transversal.
4. Corte sagital mediano da próstata, com suas medidas longitudinal e anteroposterior.
5. Dividido em telas:
   – Corte oblíquo da vesícula seminal direita no seu maior eixo.
   – Corte oblíquo da vesícula seminal esquerda no seu maior eixo.
   – Os cortes anteriores podem ser substituídos por corte transversal, demonstrando as duas vesículas seminais ao mesmo tempo.
6. Dividido em telas:
   – Corte transversal da bexiga após a micção com sua medida transversal.
   – Corte longitudinal da bexiga após a micção com suas medidas longitudinal e anteroposterior.
   – Na presença de protrusão prostática no assoalho vesical, medir o IPP (*intravesical prostatic protrusion*).

» Observação: o exame deve ser realizado com um volume vesical inicial ideal de 250 mL; sendo admitida a realização entre 100 e 400 mL.

Ultrassonografia de próstata via transretal

Avaliar a bexiga urinária repleta e o resíduo pós-miccional previamente à realização do exame por via transretal.

1. Corte sagital mediano da bexiga urinária.
2. Corte transversal da bexiga urinária em nível dos meatos ureterais.
3. Dividido em telas:
   - Corte transversal da bexiga após a micção com sua medida transversal.
   - Corte longitudinal da bexiga após a micção com suas medidas longitudinal e anteroposterior.
4. Exame transretal: corte transversal da próstata na sua base.
5. Exame transretal: corte transversal da próstata na sua porção média (com sua medida transversal).
6. Exame transretal: corte transversal da próstata no seu ápice.
7. Dividido em telas:
   - Corte transversal da próstata na sua porção média, lateralizado para a direita, demonstrando a zona periférica.
   - Corte transversal da próstata na sua porção média, lateralizado para a esquerda, demonstrando a zona periférica.
8. Exame transretal: corte sagital mediano da próstata (com suas medidas longitudinal e anteroposterior).
9. Exame transretal: corte parassagital direito da próstata.
10. Exame transretal: corte parassagital esquerdo da próstata.
11. Corte oblíquo da vesícula seminal direita no seu maior eixo.
12. Corte oblíquo da vesícula seminal esquerda no seu maior eixo.

Ultrassonografia de bolsa escrotal

1. Corte longitudinal do testículo direito, incluindo o mediastino testicular, com sua medida longitudinal.
2. Corte transversal do testículo direito, porção média, com as medidas ortogonais transversal e anteroposterior.
3. Corte longitudinal do testículo esquerdo, incluindo o mediastino testicular, com a sua medida longitudinal.
4. Corte transversal do testículo esquerdo, porção média, com as medidas ortogonais transversais e anteroposteriores.
5. Corte transversal incluindo numa mesma imagem ambos os testículos, para comparação de ecotextura, ecogenicidade e localização tópica de ambos os testículos na bolsa.

6. Dividido em telas:
- Corte longitudinal de epidídimo direito.
- Corte longitudinal do epidídimo esquerdo.

Ultrassonografia com Doppler de bolsa escrotal (arterial – suspeita de torção testicular)

1. Corte longitudinal do testículo direito, incluindo o mediastino testicular, com a sua medida longitudinal.
2. Corte longitudinal do testículo esquerdo, incluindo o mediastino testicular, com a sua medida longitudinal.

O tipo de avaliação Doppler dependerá da hipótese diagnóstica do pedido, queixa clínica do paciente e exame físico, podendo constar de:

1. Avaliação do fluxo vascular dos testículos:
- Corte longitudinal do testículo direito com avaliação com o *Color* Doppler do parênquima.
- Corte longitudinal do testículo esquerdo com avaliação com o *Color* Doppler do parênquima.
- Corte transversal demonstrando os dois testículos com avaliação com o *Color* Doppler.

2. Avaliação de lesão focal:
- Corte longitudinal da lesão ao modo-B, com medidas longitudinal e anteroposterior.
- Corte transversal da lesão ao modo-B, com medida.
- Avaliação ao *Color* Doppler ou Doppler de amplitude da lesão.
- Medida espectral da vascularização da lesão.

3. Avaliação arterial:
- Duplex-Doppler colorido com traçado espectral de uma artéria extratesticular (testicular, cremastérica ou deferente) do lado assintomático, no cordão espermático.
- Duplex-Doppler colorido com traçado espectral de uma artéria intratesticular do lado assintomático.
- Duplex-Doppler colorido com traçado espectral de uma artéria extratesticular (testicular, cremastérica ou deferente) do lado sintomático, no cordão espermático.
- Duplex-Doppler colorido com traçado espectral de uma artéria intratesticular do lado sintomático.

Ultrassonografia com Doppler de bolsa escrotal (venoso – suspeita de varicocele)

1. Corte longitudinal do testículo direito, incluindo o mediastino testicular, com sua medida longitudinal.
2. Corte longitudinal do testículo esquerdo, incluindo o mediastino testicular, com sua medida longitudinal.
3. Duplex-Doppler colorido com traçado espectral de uma veia extratesticular do lado assintomático, no cordão espermático (ou na estase venosa, se presente).
4. Duplex-Doppler colorido com traçado espectral de uma veia extratesticular do lado assintomático, no cordão espermático (ou na estase venosa, se presente) durante a manobra de Valsava.
5. Duplex-Doppler colorido com traçado espectral de uma veia extratesticular do lado sintomático, no cordão espermático (ou na estase venosa, se presente).
6. Duplex-Doppler colorido com traçado espectral de uma veia extratesticular do lado sintomático, no cordão espermático, (ou na estase venosa, se presente), durante a manobra de Valsava.

» ***Observação:*** as medidas espectrais deverão ser realizadas em ortostase.

Ultrassonografia de tireoide

1. Corte sagital longitudinal do lobo tireoidiano direito, na sua maior extensão, com sua medida longitudinal e anteroposterior (Figura 37.12).
2. Corte transversal do lado tireoidiano direito, no seu traço médio, com medida ortogonal transversal (Figura 37.13).
3. Corte sagital longitudinal do lobo tireoidiano esquerdo, na sua maior extensão, com sua medida longitudinal e anteroposterior (Figura 37.14).
4. Corte transversal do lobo tireoidiano esquerdo, no seu terço médio, com medida ortogonal transversal (Figura 37.15).
5. Tela dividida (Figura 37.16):
    - Corte transversal do istmo tireoidiano, com sua medida transversal.
    - Corte sagital longitudinal do istmo tireoidiano, com as medidas longitudinal e anteroposterior.

Figura 37.12 – Corte transversal do lado tireoidiano direito, no seu terço médio, com medida ortogonal transversal

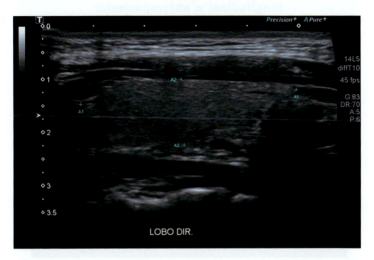

Figura 37.13 – Corte transversal do lado tireoidiano direito, no seu terço médio, com medida ortogonal transversal

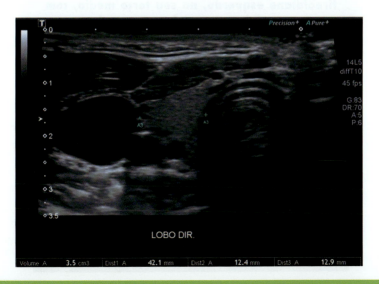

Figura 37.14 – Corte sagital longitudinal do lobo tireoidiano esquerdo, na sua maior extensão, com sua medida longitudinal e anteroposterior

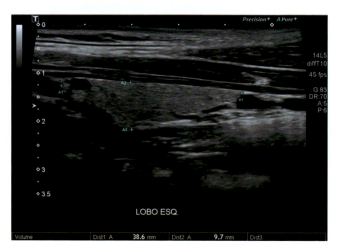

Figura 37.15 – Corte transversal do lobo tireoidiano esquerdo, no seu terço médio, com medida ortogonal transversal

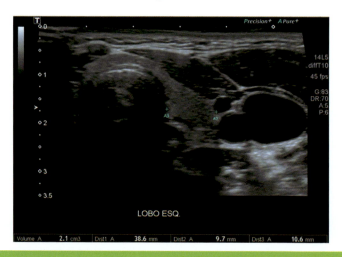

Figura 37.16 – Tela dividida, com imagem da esquerda demonstrando corte transversal do istmo tireoidiano, com sua medida transversal e imagem da direita demonstrando corte sagital longitudinal do istmo tireoidiano, com as medidas longitudinal e anteroposterior

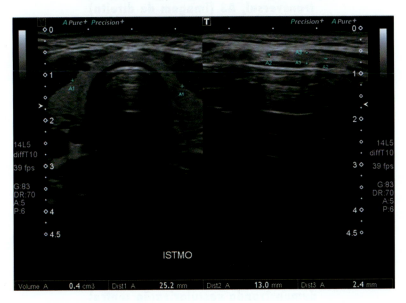

6. Caso haja lesão focal:
   – Tela dividida: modo-B da lesão com medidas longitudinal, transversal e anteroposterior (Figura 37.17).
   – Tela única: mapeamento colorido (Doppler convencional ou Doppler de amplitude) da lesão no eixo longitudinal (Figura 37.18).
   – Na configuração de nódulo prosseguir com avaliação espectral (Figura 37.19).

Figura 37.17 – Lesão focal caracterizada no modo-B, localizada na loja do lobo tireoidiano esquerdo após tireoidectomia total. A tela é dividida para realização das medidas longitudinal e anteroposterior, A1 e A2 respectivamente (na imagem da esquerda) e transversal, A3 (imagem da direita)

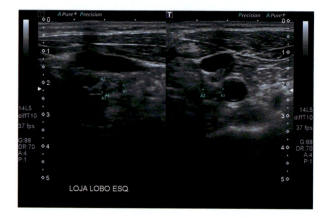

Figura 37.18 – *Color* **Doppler da lesão caracterizada na loja do lobo tireoidiano esquerdo, demonstrando vascularização central**

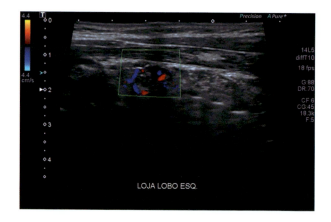

Figura 37.19 – Triplex-Doppler da lesão caracterizada na loja do lobo tireoidiano esquerdo, com medida dos índices de resistividade do vaso que nutre a lesão (IR = 0,91)

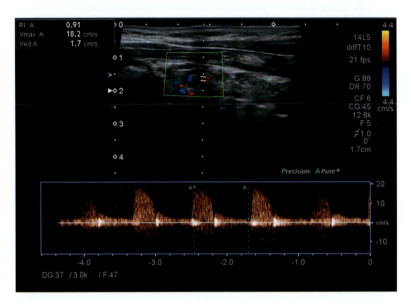

Ultrassonografia cervical

Composto pelo exame da tireoide, glândulas salivares maiores e linfonodos cervicais, além dos grandes vasos cervicais:

1. Corte sagital longitudinal do lobo tireoidiano direito, na sua maior extensão, com sua medida longitudinal e anteroposterior.
2. Corte transversal do lado tireoidiano direito, no seu traço médio, com medida ortogonal transversal.
3. Corte sagital longitudinal do lobo tireoidiano esquerdo, na sua maior extensão, com sua medida longitudinal e anteroposterior.
4. Corte transversal do lobo tireoidiano esquerdo, no seu terço médio, com medida ortogonal transversal.
5. Corte sagital longitudinal do istmo tireoidiano, com as medidas longitudinais e anteroposterior.

6. Corte transversal do istmo tireoidiano, com sua medida transversal.
7. Corte transversal da língua na região das glândulas sublinguais.
8. Corte transversal da glândula submandibular direita.
9. Corte transversal da glândula submandibular esquerda.
10. Corte longitudinal da glândula parótida direita na região pré-auricular, demonstrando a veia retromandibular.
11. Corte transversal da glândula parótida direita na região infra-auricular, demonstrando a veia retromandibular.
12. Corte longitudinal da glândula parótida na região pré-auricular, demonstrando a veia retromandibular.
13. Corte transversal da glândula parótida esquerda na região infra-auricular, demonstrando a veia retromandibular.

» *Observação:*
- Deve ser realizado o cálculo do volume de cada lobo da tireoide e do istmo, assim como a soma dos volumes de cada parte para cálculo do volume glandular total.
- Pesquisar presença de linfonodos com cortes transversais e longitudinais nos níveis cervicais.
- Avaliar linha mediana no trajeto do ducto tireoglosso, desde a base da língua até a fúrcula.
- Lesões focais na tireoide devem ser relatadas conforme descrito na sistematização do exame de tireoide

Ultrassonografia Doppler de tireoide

Proceder como USG da tireoide modo-B acrescido do protocolo Doppler conforme a suspeita clínica e/ou achados durante o exame (doença difusa ou suspeita de nódulo).

Em caso de doença difusa

1. Mapeamento vascular no corte longitudinal do lobo direito. Ajuste de PRF em cerca de 5 cm/s (Figura 37.20).
2. Triplex-Doppler da artéria tireoidiana direita ou ramo arterial extra parenquimatoso (Figura 37.21).
3. Mapeamento vascular no corte longitudinal do lobo esquerdo. Ajuste de PRF em cerca de 5 cm/s (Figura 37.22).

Figura 37.20 – Corte longitudinal do lobo direito da tireoide, com Doppler de amplitude para análise do mapeamento vascular. Note o ajuste de PRF

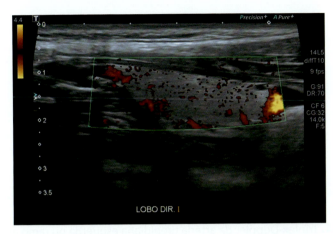

Figura 37.21 – Triplex-Doppler da artéria tireoidiana inferior direita, antes de sua entrada no parênquima glandular. O ajuste correto do ângulo é fundamental para aferição correta da velocidade de pico sistólico

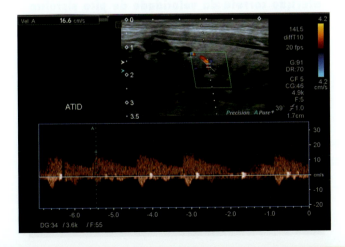

Figura 37.22 – Corte longitudinal do lobo esquerdo da tireoide, com Doppler de amplitude para análise do mapeamento vascular. Note o ajuste de PRF

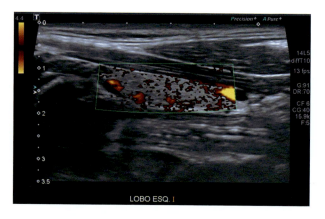

4. Triplex-Doppler da artéria tireoidiana esquerda ou ramo arterial extraparenquimatoso (Figura 37.23).

Figura 37.23 – Triplex-Doppler da artéria tireoidiana inferior esquerda, antes de sua entrada no parênquima glandular. O ajuste correto do ângulo é fundamental para aferição correta da velocidade de pico sistólico

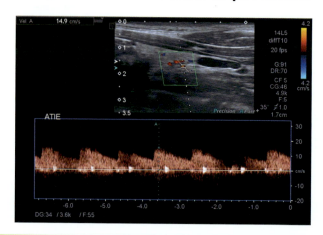

No caso de lesões focais intratireoidianas

1. Tela dividida: modo-B da lesão com medidas longitudinal, transversal e anteroposterior (Figura 37.24).
2. Tela única: mapeamento colorido (Doppler convencional ou Doppler de amplitude) da lesão no eixo longitudinal (Figura 37.25).
3. Na configuração de nódulo prosseguir com avaliação espectral.

» *Observação:*
   - Na avaliação de nódulos de tireoide, obter, no mínimo, três amostras de espectro (preferencialmente centrais e depois periféricos, no caso de haver os dois componentes) e calcular a média dos maiores índices de resistividade (IR).
   - Em caso de linfonodos suspeitos, avaliar ao Doppler colorido e, se possível, com espectral para medidas dos IRs.
   - Avaliar linha mediana no trajeto do ducto tireoglosso, desde a base da língua até a fúrcula.
   - Pesquisar presença de linfonodos com cortes transversais e longitudinais nos níveis cervicais.

Figura 37.24 – Tela dividida para o registro de um nódulo tireoidiano nos eixos transversal (tela esquerda) e longitudinal (tela da direita). A mensuração do nódulo deve ser realizada nos 3 eixos (transversal, longitudinal e anteroposterior)

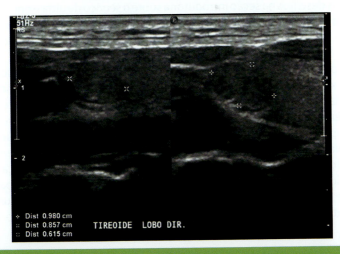

Figura 37.25 – Avaliação no eixo longitudinal do nódulo tireoidiano, com análise espectral. O ajuste das escalas deve ser feito cuidadosamente

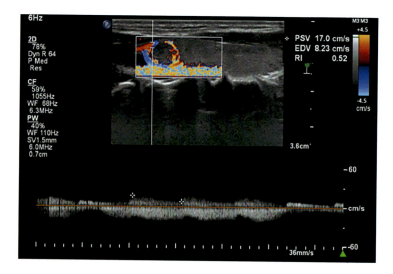

Ultrassonografia – Doppler vascular

Os exames de Doppler vascular também obedecem aos preceitos gerais descritos na seção introdutória sobre o serviço de ultrassonografia. É notório que, antes de iniciar qualquer exame, é fundamental a anamnese direcionada da queixa explicitada no pedido médico, assim como checar os exames anteriores do paciente, no sistema ou externos, trazidos pelo próprio paciente. O rigor técnico é fundamental para o sucesso do exame, em que as medidas das velocidades de pico sistólico são utilizadas para identificação de achados patológicos nos exames arteriais, cabendo ao executante do exame um ajuste minucioso dos parâmetros do aparelho. Além disso, deve-se atentar que alguns exames requerem a colaboração do paciente, como o exame do sistema venoso periférico dos membros inferiores, que exige que o paciente permaneça por um longo período em ortostase, normalmente em cima de um "palco", para que o médico possa realizar o exame. Nesse momento, é fundamental priorizar a segurança do médico e do paciente, checando se o paciente está bem apoiado, se seu biotipo permite sustentar a ortostase por períodos prolongados, e observando em todos os instantes se o paciente está se sentindo bem, para que não haja risco de quedas. Caso seja identificado qualquer tipo de risco, o exame pode ser interrompido momentaneamente ou, a julgamento do médico executante, pode ser realizado em posições mais confortáveis, por exemplo, com o paciente sentado na maca.

Ultrassonografia com Doppler venoso de membros superiores

Caso não seja especificado avaliar os dois membros.

1. Corte longitudinal com duplex-Doppler da artéria radial.
2. Corte longitudinal com duplex-Doppler da artéria ulnar.
3. Corte transversal com medida do diâmetro da veia cefálica na prega do punho.
4. Corte longitudinal com duplex-Doppler da veia cefálica na prega do punho.
5. Veia cefálica no terço médio do antebraço e na prega do cotovelo.
6. Veia cefálica no terço médio do braço e região axilar.
7. Veia basílica na prega do punho.
8. Veia basílica no terço médio do antebraço e na prega do cotovelo.
9. Veia basílica no terço médio do braço e região axilar.
10. Veia subclávia.

» *Observação:* a pesquisa de perviedade das veias com o *Color* Doppler em toda sua extensão. No caso de alteração documentar a região no modo-B, *Color* Doppler e/ou Doppler de amplitude e com o Doppler espectral.

Ultrassonografia com Doppler arterial de membros superiores

A sequência a seguir deverá ser realizada nos lados direito e esquerdo, a menos que o pedido seja de apenas um membro.

1. Corte longitudinal com triplex-Doppler da artéria subclávia.
2. Corte longitudinal com triplex-Doppler da artéria axilar.
3. Corte longitudinal com triplex-Doppler da artéria braquial.
4. Corte longitudinal com triplex-Doppler da artéria radial.

5. Corte longitudinal com triplex-Doppler da artéria ulnar.
» Observação: no caso de alteração documentar a região:
- No modo-B.
- Com *Color* Doppler e/ou Doppler de amplitude.
- Com o Doppler espectral, realizando medidas de velocidade do pico sistólico.

Ultrassonografia com Doppler arterial e venoso de membros superiores para confecção de fístula-arteriovenosa

1. Corte longitudinal com duplex-Doppler da artéria radial.
2. Corte transversal da artéria radial no punho, com medida do seu diâmetro.
3. Corte longitudinal com duplex-Doppler da artéria ulnar.
4. Corte transversal da artéria ulnar no punho, com medida do seu diâmetro.
5. Corte transversal da artéria braquial na prega cubital, com medida do seu diâmetro.
6. Corte transversal com medida do diâmetro da veia cefálica na prega do punho, prega do cotovelo e terço médio/proximal do braço.
7. Corte transversal com medida do diâmetro da veia basílica na prega do punho, prega do cotovelo e terço médio/proximal do braço.
8. Corte longitudinal com duplex-Doppler da veia cefálica.
9. Corte longitudinal com duplex-Doppler da veia basílica.
10. Corte longitudinal com duplex-Doppler da veia mediana.
11. Corte longitudinal com duplex-Doppler das veias braquiais.
12. Corte longitudinal com duplex-Doppler da veia axilar.
13. Corte longitudinal com duplex-Doppler da veia subclávia.
» Observação:
- Realizar a pesquisa de perviedade das veias com o *Color* Doppler em toda sua extensão.
- No caso de alteração, documentar a região no modo-B, *Color* Doppler e/ou Doppler de amplitude e com o Doppler espectral.
- Caso haja um aumento de calibre útil das veias cefálicas ou basílica no antebraço, documentar o diâmetro e extensão.

Ultrassonografia com Doppler venoso de membros inferiores (profundo)

A sequência a seguir deverá ser realizada nos lados direito e esquerdo, a menos que o pedido seja de um só membro.

1. Corte longitudinal com duplex-Doppler da veia femoral comum (Figura 37.26).

Figura 37.26 – Triplex-Doppler da veia femoral comum esquerda

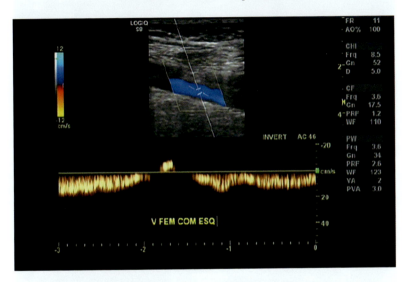

2. Corte longitudinal com duplex-Doppler da veia femoral profunda (Figura 37.27).
3. Corte longitudinal com duplex-Doppler da veia femoral, no segmento proximal (Figura 37.28).
4. Corte longitudinal com duplex-Doppler da junção safenopoplítea (Figura 37.29).
5. Dividida a tela: cortes transversais da veia femoral, de um lado com compressão pelo transdutor; sendo repetida a cada cerca de 4 cm.

Figura 37.27 – Triplex-Doppler da veia femoral profunda esquerda

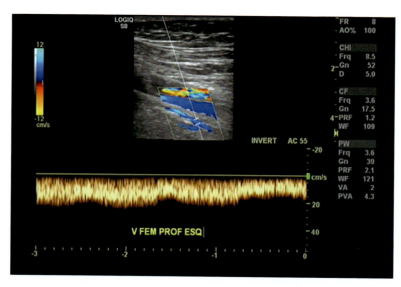

Figura 37.28 – Triplex-Doppler da veia femoral esquerda

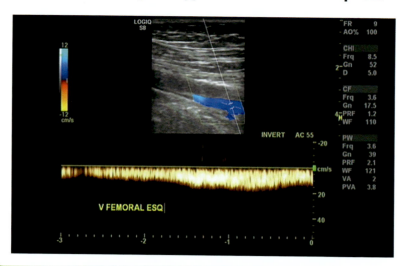

Figura 37.29 – *Color* **Doppler de corte longitudinal da junção safenopoplítea**

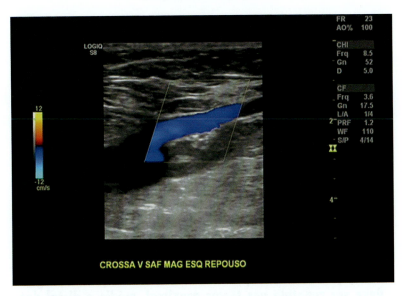

6. Corte longitudinal com duplex-Doppler da veia poplítea (Figura 37.30).
7. Corte transversal com duplex-Doppler das veias tibiais posteriores, nos segmentos proximal, médio e distal (Figura 37.31).
8. Corte transversal com duplex-Doppler das veias tibiais anteriores, nos segmentos proximal, médio e distal.
9. Corte transversal com duplex-Doppler das veias fibulares, nos segmentos proximal, médio e distal.
10. Corte longitudinal com duplex-Doppler das veias pediosas.
11. Dividida em tela: corte transversal ao modo-B das veias musculares (gastrocnêmias e soleares), com e sem compressão.

» Observação: no caso de alteração documentar a região:
  – No modo-B.
  – Com *Color* Doppler e/ou Doppler de amplitude.
  – Com o Doppler espectral.

Figura 37.30 – Triplex-Doppler de corte longitudinal da veia poplítea esquerda

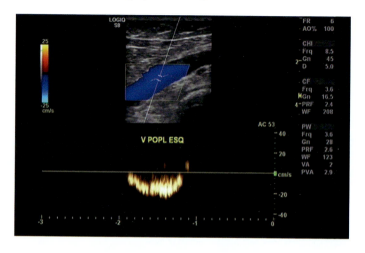

Figura 37.31 – *Color* **Doppler de corte transversal das veias tibiais posteriores esquerdas. Este mesmo tipo de imagem deve ser repetido nos terços proximal, médio e distal das veias tibiais e fibulares**

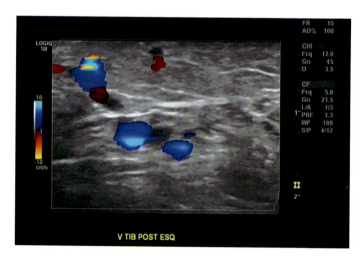

Ultrassonografia com Doppler venoso de membros inferiores (superficial)

A sequência a seguir deverá ser realizada nos lados direito e esquerdo, a menos que o pedido seja de um só membro. Iniciar o exame fazendo todo o sistema venoso profundo.

1. Corte longitudinal com duplex-Doppler da junção safenofemoral, com manobra de inspiração profunda, manobra de Valsalva e/ou compressão distal (Figura 37.32).
2. Corte transversal ao modo-B com medidas da veia safena magna na junção safenofemoral, terço distal da coxa, terço proximal da perna e terço distal da perna.
3. Corte longitudinal com duplex-Doppler com manobra de inspiração profunda Valsalva e/ou compressão distal da veia safena magna na coxa (Figura 37.33).
4. Corte longitudinal com duplex-Doppler com manobra de inspiração profunda Valsalva e/ou compressão distal da veia safena magna na perna (Figura 37.34).
5. Corte longitudinal com duplex-Doppler da junção safenopoplítea, com manobra de inspiração profunda, manobra de Valsalva e/ou compressão distal.
6. Corte transversal ao modo-B com medidas da veia safena parva na junção safeno-femoral e terços proximal e distal da perna.
7. Corte longitudinal com duplex-Doppler com manobra de inspiração profunda, Valsalva e/ou compressão distal da veia safena parva no meio da perna.
8. Corte longitudinal com duplex-Doppler das veias perfurantes que forem insuficientes, registrando a localização e a altura da veia insuficiente em relação à superfície plantar (Figura 37.35).
9. Corte longitudinal com *Color* Doppler de varicosidades (Figura 37.36).

» Observação:
- O exame deverá ser realizado em ortostase sempre que possível.
- No caso de alteração documentar a região com o Doppler espectral.

Figura 37.32 – *Color* Doppler de corte longitudinal da junção safenofemoral com manobra de Valsalva, evidenciando a ausência de refluxo venoso

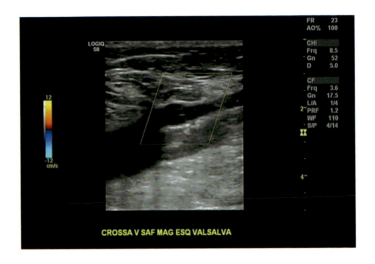

Figura 37.33 – *Color* Doppler de corte longitudinal da veia safena magna esquerda na coxa, com compressão distal, evidenciando a ausência de refluxo venoso

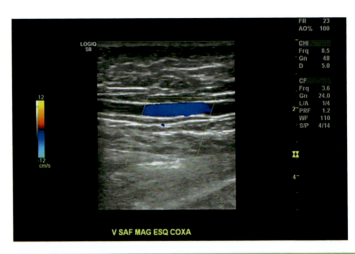

Figura 37.34 – *Color* Doppler de corte longitudinal da veia safena magna esquerda na perna, com compressão distal, evidenciando a ausência de refluxo venoso

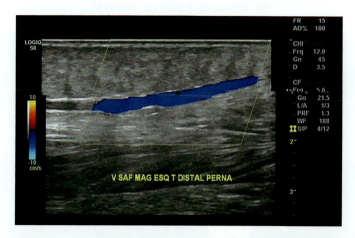

Figura 37.35 – *Color* Doppler de veia insuficiente na face anterior da perna direita, distando cerca de 22 cm da superfície plantar. Note que o fluxo está direcionado do sistema venoso profundo para o superficial (refluxo venoso)

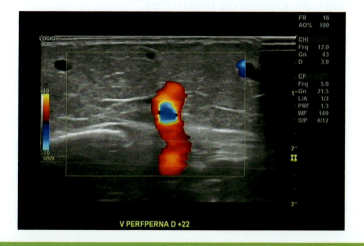

Figura 37.36 – Triplex-Doppler de corte longitudinal de varizes no subcutâneo da perna direita, sem competência valvular durante a compressão simultânea mais distal do membro (refluxo venoso)

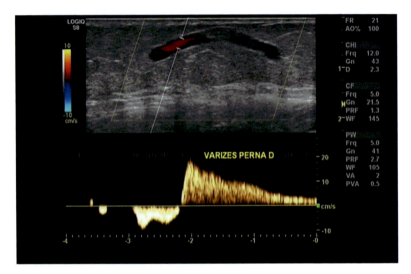

Ultrassonografia com Doppler arterial de membros inferiores

A sequência a seguir deverá ser realizada nos lados direito e esquerdo, a menos que o pedido seja de um só membro.

1. Corte longitudinal com triplex-Doppler da artéria femoral comum (Figura 37.37).
2. Corte longitudinal com triplex-Doppler da artéria femoral superficial. (Figura 37.38).
3. Corte longitudinal com triplex-Doppler da artéria femoral profunda no segmento proximal (Figura 37.39).
4. Corte longitudinal com triplex-Doppler da artéria poplítea (Figura 37.40).
5. Corte longitudinal com triplex-Doppler da artéria tibial posterior no seu segmento médio (Figura 37.41).

Figura 37.37 – Triplex-Doppler de corte longitudinal da artéria femoral comum esquerda, com pico de velocidade sistólica estimado em 103 cm/s

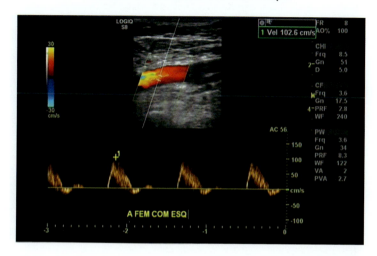

Figura 37.38 – Triplex-Doppler de corte longitudinal da artéria femoral superficial esquerda, com pico de velocidade sistólica estimado em 108 cm/s

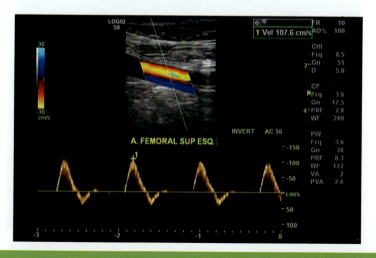

Figura 37.39 – Triplex-Doppler de corte longitudinal da artéria femoral profunda esquerda, com pico de velocidade sistólica estimado em 69 cm/s

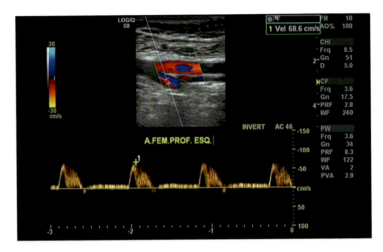

Figura 37.40 – Triplex-Doppler de corte longitudinal da artéria poplítea esquerda, com pico de velocidade sistólica estimado em 40 cm/s

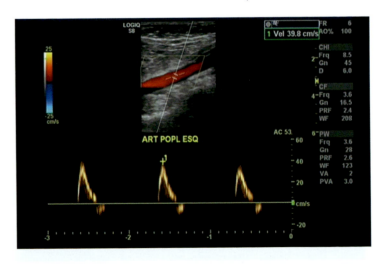

Figura 37.41 – Triplex-Doppler de corte longitudinal da artéria tibial posterior esquerda, no seu terço médio, com pico de velocidade sistólica estimado em 65 cm/s

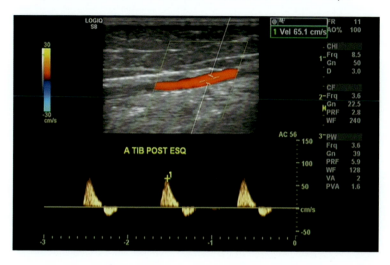

6. Corte longitudinal com triplex-Doppler da artéria tibial anterior no seu segmento médio (Figura 37.42).
7. Corte longitudinal com triplex-Doppler da artéria fibular no seu segmento médio (Figura 37.43).
» Observação: no caso de alteração documentar a região:
  – No modo-B.
  – Com *Color* Doppler e/ou Doppler de amplitude.
  – Com o Doppler espectral, realizando medidas de velocidade do pico sistólico.

Figura 37.42 – Triplex-Doppler de corte longitudinal da artéria tibial anterior esquerda, no seu terço médio, com pico de velocidade sistólica estimado em 65 cm/s

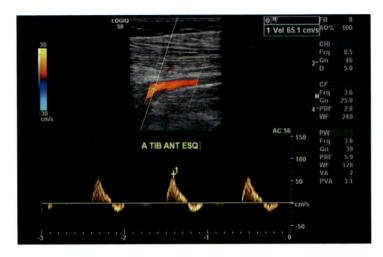

Figura 37.43 – Triplex-Doppler de corte longitudinal da artéria fibular esquerda, no seu terço médio, com pico de velocidade sistólica estimado em 54 cm/s

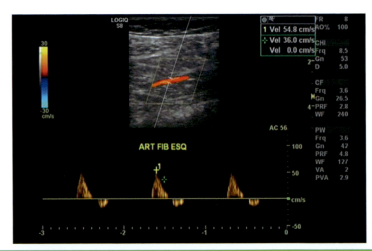

Ultrassonografia com Doppler venoso de membros superiores (profundo)

A sequência a seguir deverá ser realizada nos lados direito e esquerdo, a menos que o pedido seja de um só membro.

1. Corte longitudinal com duplex-Doppler da veia subclávia.
2. Corte longitudinal com duplex-Doppler da veia axilar.
3. Corte longitudinal com duplex-Doppler das veias braquiais.
4. Corte longitudinal ou transversal com duplex-Doppler das veias radiais.
5. Corte longitudinal ou transversal com duplex-Doppler das veias ulnares.
6. Corte longitudinal com duplex-Doppler da veia cefálica.
7. Corte longitudinal com duplex-Doppler da veia basílica.

» Observação: no caso de alteração documentar a região:
   - No modo-B.
   - Com *Color* Doppler e/ou Doppler de amplitude.
   - Com o Doppler espectral.

Ultrassonografia com Doppler de artérias carótidas e vertebrais

As imagens a seguir devem ser documentadas no lado direito e esquerdo:

1. Corte longitudinal no modo-B com medida do complexo médio-intimal a 1 cm do bulbo na parede posterior da artéria carótida comum (Figura 37.44).
2. Corte longitudinal com duplex-Doppler da artéria carótida comum e medidas.
3. Corte longitudinal no modo-B da bifurcação carotídea (Figura 37.45). Caso não seja possível incluir ambas em um mesmo corte, realizar imagens separadas privilegiando o segmento proximal da carótida interna e o segmento proximal da carótida externa.
4. Corte longitudinal com duplex-Doppler da artéria carótida interna e medidas (Figura 37.46).
5. Corte longitudinal com duplex-Doppler da artéria carótida externa (Figura 37.47).
6. Corte longitudinal com duplex-Doppler da artéria vertebral em V2 (e V1 sempre que possível) (Figura 37.48).

Figura 37.44 – Corte longitudinal no modo-B com medida do complexo médio-intimal a 1 cm do bulbo na parede posterior da artéria carótida comum direita

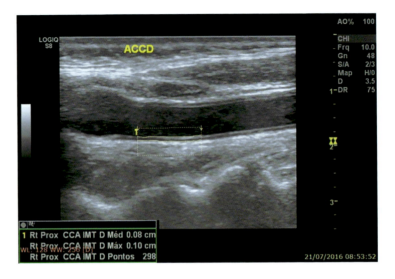

Figura 37.45 – Corte longitudinal da bifurcação carotídea

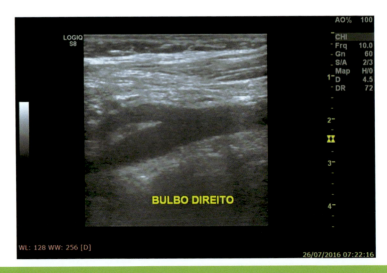

Figura 37.46 – Triplex-Doppler de corte longitudinal da artéria carótida interna direita com medida do seu pico sistólico (67 cm/s) e diastólico (27 cm/s)

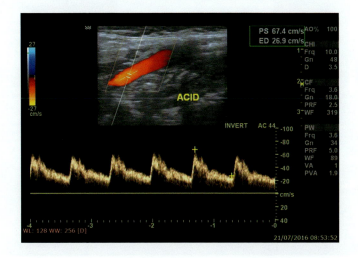

Figura 37.47 – Triplex-Doppler de corte longitudinal da artéria carótida externa direita

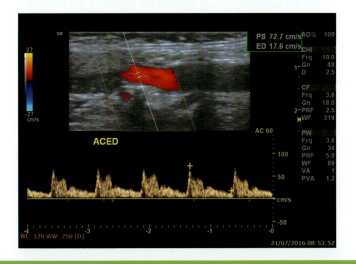

Figura 37.48 – Triplex-Doppler de corte longitudinal da artéria vertebral direita no seu segmento V2

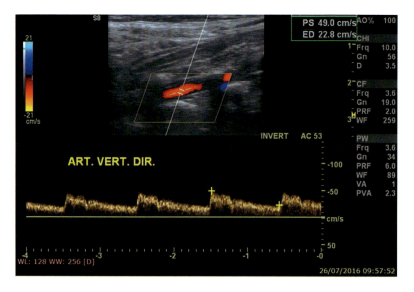

» Observação: no caso de alteração documentar a região:
- No modo-B (placas devem ser medidas em sua espessura e extensão).
- Com *Color* Doppler e/ou Doppler de amplitude.
- Com o Doppler espectral.

Ultrassonografia com Doppler da aorta abdominal

1. Corte longitudinal com duplex-Doppler da aorta abdominal no seu terço superior.
2. Corte longitudinal com duplex-Doppler da aorta abdominal no seu terço médio e inferior.
3. Corte transversal no modo-B da aorta abdominal no local de maior calibre da mesma, com medida do seu diâmetro.
4. Corte longitudinal com duplex-Doppler da artéria ilíaca comum direita.

5. Corte longitudinal com duplex-Doppler da artéria ilíaca comum esquerda.
6. Corte transversal no modo-B da artéria ilíaca comum direita, no seu local de maior calibre, com medida do seu diâmetro.
7. Corte transversal no modo-B da artéria ilíaca comum esquerda, no seu local de maior calibre, com medida do seu diâmetro.
8. Corte longitudinal com duplex-Doppler da artéria ilíaca interna direita (se possível).
9. Corte longitudinal com duplex-Doppler da artéria ilíaca interna esquerda (se possível).
10. Corte longitudinal com duplex-Doppler da artéria ilíaca externa direita.
11. Corte longitudinal com duplex-Doppler da artéria ilíaca externa esquerda.

Ultrassonografia Doppler de veias ilíacas e veia cava inferior (para filtro de Greenfield, trombose etc.)

1. Tela dividida:
  – Corte longitudinal do VCI, incluindo porção hepática, do diafragma ao abdome médio.
  – Corte longitudinal da VCI, do abdome médio a confluência das veias ilíacas.
2. Tela dividida:
  – Corte transversal da VCI na confluência das veias hepáticas.
  – Corte transversal da VCI, em nível da cabeça pancreática.
3. Tela dividida:
  – Corte transversal da VCI na confluência das veias ilíacas.
  – Corte coronal longo da VCI (demonstrando as veias renais se possível).
4. Corte longitudinal da VCI com a curva espectral do Doppler, distal à anormalidade.
5. Corte longitudinal da VCI com a curva espectral do Doppler, no local da anormalidade.
6. Corte transversal da VCI em nível das veias renais, para identificar a posição do filtro de cava (se presente).

Bibliografia recomendada

Cerri GG, Souza M, Da Costa Leite C (eds). Tratado de radiologia. Barueri: Manole; 2017. v. 1 a 3.

Sites

Sonoworld: http://sonoworld.com (Site com diversas aulas, material de leitura e casos, inclusive de medicina fetal).

Fetal: http://www.fetal.com/.

Case in Point – Ultrasound-ACR: http://3s.acr.org/CIP/ShowArchiveCases.aspx?Status=Unknown&CName=Ultrasound.

Auntminnie: http://www.auntminnie.com (Acessar Education)

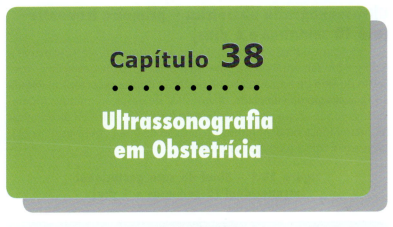

Sergio Kobayashi

A Obstetrícia é uma das áreas que mais se beneficiou com o advento da ultrassonografia e seus avanços tecnológicos. Os exames ultrassonográficos em Obstetrícia são bastante complexos e devem ser realizados com muito cuidado e rigor técnico. Portanto, o treinamento supervisionado é fundamental nessa modalidade diagnóstica.

Enfatizo que, para realizar qualquer exame ultrassonográfico obstétrico, é fundamental colher uma anamnese direcionada. Antes de iniciar o exame propriamente dito, não menosprezar os dados da carteirinha pré-natal e verificar todos os exames ultrassonográficos anteriormente realizados.

Em nosso Serviço, no Instituto de Radiologia do Hospital das Clínicas da Faculdade de Medicina da Universidade de São Paulo (InRad-HCFMUSP), o ensino de ultrassonografia em Obstetrícia contempla um programa de treinamento teórico e prático.

As rotinas ultrassonográficas, descritas a seguir, representam a padronização mínima para os estudos ultrassonográficos. Quanto maior o treinamento e a *expertise* do examinador, maior é a sensibilidade e a sua acurácia para a detecção e o rastreamento de anomalias fetais, assim como o acompanhamento mais adequado nas gestações de alto risco.

Ultrassonografia obstétrica – primeiro trimestre (até 10 semanas e 6 dias)

O exame ultrassonográfico de primeiro trimestre, até 10 semanas e 6 dias, é fundamental para a datação precisa da idade gestacional, avaliação do sítio de implantação da gestação (tópica ou ectópica) (Figura 38.1), avaliação da vitalidade, diagnóstico de gestação múltipla (número de embriões/feto) e sua classificação (monocoriônica ou dicoriônica/monoamniótica ou diamniótica), avaliação de intercorrências ginecológicas e extraginecológicas associadas.

Figura 38.1 – Sinal do saco gestacional intradecidual (5 semanas e 1 dia)

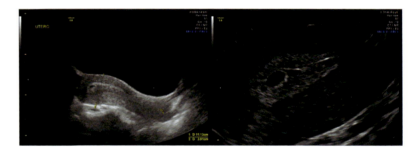

Nesse período, a complementação por via transvaginal é importante. Lembrando que a realização de qualquer exame por via transvaginal é dependente da autorização e da solicitação médica (pedido médico) e também da paciente.

Em fases iniciais da gestação e em algumas situações clínicas (abortamentos, gestação ectópica e doença trofoblástica gestacional), muitas vezes, é necessário a correlação com os níveis de beta-hCG.

Sistematização do exame

1. Útero:
– Corte sagital, demonstrando o fundo, o corpo e o colo uterino. Realizar a medida do diâmetro longitudinal e anteroposterior do útero.

- Corte axial ao nível do corpo uterino. Realizar a medida do diâmetro transversal do útero (Figura 38.2).
- Corte sagital, demonstrando o segmento inferior e colo uterino.

Figura 38.2 – Corte sagital (esquerda) e axial (direita) do útero por via suprapúbica em gestação de 7 semanas e 6 dias

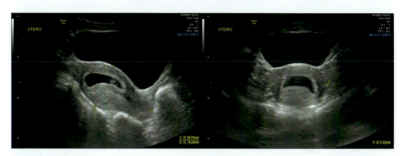

2. Saco gestacional:
    - Corte sagital, com medida do diâmetro longitudinal e anteroposterior.
    - Corte axial, com medida do diâmetro transversal.
    - Calcular o diâmetro médio do saco gestacional (DMSG). É um importante parâmetro para estimar a idade gestacional enquanto o embrião ainda não está caracterizado (Figura 38.3).
3. Embrião/feto:
    - Corte médio sagital, com medida do comprimento cabeça-nádega (CCN). O concepto deve estar na posição neutra (Figura 38.4). É o parâmetro mais importante para estimar a idade gestacional, principalmente até 12 a 14 semanas de gestação. Realizar pelo menos 3 medidas adequadas e utilizar a média aritmética para estimar a idade gestacional.
    - Modo-B+M: documentar a frequência cardíaca do embrião. Embriões com CCN maior ou igual a 7 mm devem apresentar os batimentos cardíacos evidentes. Pode-se utilizar do Doppler pulsado e colorido por alguns segundos, para demonstrar a vitalidade do concepto e permitir a escuta do ritmo cardíaco pela gestante (Figura 38.5).
    - Se idade gestacional maior do que 8 semanas, descrever a presença de movimentação corporal.

Figura 38.3 – Corte sagital e axial do saco gestacional por via suprapúbica, em gestação de 7 semanas e 6 dias

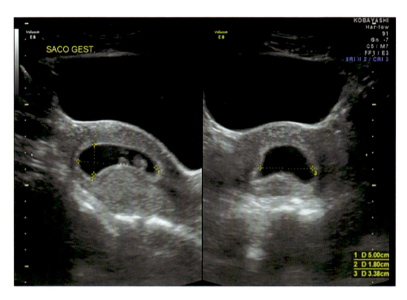

Figura 38.4 – Imagem esquerda, corte médio sagital do embrião com 7 semanas e 6 dias; imagem direita, medida do CCN com auxilio do 3D com 8 semanas e 3 dias

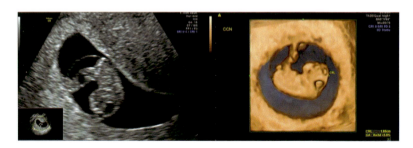

Figura 38.5 – Estudo do ritmo e da frequência cardíaca embrionária com Doppler pulsado

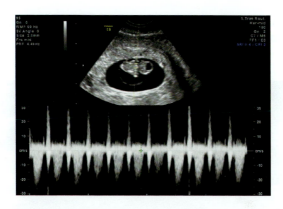

4. Vesícula vitelínica:
– Avaliar as suas características e medir seu diâmetro. Normalmente, apresenta aspecto arredondado, anelar e conteúdo anecogênico (Figura 38.6). Está localizada entre a membrana amniótica e coriônica. Mede, em média, entre 3 e 6 mm de diâmetro.

Figura 38.6 – Vesícula vitelínica de aspecto habitual (7 semanas e 6 dias)

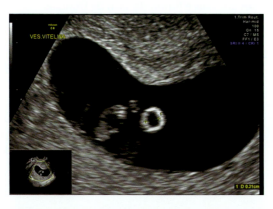

5. Membrana amniótica:
- Observar a sua integridade (Figura 38.7).

Figura 38.7 – Avaliação da integridade da membrana amniótica; imagem esquerda ao modo 2D e imagem direita com auxílio do 3D

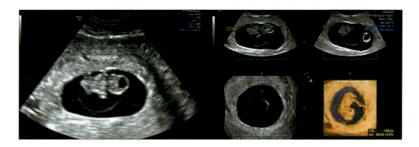

6. Ovários:
- Corte sagital, com medida do diâmetro longitudinal e anteroposterior.
- Corte axial com medida do diâmetro transversal.
- Avaliar a presença do corpo lúteo gravídico em um dos ovários. Utilizar mapeamento com Doppler em cores e de amplitude para facilitar a identificação e fazer o estudo funcional (Figura 38.8).

7. Regiões anexiais e fundo de saco de Douglas:
- Avaliar presença de massas anexiais e/ou líquido livre na cavidade peritoneal.

8. Ovários:
- Corte sagital, com medida do diâmetro longitudinal e anteroposterior.
- Corte axial com medida do diâmetro transversal.
- Avaliar a presença do corpo lúteo gravídico em um dos ovários. Utilizar mapeamento com Doppler em cores e de amplitude para facilitar a identificação e fazer o estudo funcional (Figura 38.8).

Figura 38.8 – Corpo lúteo gravídico com aspecto característico ao estudo Doppler de amplitude (7 semanas e 6 dias)

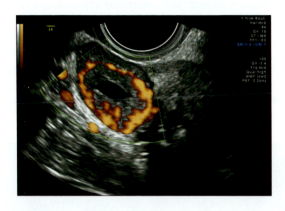

9. Regiões anexiais e fundo de saco de Douglas:
   – Avaliar presença de massas anexiais e/ou líquido livre na cavidade peritoneal.

Ultrassonografia obstétrica – primeiro trimestre (11 a 13 semanas e 6 dias): USG morfológica do primeiro trimestre com estudo Doppler em cores

Nesse período, entre 11 semanas e 13 semanas e 6 dias (CCN entre 45 e 84 mm), realizamos também o rastreamento de aneuploidias e de anomalias fetais. Os marcadores ultrassonográficos de aneuploidias mais importantes são: a translucência nucal (TN), o osso nasal (ON) e o ducto venoso (DV). Em mais de 95% dos exames, o estudo apenas por via suprapúbica é satisfatória. Eventualmente, é necessário a complementação por via transvaginal.

Sistematização do exame
1. Útero:
   – Corte sagital, demonstrando o fundo, o corpo e o colo uterino. Realizar a medida do diâmetro longitudinal e anteroposterior do útero.

- Corte axial ao nível do corpo uterino. Realizar a medida do diâmetro transversal do útero.
- Corte sagital, demonstrando o segmento inferior e colo uterino (Figura 38.9). Atenção especial nas gestantes que apresentam cicatriz de cesárea prévia, sendo importante a avaliação da região da histerotomia (rastrear cicatrizes imperfeitas). Medir comprimento do colo uterino (avaliação do colo otimizada quando realizada por via transvaginal).

Figura 38.9 – Corte sagital do colo uterino por via suprapúbica (13 semanas)

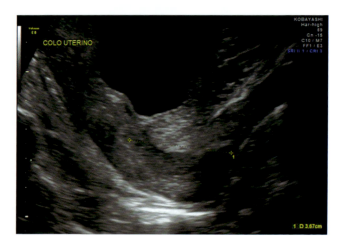

2. Saco gestacional:
- Corte sagital, com medida do diâmetro longitudinal e anteroposterior.
- Corte axial, com medida do diâmetro transversal. Nessa fase gestacional, o DMSG tem importância secundária. Para estimativa da idade gestacional, o comprimento cabeça-nádega (CCN) e o diâmetro biparietal (DBP) são os parâmetros mais importantes.

3. Feto:
- Corte médio sagital, feto em posição neutra, com medidas do CCN (Figura 38.10).

Figura 38.10 – Corte médio sagital com medida do CCN

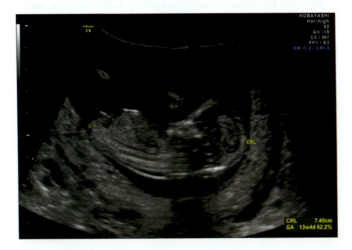

- Medidas fetais e estudo anatômico:
  - Cabeça: corte axial no plano transtalâmico, com medida do diâmetro biparietal (DBP), diâmetro occipito-frontal (DOF) e circunferência cefálica (CC) (Figura 38.11); avaliar o desenvolvimento do sistema nervoso central (SNC) (Figura 38.12).
  - Translucência nucal (TN): corte médio sagital; avaliação conforme padronização da FMF (Fetal Medicine Foundation); o feto deve estar em uma posição neutra; a imagem deve ser ampliada de modo a incluir apenas e cabeça e o tórax superior; a membrana amniótica e o cordão umbilical devem ser identificados separadamente do feto; no plano médio sagital da face e cabeça fetal, observamos o osso nasal, o palato, o diencéfalo e a TN posteriormente; os cursores devem ser posicionados na porção mais larga da TN, da margem interna a interna; se mais de uma medida obedecer todos os critérios técnicos, devemos considerar a maior medida para ser registrado e utilizado para o cálculo de risco (Figura 38.13). Quanto maior a espessura da TN, maior o risco de aneuploidias e anomalias fetais.

Figura 38.11 – Corte axial, no plano transtalâmico, da cabeça no plano transtalâmico, com medias do DBP, DOF e CC (13 semanas)

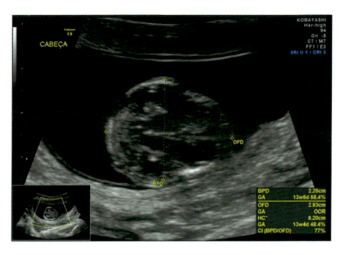

Figura 38.12 – Plexos coroides de aspecto habitual (13 semanas)

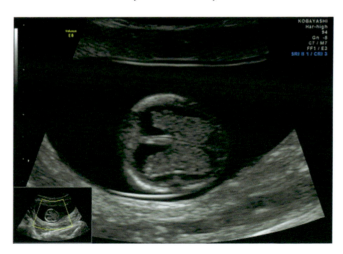

Figura 38.13 – Avaliação e medida da TN (13 semanas)

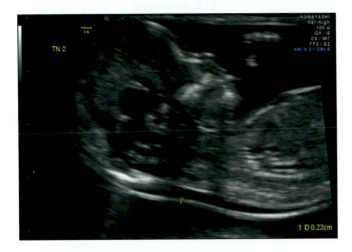

- Face: avaliação osso nasal (ON) no corte médio sagital; avaliação conforme padronização da FMF (Figura 38.14); ausência ou hipoplasia aumenta risco de aneuploidias, principalmente da trissomia do cromossomo 21.

Figura 38.14 – Avaliação do osso nasal (13 semanas)

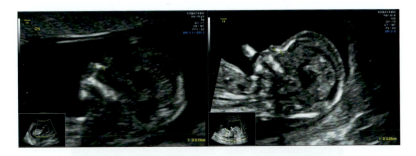

- Coluna vertebral: cortes sagitais, axiais e coronais; avaliar integridade e conformação (Figura 38.15).

Figura 38.15 – Corte coronal da coluna vertebral (13 semanas)

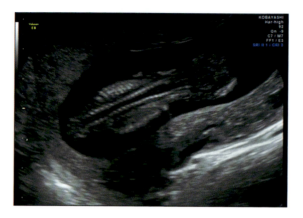

- Tórax: corte axial ao nível das quatro câmaras cardíacas; medir o diâmetro anteroposterior e transversal (Figura 38.16); avaliar o ritmo e a frequência cardíaca fetal com modo-B+M (Figura 38.17); avaliação do Doppler da válvula tricúspide (Figura 38.18); avaliar integridade do diafragma (Figura 38.19).

Figura 38.16 – Corte axial do tórax (13 semanas)

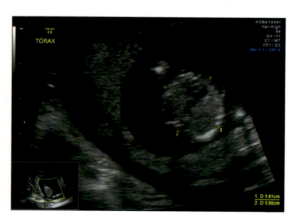

Figura 38.17 – Avaliação da frequência e ritmo cardíaco (13 semanas)

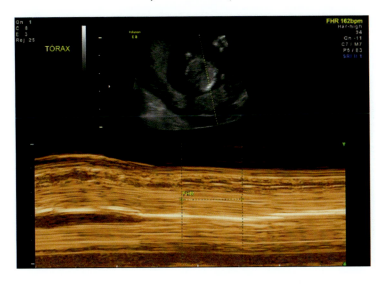

Figura 38.18 – Doppler da válvula tricúspide normal (13 semanas)

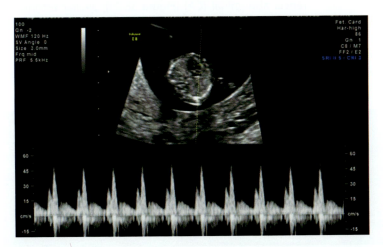

Figura 38.19 – Corte coronal do tórax-abdome e avaliação do diafragma (13 semanas)

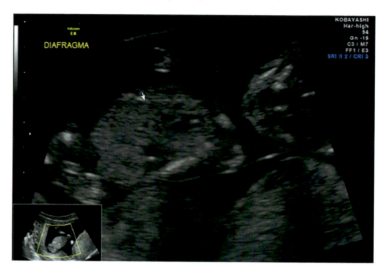

– Abdome: corte axial ao nível do estômago e seio portal; medir o diâmetro anteroposterior, transversal e circunferência abdominal (CA) (Figura 38.20); avaliar estômago, intestino delgado, rins, bexiga (Figura 38.21); avaliar a integridade da parede abdominal anterior (Figura 38.22).

Figura 38.20 – Corte axial do abdome ao nível do estômago e seio portal (13 semanas)

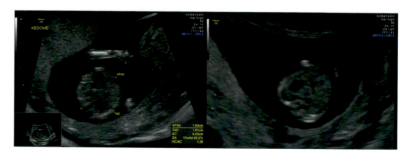

Figura 38.21 – Corte sagital oblíquo, documentando estômago e bexiga (13 semanas e 2 dias)

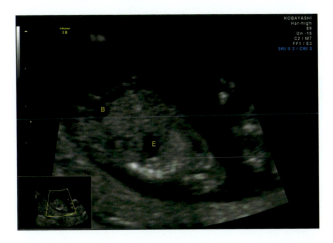

Figura 38.22 – Corte axial do abdome fetal ao nível da inserção do cordão umbilical (13 semanas)

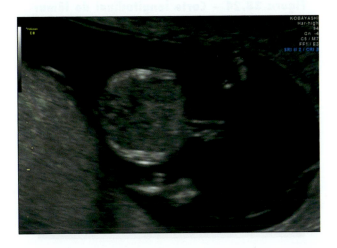

- Úmero: corte sagital da diáfise e medir o seu comprimento (Figura 38.23).

Figura 38.23 – Corte longitudinal do úmero (13 semanas e 2 dias)

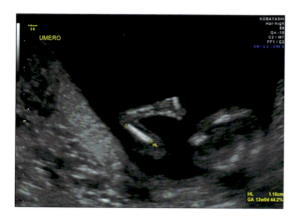

- Fêmur: corte sagital da diáfise e medir o seu comprimento (Figura 38.24).

Figura 38.24 – Corte longitudinal do fêmur (13 semanas e 2 dias)

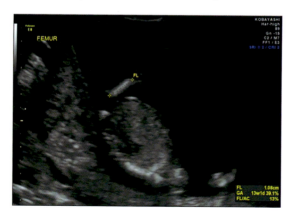

- Extremidades: avaliar a integridade dos membros superiores e inferiores, bilateralmente (Figuras 38.25 e 38.26).

Figura 38.25 – Membros superiores (13 semanas); à esquerda, os braços bilateralmente, e à direita, a mão

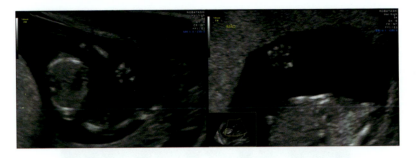

Figura 38.26 – Membros inferiores (13 semanas)

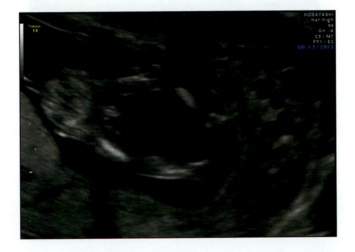

4. Ducto venoso (DV):
- Corte médio sagital do abdome, logo após sua emergência da veia umbilical em direção a veia cava inferior; com Doppler em cores observar região com *aliasing* e posicionar volume de amostra; avaliar a morfologia do sonograma e a presença da onda "a" (Figura 38.27).

Figura 38.27 – Ducto venoso de padrão normal (13 semanas e 2 dias)

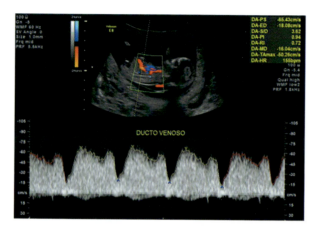

5. Doppler as artérias uterinas:
- Avaliar região do plexo vascular paracervical (lateralmente a região ístmica) e localizar a artéria uterina ascendente; avaliar bilateralmente (Figura 38.28).

Figura 38.28 – Doppler das artérias uterinas de aspecto normal, bilateralmente (13 semanas e 2 dias)

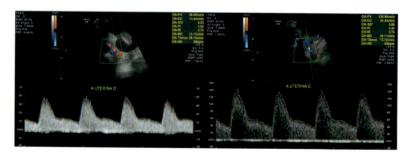

6. Placenta:
- Avaliar a localização e o aspecto do parênquima (Figura 38.29).

Figura 38.29 – Corte sagital da placenta, localização posterior e de características normais; à direita, mostrando a inserção do cordão na placenta (13 semanas e 2 dias)

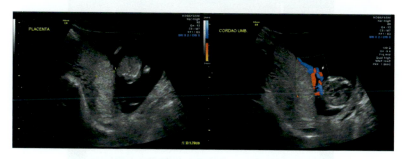

7. Líquido amniótico (LA):
   – Avaliação subjetiva do volume do líquido amniótico (LA).
8. Cordão umbilical:
   – Avaliar inserção na parede anterior do abdome e na placenta; observar o número de vasos com mapeamento com Doppler em cores ao nível da pelve, junto à bexiga (Figura 38.30); avaliação do fluxo nas artérias umbilicais (componente diastólico final presente) (Figura 38.31).

Figura 38.30 – Artérias umbilicais e inserção do cordão umbilical na parede anterior do abdome; inserção do cordão na placenta (13 semanas)

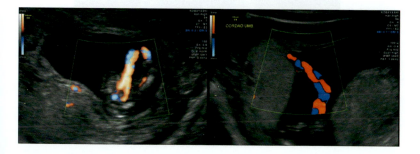

Figura 38.31 – Estudo Doppler das artérias umbilicais com características normais (13 semanas)

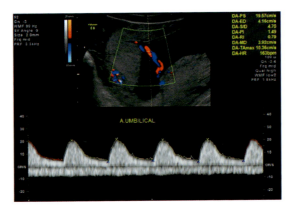

9. Membrana amniótica:
   – Observar a sua integridade (Figura 38.32).

Figura 38.32 – Avaliação da integridade da membrana amniótica (13 semanas e 2 dias)

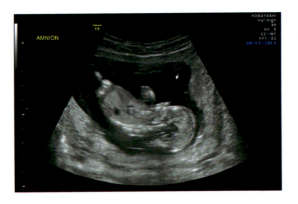

10. Regiões anexiais e fundo de saco de Douglas:
    – Avaliar presença de massas anexiais e/ou líquido livre na cavidade peritoneal.

Ultrassonografia obstétrica – rotina (segundo e terceiro trimestre)

Como já referimos anteriormente, a rotina descrita a seguir representa a padronização mínima para o estudo ultrassonográfico entre 14 semanas até o final da gestação. Devemos lembrar que o ultrassonografista deve procurar fazer, sempre que possível, o rastreamento e o diagnóstico de anomalias fetais, mesmo em gestações classificadas como baixo risco.

Nos exames de pronto atendimento (pronto-socorro), o exame pode ser direcionado, a depender das condições clínico-cirúrgicas e obstétricas, e do pedido médico.

Sistematização do exame

1. Cabeça:
- Avaliar o tamanho, forma, integridade e ossificação do crânio (Figuras 38.33 a 38.35).
- Corte axial da cabeça fetal, ao nível dos tálamos, cavo do septo pelúcido e tenda do cerebelo (corte transtalâmico).
- Medidas do DBP, DOF e CC.

Figura 38.33 – Corte axial da cabeça, plano transtalâmico (16 semanas)

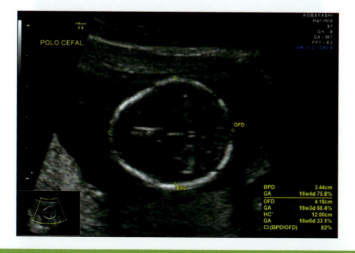

Figura 38.34 – Corte axial da cabeça ao nível dos plexos coroides

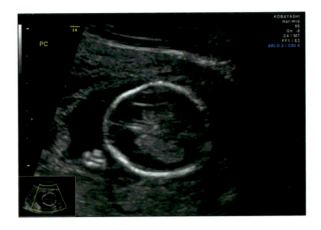

Figura 38.35 – Corte axial da cabeça, plano transcerebelar (16 semanas)

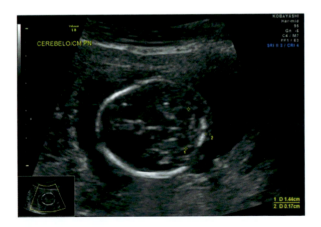

2. Face:
- Avaliar o osso nasal e o lábio superior (Figura 38.36).
- Corte médio sagital da face.
- Corte coronal ao nível do nariz/boca.

Figura 38.36 – Corte sagital da face (16 semanas)

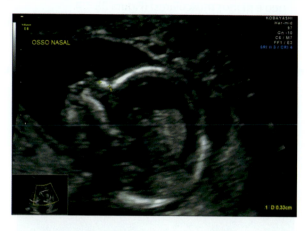

3. Coluna vertebral:
- Avaliar sua integridade e sua conformação (Figura 38.37).
- Corte sagital da coluna vertebral.

Figura 38.37 – Avaliação da coluna vertebral; corte sagital à esquerda, e coronal à direita (16 semanas)

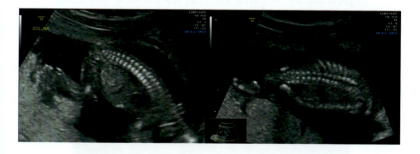

4. Tórax:
- Avaliar o formato torácico e a integridade do diafragma.
- Corte axial do tórax, ao nível das quatro câmaras cardíacas e costelas (horizontalizadas); medir o diâmetro anteroposterior e o transversal; os cursores devem ser posicionados de

maneira a medir a caixa torácica (não incluir pele, subcutâneo e planos musculares) (Figura 38.38).
- Corte coronal do diafragma (avaliar toda a sua extensão) (Figura 38.39).

Figura 38.38 – Corte axial do tórax, ao nível das quatro câmaras cardíacas (16 semanas)

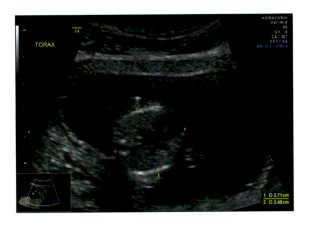

Figura 38.39 – Corte coronal do tórax e abdome, demonstrando o diafragma (16 semanas)

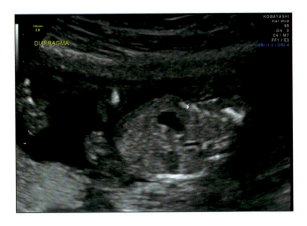

5. Coração:
- Avaliar seu posicionamento, tamanho, plano das quatro câmaras cardíacas, e a frequência.
- Avaliar o plano das quatro câmaras cardíacas; deve ocupar o lado esquerdo do tórax (do mesmo lado do estômago); ocupa cerca de um terço da área do tórax; o eixo longitudinal do coração está em ângulo de aproximadamente 45 graus em relação ao eixo anteroposterior do tórax.
- Avaliar ritmo e frequência cardíaca fetal com modo-B+M; posicionar cursor de maneira a estudar ritmo ventricular, atrial e ventricular simultaneamente; a frequência normal é de aproximadamente 120 a 160 batimentos por minuto (aguardar momento de repouso fetal) (Figura 38.40).

Figura 38.40 – Estudo do ritmo e frequência cardíaca ao modo-B+M (16 semanas)

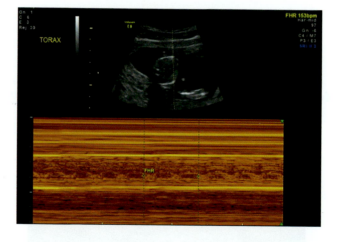

6. Abdome:
- Avaliar a topografia dos órgãos e parede anterior.
- Corte axial do abdome ao nível do estômago e seio portal. Medir diâmetro anteroposterior, transversal e circunferência abdominal; os cursores devem ser posicionados na superfície da pele ("pele a pele") (Figura 38.41).

Figura 38.41 – Corte axial do abdome, ao nível do estômago e seio portal (16 semanas)

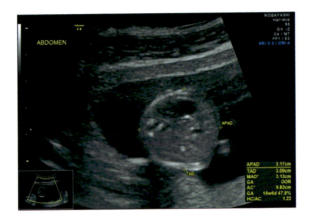

— Avaliar e documentar estômago, intestino, rins e bexiga; o estômago deve estar do lado esquerdo; a bexiga deve ser sempre visibilizada (Figuras 38.42 e 38.43).

Figura 38.42 – Corte coronal do tórax e abdome, demonstrando o estômago e a bexiga (16 semanas)

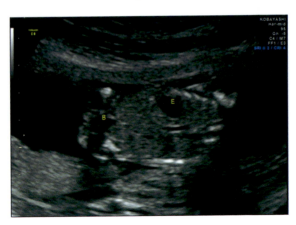

Figura 38.43 – Corte axial do abdome ao nível dos rins (16 semanas)

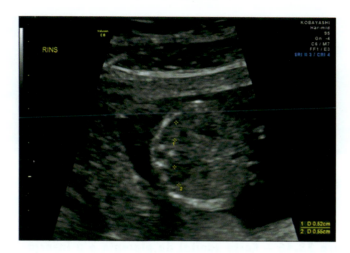

7. Membros e extremidades (Figuras 38.44 e 38.45):
- Corte sagital da diáfise do fêmur e medir o seu comprimento.
- Corte sagital da diáfise do úmero e medir o seu comprimento.
- Avaliar a presença e integridade dos membros superiores e inferiores, bilateralmente.

Figura 38.44 – Corte sagital do úmero, na imagem à esquerda; mão, na imagem à direita (16 semanas)

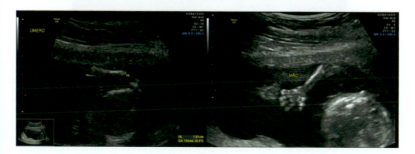

Figura 38.45 – Corte sagital do fêmur na imagem à esquerda; planta do pé na imagem à direita (16 semanas)

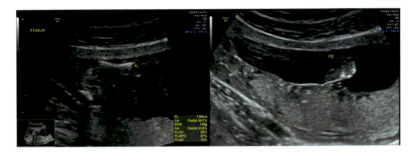

8. Placenta:
– Avaliar a localização, o aspecto do parênquima e a espessura (Figura 38.46).

Figura 38.46 – Corte sagital da placenta e a inserção do cordão umbilical (16 semanas)

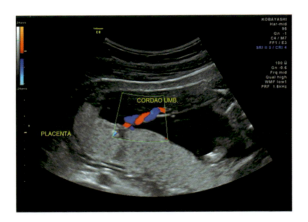

9. Cordão umbilical:
– Avaliar o número de vasos (corte axial do cordão ou corte oblíquo ao nível da emergência das artérias umbilicais junto à bexiga fetal) (Figura 38.47).

Figura 38.47 – Emergência das artérias umbilicais (16 semanas)

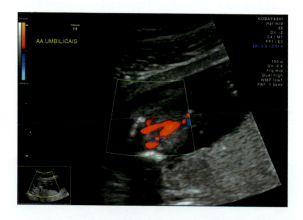

10. Doppler das artérias umbilicais:
    - Avaliar o padrão da onda de velocidade de fluxo (a velocidade diastólica final deve estar sempre presente e positiva) e o índice de pulsatilidade (IP); a insonação pode ser realizada em qualquer seguimento do cordão umbilical (Figura 38.48).

Figura 38.48 – Doppler das artérias umbilicais (16 semanas)

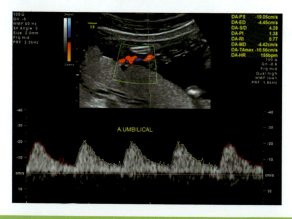

11. Líquido amniótico:
- Avaliação subjetiva, maior bolsão vertical (MBV), índice do líquido amniótico (ILA) (Figura 38.49); considerar normal valores de MBV entre 20 e 80 mm; considerar normal valores de ILA entre 50 e 240 mm; temos preferência pela técnica do MBV; em casos de alterações do volume do LA e o seguimento seriado, preferimos o ILA; na gestação gemelar, utilizar sempre o MBV.

Figura 38.49 – Avaliação do líquido amniótico pelo método do ILA (24 semanas)

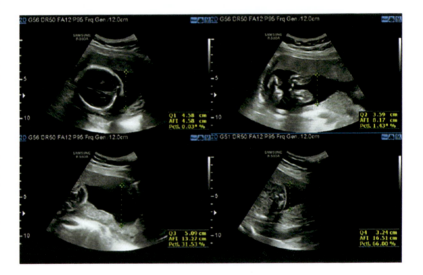

12. Colo uterino:
- Corte sagital do colo uterino; mesmo que o exame seja realizado por via suprapúbica, sempre que possível, tentar avaliar o orifício interno e medir comprimento do colo uterino (avaliação do colo é otimizada quando o exame é realizado por via transvaginal).

Ultrassonografia obstétrica – gestação de alto risco (segundo e terceiro trimestre): USG morfológico do segundo trimestre com estudo Doppler em cores

O exame ultrassonográfico morfológico do segundo trimestre é realizado no período entre 18 semanas e 24 semanas (preferência entre 20 e 24 semanas). Realiza-se o rastreamento e o diagnóstico de aneuploidias e anomalias fetais, além do estudo do crescimento e vitalidade fetal.

A rotina descrita a seguir representa a padronização mínima para o estudo ultrassonográfico morfológico do segundo trimestre.

Sistematização do exame

Avaliam-se os mesmos parâmetros descritos anteriormente (USG obstétrico) e acrescentamos, na sistematização do exame, os elementos descritos a seguir:

1. Cabeça:
- Avaliar o crânio e desenvolvimento do SNC (Figuras 38.50 e 38.51).
- Corte axial da cabeça ao nível dos ventrículos laterais, demonstrando os átrios (corte transventricular); realiza-se a medida da largura do corno posterior dos ventrículos laterais ao nível do glomo do plexo coroide (Figura 38.52); valor de normalidade até 10 mm.
- Corte axial da cabeça ao nível da fossa posterior, incluindo o cerebelo, a cisterna magna e a prega da nuca (corte transcerebelar); medir o diâmetro transversal do cerebelo; medir a cisterna magna (valor de normalidade até 10 mm); medir da prega da nuca (valor de normalidade até 6 mm) (Figura 38.53).
- Orbitas:
  - Corte axial da cabeça demonstrando as órbitas e cristalinos (Figura 38.54).

Figura 38.50 – Corte transtalâmico (23 semanas e 2 dias)

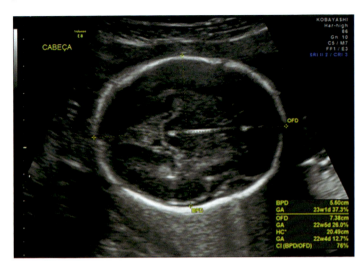

Figura 38.51 – Corte axial ao nível dos plexos coroides (21 semanas)

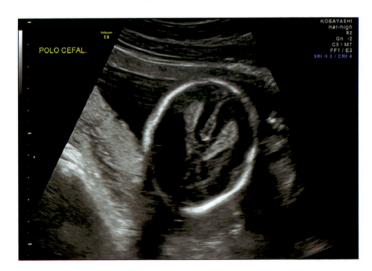

Figura 38.52 – Corte transventricular (23 semanas e 2 dias)

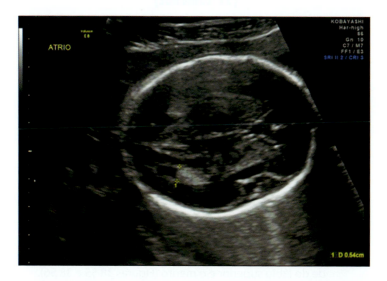

Figura 38.53 – Corte transcerebelar (21 semanas)

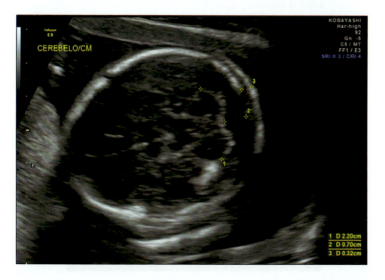

Figura 38.54 – Corte axial ao nível das órbitas (21 semanas)

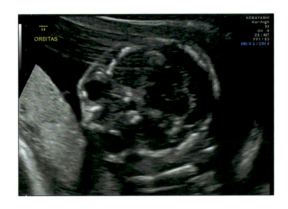

2. Face:
- Avaliar o osso nasal, o nariz, as narinas, o palato, a integridade do lábio superior e o mento (Figuras 38.55 e 38.56).
- Cortes sagitais: medir osso nasal no corte médio sagital.
- Cortes axiais.
- Cortes coronais.

Figura 38.55 – Corte médio sagital da face (22 semanas e 5 dias)

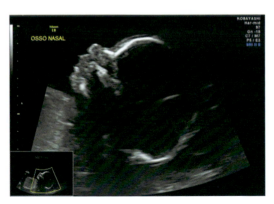

Figura 38.56 – Corte coronal ao nível da boca (23 semanas e 2 dias)

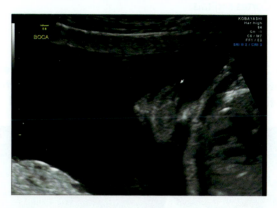

3. Coluna vertebral:
  – Avaliar integridade e possíveis desvios de toda extensão (cervical, torácica, lombar, sacral e coccígea); avaliar a pele e o subcutâneo; avaliar a medula espinhal (Figura 38.57).
  – Cortes sagitais.
  – Cortes axiais.
  – Cortes coronais.

Figura 38.57 – Corte axial da coluna vertebral (22 semanas e 5 dias)

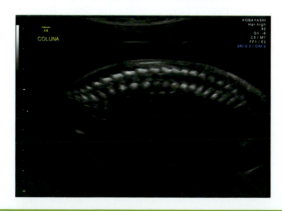

4. Tórax:
- Avaliar os pulmões e o mediastino (Figura 38.58).
- Cortes sagitais.
- Cortes axiais.
- Cortes coronais.

Figura 38.58 – Esquerda: corte axial do tórax ao nível das quatro câmaras cardíacas (21 semanas); direita: corte coronal ao nível do diafragma (23 semanas e 2 dias)

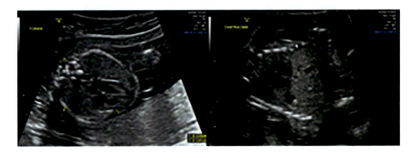

5. Coração:
- Avaliar anatomia e ritmo cardíaco.
- Corte das quatro câmaras cardíacas (Figura 38.59).
- Avaliar via de saída do ventrículo esquerdo (saída da aorta) (Figura 38.60).
- Avaliar via de saída do ventrículo direito (saída da artéria pulmonar) (Figura 38.61).
- Avaliar plano dos três vasos e traqueia (Figura 38.62).
- Avaliar ritmo e frequência cardíaca (modo-B+M) (Figura 38.63).
- Avaliar integridade do septo interventricular e fluxos nas cavidades cardíacas com Doppler colorido (Figura 38.64).

Figura 38.59 – Corte de quatro câmaras cardíacas (20 semanas e 4 dias)

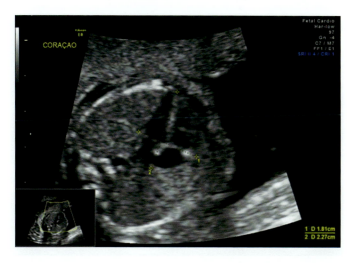

Figura 38.60 – Via de saída do ventrículo esquerdo (23 semanas e 2 dias)

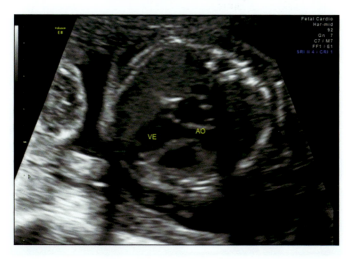

**Figura 38.61 – Via de saída do ventrículo direito
(20 semanas e 4 dias)**

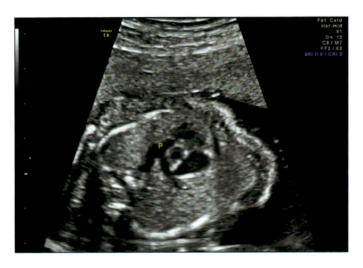

**Figura 38.62 – Corte dos 3 vasos e traqueia
(20 semanas e 4 dias)**

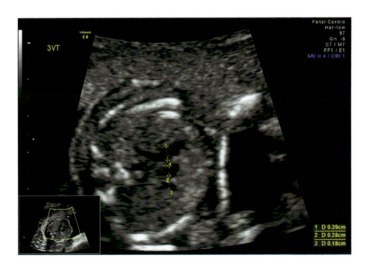

Figura 38.63 – Estudo do ritmo e da frequência cardíaca com modo-B+M (21 semanas)

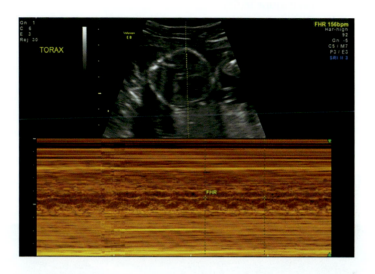

Figura 38.64 – Corte das 4 câmaras cardíacas; avaliação Doppler das cavidades (20 semanas e 4 dias)

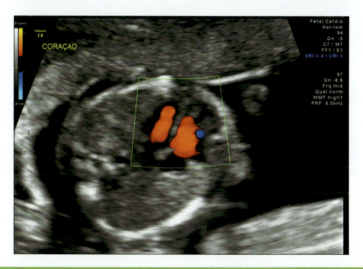

6. Abdome:
- Avaliar a anatomia abdominal (de maneira estática e dinâmica) (Figura 38.65).
- Observar enchimento e esvaziamento gástrico e vesical (Figura 38.66).
- Avaliar fígado, vesícula biliar e baço.
- Avaliar rins e medir pelves renais (diâmetro anteroposterior das pelves renais) (Figura 38.67).
- Avaliar adrenais (Figura 38.68).
- Avaliar intestinos.
- Avaliar integridade da parede abdominal anterior (inserção do cordão na parede abdominal) (Figura 38.69).

Figura 38.65 – Corte axial do abdome fetal ao nível do estômago e do seio portal (21 semanas)

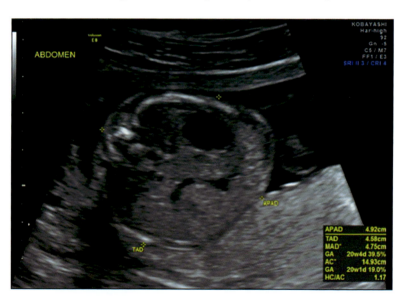

Figura 38.66 – Corte coronal do abdome (21 semanas)

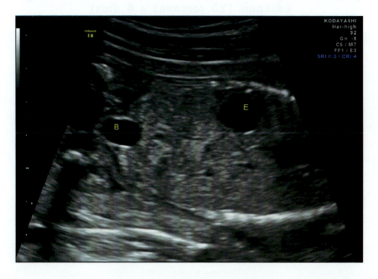

Figura 38.67 – Corte axial do abdome ao nível dos rins (21 semanas)

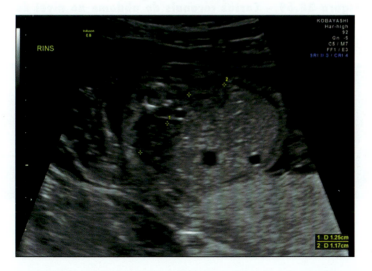

Figura 38.68 – Corte axial do abdome ao nível das adrenais (20 semanas e 4 dias)

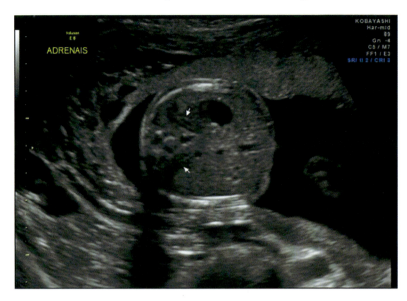

Figura 38.69 – Cortes coronais do abdome ao nível da inserção do cordão umbilical na parede anterior (20 semanas e 4 dias)

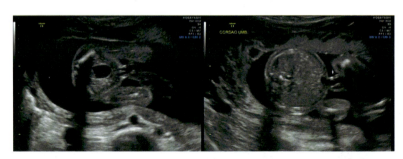

7. Membros e extremidades:
- Avaliar todos os seguimentos dos membros superiores e inferiores, bilateralmente; avaliar os parâmetros de ossificação, encurtamentos, encurvamentos e fraturas patológicas; não é necessário medir cada osso longo bilateralmente se os parâmetros ultrassonográficos estiverem dentro dos padrões da normalidade (Figuras 38.70 a 38.73).
- Corte sagital da diáfise do úmero: medir o comprimento.
- Corte sagital do da diáfise do rádio e da ulna: medir os comprimentos.
- Corte sagital da diáfise do fêmur: medir o comprimento.
- Corte sagital da diáfise da tíbia e da fíbula: medir os comprimentos.
- Avaliação das mãos e pés bilateralmente.

Figura 38.70 – Corte sagital do úmero (esquerda) e rádio/ulna (direita) com 21 semanas

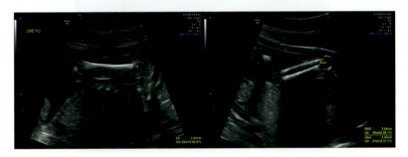

Figura 38.71 – Mão (21 semanas)

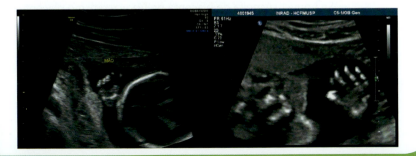

Figura 38.72 – Corte sagital do fêmur (esquerda) e da tíbia/fíbula (direita) com 21 semanas

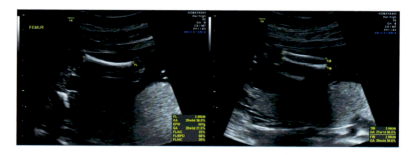

Figura 38.73 – Pé (23 semanas e 2 dias)

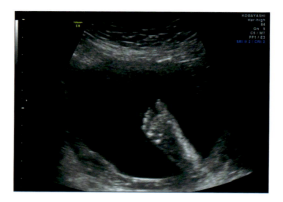

8. Placenta:
- Se houver suspeita de placenta prévia e acretismo placentário, é conveniente realizar medida da distância da borda placentária até o orifício interno do colo uterino, por via transvaginal, e avaliar os sinais ultrassonográficos sugestivos de acretismo; deve haver consentimento do obstetra e também da gestante para realização do exame transvaginal.
- Corte sagital na região do segmento inferior e colo uterino: avaliar localização da placenta e cicatriz de cesárea prévia (rastreamento de placenta prévia e acretismo placentário).

- Exame por via transvaginal tem melhor acurácia, sensibilidade e especificidade para estudo da placenta prévia e do acretismo placentário.
9. Cordão umbilical:
   - Avaliar sua inserção na parede abdominal fetal e na placenta (Figuras 38.74 e 38.75).

Figura 38.74 – Esquerda: corte axial do cordão umbilical, demonstrando os 3 vasos; direita: corte axial oblíquo da pelve ao nível das artérias umbilicais, demonstrando as duas artérias (23 semanas e 2 dias)

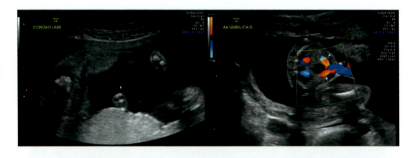

Figura 38.75 – Corte sagital da placenta ao nível da inserção do cordão umbilical (21 semanas)

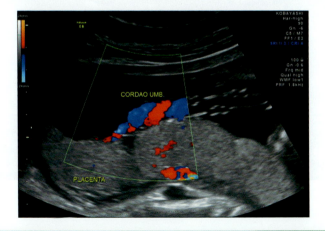

10. Doppler:
- Avaliar o território materno placentário (artérias uterinas) e feto placentário (artérias umbilicais); rastreamento de pré-eclâmpsia e restrição de crescimento fetal; se gestação com mais de 26 semanas, avaliar também artérias cerebrais médias; se sinais de redistribuição hemodinâmica (alteração da relação cérebro-placentária), avaliar também ducto venoso.
- Artérias uterinas.
- Artérias umbilicais.
- Artérias cerebrais médias.
- Ducto venoso.

11. Líquido amniótico: avaliar por meios semiquantitativos.
- MBV (Figura 38.76).
- ILA (Figura 38.77).

Figura 38.76 – Estudo do volume do líquido amniótico pela técnica do maior bolsão vertical (21 semanas)

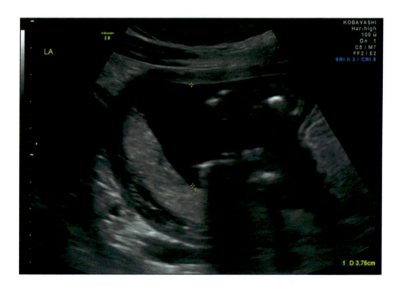

Figura 38.77 – Estudo do volume do líquido amniótico pela técnica do ILA (23 semanas e 2 dias)

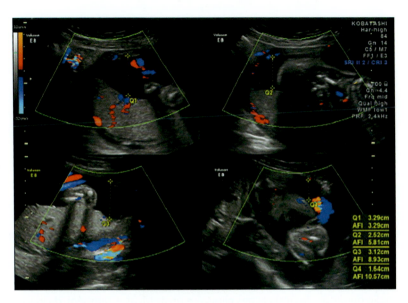

12. Colo uterino:
    – Avaliação do colo uterino para rastreamento de prematuridade; sempre realizar o estudo do colo uterino; se não houver pedido específico para o exame transvaginal, realizar estudo apenas por via suprapúbica; se houver sinais de encurtamento do colo e/ou sinal do afunilamento (dilatação do orifício interno do colo uterino), é importante a complementação por via transvaginal.
    – Corte sagital do colo uterino; avaliar comprimento (geralmente maior que 25 mm), orifício interno do colo (sinal do afunilamento ausente); eco glandular (presente) e sinal do *sludge* (ausente) (Figura 38.78).

Figura 38.78 – Corte sagital do colo uterino por via suprapúbica (esquerda) e transvaginal (direita)

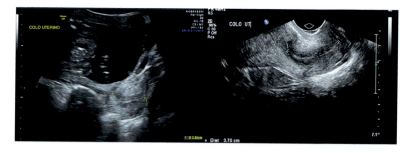

13. Genitália externa: o diagnóstico do sexo fetal geralmente é realizado depois de 15 a 16 semanas de gestação; não recomendamos diagnósticos precipitados antes dessa data (pois podem se rconsiderados "palpites").

Doppler obstétrico

O estudo Doppler em obstetrícia tem papel importante, e sua aplicação depende das indicações clínicas e obstétricas e, também, da idade gestacional. O índice de pulsatilidade (IP) é a relação mais utilizada, e, em algumas circunstâncias, pode ser necessário também a estimativa das velocidades absolutas.

Sistematização do exame

1. Principais cuidados técnicos:
- Avaliação do Doppler pulsado deve ser realizada durante ausência de movimentos respiratórios e corpóreos fetais, e, se necessário, solicita-se para a paciente segurar a respiração por breve período.
- Quando o estudo da velocidade absoluta é parâmetro clinicamente importante (por exemplo na avaliação de anemia fetal – artéria cerebral média), é necessária adequada correção do ângulo de insonação.
- Ajustar adequadamente o volume de amostra.

- Ajustar adequadamente frequência (MHz) do Doppler para otimizar a penetração e resolução.
- Ajustar adequadamente o filtro de parede do vaso: deve ser baixo (menor do que 50-60 Hz).
- Ajustar a velocidade de varredura horizontal do Doppler: deve mostrar entre 4 e 10 ondas (ciclos cardíacos completos).
- Ajustar adequadamente o PRF: deve ser adequado ao vaso estudado; a onda de velocidade de fluxo deve ocupar aproximadamente 75% da tela.
- O estudo Doppler deve ser reprodutível: se houver discrepância entre as medidas, será necessário repetir as medidas; observar se o volume de amostra está adequadamente posicionado (2D).
- Ajustar adequadamente o ganho do Doppler: minimizar artefatos.

2. Artérias uterinas (Figura 38.79):
- Aquisição das artérias uterinas na região ístmica do útero, próximo ao cruzamento com as artérias ilíacas externas.
- O volume de amostra é posicionado a cerca de 1 cm do ponto de cruzamento com as artérias ilíacas externas.
- Se a artéria uterina bifurcar antes do cruzamento com a artéria ilíaca externa, posicionar o volume de amostra antes da bifurcação.
- Repetir o procedimento na artéria uterina contralateral.

Figura 38.79 – Doppler das artérias uterinas direita e esquerda normais (39 semanas)

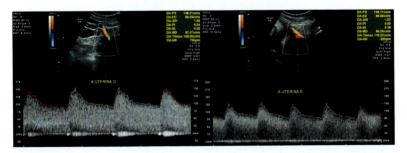

3. Artérias umbilicais (Figura 38.80):
   - Aquisição pode ser realizada em qualquer porção do cordão umbilical (próximo a placenta, próximo à parede abdominal ou em alça livre).
   - Em gestação múltipla, deve-se insonar junto ao abdome de cada feto.

Figura 38.80 – Doppler da artéria umbilical normal (39 semanas)

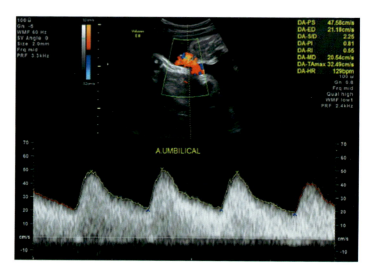

4. Artéria cerebral média (Figuras 38.81 e 38.82):
   - Corte axial da cabeça, sentido caudal em relação ao corte transtalâmico, e identificar o polígono de Willis com Doppler em cores.
   - Preferência para avaliar a artéria cerebral média proximal; posicionar o volume de amostra no terço proximal (inicial) da artéria cerebral média, próximo à sua origem (artéria carótida interna); manter o ângulo de insonação mais próximo possível de 0 grau.
   - Cuidado para não pressionar transdutor (evitar compressão do polo cefálico).

Figura 38.81 – Corte axial da cabeça ao nível do polígono de Willis (39 semanas)

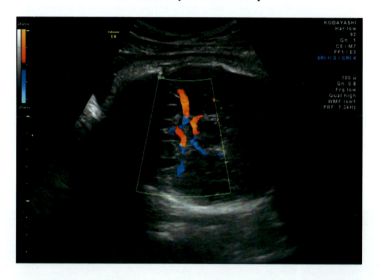

Figura 38.82 – Doppler da artéria cerebral média normal (39 semanas)

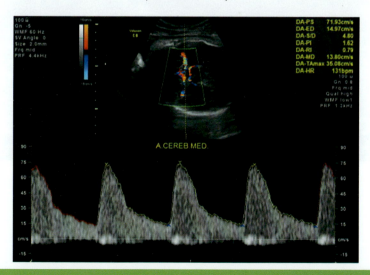

5. Ducto venoso (Figura 38.83):
- O ducto venoso (DV) conecta a porção intra-hepática da veia umbilical com a veia cava inferior, próximo a átrio direito. Deve-se tomar cuidado com a individualização do DV para não insonar inadvertidamente a veia cava inferior ou as veias hepáticas.
- Identificar o DV no corte sagital do tronco fetal ou axial oblíquo.
- Avaliar porção inicial do DV (proximal à veia umbilical), na área de alta velocidade ou *aliasing* ao mapeamento com Doppler colorido.

Figura 38.83 – Doppler do ducto venoso normal (23 semanas e 2 dias)

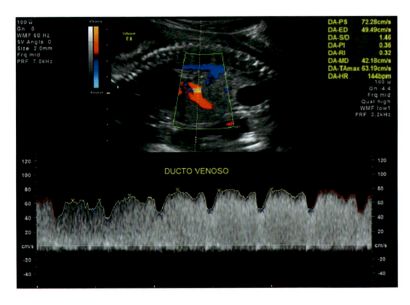

Ultrassonografia na gestação múltipla (gemelar)

A incidência da gestação gemelar está em ascensão, principalmente pela idade materna avançada e pelas técnicas de reprodução assistida. A gestação gemelar está associada a maior morbidade e mortalidade perinatal. A prematuridade (parto antes de 37 semanas) é um fator importante para esses riscos, já que ocorre em cerca de 60% das gestações gemelares.

A avaliação da gestação múltipla (gemelar) deve incluir os seguintes parâmetros adicionais na sistematização do exame:

1. Determinação da corionicidade: é melhor avaliada antes de 14 a 15 semanas de gestação (sinal do lambda e sinal do "T") (Figuras 38.84 a 38.87); no segundo e terceiro trimestre, é possível avaliar as massas placentárias e a diferença dos sexos (Figuras 38.88 a 38.90).
2. Avaliação da placenta: a placenta prévia é mais prevalente na gestação gemelar.
3. Avaliação da inserção do cordão umbilical na placenta: a inserção velamentosa do cordão é mais prevalente na gestação gemelar, elevando os riscos de restrição do crescimento fetal, de vasa prévia e de alterações da frequência cardíaca fetal.
4. Em toda gestação gemelar é importante realizar o rastreamento e diagnóstico: síndrome da transfusão fetofetal; restrição seletiva do crescimento fetal; sequência anemia-policitemia; sequência da perfusão arterial reversa; gêmeos coligados; óbito fetal de um dos gêmeos.

Figura 38.84 – Gestação gemelar dicoriônica de 6 semanas e 2 dias; imagem à direita mostrando dois corpos lúteos

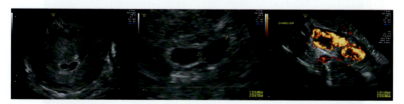

Figura 38.85 – Gestação gemelar monocoriônica (8 semanas)

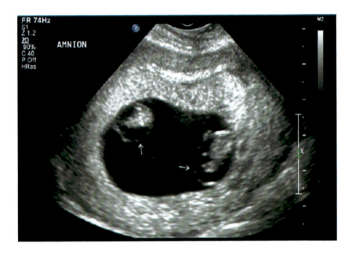

Figura 38.86 – Gestação gemelar dicoriônica. Sinal do lambda (12 semanas)

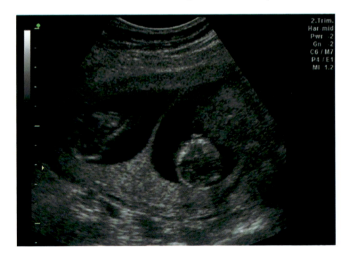

Figura 38.87 – Gestação gemelar monocoriônica. Sinal do "T" (12 semanas)

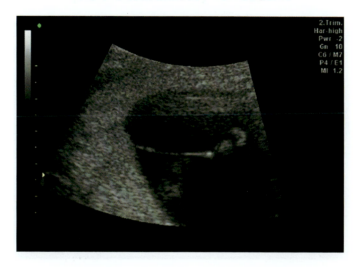

Figura 38.88 – Gestação gemelar dicoriônica. Sinal do lambda (16 semanas e 5 dias)

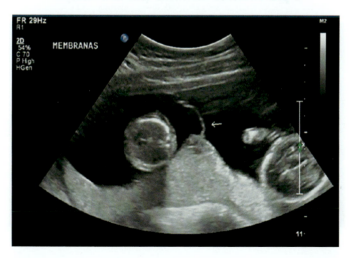

Figura 38.89 – Gestação gemelar monocoriônica. Sinal do "T" (16 semanas e 1 dia)

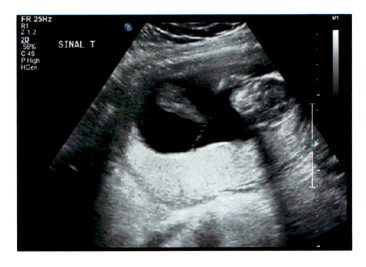

Figura 38.90 – Gestação gemelar dicoriônica; duas massas placentárias distintas (22 semanas)

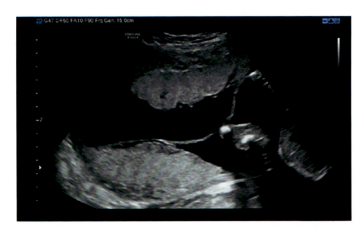

Bibliografia consultada

Cerri GG, Souza M, Da Costa Leite C (eds). Tratado de radiologia. Barueri: Manole; 2017. v. 1 a 3.

Bhide A, Acharya G, Bilardo CM, Brezinka C, Cafici D, Hernandez-Andrade E, Kalache K et al. ISUOG Practice Guidelines: use of Doppler ultrasonography in obstetrics. Ultrasound Obstet Gynecol. 2013;41:233-39.

Khalil A, Rodgers M, Baschat A, Bhide A, Gratacos E, Hecher K, Kilby MD et al. ISUOG Practice Guidelines: role of ultrasound in twin pregnancy. Ultrasound Obstet Gynecol. 2016; 47:247-63.

Salomon LJ, Alfirevic Z, Berghella V, Bilardo C, Hernandez-Andrade E, Johnsen SL et al. Practice guidelines for performance of the routine mid-trimester fetal ultrasound scan. Ultrasound Obstet Gynecol. 2011;37(1):116-26.

Salomon LJ, Alfirevic Z, Bilardo CM, Chalouhi GE, Ghi T, Kagan KO et al. ISUOG Practice Guidelines: performance of first-trimester fetal ultrasound scan. Ultrasound Obstet Gynecol. 2013; 41:102-13.

The Fetal Medicine Foundation. [homepage]. [Acesso 2018 Abr 3]. Disponível em: http//fetalmedicine.org.

Índice remissivo

A

Abdome e geniturinário, 405
- avaliação (desempenho cognitivo-comportamental), 407
- competências mínimas, 407
-- R1, 407
-- R2, 407
-- R3, 407
- elaboração de laudos – metas, 407
- leitura sugerida, 408
-- R1, 408
-- todos, 408
- responsabilidades, 408
-- R1, 408
-- R2 e R3, 408
- reuniões, 406

Abdome, gastrointestinal e vascular, 393
- aorta: pequeno tutorial prático do InRad, 401
- avaliação (desempenho cognitivo-comportamental), 396
- competências mínimas, 395
-- R1, 395
-- R2 e R3 (gastro), 395
-- R3 (gastro), 395

-- R3 (vascular), 395
- elaboração de laudos – metas, 396
- locais em que o estágio é realizado, 393
- responsabilidades, 396
-- R1, 396
-- R2 e R3, 396
- reuniões, 394

Anatomia da aorta torácica com pontos de medida recomendados, 401

Angulação
- dos cortes axial T2, 362
- para aquisições nos planos axial, 357

Aquisição de imagens axiais do corpo uterino, 360

Aquisição dos planos sagitais do tornozelo, programados no plano coronal, 373

Área de cuidado da saúde, 117

Artigos e equipamentos utilizados na radiologia, 127

Assento utilizado no estudo de videodefecograma, adaptado ao aparelho de fluoroscopia, 230

Atividades
- do programa da residência médica, 201
- extracurriculares, 159

Atividades práticas: radiografias contrastadas, 205
- colangiografia, 249
-- exame/documentação, 250
-- orientações, indicações e contraindicações, 249
- console, 205
- defecograma, 229
-- exame/documentação, 229
-- orientações, indicações e contraindicações, 229
- deglutograma, 234
-- exame/documentação, 234
-- orientações, indicações e contraindicações, 234

- enema opaco, 218
-- exame/documentação, 219
-- orientações, indicações e contraindicações, 218
-- resumo das principais alterações, 224
- esôfago, estômago e duodeno (EED), 206
-- EED de crianças pequenas, 215
-- esofagograma, 215
-- exame/documentação, 207
-- orientações, indicações e contraindicações, 206
-- resumo das principais alterações, 213
- exame/documentação, 224
- fistulografia, 248
-- exame/documentação, 249
-- orientações, indicações e contraindicações, 248
- histerossalpingografia, 224
-- orientações, indicações e contraindicações, 224
- orientações gerais, 206
- outros, 252
-- pielografia descendente, 252
- tempo de esvaziamento gástrico, 215
-- orientações, indicações e exame/documentação, 215
- trânsito intestinal, 216
-- exame/documentação, 216
-- orientações e indicações, 216
- uretrocistografia miccional (mulheres e crianças), 246
-- exame/documentação, 246
-- resumo das principais alterações, 248
- uretrocistografia retrógrada e miccional, 243
-- exame/documentação, 243
-- indicações e contraindicações, 243

- urografia excretora, 241
-- exame/documentação, 241
-- orientações, indicações e contraindicações, 241
Auxílio ao paciente na saída do aparelho, 234
Avaliação
- Birads, 464
- pré-operatória da aorta, 403

B

Boas práticas
- cuidado com artigos, 127
- na utilização de gel contato, 129
Breve histórico cronológico da residência médica em radiologia, 1

C

Cabeça e pescoço, 411
- articulações temporomandibulares, 422
- atividades e duração dos estágios, 413
- avaliação, 416
-- desempenho cognitivo-comportamental, 416
-- prova, 416
- base do crânio e rinofaringe, 419
- cavidade oral e orofaringe, 420
- cavidades paranasais, 417
- competências mínimas, 414
-- R1, 414
-- R2, 414
-- R3, 415
- dentes/mandíbula/maxila, 421
- espaços cervicais, 420

- face, 417
- glândulas salivares, 422
- glândulas tireoide e paratireoides, 421
- laringe e hipofaringe, 420
- liberações com os assistentes, 413
- linfonodos, 421
- locais em que o estágio é realizado, 412
- manobras na aquisição de imagens, 416
- miscelânea, 423
- objetivos, 411
- oncologia em cabeça e pescoço, 422
- órbitas, 418
- ossos temporais, 417
- responsabilidades dos residentes, 414
- reuniões, 412

Ciclo de gestão de risco, 142

Cinco indicações para realização da higiene das mãos, 118

Colangiografia por contraste iodado
- exame com sinais de estenose distal e dilatação das vias biliares a montante, 252
- exame normal, 251

Comissão de controle de infecção hospitalar, 113
- definições de infecção hospitalar, 115
- desinfecção de equipamentos, 126
- introdução, 113
- medidas básicas para prevenção de infecção, 117
-- higiene das mãos, 117
- precaução padrão e de isolamento, 121
-- precaução padrão, 121
--- artigos e equipamentos, 122
--- cuidados com material perfurocortante, 123

--- limpeza de superfícies, 122
--- uso de avental, 122
--- uso de luvas, 122
--- uso de máscara, óculos e protetor facial, 122
-- precauções expandidas (precauções adicionais), 123
- prevenção de infecção em procedimentos invasivos, 126
-- antibioticoprofilaxia, 129
-- circulação de pessoal, 129
-- gel de ultrassom, 129
-- preparo da equipe cirúrgica, 127
--- antissepsia cirúrgica das mãos, 127
--- paramentação da equipe cirúrgica, 128
-- preparo do paciente, 128
Comissão de ética médica, 135
- competência das comissões de ética médica, 136
- criação, 135
- funções das comissões de ética médica, 137
-- ação educativa (objetiva), 138
-- ação educativa, 138
-- ação fiscalizadora, 137
-- ação fiscalizadora/opinativa, 137
-- ação sindicante, 138
-- Comissão de Ética Médica (CEM) do Hospital das Clínicas da Faculdade de Medicina da Universidade de São Paulo (HCFMUSP), 139
-- controle de qualidade, 137
- obrigatoriedade de instituir a comissão de ética médica, 136
Comissão de residência médica (Coreme), 21
- regulamento de residência médica em radiologia da FMUSP, 21
- regulamento para estágio opcional, 47
Coordenação de ensino e pesquisa, 53

- ensino, 55
- pesquisa, 53

Coordenação do programa de residência médica, 57
- avaliação dos residentes, 59
- canMEDS, 60
- competências, 60
- estrutura do departamento, 58
- fórum de avaliação da residência médica, 59
- introdução, 57
- orientações para os estágios da residência médica, 58
- participação em atividades filantrópicas: Bandeira Científica e Expedição Cirúrgica, 63
- programa educacional, 58
- relação de ex-coordenadores do programa de residência médica do departamento de radiologia, 57
- responsabilidades do coordenador do programa de residência médica, 58
- reunião de ensino, 59

Coronal cine da enterorressonância: sequência que avalia o peristaltismo das alças intestinais, 341

Corte longitudinal, 536, 539
- da aorta abdominal, 538
- do lobo esquerdo com mensuração do diâmetro longitudinal, 533

Corte oblíquo, demonstrando a veia porta no hilo hepático, 535

Corte sagital, 583
- do lobo hepático direito, com mensuração do seu diâmetro longitudinal, 535
- longitudinal do lobo tireoidiano esquerdo, 552
- mediano da bexiga, 540

Corte subcostal demonstrando as veias hepáticas, 534

Corte transversal, 537
- da vesícula biliar, 536
- do lado tireoidiano direito, 551
- do lobo tireoidiano esquerdo, 552
- na topografia do hilo renal, 539

- no nível dos meatos ureterais da bexiga, 540

Corte transverso da aorta abdominal, 538

Cortes axiais do tumor no caso de lesões de reto baixo, 364

Critérios diagnósticos de ISC, 115, 116

Critérios para acionamento do código amarelo no Instituto Central do HCFMUSP, com base no estudo MERIT, 107

Critérios para acionamento do TRR, 107

Cursos e congressos nacionais e internacionais, 149

D

Dinâmica seguida no curso para cada módulo da física médica, 434

Dissecção aórtica, 404

Doppler

- da artéria umbilical normal, 630
- das artérias uterinas direita e esquerda normais, 629

E

Eixo longitudinal do baço, 537

Escala

- dos assistentes, 470
- dos residentes (R1 a R4), 472

Escala de assistentes, 500, 508

Escala de liberação

- com os assistentes, 394, 405, 426
- de exames com os assistentes ou R4, 472
- de laudos, 516

Escala de R2 e R3, 256

Escala geral dos residentes, 471

Escala R2, 515

Escala R3, 516

Escala semanal dividida entre R1, R2 e R3, 490
Esquema da dinâmica seguida para cada módulo da física de diagnóstico por imagem, 433
Estágios, 379
Estrutura do núcleo técnico-científico de diagnóstico por imagem (NDI), 82
Exemplos
- de imagens com duplo-contraste, obtidas com o paciente em decúbito, 212
- de queixas técnicas, 146

F

Fachada do CeAC, 198
Fases do exame de histerossalpingografia, 228
Física médica, 431
- bases físicas da RM, 440
-- artefatos de RM e sua correção, 442
-- aspectos de segurança em RM, 443
-- formação da imagem por RM, 441
-- geração do sinal de RM, 440
- raios X e TC, 437
-- bases físicas da TC, 439
-- bases físicas dos raios X, 437
- ultrassonografia, 434
-- bases físicas da técnica Doppler, 436
-- bases físicas do modo-B, 434
Fistulografia perianal por contraste iodado, 250
Fluxo RIS/PACS, 93

G

Gerenciamento do estresse e meditação, 165
- histórico, 165
- incorporação das técnicas no cotidiano do radiologista, 169

- práticas quinzenais, 168
- propagação do equilíbrio e bem-estar para os pacientes, 170
- sobrecarga alostática na radiologia, 165

Gestão de risco: termos e definições, 143, 144

GLPI
- tela abertura de chamado, 101
- tela de acesso, 101

Grade de estágios, 381

Grupos institucionais de apoio, 103

H

Help Desk, 100

Histórico da residência médica em radiologia, 1

I

Imagem adquirida de defecorressonância, 365

Imagem axial de tomografia computadorizada de abdome, 299

Imagens do esôfago
- contrastado pelo meio de contraste baritado que refluiu do estômago, 211
- distal contrastado pelo meio de contraste baritado, 210

Imagens ilustrando as principais fases do estudo de enema opaco, 222

Imagens sequenciais
- do duodeno contrastado pelo meio de contraste baritado, 210
- do esôfago contrastado pelo meio de contraste baritado deglutido, 208
- do estômago, 209

Imagine, 155

Instituto de radiologia do HCFMUSP, 81
- dados estatísticos de produção, 83
- estrutura organizacional, 83
- infraestrutura física, 84

- missão, visão e valores, 81
- núcleo de inovação tecnológica, 86
- proteção radiológica, 85
Instituto de Radiologia, 79

L
Localização do ROI, 355

M
Mama, 449
- atividades didáticas, 451
- Birads, 459
- conteúdo técnico abordado, 453
-- intervenção (biópsias percutâneas e localizações pré-cirúrgicas), 455
-- mamografia, 453
-- ressonância magnética, 454
-- tomossíntese, 454
-- ultrassonografia, 454
- core biópsias, 456
- descrição do estágio de imagem da mama, 449
-- discriminação das atividades R1, 449
-- R2, 450
- ductografias, 457
-- correlação anatomorradiológica, 457
- localizações pré-cirúrgicas, 456
- mamotomias, 456
- mecanismos de conferência das metas de aprendizagem, 452
- metas a serem atingidas com o estágio de mama no Cedim/Icesp, 451
- PAAF, 456
Mamografia, 460

Manobras, 259
Mapa localizando o CeAC, 198
Mapeamento de processo, 114
Medicina nuclear, 465
- estágio na medicina nuclear – primeiro ano, 466
-- competências mínimas, 467
- estágio na Medicina Nuclear/PET-CT – terceiro ano, 467
-- competências mínimas, 467
Mensuração correta de aneurismas da aorta, 402
Modelo de escala
- de liberação do Icesp, 489
- de liberações do InRad e IPQ, 489
- de liberação dos exames com os assistentes InRad, 414
MultiMED RIS, 94
Musculoesquelético, 469
- avaliação, 481
-- temas das provas semanais, 481
- competências mínimas, 473
-- R1 – residente do primeiro ano, 473
-- R2 – residente do segundo ano, 474
-- R3 – residente do terceiro ano, 474
- elaboração de laudos – metas, 481
-- R1, 481
-- R2, 481
-- R3, 481
- escalas, 470
- locais em que o estágio é realizado, 469
-- R1, 469
-- R2 e R3, 470
- orientações e responsabilidades, 481

-- R1, 482
-- R2, 482
-- R3, 482
- reuniões, 472
- temas por segmento, 475
-- bacia e quadril, 477
-- coluna, 475
-- cotovelo, 476
-- coxa, 478
-- doenças inflamatórias e de depósito, 480
-- infecções osteomusculares, 480
-- joelho, 478
-- metabolismo ósseo, 480
-- ombro e escápula, 476
-- perna, 478
-- punho e mão, 477
-- tornozelo e antepé, 479
-- tumores, 479

N

Neurorradiologia, 485
- atividades e duração dos estágios, 487
-- R1, 487
-- R2, 487
-- R3, 488
- avaliação, 491
- competências mínimas, 490
-- R1, 490
-- R2, 491
-- R3, 491

- elaboração de laudos – metas, 490
-- R1, 490
-- R2, 490
-- R3, 490
- escala de liberações com os assistentes, 488
- locais em que o estágio é realizado, 486
- objetivos, 485
- responsabilidades dos residentes, 489
- reuniões, 486
-- grupo de estudos em neurorradiologia – GENE (SPR), 487
-- reunião da cabeça e pescoço, 487
-- reunião da neurorradiologia, 487
-- reunião de casos didáticos do mês com a preceptoria, 486
-- reunião mensal da neurorradiologia, 486
-- reunião semanal de casos do departamento, 486

Notifica HC, 145

Núcleos de apoio ao residente, 177

O

Orientação
- adequada para aquisição das imagens axiais do crânio, 348
- dos eixos de orientação do punho para aquisição de imagens axiais, 370
- dos eixos de programação para aquisição das imagens da coluna cervical, 367
- para aquisição das imagens axiais nos casos de escoliose, 368
- para aquisição das imagens coronais radiadas na colangio-RM 3D, 339

P

Pâncreas no seu eixo longitudinal, 537

Pediatria, 499
- avaliação, 505

- competências mínimas, 501
-- cabeça e pescoço, tórax e vias aéreas, 502
-- efeitos da radiação, 501
-- gastrointestinal, 502
-- geniturinário, 503
-- musculoesquelético, 503
-- neurorradiologia, 504
-- pré-natal e neonatal, 501
- elaboração de laudos – metas, 504
-- R1 A e B, 504
-- R2 A e B, 505
- escala dos assistentes, 500
- locais em que o estágio é realizado, 499
-- R1, 499
-- R2, 499
- orientações e responsabilidades, 505
-- R1 A e B alternando, 505
-- R2 A e B alternando, 506
- reuniões, 501

Plataforma de Imagem na Sala de Autópsia (Pisa), 161

Posicionamento
- do paciente no aparelho, 232
- neutro do ombro, 369

Precaução
- de contato, 123
- padrão, 121
- para aerossóis, 125
- para gotículas, 124

Preceptoria, 67
- código de conduta dos residentes, 69

-- assiduidade, 70
-- atendimento especial e prioridades, 71
-- comportamento com os demais profissionais, 72
-- comportamento com os pacientes, 71
-- comportamento e organização da sala de laudos, 70
-- diagnóstico verbal e comentários indevidos, 71
-- exames com procedimentos invasivos (uretrocistografia, histeroscopia, defecograma, ultrassonografias transvaginal, de mamas, do pênis, de bolsa escrotal, ultrassonografia, biópsia e ressonância transretais), 72
-- pontualidade, 70
- composição, 69
- conceito, 67
- funções, 68
Procedimento de sondagem retal e administração do meio de contraste baritado, 231
Produção média mensal de exames do InRad em 2016, 84
Programa de residência médica, 19
Programação coronal da angio-RM de aorta com gadolínio, 375
Programação da área
- a ser estudada com cortes axiais da RM de mama é realizada no plano sagital, 344
- a ser estudada na colangio-RM 3D, 338
Programação dos cortes axiais do colo uterino, 359
Programação e imagem sagital da aorta nos casos de dissecção, 375
Programação para aquisição
- coronais da hipófise, 347
- das imagens axiais das articulações temporomandibulares, 333
- das imagens axiais na sialorressonância, 336
- das imagens coronais das articulações temporomandibulares, 333
- das imagens sagitais na sialorressonância, 335
Projeto mentoria, 179, 181
- introdução, 179

- mentoria e futuro da especialidade, 189
- mentoria na formação profissional, 186
-- mentoria no programa de residência, 188
-- por que mentoria para os futuros radiologistas, 186

Pronto-socorro, 507
- avaliação, 510
- competências mínimas, 509
- elaboração de laudos – metas, 509
-- R1, 509
-- R2, 510
-- R3, 510
- escala dos assistentes, 507
- locais em que o estágio é realizado (R1, R2 e R3), 507
- orientações e responsabilidades, 511
-- gerais, 511
-- R1, 512
-- R2, 512
-- R3, 513
- reuniões, 509

Protocolo
- de dessensibilização (ICr), 300
- face, 262, 263, 303
- gastrointestinal, 270-276, 308-311
- geniturinário, 277-280, 312-315
- musculoesquelético (faixa etária pediátrica), 320-322
- musculoesquelético, 289-291
- neurorradiologia, 292-295, 322-325
- órbitas, 261, 303
- ossos temporais, 260, 302
- pescoço, 265-267, 305-307

- seios paranasais, 264, 305
- tórax (faixa etária pediátrica), 327, 328
- vascular, 282-287
- vascular (faixa etária pediátrica), 316-319

Q

Qualidade e segurança do paciente, 141
- gerenciamento de riscos assistenciais, 142
- introdução, 141
- notificação de eventos, 144
-- fluxo de notificação interna, 145
--- notificação de evento adverso e queixa técnica – sentinela, 145
--- notificação de não conformidades de processos, 146

R

Radiologia intervencionista, 445
- breve histórico, 445
- competências mínimas, 448
- estágio de especialização em radiologia intervencionista, 447
- estágio na radiologia e diagnóstico por imagem, 446
- infraestrutura, 446
- procedimentos não vasculares, 448
- reuniões, 447

Radiologia intervencionista: procedimentos e profilaxia antimicrobiana, 130-133

Radiologia oncológica – medicina interna, 425
- avaliação (desempenho cognitivo-comportamental), 427
- competências mínimas, 427
-- R3, 427
- elaboração de laudos – metas, 427
- leitura sugerida, 428

-- R3, 428
- locais em que o estágio é realizado, 425
- responsabilidades, 428
-- R3, 428
- reuniões, 426

Reconstrução coronal
- de angiotomografia computadorizada da aorta torácica, 281
- de tomografia computadorizada de tórax, 296

Regras de liberação, 151
- Congresso Imagine, 151
- Jornada Paulista de Radiologia (JPR) e Curso de Atualização Prof. Dr. Feres Secaf, ambos da Sociedade Paulista de Radiologia (SPR), 152
- outros cursos/congressos fora da cidade de São Paulo, conforme os seguintes procedimentos, 152

Relação de preceptores do departamento de radiologia, 13-15

Ressonância magnética, 331
- protocolo de abdome, 337
-- abdome Primovist®, 343
-- adrenais, 340
-- colangio RM, 338
-- enterorressonância, 340
-- fígado e rins, 339
-- hemocromatose, 340
-- preparo para exame de abdome, 337
-- rotina de abdome, 337
-- urorressonância, 342
- protocolo de ressonância magnética (RM) cabeça e pescoço, 331
-- articulação temporomandibular (ATM), 332
-- face, 334
-- órbitas, 331
-- ossos temporais, 332

- -- pescoço, 334
- -- sialo-RM, 334
- - protocolo mama, 344
- -- avaliação de implante mamário, 345
- --- implante + lesões, 346
- --- mamotomia/agulhamento, 346
- -- DTI – Tractografia GE, 357
- --- DTI – Tractografia, 358
- -- protocolo de angio, 374
- --- angio de aorta abdominal SEM contraste, 376
- --- angio de aorta torácica e abdominal, 374
- --- angio de aorta torácica SEM contraste, 376
- --- angio de artérias renais, 376
- --- angio de membros inferiores, 377
- --- angio de membros superiores, 377
- --- angio de veia porta e cava, 377
- --- angio de veias mesentéricas, 376
- --- angio ilíacas, 376
- --- síndrome de Cockett, 378
- -- protocolo geniturinário, 358
- --- assoalho pélvico, 364
- --- colo de útero, 359
- --- defecorressonância, 365
- --- fístula perianal, 362
- --- pelve, 358
- --- pelve feminina, 358
- --- pelve masculina, 361
- --- placenta, 366
- --- próstata, 361
- --- reto, 363

--- testículo – pênis, 362
--- tumor bexiga, 361
--- tumor útero, 360
-- protocolo musculoesquelético, 366
--- antebraço, 370
--- antepé, 374
--- bacia, 372
--- braço, 370
--- clavícula, 369
--- coluna cervical, 366
--- coluna lombar, 367
--- coluna torácica ou dorsal, 367
--- cotovelo, 370
--- coxa, 372
--- dedo mão, 371
--- desfiladeiro torácico, 371
--- escápula, 369
--- escoliose, 367
--- esterno, 368
--- joelho, 373
--- mão, 371
--- ombro, 369
--- plexo braquial, 371
--- plexo lombossacro, 372
--- punho, 370
--- quadril, 372
--- tornozelo, 373
-- protocolo neuro, 346
--- encéfalo – criança, 350
--- encéfalo – epilepsia, 351

--- encéfalo – rotina, 348
--- encéfalo desmielinizante, 354
--- espectroscopia, 355
--- hipófise, 346
--- neuroeixo, 356
--- neurofetal, 356
--- outros protocolos espectroscopia, 355
--- pares cranianos, 356
-- rotina de mama, 344
- protocolo tórax, 336
-- angio-RM tórax (tromboembolismo pulmonar), 336
-- rotina tórax, 336
Ressonância magnética, 462-463
Resumo das manobras, 301
Reunião geral, 203

S

Saúde mental do médico-residente e o Grapal, 193
- atenção à saúde mental de médicos-residentes, 195
- dificuldades para a busca de ajuda, 194
- fatores de risco para o desenvolvimento de transtornos mentais em médicos-residentes, 194
- Grupo de Assistência Psicológica ao Aluno (Grapal), 196
-- atendimento de médicos-residentes, 198
-- situações de emergência, 199
- introdução, 193
Serviço de autoatendimento HCFMUSP, 98
Sinal do saco gestacional intradecidual, 582
Sistema HCMED HCFMUSP, 95
- tela de seleção de informações, 95
- visualização de exames radiológicos, 96

Sistema iSite HCFMUSP, 95
Sistema MV: tela de acesso, 98
Sistema SIGH: tela de acesso, 97
Sistemas informatizados, 89, 91
- Ceti – Centro Especializado em Tecnologia da Informação, 99
- como solicitar serviços do Ceti?, 100
- HCMED HCFMUSP – portal de visualização de resultados, 95
- introdução, 91
- outros sistemas corporativos, 96
- permissão de acesso, 98
- processo de revelação de imagem convencional e digital, 92
- responsabilidade no uso do equipamento, 99
- sistemas gerenciados RIS/PACS, 92

T

Técnica de higienização das mãos com água e sabonete líquido, 120
Time de resposta rápida, 105
- conceito, 105
- dificuldades e obstáculos na implantação dos TRR, 110
- estrutura e composição, 106
- TRR e cuidados de fim de vida, 109
- TRR e mortalidade hospitalar, 108
Time InRad Futebol Clube e Campeonato Interclínicas – HCFMUSP, 173
Tomografia computadorizada, 255
- console, 255
- contraindicações do meio de contraste iodado, 257
- indicações e protocolos, 257
-- abdome (faixa etária pediátrica), 307
--- gastrointestinal, 308
--- geniturinário, 312

- --- musculoesquelético (faixa etária pediátrica), 319
- --- neurorradiologia (faixa etária pediátrica), 323
- --- tórax (faixa etária pediátrica), 326
- ---- resumo das manobras, 326
- --- vascular (faixa etária pediátrica), 316
- -- cabeça e pescoço, 257
- --- abdome, 268
- --- indicações e protocolos, 260
- ---- face, 262
- ---- órbitas, 261
- ---- ossos temporais, 260
- ---- pescoço, 265
- ---- protocolos diversos, 268
- ----- articulação temporomandibular, 268
- ----- *dental scan*, 268
- ---- seios paranasais, 264
- --- orientações gerais, 258
-   indicações e protocolos, 270
- --- gastrointestinal, 270
- --- geniturinário, 277
- -- musculoesquelético, 287
- --- indicações e protocolos, 289
- --- orientações gerais, 288
- -- neurorradiologia, 291
- --- indicações e protocolos, 292
- --- orientações gerais, 292
- -- orientações gerais, 269
- -- protocolos de TC do Instituto da Criança (ICr) do HCFMUSP, 299
- --- cabeça e pescoço (faixa etária pediátrica), 300
- --- face, 303

--- órbitas, 303
--- ossos temporais, 302
--- pescoço, 305
--- protocolo de dessensibilização (ICr), 300
--- seios paranasais, 305
-- tórax, 296
--- indicações e protocolos, 296
---- protocolo árvore brônquica, 298
---- protocolo rastreamento (*screening*), 299
---- protocolo *score* de cálcio, 298
---- protocolo TEP, 298
---- tórax padrão, 296
--- orientações gerais, 296
-- vascular, 281
--- indicações e protocolos, 282
--- orientações gerais, 281
Tomografia sem contraste após óbito, 163
Tórax, 515
- avaliação (desempenho cognitivo-comportamental), 519
- competências mínimas, 517
-- competências gerais, 517
-- R1, 517
-- R2, 517
-- R3, 518
- locais em que o estágio é realizado, 515
-- R1, 515
-- R2 e R3, 515
- responsabilidades, 518
-- todos os residentes, 518
-- R1, 518

-- R2, 518
-- R3, 519
- reuniões semanais, 516
Triplex-Doppler da veia femoral comum esquerda, 563

U

Ultrassom, 460-461
Ultrassonografia em obstetrícia, 581
- doppler obstétrico, 628
-- sistematização do exame, 628
- ultrassonografia na gestação múltipla (gemelar), 633
- ultrassonografia obstétrica – gestação de alto risco (segundo e terceiro trimestre):
    USG morfológico do segundo trimestre com estudo Doppler a cores, 611
-- sistematização do exame, 611
- ultrassonografia obstétrica – primeiro trimestre (até 10 semanas e 6 dias), 582, 587
-- sistematização do exame, 582, 587
- ultrassonografia obstétrica – rotina (segundo e terceiro trimestre), 601
-- sistematização do exame, 601
Ultrassonografia, medicina interna e pequenas partes, 523
- agendas, 528
- atendimento ao paciente, pontualidade e vestuário, 529
- atendimento especial e prioridades, 531
- caso de doença difusa, 556
- caso de lesões focais intratireoidianas, 559
- código de ética médica, 528
- comportamento na sala de laudos, 530
- conduta e ética multidisciplinar, 531
-- equipe de enfermagem, 531
- considerações gerais, 545
-- ultrassonografia cervical, 555

-- ultrassonografia com doppler de bolsa escrotal (arterial – suspeita de torção testicular), 549
-- ultrassonografia com doppler de bolsa escrotal (venoso – suspeita de varicocele), 550
-- ultrassonografia com doppler de ovário (massa anexial), 546
-- ultrassonografia da pelve feminina (transvaginal), 546
-- ultrassonografia da pelve feminina, completa e transabdominal, 545
-- ultrassonografia de bolsa escrotal, 548
-- ultrassonografia de próstata via abdominal, 547
-- ultrassonografia de próstata via transretal, 547
-- ultrassonografia de tireoide, 550
-- ultrassonografia doppler de tireoide, 556
- curso anual, 526
-- competências mínimas, 526
- diagnóstico verbal e comentários indevidos, 531
- exames com particularidades (transvaginal, mama, pênis, bolsa escrotal etc.), 532
-- avaliação, 532
- finalização dos períodos de trabalho/confecção de laudos, 530
- organização dos estágios, 525
-- reuniões e curso anual, 526
- pedido médico, 529
- R1, 524
-- USG1 e USG2, 524
- R1, 526
- R2, 524
-- USG-Icesp, 525
-- USG1, USG2 e Doppler, 525
- R2, 527
- R3, 525
- R3/R4, 527
-- orientações gerais, 528
- reuniões mensais, 526

- ultrassonografia – doppler vascular, 560
-- ultrassonografia com doppler arterial de membros inferiores, 570
-- ultrassonografia com doppler arterial de membros superiores, 561
-- ultrassonografia com doppler arterial e venoso de membros superiores para confecção de fístula-arteriovenosa, 561
-- ultrassonografia com doppler da aorta abdominal, 578
-- ultrassonografia com doppler de artérias carótidas e vertebrais, 575
-- ultrassonografia com doppler venoso de membros inferiores (profundo), 563
-- ultrassonografia com doppler venoso de membros inferiores (superficial), 567
-- ultrassonografia com doppler venoso de membros superiores (profundo), 575
-- ultrassonografia com doppler venoso de membros superiores, 561
-- ultrassonografia doppler de veias ilíacas e veia cava inferior (para filtro de Greenfield, trombose etc.), 579
- ultrassonografia – medicina interna e pequenas partes, 532
-- ultrassonografia com doppler de artérias renais, 542
-- ultrassonografia com doppler do rim transplantado, 543
-- ultrassonografia com doppler hepático, 541
-- ultrassonografia de abdome superior, 539
-- ultrassonografia de abdome total, 533
-- ultrassonografia de rins e vias urinárias, 542
-- ultrassonografia de tórax (derrame pleural), 545
-- ultrassonografia do retroperitôneo, 544
- ultrassonografia – o serviço, 523
-- introdução e organização dos estágios, 523